ORTHOPÉDIE
TRAUMATOLOGIE

RÉUSSIR L'iECN

collection dirigée par J.-S. Hulot

ORTHOPÉDIE TRAUMATOLOGIE

Ouvrage coordonné par
Professeur Pierre MANSAT

Sous l'égide du Collège Français des Chirurgiens Orthopédistes et Traumatologues
et du Collège Français de Chirurgie Pédiatrique

Collège Français des Chirurgiens Orthopédistes Traumatologues

Collège National Hospitalier et Universitaire de Chirurgie Pédiatrique

ellipses

réussir
L'iECN
collection dirigée
par J.-S. Hulot

◆ Dans la même collection ◆

Appareil locomoteur, F. Gandjbackhch, M.-A. Rousseau
Apprentissage de l'exercice médical, coord. P. Mercié
Cancérologie (module 10), 2e édition, F. Scotté, P. Colonna, J.-M. Andrieu
Cardiologie, 3e édition, Ph. Acar, J.-S. Hulot
Dermatologie, 2e édition, H. Maillard, P. Célérier, C. Bara, N. Delorme
Douleurs, Soins palliatifs, Accompagnement, Alain Piolot
Éléments de sémiologie clinique et biologique utiles pour l'ECN, coord. P. Arlet, J.-B. Arlet, L. Astudillo, L. Sailler
Endocrinologie – Diabétologie – Nutrition, T. Brue, F. Castinetti, B. Gaborit
Gériatrie, T. Cudennec, N. Faucher
Gynécologie – Obstétrique, 2e édition, O. Poujade, L. Mougel, P.-F. Ceccaldi
Hématologie, 2e édition, S. Choquet
Hépato-gastro-entérologie, 2e édition, C. Balian, P. Arakélian, D. Poussin, F. Beuzen, A. Balian
Immunopathologie, allergologie et réaction inflammatoire (module 8), B. Sauvezie
Maladies infectieuses, 2e édition, P. Tattevin
Manuel pratique des urgences, A. Boussuges
Médecine interne, 2e édition, Collège national des enseignants de médecine interne
Médecine légale, droit de la santé, Mariannick Le Gueut (coord.)
Néphrologie, 6e édition, Collège universitaire des enseignants de néphrologie
Neurologie, 3e édition, D. Leys, L. Defebvre
Ophtalmologie, C. Parc-Cassegrain
ORL et chirurgie cervico-faciale, 2e édition, S. Albert, H. Bozec
Orthopédie – Traumatologie, 2e édition, coord. D. Poitout
Pédiatrie, 3e édition, A. Labbé
Pneumologie, 2e édition, J.-M. Tunon de Lara
Psychiatrie, B. Granger
Psychiatrie de l'adulte, de l'enfant et de l'adolescent, L. Karila, V. Boss, L. Layet
Réanimation et médecine d'urgence, F. Philippart
Rhumatologie, 2e édition, D. Poitout, A.-L. Demoux
Santé publique, médecine du travail, B. Lejeune
Santé publique, médecine légale, médecine du travail, médecine sociale, éthique, A. Flahault
Urologie, 4e édition, Collège universitaire des enseignants d'urologie

ISBN 9782340-020757

32, rue Bargue 75740 Paris cedex 15

www.editions-ellipses.fr

AUTEURS RESPONSABLES

Prof. Philippe ADAM	Professeur des Universités-Praticien Hospitalier, Service d'Orthopédie-Traumatologie, Hôpital de HAUTEPIERRE, CHU de Strasbourg, Université de Strasbourg.
Dr. Jean-Christophe BEL	Praticien Hospitalier, Pavillon T, Hôpital E. HERRIOT, CHU LYON.
Dr. Julien BERHOUET	Maître de Conférences des Universités – Praticien Hospitalier, CHRU de TOURS.
Dr. Arnaud BLAMOUTIER	Centre de Chirurgie du Rachis, CHP Saint-Grégoire, RENNES.
Dr. Philippe BOISRENOULT	Praticien Hospitalier, CH de VERSAILLES.
Dr. Etienne CAVAIGNAC	Maître de Conférences des Universités – Praticien Hospitalier, Département d'Orthopédie-Traumatologie-Urgences Mains, Hôpital Pierre Paul RIQUET, CHU de Toulouse, Université Paul SABATIER.
Prof. Michel CHAMMAS	Professeur des Universités-Praticien Hospitalier, Service de Chirurgie de la Main et du Membre Supérieur-Chirurgie des Nerfs Périphériques, Hôpital LAPEYRONNIE, CHU de MONTPELLIER, UFR Médecine Montpellier-Nîmes.
Prof. Benoit de BILLY	Professeur des Universités-Praticien Hospitalier, Service de Chirurgie Infantile, Hôpital Jean Minjoz, CHU BESANCON, Université de Franche-Comté 1.
Dr. Stéphanie DELCLAUX	Praticien Hospitalier, Département d'Orthopédie-Traumatologie-Urgences Mains, Hôpital Pierre Paul RIQUET, CHU de Toulouse, Université Paul SABATIER.
Prof. Laurent GALOIS	Professeur des Universités-Praticien Hospitalier, Service d'Orthopédie-Traumatologie, Centre Chirurgical Emile Gallé, CHRU NANCY, Université Lorraine.
Prof. François GOUIN	Professeur des Universités-Praticien Hospitalier, Service d'Orthopédie-Traumatologie, CHU de Nantes.
Prof. Joël LECHEVALLIER	Professeur des Universités-Praticien Hospitalier, Département de Chirurgie de l'Enfant et de l'Adolescent, CHU-Hôpitaux de Rouen, Université de Rouen.
Dr. François LOUBIGNAC	Praticien Hospitalier, Service d'Orthopédie-Traumatologie, Hôpital Sainte Musse, Centre Hospitalier Intercommunal de Toulon.
Prof. Cédric LUKAS	Professeur des Universités-Praticien Hospitalier, Service d'Immuno-Rhumatologie, Hôpital LAPEYRONNIE, CHU de MONTPELLIER, UFR Médecine Montpellier-Nîmes.
Prof. Pierre MANSAT	Professeur des Universités-Praticien Hospitalier, Département d'Orthopédie-Traumatologie-Urgences Mains, Hôpital Pierre Paul RIQUET, CHU de Toulouse, Université Paul SABATIER.
Dr. Cécile NÉROT	Praticien Hospitalier, Service d'Orthopédie-Traumatologie, Hôpital Maison Blanche, CHU de REIMS, Université de Champagne-Ardennes.
Prof. Laurent OBERT	Professeur des Universités-Praticien Hospitalier, Service d'Orthopédie-Traumatologie, de Chirurgie Plastique et Reconstructrice et Assistance Main, Hôpital Jean Minjoz, CHU BESANCON, Université de Franche-Comté 1.
Prof. Jean Marc VITAL	Professeur des Universités-Praticien Hospitalier, Service d'Orthopédie-Traumatologie, Hôpital Tripode, CHU de BORDEAUX, Université BORDEAUX.
Dr. Adeline RUYSSEN-WITRAND	Praticien Hospitalier, Service de Rhumatologie, Hôpital Pierre Paul RIQUET, CHU de Toulouse, Université Paul SABATIER.

SOMMAIRE

Chapitre 1

Item 44

DÉPISTAGE DES ANOMALIES ORTHOPÉDIQUES

Joël LECHEVALLIER

UE 2. De la conception à la naissance - Pathologie de la femme - Hérédité - L'enfant - L'adolescent

N° 44. Suivi d'un nourrisson, d'un enfant et d'un adolescent normal. Dépistage des anomalies orthopédiques, des troubles visuels et auditifs. Examens de santé obligatoires. Médecine scolaire. Mortalité et morbidité infantiles.

OBJECTIFS

- Assurer le suivi d'un nourrisson, d'un enfant et d'un adolescent normaux.
- Argumenter les modalités de dépistage et de prévention des troubles de la vue et de l'ouïe.
- Argumenter les modalités de dépistage et de prévention des principales anomalies orthopédiques.
- Connaître les modalités du dépistage de la luxation congénitale de la hanche au cours des six premiers mois.
- Connaître la morphologie des membres inférieurs de l'enfant et son évolution au cours de la croissance.
- Connaître les déformations du rachis de l'enfant et de l'adolescent, les modalités de leur dépistage, et leurs conséquences.

I. POUR BIEN COMPRENDRE

- La majorité des anomalies orthopédiques de l'enfant ne sont responsables d'aucune symptomatologie fonctionnelle.
- La **luxation congénitale de hanche (LCH),** et les déformations du rachis (**Scoliose, Cyphose**) constituent, un vrai problème de santé publique. Leur diagnostic repose sur une stratégie de **dépistage clinique systématique**. En l'absence de diagnostic et de traitement précoces, le risque de séquelles fonctionnelles lourdes engageant le pronostic d'insertion sociale ne peut pas être sous-estimé. En outre, la prise en charge thérapeutique, si elle est trop tardive peut s'alourdir considérablement.
- Les troubles d'axe des membres inférieurs sont en revanche un motif très fréquent d'inquiétude parentale, et donc de consultation.

+ Le dépistage précoce est un vrai enjeu de santé publique.

II. LUXATION CONGÉNITALE DE HANCHE

A. Généralités

- La LCH concerne 3 à 20 enfants pour 1 000 naissances, avec 4 filles pour 1 garçon. Il s'agit de la conséquence d'une anomalie de développement anténatal de la hanche qui se manifeste à la naissance par une instabilité de l'articulation (très rarement par une luxation vraie).
- Si certaines hanches instables se stabilisent en bonne place spontanément, d'autres, en l'absence de traitement adapté, se luxent progressivement au cours des premières semaines de vie.

B. Dépister : qui ?

- Tout nouveau-né doit faire l'objet d'un dépistage clinique à la naissance. Ce dépistage doit être répété à chaque consultation médicale jusqu'à l'âge de la marche.
- L'existence de facteurs de risque renforce cette obligation de dépistage. L'absence de facteur de risque ou la normalité des examens antérieurs ne dédouane en aucun cas de cette obligation.
- Les facteurs de risque actuellement reconnus sont :
  - les antécédents familiaux de LCH (diagnostic confirmé et en ligne directe) ;
  - la présentation en siège (y compris version tardive) et quel que soit le mode d'accouchement ;
  - la limitation de l'abduction uni- ou bilatérale de hanche par hypertonie des adducteurs ;
  - le bassin asymétrique congénital ;
  - les anomalies posturales associées témoignant d'une contrainte anténatale importante (genu recurvatum et torticolis).

> **+** Le dépistage de la LCH est clinique. Il doit être répété lors de chaque examen, de la naissance à l'âge de la marche.

C. Dépister : comment ?

1. Principes

- Le dépistage recherche deux signes cliniques importants : une limitation du volant d'abduction, une instabilité de la hanche. On peut aussi noter une asymétrie des plis et une asymétrie de longueur des membres inférieurs.
- L'enfant doit être examiné totalement déshabillé, sur un plan plat. Il doit être aussi relâché que possible, calmé le cas échéant par une tétine ou un biberon. Si les conditions de relâchement optimal ne sont pas réunies, l'examen doit être répété quelques heures plus tard.

2. Limitation d'abduction

- Normalement, sur un nourrisson couché sur le dos, hanches fléchies à 90°, l'abduction égale ou dépasse 60° pour chaque hanche.
- Une limitation de l'abduction (ou du volant d'abduction) en deçà de 60° constitue un facteur de risque très important imposant le recours à l'imagerie et au moindre doute à l'orthopédiste pédiatre (Fig. 1).

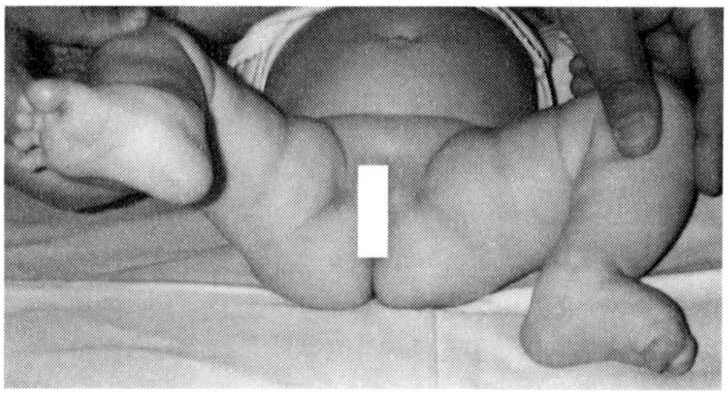

Fig. 1. Limitation d'abduction du côté droit.

✚ La limitation de l'abduction est constante en cas de LCH.

3. Instabilité de la hanche

- L'instabilité de la hanche doit être recherchée par la manœuvre de Barlow (Fig. 2). C'est la technique la plus sensible ; elle permet de dépister tous les types d'instabilité de hanche en examinant une hanche à la fois.

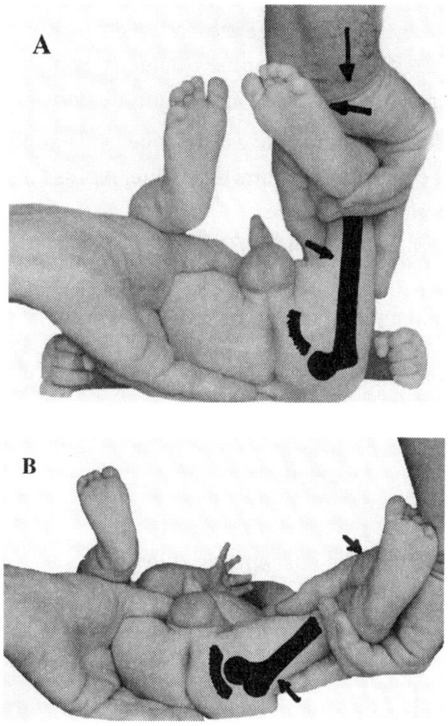

Fig. 2. Manœuvre de Barlow : examen de la hanche gauche d'un nourrisson.

A. La première partie de la manœuvre (pression axiale, adduction, rotation externe) provoque une luxation de la hanche perceptible par le ressaut sur le sourcil cotyloïdien.

B. La deuxième partie de la manœuvre (traction axiale abduction, pression sur le grand trochanter) repositionne la tête fémorale à l'intérieur du cotyle avec la perception d'un ressaut de réduction.

✚ Le ressaut est le signe pathognomonique de l'instabilité de la hanche.

- Dans un premier temps, la hanche est placée en adduction, rotation externe, en exerçant une pression axiale sur le genou (Fig. 2A.). La perception du ressaut traduit le franchissement par la tête fémorale du rebord cotyloïdien. En fonction de l'importance de cet obstacle que franchit la tête fémorale, le ressaut sera plus ou moins bien perçu ; absent, il fait place à une sensation de « piston ».

- La deuxième partie de la manœuvre consiste à placer la hanche en abduction, rotation interne, en exerçant une traction axiale et une pression sur le grand trochanter (Fig. 2B.). La perception d'un ressaut traduit le franchissement en sens inverse du rebord cotyloïdien par la tête fémorale, et donc le retour de la tête fémorale dans le cotyle.
- Trois cas de figure sont possibles :
  - hanche luxable : la hanche est en place spontanément ; la 1re partie de la manœuvre permet de percevoir un ressaut de luxation, la 2e partie un ressaut de réduction (ou réentrée) ;
  - hanche luxée réductible : la hanche est **luxée** de sorte que la 1re partie de la manœuvre ne permet de percevoir aucun ressaut ; la 2e partie de la manœuvre permet de percevoir un ressaut de réduction ; la hanche est **réductible** ;
  - hanche luxée irréductible : la hanche est luxée ; on ne perçoit aucun ressaut, ni de luxation ni de réduction.
- Retenir que la limitation d'abduction est constante.

D. Indications de l'imagerie

- L'examen clinique reste la seule méthode de « dépistage » d'une LCH. L'échographie est l'examen de choix pour l'exploration d'une hanche avant l'apparition des noyaux épiphysaires. La radiographie n'a aucune place dans cette période et son indication n'est retenue qu'après l'apparition des noyaux épiphysaires.
- La réalisation d'une échographie est indiquée si l'examen clinique retrouve une anomalie, ou s'il existe des facteurs de risque. Après l'âge de 4 mois c'est la radiographie qui pourra être réalisée.
- Toute anomalie identifiée à l'imagerie requiert une prise en charge spécialisée.

+ L'imagerie de la hanche (échographie ou radiographie) n'est pas une technique de dépistage.
+ Elle n'est indiquée qu'en cas de facteur de risque ou d'anomalie à l'examen clinique.

E. Dépister : pourquoi ?

- L'instabilité de la hanche susceptible d'évoluer vers une luxation est presque toujours présente à la naissance. Une prise en charge adaptée, de façon ambulatoire, dans les 5 premières semaines de vie permet d'obtenir dans la très grande majorité des cas une guérison complète et sans séquelles.
- Le diagnostic de la LCH après l'âge de 3 mois et *a fortiori* devant une boiterie après l'âge de la marche (Fig. 3) ne peut qu'être mis sur le compte d'un échec du dépistage. Plus l'enfant est âgé et plus la prise en charge devient complexe avec des risques croissants de séquelles anatomiques. En France, le diagnostic de la LCH après l'âge de 3 mois, nécessite en moyenne 20 journées d'hospitalisation, aussi pénibles pour les familles que coûteuses pour la santé publique.

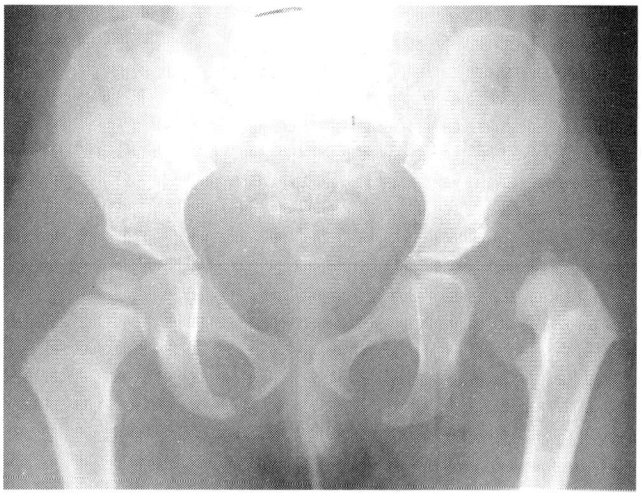

Fig. 3. LCH gauche diagnostiquée après l'âge de la marche.

Le diagnostic chez cette fillette de 2 ans et 7 mois qui avait échappé à tout dépistage est une véritable catastrophe médicale, familiale et sociale. La réduction de la luxation nécessitera plusieurs semaines d'hospitalisation et plusieurs mois d'immobilisation plâtrée. La stabilisation nécessitera au moins une intervention chirurgicale. Le risque de complications dominées par les troubles trophiques vient encore alourdir le pronostic.

III. ANOMALIES DES AXES DES MEMBRES INFÉRIEURS

A. Préambule

L'ontogenèse est définie par l'évolution de l'anatomie de la conception à la mort. Sa connaissance permet de comprendre qu'une situation anatomique, normale à un âge peut être pathologique à un autre. C'est ainsi que de nombreux parents et médecins s'inquiètent à mauvais escient des axes des membres inférieurs de l'enfant au seul motif qu'ils sont différents de ceux d'un adulte. Ces axes sont décrits dans le plan transversal (leur perturbation est responsable de troubles rotationnels) et dans le plan frontal.

> + L'anatomie de l'enfant n'est pas celle d'un adulte en format réduit !

B. Axes transversaux normaux et troubles rotationnels

1. Généralités

- Au niveau du fémur il existe une antétorsion fémorale de 35° à la naissance. Elle diminue en moyenne de 1° par an jusqu'à la fin de la croissance. À la maturité, l'antétorsion fémorale est comprise entre 10° et 15°.
- Au niveau du tibia, la torsion est nulle à la naissance, puis apparaît une torsion tibiale externe qui augmente doucement jusqu'à 30° en fin de croissance.

> + Il existe au cours de la croissance un mouvement inversé de torsion fémorale interne et de torsion tibiale externe.

2. Diagnostic d'un trouble de torsion

- Pendant la marche, on regarde la position respective des genoux et des pieds. Normalement, lors de l'appui, le pied est dirigé en dehors (de 8 à 10°) et la patella est vue de face.
- La combinaison des différents « troubles » de torsion donnera une marche en rotation interne le plus souvent chez le jeune enfant (Fig. 4) avec des risques de chutes à répétition, et chez le plus grand une marche en rotation externe.

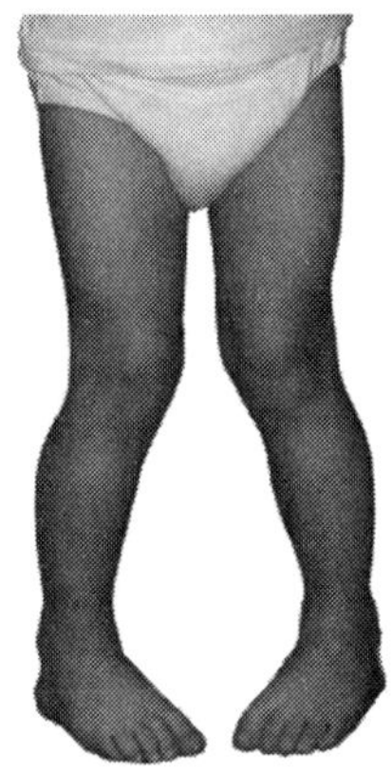

Fig. 4. Morphotype en torsion interne.
Les patella sont en dedans (excès de torsion fémorale interne), et les pieds sont en dedans par rapport aux patella (défaut de torsion externe du squelette jambier).

- La mesure clinique des rotations des membres inférieurs est faite sur un enfant placé en décubitus dorsal en bout de table, jambes pendantes et genoux fléchis à 90°. On peut tester ainsi toutes les amplitudes articulaires et particulièrement les rotations au niveau de la hanche et au niveau du genou.
- Ces excès ou insuffisances de torsion ont des conséquences dynamiques sur le cycle de la marche ou sur la course. Leur impact sur la démarche est moindre avec l'âge, du fait de leur évolution naturelle.

3. Quand demander une consultation spécialisée ?

Une marche en rotation interne n'est pas pathologique jusqu'à l'âge de 7 ans. Aucun traitement orthopédique (rééducation, attelles, semelles orthopédiques) ne peut prétendre corriger ces défauts. La correction, qui ne peut être que chirurgicale, est réservée aux formes majeures.

C. Axes frontaux normaux et pathologiques

1. Généralités

- Chez l'enfant arrivé à maturité, le centre de la tête fémorale, le centre du genou et le centre de la cheville se trouvent alignés (Fig. 5C.). Les condyles fémoraux et les chevilles sont au contact.
- On parle de **genu varum** si la distance intercondylienne (DIC) est supérieure à 0 cm.
- On parle de **genu valgum** si la distance intermalléolaire (DIM) est supérieure à 0 cm.
- Le morphotype frontal physiologique évolue pendant la croissance en 3 phases (Fig. 5) :
  - de la naissance à l'âge de 3 ans : genu varum ; il diminue progressivement pour s'annuler entre 18 mois et 3 ans (Fig. 5A.) ;
  - de l'âge de 2 ans à 10 ans : genu valgum ; il est maximal à l'âge de 3 ans chez la fille et 4 ans chez le garçon ; puis le valgus diminue progressivement jusqu'à la puberté (Fig. 5B.) ;

- à partir de la puberté (11 ans chez la fille, et 13 ans chez le garçon), le morphotype frontal est aligné (Fig. 5C.) ; quand il ne l'est pas parfaitement, les filles sont en léger genu valgum alors que les garçons tendent vers le genu varum.

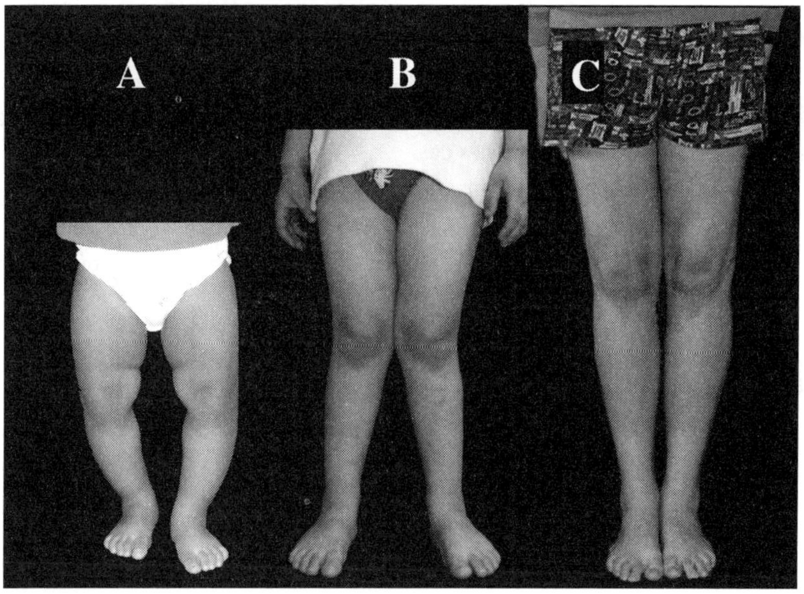

Fig. 5. Évolution du morphotype frontal des membres inférieurs.

A. Genu varum. La distance intercondylienne (DIC) est > 0. Ici le varus est évident mais on ne peut mesurer la DIC car les deux chevilles ne sont pas en contact. Situation physiologique de la naissance à 3 ans.

B. Genu valgum. La distance intermalléolaire (DIM) est > 0. Situation physiologique de 3 ans à la phase prépubertaire.

C. Morphotype aligné. Le centre de la tête fémorale (F), le centre du genou (G) et le centre de la cheville (C) se trouvent alignés. La DIC = 0 cm et la DIM = 0 cm. Situation physiologique à partir de la période pubertaire.

2. Quand demander des examens radiologiques et orienter vers une consultation spécialisée ?

- Ces examens sont nécessaires lorsque les déformations sont observées en dehors des âges de leur normalité ou si elles sont très accentuées.
- Ils s'imposent quel que soit l'âge si la déformation est asymétrique et/ou douloureuse.
- Un genu varum amenait autrefois à identifier un rachitisme, chez les enfants n'ayant pas reçu une prophylaxie adaptée. Mais le plus souvent en France, il révèle un rachitisme vitamino-résistant. La maladie de Blount conduit à un genu varum uni- ou bilatéral chez un enfant de race noire.
- Associés à une petite taille, le genu varum ou le genu valgum font rechercher une maladie osseuse constitutionnelle (achondroplasie, dysplasie polyépiphysaire, etc.).

IV. DÉFORMATIONS DU RACHIS DE L'ENFANT ET DE L'ADOLESCENT

A. Préambule

- Le diagnostic de la plupart des déformations rachidiennes de l'enfant repose sur un **dépistage systématique**.
- La **scoliose** est une déformation du rachis dans les trois plans de l'espace (frontal, sagittal et horizontal). Son diagnostic repose sur la mise en évidence de la gibbosité, pathognomonique de la scoliose structurale (vraie).

- La **cyphose** est une déformation dans le plan sagittal. Elle est souvent associée à une dystrophie rachidienne de croissance qui se révèle au moment de la période de l'adolescence par une déformation caractéristique et parfois des plaintes douloureuses.

B. Dépister : qui ?

- Dans plus de 80 % des cas, la scoliose est idiopathique et indolore. Le dépistage doit être réalisé de façon systématique à l'adolescence. La scoliose idiopathique concerne la fille dans 80 % des cas.
- Certaines pathologies constituent des facteurs de risque accrus. Le diagnostic est le plus souvent évident (scoliose neuromusculaire, scoliose malformative dite congénitale, scoliose dystrophique de la neurofibromatose ou de la maladie de Marfan).

C. Dépister : pourquoi ?

- La scoliose, risque de s'aggraver d'autant plus que la croissance staturale est rapide. Le risque est donc maximum en période pubertaire.
- Une scoliose d'amplitude élevée (> 30°) peut se compliquer de douleurs précoces à l'âge adulte, de troubles respiratoires (diminution de la capacité vitale et du VEMS) et de troubles psychologiques liés à la « mal tolérance » d'un aspect dysmorphique.
- L'objectif du dépistage est alors de permettre la mise en œuvre d'un traitement précoce afin de stabiliser la courbure et de conduire l'adolescent à la maturité pubertaire avec une déformation rachidienne de la plus faible amplitude possible.
- Avant de conclure au caractère anorganique des douleurs rachidiennes de l'enfant il faut rechercher une raideur rachidienne qui pourra révéler une infection (spondylodiscite) ou une tumeur (osseuse ou intracanalaire).

D. Dépister la scoliose : comment ?

1. Principes

- La scoliose est une déformation de la colonne vertébrale visible dans un plan frontal (Fig. 6).

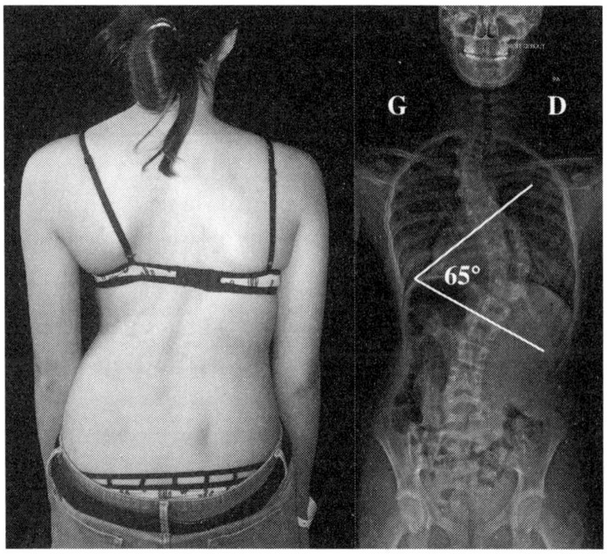

Fig. 6. Scoliose thoracique droite chez une jeune fille de 14 ans.

Elle n'a aucune douleur, mais la probabilité que sa scoliose s'aggrave à l'âge adulte est très importante. L'angle de Cobb est déterminé par les 2 lignes parallèles aux plateaux vertébraux les plus inclinés par rapport à l'horizontale (ici T7 – T12 = 65°).

- Dans la très grande majorité des cas, il s'agit d'une **lordoscoliose**. La cyphoscoliose est une entité exceptionnelle en rapport avec des déformations de forte amplitude ou associées à une pathologie osseuse.
- L'enfant est examiné en position debout de face, de profil, de dos et en antéflexion.
- Dans le plan horizontal, il y a toujours rotation des vertèbres autour de leur axe vertical (Fig. 7A.). C'est cette rotation qui se traduit cliniquement par la gibbosité (Fig. 7B.).

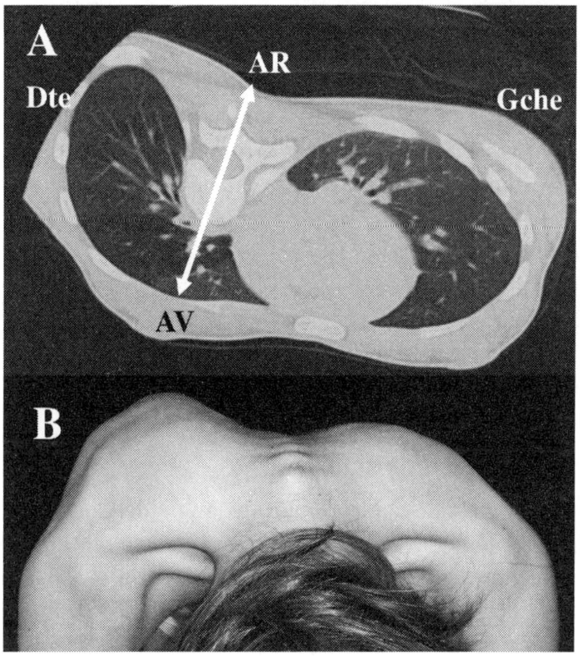

Fig. 7. Gibbosité thoracique.

A. Coupe TDM du tronc d'un enfant ayant une scoliose thoracique droite : on note que la vertèbre thoracique est déviée vers la droite (sur une radio de face telle que la figure 6.9, cela correspond à la courbure à convexité droite). Mais surtout, on note que l'axe antéro-postérieur de la vertèbre est orienté en avant et en dehors. Le corps vertébral est donc translaté à droite alors que la ligne des épineuses reste proche de l'axe du tronc. Cette rotation de la vertèbre entraîne du côté droit la saillie des côtes en arrière et à droite.

B. Aspect clinique de la gibbosité chez le même patient. Quand l'enfant est placé en antéflexion, face à l'opérateur, le regard tangentiel permet de voir une image similaire à la coupe TDM. Le relief costal du côté droit réalise la gibbosité.

2. Gibbosité

- Pour mettre en évidence la gibbosité, l'examinateur, assis, place l'enfant devant lui debout de face ou de dos. Il vérifie le bon équilibre du bassin (épines iliaques antéro-supérieures de face ou fossettes iliaques de dos). Les mains de l'enfant sont jointes pour équilibrer les épaules. L'enfant se penche en avant, mains jointes pour toucher ses pieds (Fig. 7B.).
- Le reste de l'examen précise le déséquilibre de hauteur des épaules, la saillie asymétrique des scapula, le déséquilibre du tronc, l'asymétrie des plis de la taille, la déviation de la ligne des épineuses. Il est indispensable enfin de préciser le stade de développement pubertaire (classification de Tanner) et la maturité osseuse (test de Risser).
- Avant d'affirmer le diagnostic de scoliose idiopathique, il convient de rechercher les stigmates cliniques d'une étiologie possible : hyperlaxité tissulaire et signes cliniques associés d'une maladie de Marfan, anomalie du revêtement cutané avec des taches café au lait évocatrices d'une neurofibromatose, angiome ou touffe pilleuse en arrière sur la ligne médiane évocatrice d'une malformation vertébrale, anomalies de l'examen neurologique (asymétrie du tonus musculaire, asymétrie

des réflexes, abolition des réflexes cutanés abdominaux, etc.) qui nécessiteront le plus souvent des explorations complémentaires.

- ✚ Le dépistage de la scoliose repose sur la mise en évidence d'un diagnostic de gibbosité.
- ✚ Ce qui n'est pas une scoliose : une attitude scoliotique (bassin équilibré ; pas de rotation vertébrale ; disparition de la déviation sur un cliché en décubitus).

3. Premier bilan d'imagerie

Il comporte une radiographie du rachis en entier de dos et de profil en position debout (Fig. 6). Cette radiographie permettra de calculer l'angle de Cobb dont l'évaluation facilite la surveillance de la scoliose et son évolutivité. Le cliché de profil met en évidence les courbures sagittales. Il n'est pas nécessairement répété au cours de la surveillance. La technique EOS permet d'avoir une imagerie moins irradiante, idéale dans le cadre du suivi.

- ✚ La radiographie du rachis en entier en position debout constitue la base de la surveillance de la statique rachidienne.

E. Attitude pratique en cas de scoliose

- Si la déformation est de faible amplitude (angle de Cobb < 15°) et si l'enfant est encore en période de croissance, une réévaluation clinique et radiologique est indispensable dans un premier temps avec un rythme semestriel.
- Les contrôles peuvent être espacés progressivement. En cas d'évolutivité, le recours au spécialiste orthopédiste pédiatre est indispensable.
- La base de la prise en charge d'une scoliose évolutive est, selon les conférences de consensus, toujours orthopédique et repose sur la mise en place d'un corset.
- La rééducation (kinésithérapie) est complémentaire du traitement orthopédique. Aucune activité sportive (y compris les sports dits asymétriques) n'est contre-indiquée.
- Le traitement chirurgical est réservé aux formes sévères de scoliose, diagnostiquées tardivement ou ayant échappé au traitement orthopédique. Il est assuré par une arthrodèse vertébrale qui corrige et stabilise la déformation, etc.

Question pour le clinicien (l'étudiant) devant une suspicion diagnostique de scoliose

- ✚ Est-ce une scoliose et non une attitude scoliotique ?
  - ➥ gibbosité et mesure de l'angle de Cobb = scoliose.
- ✚ Est-ce une scoliose idiopathique ?
  - ➥ examen clinique : dysmorphie, examen neurologique, examen cutané, hyperlaxité tissulaire.
- ✚ À quel stade de croissance et de maturation le diagnostic doit-il être porté ?
  - ➥ le plus tôt possible par un dépistage systématique (gibbosité).
- ✚ Quel est le potentiel évolutif de cette scoliose ?
  - ➥ il est apprécié par des examens cliniques et radiologiques répétés.
- ✚ Quelle orientation proposer à la famille ?
  - ➥ orthopédiste pédiatre en cas de scoliose évolutive et/ou sévère.

F. Dépister la cyphose : comment ?

- La cyphose est une déformation du rachis dans le plan sagittal. Le plus souvent, il s'agit d'une augmentation de la cyphose physiologique du secteur thoracique (Fig. 8A.), mais il peut aussi s'agir d'une diminution voire d'une inversion de la lordose du secteur cervical ou du secteur lombaire.

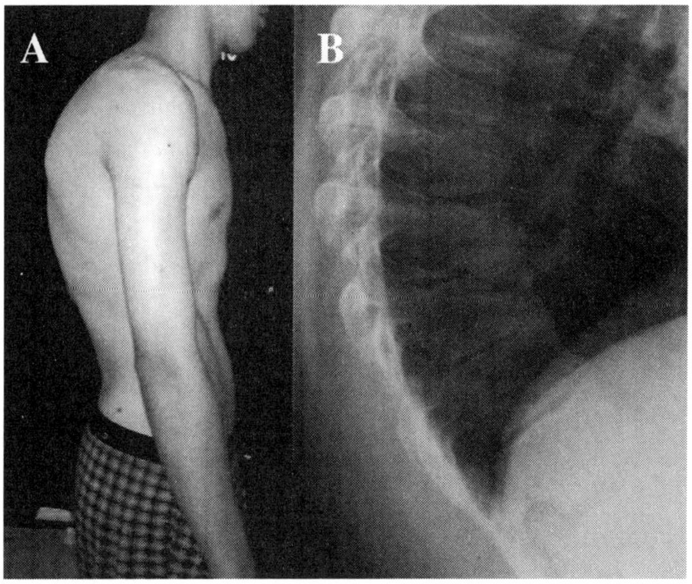

Fig. 8. Cyphose de dystrophie rachidienne de croissance.

A. Cyphose thoracique chez un adolescent. Elle est mesurée cliniquement par les flèches des processus épineux au plus creux de chaque lordose cervicale et lombaire. Cet adolescent a des douleurs du rachis thoracique en rapport avec sa dystrophie osseuse. À l'âge adulte il risque de souffrir de cervicalgies ou de lombalgies en rapport avec les hyperlordoses compensatrices qu'il développe.

B. Images de dystrophie rachidienne de croissance (maladie de Scheuermann) chez le même patient. Les plateaux vertébraux sont irréguliers et ont perdu leur parallélisme.

- Les conséquences de cette seule déformation sont essentiellement disgracieuses, mais aussi douloureuses à l'adolescence ou à l'âge adulte.
- La dystrophie rachidienne de croissance (maladie de Scheuermann) est la 1re cause de cyphose de l'adolescent (Fig. 8B.). Les douleurs se situent essentiellement au sommet de la déformation.
- Les autres causes (malformation congénitale ou maladie osseuse constitutionnelle) s'inscrivent dans un contexte d'évaluation spécialisée.

Point de vue de l'expert

- Les dépistages des troubles visuels et auditifs ainsi que des anomalies orthopédiques font partie des examens systématiques de l'enfant bien ciblés sur le carnet de santé.
- Leur prise en charge précoce est susceptible de réduire les complications possibles en préservant le pronostic et d'améliorer la qualité de vie à l'âge adulte des enfants concernés.
- Connaître pour l'ECN :
  - les facteurs de risque et les signes d'appels des troubles sensoriels ;
  - les facteurs de risques, les signes diagnostiques cliniques (sans description détaillée des techniques d'examen) et radiologiques de la luxation congénitale des hanches et des scolioses, ainsi que les conséquences possibles à l'âge adulte de la méconnaissance du diagnostic.

V. RÉFÉRENCES

- Lechevallier, J., et al., (eds), 2012. *Pédiatrie pour le praticien*, sixth ed. Elsevier Masson, Paris.
- Carnet de santé.
- Rapport d'élaboration sur la luxation congénitale de la hanche – 2013 – (HAS)
  http://www.has-sante.fr/portail/upload/docs/application/pdf/2013-11/doc_trav_lch_mel.pdf
- Conférence de consensus sur la scoliose structurale évolutive – 2008 – (HAS)
  http://www.has-sante.fr/portail/upload/docs/application/pdf/guidem_scoliose_web.pdf
- Banque documentaire du Collège français hospitalier et universitaire de chirurgie pédiatrique
  http://www.college-chirped.fr/College_National_Hospitalier_et_Universitaire_de_Chirurgie_Pediatrique/2eme_Cycle.html

CHAPITRE 2

Item 52

BOITERIES ET INFECTIONS OSTÉO-ARTICULAIRES DE L'ENFANT

Joël LECHEVALLIER

UE 2. De la conception à la naissance - Pathologie de la femme - Hérédité - L'enfant - L'adolescent

N° 52. Boiterie chez l'enfant

OBJECTIF

- Devant une boiterie chez l'enfant, argumenter les principales hypothèses diagnostiques et justifier les examens **complémentaires** pertinents.

I. AVANT DE COMMENCER...

- La boiterie correspond à une anomalie de la démarche qui devient asymétrique.
- La démarche diagnostique repose sur une bonne anamnèse, une observation de la boiterie et un examen clinique des membres inférieurs **et** du tronc. Les examens complémentaires seront demandés en fonction des données récoltées par la clinique.
- L'urgence est d'éliminer une **infection ostéoarticulaire**. **L'âge de l'enfant** est l'élément déterminant, la majorité des affections ayant leur âge de prédilection.

II. STRATÉGIE DIAGNOSTIQUE

A. L'Interrogatoire est la première étape

- L'**âge** de l'enfant est essentiel à l'orientation.
- On précise ensuite les **caractères de la boiterie**, son mode d'installation, son ancienneté, son évolution, son caractère permanent ou intermittent. Si la **douleur** est présente, on précise sa date d'apparition, sa localisation (mais on connaît l'imprécision de l'information ou les **douleurs de hanche projetées au genou**). Il est fréquent qu'une douleur soit rapportée par les parents à un **traumatisme,** *pourtant* banal et quotidien chez l'enfant.
- On recherche surtout une **fièvre**, et les **antécédents infectieux** récents (en particulier d'infection ORL).
- On recherche enfin d'autres antécédents (en particulier pathologie néonatale) et on fait préciser les étapes de l'évolution neuro-motrice (normalement, l'enfant tient assis sans appui et marche à 4 pattes à l'âge de 9 mois, se met debout à l'âge de 10-11 mois, acquiert la marche entre les âges de 12 et 18 mois).

B. Examen Clinique

1. Chez le petit enfant

- L'origine précise de la boiterie ou de la douleur n'est pas facilement repérable. L'examen doit donc adopter une méthode très systématique.
- **L'observation de la boiterie :** dans la **boiterie d'épaule** ou d'équilibration qui traduit une pathologie de la hanche, l'enfant transfert son centre de gravité à chaque appui **du côté de la hanche pathologique.** Dans **la boiterie d'esquive** qui est antalgique, l'enfant évite ou accourcis le temps d'appui du côté pathologique et déporte le poids de son corps du côté opposé.
- On recherche ensuite une **attitude vicieuse** du membre inférieur, une *lésion cutanée,* en particulier au niveau de la plante du pied. Une *amyotrophie* quadricipitale est un signe formel d'organicité et d'ancienneté.
- La **palpation** de tout le membre inférieur doit être méthodique, en commençant par son extrémité distale et en remontant jusqu'à la hanche. La *diaphyse tibiale* est palpée avec une attention particulière (possible fracture sous-périostée). Dans le même objectif, on lui imprime un mouvement de torsion. Les *métaphyses* sont toutes examinées (douleur à la palpation, augmentation de la chaleur locale, voire rougeur, mais aussi découverte d'une tumeur).
- La **mobilisation des articulations** recherchée une douleur provoquée ou un déficit d'amplitude comparativement au côté opposé. Dans les maladies de hanche, l abduction et la rotation interne sont limitées.
- L'**examen neurologique** recherche une marche en équin, teste le tonus musculaire, la force musculaire, les réflexes ostéotendineux.
- L'**examen cutané** recherche des ecchymoses, une porte d'entrée infectieuse, une plaie.
- L'examen ne peut s'achever sans la recherche d'une douleur à la palpation ou d'une raideur au niveau du **rachis**. Le refus de la station assise est parfois le seul signe objectif.

2. Chez le grand enfant et l'adolescent

L'examen, mené selon la même chronologie peut se focaliser sur la région douloureuse, bien identifiée. Il faut simplement ne jamais oublier qu'*une douleur du genou peut correspondre à la projection d'une pathologie de hanche.*

> **+** Un examen clinique minutieux permet de repérer le secteur pathologique. Il orientera la demande d'examens complémentaires. Les pathologies de hanche sont souvent responsables de douleurs projetées au genou.

C. Enquête paraclinique

Le bilan complémentaire est fonction des données de l'examen clinique et de la structure qu'on désire étudier. Rien n'est systématique, pas même la biologie !

1. Imagerie

- C'est l'*échographie* qui visualise au mieux un *épanchement articulaire* au niveau de la hanche ou de la cheville. Elle peut aussi objectiver un *épanchement des parties molles* ou un *abcès sous-périosté.*
- Les *clichés radiographiques* sont centrés selon les conclusions de la clinique. Les clichés comparatifs ne sont justifiés qu'en cas de doute sur une image d'ostéolyse, ou d'œdème des parties molles.
- La *scintigraphie* osseuse est précieuse quand on a la conviction d'une atteinte organique qu'on n'a pas objectivée par les clichés simples.

- Les examens plus sophistiqués (tomodensitométrie [TDM] ou imagerie par résonance magnétique [IRM]) n'ont pas de caractère routinier. Leur choix résulte d'une discussion avec le radiologue quand le diagnostic n'est pas fait ou si le plan thérapeutique en dépend. Il peut être orienté par les anomalies relevées sur les clichés simples ou sur la scintigraphie.

2. Biologie

Un bilan infectieux est bien entendu indispensable en cas de suspicion d'infection ostéoarticulaire (numération-formule sanguine [NFS], vitesse de sédimentation [VS], protéine C réactive [CRP], hémocultures).

3. Bactériologie

La recherche bactériologique est fondamentale : ponction osseuse ou articulaire sous anesthésie générale. Elle relève de l'urgence car elle est indiquée en cas de doute sur infection ostéoarticulaire.

> **+** Une boiterie dans un contexte fébrile est due à une infection ostéo-articulaire jusqu'à preuve du contraire. Les prélèvements bactériologiques doivent être faits sous anesthésie générale, en urgence.

D. Arbre diagnostique

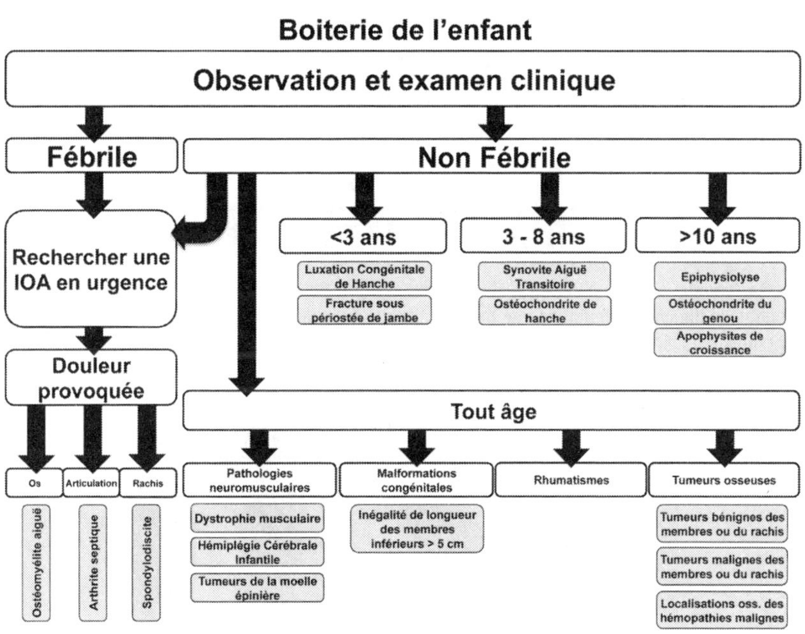

Fig. 1. Approche diagnostique d'une boiterie de l'enfant.
SAT : synovite aiguë transitoire ;
OPH : ostéochondrite primitive de hanche ;
EFS : épiphysiolyse fémorale supérieure.

III. BOITERIE FÉBRILE : TOUJOURS RECHERCHER UNE INFECTION OSTÉO-ARTICULAIRE

A. Pour bien comprendre

1. Préambule

- Les infections ostéoarticulaires (arthrite septique et ostéomyélite) doivent être suspectées à tout âge. Elles peuvent se révéler par une impotence fonctionnelle partielle (boiterie) ou totale d'un membre. L'hyperthermie peut être modérée en particulier chez le nourrisson ou dans les spondylodiscites. Le contexte infectieux biologique est en revanche toujours retrouvé.
- Elles constituent une urgence diagnostique et thérapeutique. L'échographie est l'examen complémentaire qui peut être réalisé en urgence pour localiser un épanchement articulaire ou un abcès sous-périosté. Les prélèvements à visée bactériologiques doivent être pratiqués sans délai pour ne pas retarder la mise en route du traitement antibiotique parentéral.
- Le retard thérapeutique est habituellement sanctionné à moyen terme, par des séquelles orthopédiques lourdes : destruction du cartilage articulaire, responsable de coxarthrose précoce [Fig. 2], ou stérilisation du cartilage de croissance responsable de déformation ou d'inégalité de longueur des membres inférieurs [Fig. 3].

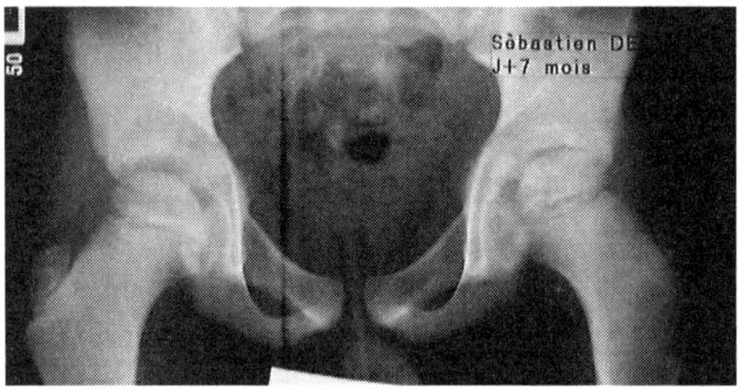

Fig. 2. Séquelle d'arthrite septique de hanche. Garçon de 9 ans ayant développé une arthrite septique de hanche à pneumocoque, prise en charge avec un retard thérapeutique de 48 heures. Sept mois plus tard, le pincement articulaire est sévère. Une prothèse totale de hanche devra être implantée à l'âge de 24 ans.

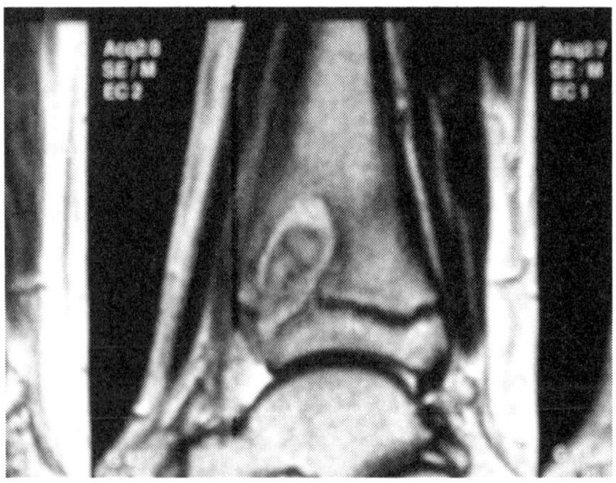

Fig. 3. Ostéomyélite de l'extrémité inférieure du tibia chez une fillette de 11 ans (IRM). La localisation de l'abcès intra-osseux traverse le cartilage de croissance. Le risque de trouble de croissance

+ Une boiterie fébrile est une infection ostéoarticulaire jusqu'à preuve du contraire.

2. Physiopathologie

- Une infection ostéoarticulaire (IOA) se développe par voie hématogène.
- Elle atteint les membres inférieurs dans plus de 50 % des cas, en particulier les zones fortement vascularisées (métaphyses osseuses, en particulier extrémité supérieure du tibia et inférieure du fémur).
- Les bactéries véhiculées par voie sanguine infectent :
  - soit directement l'os = ostéomyélite aiguë ;
  - soit la synoviale d'une articulation = arthrite septique.
- Chez le nourrisson, l'arthrite septique est rarement isolée, il s'agit alors d'une ostéoarthrite. Elle survient souvent chez des enfants fragiles et son diagnostic est particulièrement difficile. Le retard thérapeutique est lourdement pénalisé.

3. Épidémiologie clinique et bactérienne

- L'IOA survient le plus souvent chez un enfant sain.
- Les principaux germes impliqués dans les infections ostéoarticulaires de l'enfant sont :
  - chez le jeune nourrisson (âge < 3 mois) : streptocoque B et *Escherichia coli* (penser à l'infection néonatale) ;
  - chez l'enfant âgé de moins de 6 ans :
    - avant tout : *Kingella kingae* ;
    - plus rarement : streptocoque de groupe A et pneumocoque.
  - à tout âge : *Staphylococcus aureus*.
- Les portes d'entrée à rechercher sont cutanées (traumatisme, plaie) et ORL.

> ✚ *S. aureus* est le germe en cause dans 50 % des infections ostéoarticulaires de l'enfant.
>
> ✚ *Kingella kingae* est le pathogène le plus fréquent chez les enfants âgés de moins de 4 ans.

B. Arguments diagnostiques

1. Données cliniques et d'imagerie

■ Ostéomyélite aiguë

- **Tableau clinique** habituel :
  - syndrome infectieux de plus en plus fréquemment subaigu (moins souvent aigu avec fièvre supérieure à 39°) ;
  - localisation préférentielle à l'extrémité inférieure du fémur ou supérieure du tibia (« près du genou loin du coude ») ;
  - boiterie douloureuse ou appui impossible ;
  - augmentation de la température locale (rougeur et tuméfaction apparaissent à un stade tardif) ;
  - la palpation métaphysaire est très douloureuse.
- **L'imagerie** apporte peu d'éléments au stade précoce :
  - les radiographies osseuses restent longtemps normales ;
  - l'échographie recherche un abcès sous-périosté ;
  - l'IRM montrera une zone en hyposignal T1 et hypersignal T2 de l'os atteint. L'IRM, si elle est disponible est maintenant le meilleur examen pour le diagnostic d'IOA. Elle est plus sensible et plus spécifique que la scintigraphie osseuse, permet de plus le diagnostic des complications locales (abcès sous-périosté, thrombophlébite septique, arthrite septique associée).

■ **Arthrite septique**

- **Tableau clinique** habituel :
  - survenue brutale d'un syndrome douloureux fébrile avec impotence fonctionnelle partielle ou totale ;
  - les localisations les plus fréquentes sont la hanche ou le genou ;
  - la mobilisation de l'articulation est extrêmement douloureuse ;
  - il y a un épanchement articulaire (choc rotulien au niveau du genou).
- **Examens d'imagerie** pouvant permettre de préciser le diagnostic :
  - l'échographie est particulièrement précieuse pour objectiver un épanchement intra-articulaire à la hanche ou à la cheville ;
  - les radiographies sont normales, sauf à montrer un gonflement des parties molles.

> + Un épanchement articulaire en contexte fébrile est une arthrite septique jusqu'à preuve du contraire.

2. Données biologiques

- Le **bilan inflammatoire** (NFS, CRP) est toujours perturbé.
- Les **prélèvements bactériologiques** permettent seuls la confirmation étiologique. Leur réalisation doit avoir lieu avant de débuter l'antibiothérapie. Les prélèvements bactériologiques profonds (ponction articulaire, ponction d'un abcès collecté, ponction osseuse métaphysaire) sont effectués en urgence au bloc opératoire, sous anesthésie générale. Dans tous les cas, 2 hémocultures sont effectuées (à 10 minutes d'intervalle). Une éventuelle porte d'entrée doit être prélevée.
- La rentabilité des cultures microbiologiques standards dépend du germe impliqué, des conditions de prélèvement et d'acheminement des prélèvements. La biologie moléculaire (PCR dans le liquide de ponction articulaire) améliore considérablement le diagnostic étiologique des arthrites septiques (notamment pour *K. kingae*).

> + Les prélèvements bactériologiques sont indispensables avant le début de l'antibiothérapie.

C. Prise en charge thérapeutique

1. Orientation

En cas de suspicion d'IOA, l'enfant doit être maintenu à jeun et hospitalisé en chirurgie pédiatrique pour débuter le traitement en urgence, immédiatement après avoir fait les prélèvements obligatoires.

2. Drainage chirurgical

- Le drainage chirurgical et le lavage mécanique d'une éventuelle collection purulente sont indispensables :
  - ils sont pratiqués au bloc opératoire sous anesthésie générale ;
  - afin d'évacuer un abcès sous-périosté ;
  - et de drainer une arthrite septique.
- Une analyse bactériologique doit être bien sûr réalisée sur ces prélèvements.

3. Antibiothérapie

- L'antibiothérapie initiale est urgente, intraveineuse et probabiliste :
  - efficace sur *S. aureus* et *K. kingae* (germes les plus fréquents chez l'enfant) ;
  - amoxicilline + acide clavulanique ou céfamandole.
- Elle est secondairement adaptée au germe retrouvé et à son antibiogramme.

- Le relais *per os* est possible quand l'infection est contrôlée (disparition de la fièvre et des douleurs, diminution franche de la CRP), en moyenne 4 à 7 jours après le début du traitement IV.
- Les antibiotiques utilisés doivent être actifs sur les germes isolés, être bien absorbés et avoir une bonne diffusion intra-osseuse.
- La durée totale de l'antibiothérapie pour les IOA dépendra de la gravité du tableau initial, du germe, s'il a été identifié, de l'évolution initiale.

4. Autres mesures thérapeutiques

Le traitement des douleurs constitue une priorité du traitement symptomatique.

> + Prise en charge chirurgicale obligatoire : ponction voire drainale chirurgical et antibiothérapie IV probabiliste active sur *S. aureus*.

IV. BOITERIE NON FÉBRILE

Les causes de boiterie non fébriles sont nombreuses, mais la plupart sont spécifiques d'une localisation (hanche ou autre) et d'une tranche d'âge.

A. Avant l'âge de 3 ans

1. Luxation congénitale de hanche

La boiterie est observée *dès l'acquisition de la marche*. Un diagnostic aussi tardif (Fig. 4) est la conséquence d'un échec du dépistage précoce. La *limitation de l'abduction* de la hanche est toujours nette.

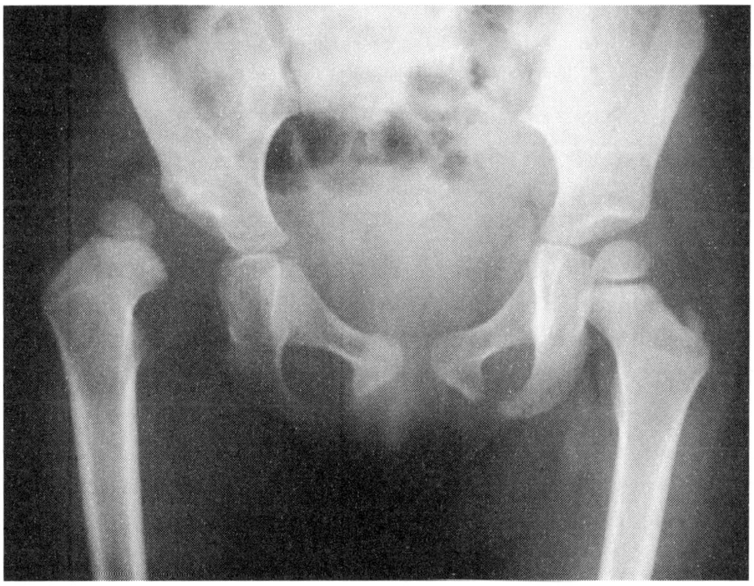

Fig. 4. Luxation congénitale de hanche chez une fillette de 16 mois. Échec de dépistage précoce. La prise en charge thérapeutique requerra une hospitalisation de 4 semaines et 2 interventions chirurgicales.

2. Fracture sous-périostée du tibia (fracture en cheveu d'ange)

C'est la première cause de boiterie à cet âge. Cette lésion est très particulière pour plusieurs raisons :

- elle est liée à un traumatisme bénin par **torsion du membre**, souvent passé inaperçu : simple chute de sa hauteur ou pied pris entre les barreaux du lit;

- le périoste est, chez le jeune enfant, un *fourreau très solide* qui ne se déchire pas très facilement. Il assure donc la continuité de l'os, même s'il est cassé ;
- c'est la seule fracture de jambe qui soit *compatible* avec l'*appui* et donc la marche ;
- l'image radiologique initiale est celle du « cheveu d'ange », trait de fracture fin à peine visible sur l'une des deux incidences (Fig. 5) ;
- aucun traitement n'est nécessaire à l'exception, le cas échéant, d'une immobilisation plâtrée antalgique.

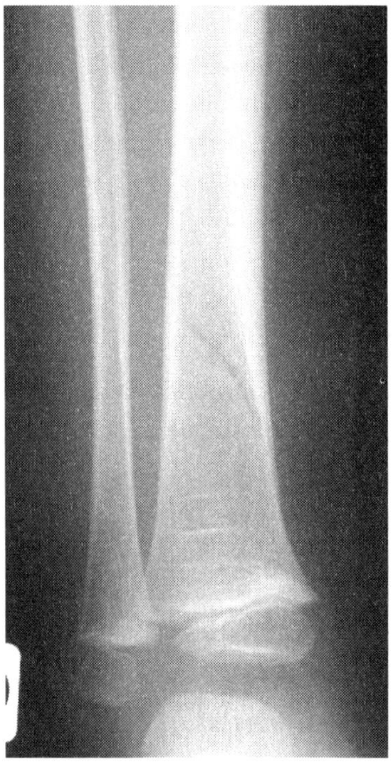

Fig. 5. Fracture sous-périostée (en cheveu d'ange) chez une fillette de 2 ans. Noter la forme spiroïde du trait qui témoigne du mécanisme habituel par torsion.

B. Entre 3 et 8 ans

1. Synovite aiguë transitoire

- Elle survient habituellement **avant 5 ans**. C'est une boiterie aiguë non fébrile observée **le matin au réveil**. La douleur peut être absente ou d'une grande violence. L'examen clinique trouve une **limitation de la rotation interne et de l'abduction** de la hanche. Le reste de l'examen est normal.
- La radiographie de bassin de face et de la hanche douloureuse de profil est normale, et **l'échographie** peut mettre en évidence un épanchement intra-articulaire. Il n'y a pas de syndrome infectieux biologique. Le retour à la normale est obtenu en quelques jours, sans traitement autre qu'une mise au repos de la hanche (pas de sortie). Les récidives sont rares.

2. Ostéonécrose fémorale supérieure (ostéochondrite primitive de hanche ou maladie de Legg-Calvé-Perthes)

- Elle touche habituellement *le garçon (80 % des cas) âgé de 4 à 8 ans*. C'est la **nécrose ischémique** de l'épiphyse fémorale supérieure survenant au cours de la période de croissance.
- La boiterie est d'installation insidieuse, augmentant à l'effort et en **fin de journée**. Elle a la particularité de n'être ni permanente ni toujours douloureuse, de sorte que le diagnostic peut être retardé de quelques semaines.
- Une **limitation de la rotation interne et de l'abduction** est habituelle.

- La radiographie de face du bassin et de la hanche de profil montre des signes variables en fonction du stade évolutif de la maladie et de son extension.
    - au début, les signes radiologiques sont discrets : une diminution de la hauteur, un aplatissement du noyau épiphysaire ou une image en « coup d'ongle » sous-chondral ;
    - à un stade plus avancé, le diagnostic devient évident (Fig. 6). L'évolution obéit à un véritable cycle radiologique qui traduit les stades évolutifs de la maladie. La guérison est constante et spontanée, mais elle survient avec des *séquelles morphologiques* plus ou moins graves. C'est sur l'importance de ces séquelles que l'on peut agir par différentes méthodes thérapeutiques orthopédiques ou chirurgicales.

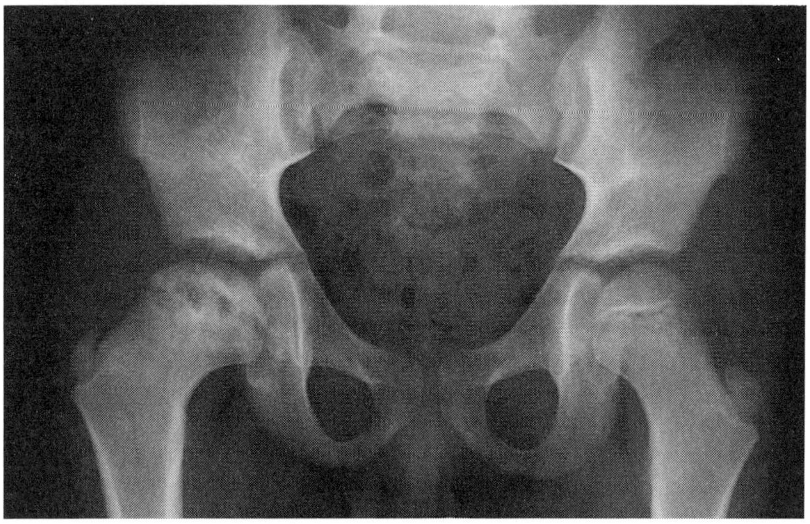

Fig. 6. Ostéochondrite primitive de la hanche droite chez un garçon de 7 ans. Noter l'augmentation de volume de la tête fémorale et l'accourcissement du col fémoral.

C. Boiteries chez le préadolescent et l'adolescent

1. Épiphysiolyse fémorale supérieure

- L'épiphysiolyse fémorale supérieure (EFS) est la principale cause de boiterie de hanche de la période pubertaire. C'est une maladie du cartilage de croissance responsable du glissement de l'épiphyse fémorale supérieure sur la métaphyse. Dans plus de la moitié des cas, les patients présentent une surcharge pondérale. Il s'agit d'une maladie non exceptionnelle **trop souvent méconnue** : le délai moyen entre les premiers signes et le diagnostic est encore actuellement de 3 mois ! Pourtant, le **diagnostic tardif expose au risque de séquelles**. La maladie devient bilatérale dans 20 % des cas.
- Elle se manifeste sous deux formes cliniques complètement différentes : stable ou instable.
- **Dans la forme stable**, l'épiphyse reste solidaire du col du fémur. La boiterie est permanente, avec rotation externe du membre inférieur lors de la marche.
- La douleur est plutôt inguinale, mais elle peut être **projetée** et siéger au **niveau du genou**. La rotation interne et l'abduction de la hanche sont toujours diminuées. La mise en rotation interne et en abduction réveille une douleur vive.

✚ Douleurs projetées au genou : l'examen de la hanche d'un enfant ou un adolescent qui a des douleurs du genou est une obligation formelle.

- Deux incidences radiologiques sont nécessaires et suffisantes pour confirmer le diagnostic : bassin de face et deux hanches de profil. Le glissement est au début postérieur de sorte que la radiographie de bassin de face peut paraître normale. Celle-ci met en évidence les signes directs de la maladie du cartilage de croissance (aspect élargi, feuilleté et mal dessiné) ou les signes indirects du glissement postérieur (diminution de la hauteur de l'épiphyse fémorale supérieure). C'est le *cliché de profil* qui met en évidence le signe direct du glissement : bascule postérieure de l'épiphyse fémorale supérieure (Fig. 7). À un stade plus évolué, la bascule épiphysaire est évidente sur les clichés de face. La classique ligne de Klein, tangente au bord supérieur du col fémoral, ne croise plus le pôle supérieur de l'épiphyse.

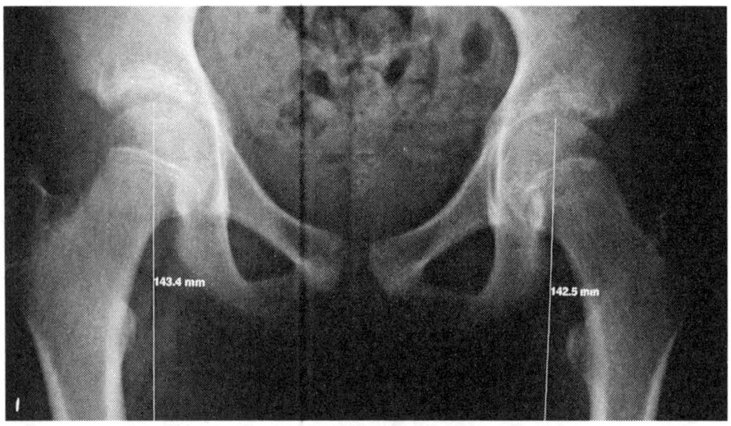

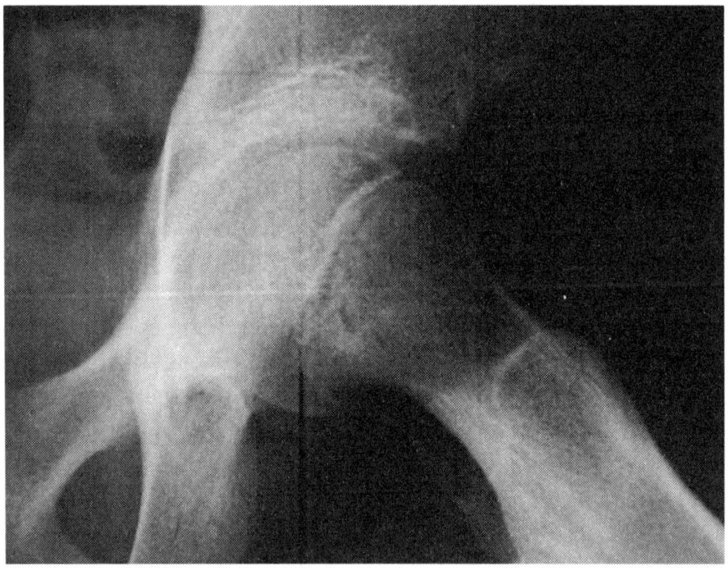

Fig. 7. Épiphysiolyse fémorale supérieure gauche chez une jeune fille de 12 ans. De face on note seulement une diminution de la hauteur du noyau épiphysaire qui glisse vers l'arrière. De profil le glissement postérieur est évident.

- **L'EFS instable** est une **urgence** thérapeutique. Les circonstances du diagnostic sont complètement différentes. L'adolescent présente une impotence fonctionnelle complète et hyperalgique du membre inférieur évoquant une fracture. Mais le *traumatisme causal est minime*, voire inexistant. Presque constamment, on retrouve *un antécédent de boiterie douloureuse*, négligée depuis plusieurs semaines.
- La radiographie de bassin de face est suffisante pour porter le diagnostic, il n'est le plus souvent pas possible ni souhaitable d'obtenir un cliché de profil chez un malade réveillé en raison de la douleur que provoque la mobilisation de la hanche.

Cinq critères cliniques pour diagnostiquer une épiphysiolyse fémorale supérieure

- ✚ il s'agit d'un adolescent ou préadolescent ;
- ✚ qui se plaint de douleurs de la hanche ou du genou ;
- ✚ qui marche en rotation externe ;
- ✚ avec une boiterie de hanche ;
- ✚ et qui présente à l'examen une douleur et une raideur en abduction et rotation interne.

➤ Dans tous les cas, un retard thérapeutique expose à 3 graves complications :
- la **raideur** ;
- la **coxite** laminaire ;
- ou la **nécrose** fémorale supérieure.

2. Affections du genou

Les affections du genou chez l'adolescent sont, hormis l'*ostéochondrite disséquante*, rarement responsables de boiterie. Elles font l'objet d'un chapitre spécial.

D. Pathologies pouvant être observées à tout âge

1. Tumeurs osseuses

La boiterie n'a pas de caractère spécifique. Le diagnostic repose sur l'imagerie et l'anatomopathologie.

2. Tumeurs malignes

➤ Les lésions tumorales malignes de l'enfant sont dominées par les sarcomes osseux (Fig. 8). Ils sont plus souvent localisés au niveau du genou (extrémité inférieure du fémur ou supérieure du tibia). Malheureusement, leur diagnostic est souvent retardé alors qu'une tendinite, ou une douleur de croissance a été d'abord évoquée.

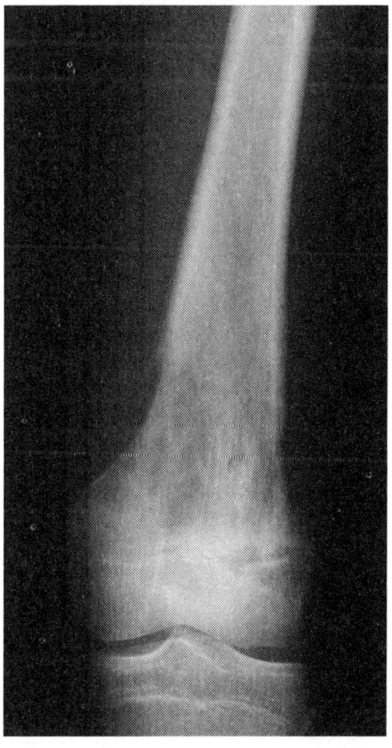

Fig. 8. Ostéosarcome Ostéogène de l'extrémité inférieure du fémur gauche chez un garçon de 14 ans. Noter l'aspect hétérogène de l'os métaphysaire et l'éperon de Codman sur la corticale médiale.

- Les localisations secondaires des hémopathies malignes ou des ganglioneuromes sont parfois prises initialement pour des ostéomyélites subaiguës. Le bilan sanguin et la palpation, voire l'échographie abdominale permettent habituellement d'en faire le diagnostic.

3. Pathologies malformatives ou congénitales

Les **inégalités de longueur des membres inférieurs** peuvent être causes de boiterie si elles sont de grande amplitude. Une inégalité inférieure à 1 cm avant 5 ans ou à 2 cm chez l'adolescent n'est pas pathologique. Pour qu'une inégalité de longueur des membres inférieurs soit responsable d'une boiterie, elle doit excéder 3 à 5 cm selon l'âge. Une simple radiographie de bassin de face ne permet pas de chiffrer valablement une inégalité de longueur. La radiomensuration des membres inférieurs permet, seule, de mesurer une inégalité.

4. Pathologies neurologiques

Trois grandes catégories de pathologies neurologiques peuvent provoquer des boiteries.

- Une *myopathie* (voire une amyotrophie spinale) peut être révélée par une perturbation de la démarche plus qu'une boiterie au sens strict, puisque l'atteinte est diffuse ;
- Une *hémiplégie cérébrale infantile* dans une forme fruste peut être révélée par une boiterie. La perturbation est ici ancienne, assortie d'un retard à l'acquisition de la marche ;
- Une *tumeur de la moelle épinière* (primitive ou secondaire) peut se révéler par une compression médullaire ou une atteinte de la queue-de-cheval. Le signe clinique à rechercher est la *raideur du rachis.*

5. Rhumatismes infantiles

Dans une forme oligo- ou monoarticulaire, l'atteinte intéresse le genou ou la cheville, exceptionnellement la hanche. Le problème diagnostique ne se pose que lors du premier épisode.

Point important

Aphorismes sur les boiteries ou refus de marche

- une urgence : rechercher une infection ostéoarticulaire ;
- l'examen de la hanche est obligatoire devant toute douleur du genou ;
- à l'inverse, la boiterie n'est pas synonyme de pathologie de la hanche : 40 % des boiteries de l'enfant sont causées par des pathologies localisées au-dessous de la hanche (de la cuisse au pied) ou au-dessus de la hanche (rachis et bassin) ;
- l'examen du rachis fait partie intégrante de l'examen clinique de tout enfant présentant une boiterie.

Point de vue de l'expert

- Clés du raisonnement diagnostique :
  - contexte fébrile ou traumatique ;
  - âge de l'enfant.
- La conduite à tenir en cas de boiterie fébrile doit être parfaitement connue.
- Un cas clinique de synovite aiguë transitoire est possible, avec une évolution défavorable faisant suspecter l'éventualité d'une ostéochondrite primitive de hanche. L'épiphysiolyse fémorale supérieure est une complication à connaître chez l'adolescent obèse (voir chapitre 56).

V. RÉFÉRENCES

- Groupe de pathologie infectieuse pédiatrique (GPIP), 2007. *Infections ostéoarticulaires de l'enfant.* Arch. Pediatr. 14 (Suppl 2).
- Lorrot, M., 2011. *Infections ostéoarticulaires de l'enfant.* In : Bourrillon, A., et al. (Eds.), Pédiatrie pour le Praticien, sixth ed. Elsevier-Masson, Paris.

Chapitre 3

Item 360

FRACTURES CHEZ L'ENFANT : PARTICULARITÉS ÉPIDÉMIOLOGIQUES, DIAGNOSTIQUES ET THÉRAPEUTIQUES

Benoît de BILLY

UE 8. Circulation - Métabolismes

N° 360. Fractures chez l'enfant : particularités épidémiologiques, diagnostiques et thérapeutiques

OBJECTIFS

- Connaître le diagnostic les complications et les principes du traitement des fractures de l'enfant.
- Connaître les caractères spécifiques et les complications des fractures du coude et de la cheville de l'enfant et de l'adolescent.

I. ÉPIDÉMIOLOGIE

A. Généralités

- Les traumatismes de l'enfant sont la première cause de consultations urgences chirurgicales.
- La traumatologie est la première cause de mortalité entre l'âge de 1 et 19 ans.
- Le sexe ratio est de deux garçons pour une fille.

B. Âge

Le type d'accident varie en fonction de l'âge :

- **avant deux ans tout traumatisme avec facture doit toujours faire évoquer une maltraitance**;
- 3-7 ans (maîtrise de la marche – âge de raison) : Traumatismes de la main (doigt de porte), Accidents piétons-voiture;
- à l'adolescence : Accidents sportifs (gymnastique, équitation, sports à haute énergie), comportements à risque (scooter, VTT, etc.).

II. PARTICULARITÉS DES TRAUMATISMES DE L'ENFANT

A. Généralités

- L'os de l'enfant a une souplesse différente de celle de l'adulte (densité hydrique) et présente quelques fractures spécifiques : Bois vert (2 os avant bras), motte de beurre (quart inférieur du radius) (Fig. 1), incurvation traumatique (ulna, fibula), fracture sous-périostée.

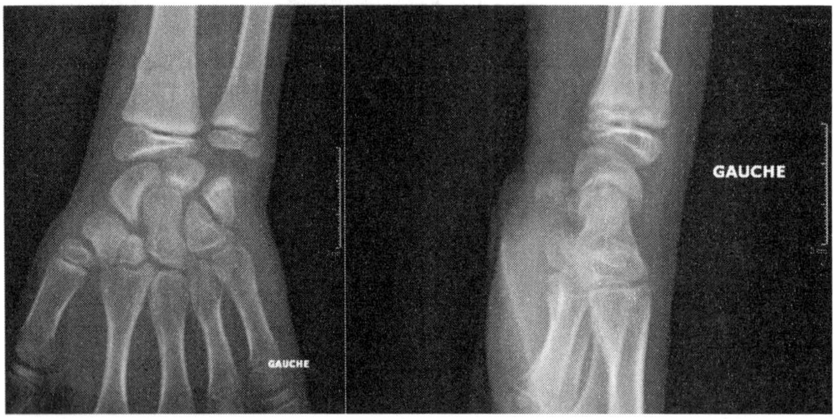

Fig. 1. Fracture en motte de beurre du radius distal.

- **Toute discordance entre le mécanisme traumatique (énergie) et la lésion constatée, ou une image radiologique inhabituelle, doivent faire évoque une fracture pathologique** (Ostéogénèse imparfaite, Kyste osseux solitaire ou anévrismal, Tumeur maligne primitive ou secondaire [Ewing, ostéosarcome, métastase de neuroblaste ou de néphroblastome]).
- Les structures ligamentaires et capsulaires sont plus résistantes que les zones de croissance ou les métaphyses. Les entorses vraies et les luxations isolées sont beaucoup plus rares que les fractures.

B. Traumatismes du cartilage de croissance

1. Classification

- Le cartilage de croissance est plus fragile que l'os et sera facilement lésé aux extrémités des os longs.
- La classification de Salter et Harris tient compte du dessin du trait de fracture. Elle est indépendante du déplacement (Tableau 1).
- Elle est précieuse pour l'indication thérapeutique (orthopédique type 1 et 2, chirurgical 3 et 4) et pour le risque de complication (progressif de 1 à 5).

Tableau 1

Classification des décollements épiphysaires selon Salter et Harris	Définition	Risque d'épiphysiodèse	Exemple de localisation fracturaire
1	Trait passant exclusivement par la zone de croissance	Exceptionnel	Malléole latérale
2	Trait passant par la zone de croissance et par la métaphyse	Faible	Extrémité distale du radius
3	Trait passant par la zone de croissance et par l'épiphyse	Important	Fracture de tillaux
4	Trait passant par la zone de croissance et par la métaphyse et par l'épiphyse	Majeur	Malléole médiale, fracture triplane
5	Traumatisme en compression	Épiphysiodèse systématique	N'existe pas isolée mais composante dans les fractures à grand déplacement

2. Épiphysiodèse

- C'est le risque principal des décollements épiphysaires.
- Elle entraîne un arrêt de croissance en créant un pont osseux définitif.
- La conséquence est un raccourcissement associé le plus souvent a un défaut d'axe.
- Sa prise en charge ultérieure dépend de la localisation et de l'âge de survenue.
- Elle peut être iatrogène en cas de franchissement ou de mise en compression par une ostéosynthèse.

3. Rôle du périoste

- Il est responsable de la croissance en épaisseur de l'os.
- Il assure la consolidation des fractures des os longs.
- Il assure le remodelage des cals osseux (passage du cal périosté à un os cortical haversien) et corrige certains défauts axiaux chez le jeune enfant (< 7 ans).
- Tout traitement chirurgical doit le respecter pour éviter un hyperallongement secondaire de dépériostage ou un retard de consolidation voire une pseudarthrose.

III. PRISE EN CHARGE INITIALE

A. Interrogatoire

- Le recueil des circonstances traumatiques dirige l'examen clinique.
- Le détail du mécanisme est fondamental. Toute discordance renvoie à la suspicion de fracture pathologique ou de mécanisme suspect évoquant une maltraitance.
- Prévoir une éventuelle anesthésie générale (heure du dernier repas), se renseigner sur les autres victimes (parents) en cas d'accident grave à haute énergie.

B. Examen clinique

- Succinct mais complet.
- Attitude antalgique, points douloureux, déformations osseuses ou articulaires.
- Toujours rechercher une lésion cutanée en regard des déformations.
- Chercher les complications vasculo-nerveuses.
- Toute suspicion de fracture impose une immobilisation transitoire a priori, première étape du traitement antalgique.
- Penser aux anesthésies loco-régionales (bloc fémoral) réalisables au service d'accueil.
- Préparation à une éventuelle anesthésie générale (jeûne, information et accord parental, allergies, etc.).

C. Imagerie

- Pas de cliché comparatif.
- Le bilan d'imagerie radiographique doit être complet, englobe systématiquement les articulations sus et sous-jacentes. Il s'efforce de donner des incidences orthogonales.
- Les traumatismes du cartilage de croissance sont radiotransparents. Il faut faire attention à l'épaississement des parties molles (œdème).
- L'échographie, rare en urgence, peut être utile pour les lésions des parties molles.
- l'IRM est encore difficile à obtenir en urgence. Elle est importante pour les lésions ligamentaires.

IV. TRAITEMENTS

A. Traitement orthopédique

1. Généralités

- La priorité est donnée au traitement orthopédique immobilisation avec ou sans réduction.
- L'immobilisation prolongée n'est dangereuse chez l'enfant qu'en cas de fracture articulaire. Il est possible dans tous les autres cas de « bloquer » une articulation plusieurs mois sans risque d'enraidissement. Les complications thrombo-emboliques sont exceptionnelles. Le traitement anticoagulant n'est discuté que chez l'enfant pubère.

2. Réalisation et surveillance

- La règle est simple : immobiliser l'articulation sus et sous jacente.
- Le plâtre circulaire est une meilleure immobilisation des fractures. Les attelles ne sont qu'une solution d'attente, ont un moins bon pouvoir antalgique, ne sont pas assez solides pour un traitement au long cours.
- Le plâtre de Paris est plus facile à poser, est plus confortable. Il n'a pas de mémoire de forme et peut être écarté après avoir été fendu sur toute sa longueur en cas d'œdème majeur. Une circularisation secondaire est nécessaire.
- Les résines cotonnées sont plutôt réservées aux immobilisations des contusions ou en complément d'une ostéosynthèse.

- La surveillance combine mobilité des doigts, temps de recoloration pulpaire et évaluation de la douleur. Toute modification d'une des trois composantes doit faire évoquer le syndrome de loge et conduire à l'ablation du plâtre pour mesure de pression des loges musculaires.

3. Durée d'immobilisation

- La consolidation des fractures est plus rapide chez le petit enfant.
- La durée moyenne est plus courte pour les décollements épiphysaires et les lésions métaphysaires (motte de beurre).
- La consolidation des fractures diaphysaires est équivalente à celle de l'adulte. Les fractures de jambes ou des 2 os de l'avant-bras doivent être immobilisées 90 jours.

B. Traitement chirurgical

1. Indications

- Est discuté dès lors que le traitement orthopédique est « dépassé » par chute des capacités de remodelage.
- Peut-être systématique chez le polytraumatisé ou pour certaines fractures pathologiques (fragilité osseuse ou lésions kystiques).
- Les indications principales sont les fractures diaphysaires fémorales au-delà de l'âge de 5-7 ans, les fractures articulaires qui nécessitent une restitution anatomique (coude), les fractures dont la réduction orthopédique est instable (avant bras).

2. Principes d'ostéosynthèse

- Les impératifs biologiques de l'enfant doivent être respectés, respect des cartilages de croissance, du périoste et de l'hématome fracturaire.
- Maintien d'une certaine élasticité qui favorise la stimulation de la consolidation périostée.
- Les deux principaux moyens sont l'embrochage centromédullaire élastique stable (ECMES) des fractures diaphysaires (Fig. 2) et l'ostéosynthèse par broches fines des fractures articulaires (voir chapitre coude).

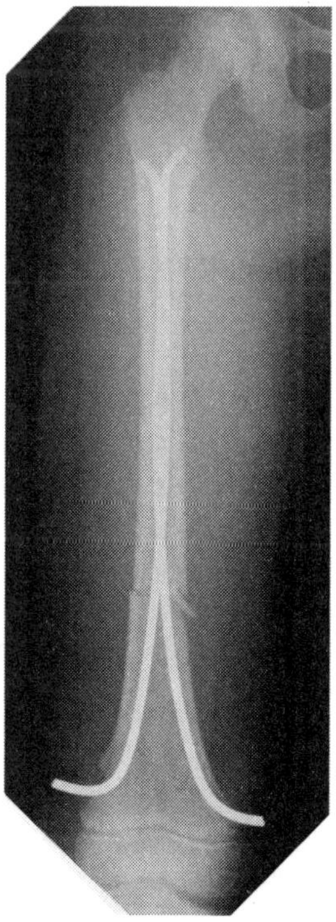

Fig. 2. Embrochage centro médullaire élastique stable du fémur.

- L'apport des vis canulées a permis le développement de la chirurgie per cutanée (voir chapitre cheville).
- L'utilisation des moyens d'ostéosynthèse d'adulte est possible chez l'adolescent dès lors que les cartilages de croissance arrivent à maturité.
- La fixation externe est précieuse pour les fractures ouvertes ou avec perte de substance.

V. PARTICULARITÉS DES FRACTURES DU COUDE

- Les fractures du coude arrivent en deuxième position après les fractures du poignet pour le membre supérieur.
- Elles touchent de nombreuses zones de croissance, dont le potentiel de remodelage est faible.
- Elles sont dominées par les fractures supra-condyliennes (extra-articulaires) suivies des fractures des condyles (articulaires).
- La rééducation de ces fractures est dangereuse et peut conduire à l'enraidissement du coude.

A. Fractures supra-condyliennes

- Leur grande fréquence s'explique par la zone de fragilité que constituent les deux colonnes de la palette humérale.
- Le mécanisme principal est une chute sur le membre supérieur coude en flexion.
- Le déplacement est en grande majorité (95 %) postérieur.
- Les complications vasculo-nerveuses et le risque majeur de syndrome de loges en font une fracture à risque.

1. Examen à l'admission

- Célèbre position du patient traumatisé du membre supérieur.
- Examen de la déformation qui est souvent prise à tort pour une luxation du coude rare chez l'enfant.
- Examen de la mobilité des doigts, recherche d'une paralysie radiale, d'une paralysie du médian et plus rarement du nerf ulnaire. La branche nerveuse la plus sensible est la branche antérieure du nerf médian (impossibilité de former la pince 1-2).
- Chercher le pouls radial et mesurer le temps de re-coloration pulpaire.
- Confirmer le diagnostic par un examen radiographique.

2. Classification (Fig. 3)

- Elle est basée sur le déplacement fracturaire en 4 stades.
  - **Stade 1** : rupture de la corticale antérieure ;
  - **Stade 2** : rupture bicorticale avec déplacement minime (bascule postérieure) ;
  - **Stade 3** : déplacement important avec persistance d'un contact entre les fragments ;
  - **Stade 4** : absence de contact entre les fragments.
- Cette classification ne tient pas compte des différents déplacements.
- Elle est utile pour l'indication thérapeutique.

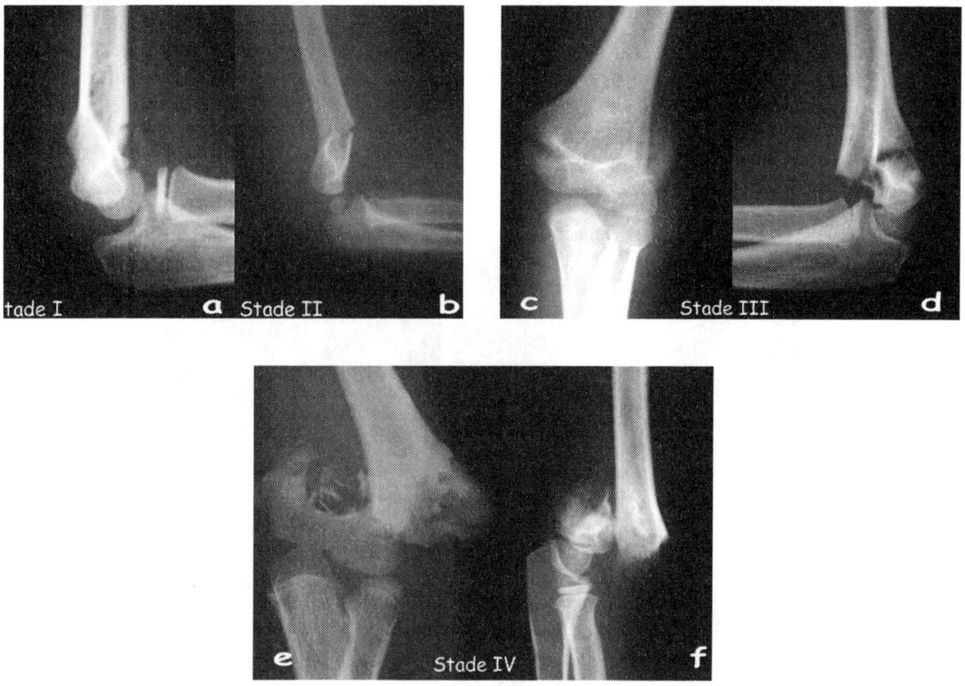

Fig. 3. Classification des fractures supra condyliennes du coude de l'enfant.

3. Principes du traitement

- Le risque de complications en fait une urgence thérapeutique.
- La réduction doit être anatomique en raison du faible potentiel de remodelage.
- Tout défaut de réduction en décalage (trouble rotatoire) expose au risque de déformation définitive en cubitus valgus ou varus.
- À l'exception des déplacements stade 1, prévoir une anesthésie générale avec tous les impératifs liés à l'âge (jeûne, information et accord parental, etc.).
- Le traitement repose sur la réduction anatomique de la fracture et l'immobilisation, selon Blount en flexion (Fig. 4), ou par une ostéosynthèse et immobilisation plâtrée.

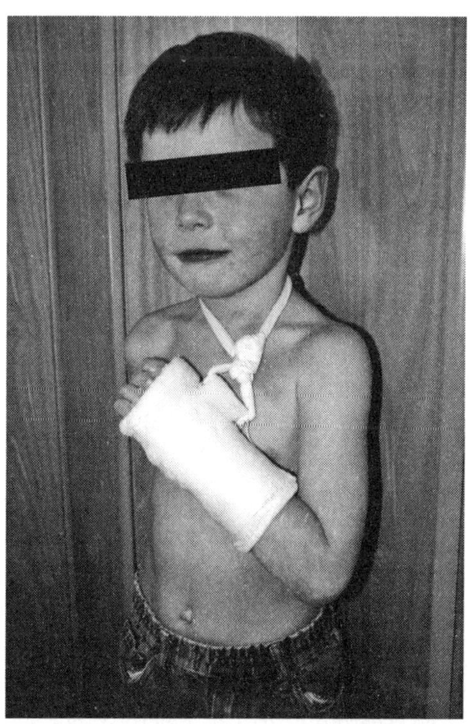

Fig. 4. Immobilisation selon Blount d'une fracture supra-condylienne.

B. Fractures des condyles

- Il s'agit de fractures articulaires, décollements épiphysaires Salter 4.
- Le risque majeur de complication est la nécrose ou la pseudarthrose du condyle.
- Le déplacement et la stabilité des fragments peuvent être testés sous AG.
- La prise en charge est en grande majorité chirurgicale (Fig. 5).
- C'est la sous-estimation de la lésion qui est la principale source de complication.

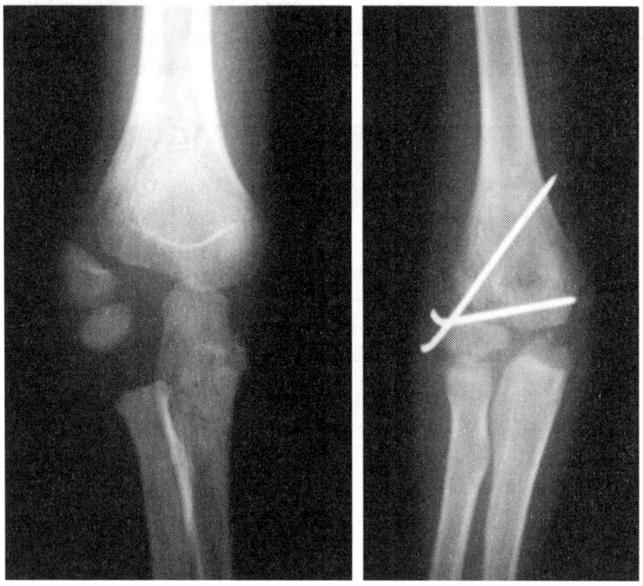

Fig. 5. Fracture du condyle et son ostéosynthèse typiquement pédiatrique par broches fines.

C. Cas particulier de l'épicondyle

- C'est un arrachement apophysaire.
- Il survient en valgus forcé.
- Il fragilise la stabilité du coude et favorise la survenue de la luxation.
- Toute luxation du coude doit faire rechercher une fracture de l'épicondyle médial. Le fragment peut être incarcéré dans l'articulation en cas de luxation réduite.
- La prise en charge restaure la stabilité du coude. Elle est le plus souvent chirurgicale.

VI. PARTICULARITÉS DES FRACTURES DE CHEVILLE

Les traumatismes de cheville sont fréquents et conduisent à des lésions particulières en fonction de l'âge (enfant ou adolescent).

A. Enfant

- Les cartilages de croissance de l'extrémité distale du tibia et de la fibula sont plus fragiles que les ligaments de cheville.
- Les traumatismes sont en réception (pathologie d'amortissement), le plus souvent au cours d'activité sportive. Le mécanisme principal est le varus forcé.
- Les entorses sont exceptionnelles. Il existe de rares arrachements ligamentaires avec fragment osseux visible sur les clichés de face et de trois-quarts de cheville.
- La grande majorité des lésions est constituée de décollements épiphysaires :
  - malléole latérale non déplacée salter 1. L'examen clinique confirme la douleur en regard du cartilage de croissance avec œdème en regard sur la radio de face ;

- Fracture metaphyso-épiphysaire Salter 2 de tibia avec fracture distale de fibula (Fig. 6). La réduction et l'immobilisation sont la règle. Le risque de composante Salter 5 par écrasement partiel lors de l'accident impose une surveillance de la croissance à distance ;

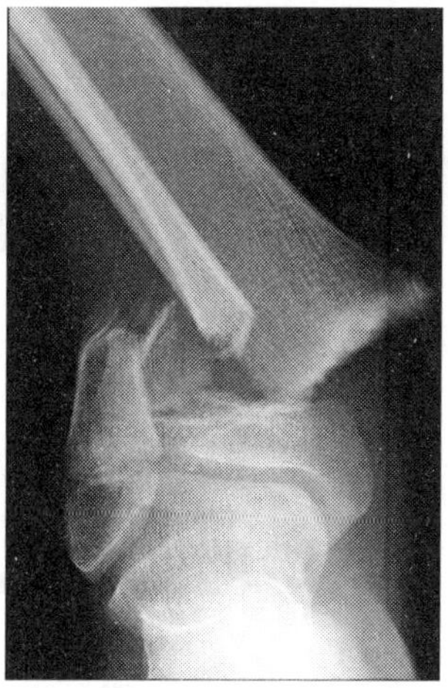

Fig. 6. Fracture Salter 2.

- Les autres fractures sont des fractures articulaires de malléole médiale. Ce sont des décollements épiphysaires Salter 4. Leur risque de complication par épiphysiodèse et raccourcissement-désaxation progressif (Fig. 7). Leur traitement est largement chirurgical.

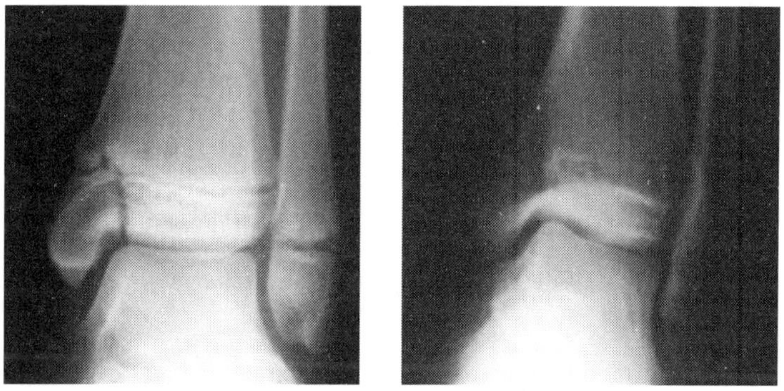

Fig. 7. Fracture Salter 4 de malléole médiale et séquelle avec épiphysiodése. Déviation de cheville.

B. Adolescent

- La stérilisation du cartilage de croissance du tibia distal est centrifuge. Il se crée un pont osseux solide central au milieu de la plaque de croissance avec des zones de fragilité périphériques.
- Les traumatismes en torsion peuvent donner deux lésions spécifiques, la fracture de Tillaux et la fracture triplane.
- Le bilan initial doit comporter une imagerie par TDM pour préciser les traits de fracture et les déplacements.
- Le traitement chirurgical peut être fait par une ostéosynthèse a minima percutanée associée à une immobilisation plâtrée.

1. Fracture de Tillaux

- C'est un décollement épiphysaire articulaire de l'extrémité distale du tibia Salter 3.
- L'arrachement du fragment latéral est dû à la traction par le ligament tibio-fibulaire.
- L'indication chirurgicale dépend du déplacement.

2. Fracture triplane

- Le mécanisme en torsion impose une fracture qui est dessinée autour du pont osseux central solide.
- La TDM de cheville est indispensable (Fig. 8).

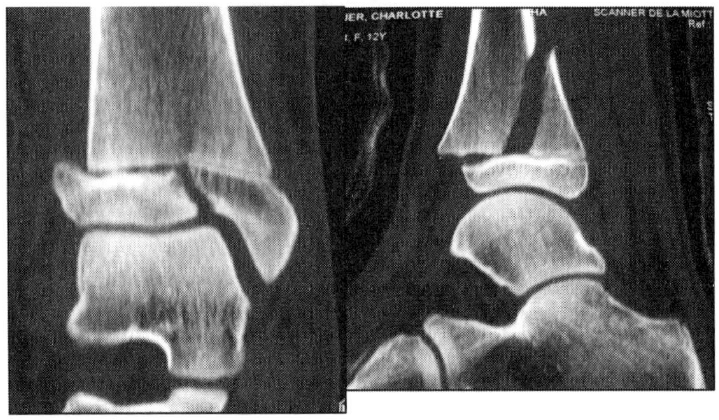

Fig. 8. Fracture triplane de cheville. Les traits fractuaires sont mieux vus et compris avec une TDM complémentaire.

- Il s'agit d'un décollement épiphysaire Salter 4.
- L'indication thérapeutique dépend de l'âge et du déplacement. Plus l'enfant est jeune avec un déplacement significatif, plus la chirurgie est indiquée. La chirurgie mini invasive per cutanée est maintenant la règle.

Les points forts

- se méfier de la maltraitance ;
- se méfier des discordances entre le mécanisme et la lésion constatée ;
- connaître les spécificités du cartilage de croissance et du périoste ;
- tout traumatisme du coude avec déformation est une fracture supra-condylienne jusqu'à preuve du contraire ;
- toute fracture supra-condylienne déplacée est à risque majeur de complication ;
- les fractures de cheville doivent avoir une exploration complémentaire par TDM.

Chapitre 4

Item 91

COMPRESSION MÉDULLAIRE NON TRAUMATIQUE ET SYNDROME DE LA QUEUE-DE-CHEVAL

Arnaud BLAMOUTIER
Sylma DIABIRA, Sabine PÉTRILLI

UE 4. Perception - système nerveux - revêtement cutané

N° 91. Diagnostiquer une compression médullaire non traumatique et un syndrome de la queue-de-cheval

OBJECTIFS

- Identifier les situations d'urgence et planifier leur prise en charge.
- Décrire les principes de prise en charge des déficiences, incapacités et du handicap secondaires à une compression médullaire non traumatique et un syndrome de la queue-de-cheval.

MOTS-CLÉS

Diagnostiquer une compression médullaire non traumatique et identifier les situations d'urgence et planifier leur prise en charge

- Urgence
- Le diagnostic clinique doit être fait au stade de début
- Syndrome neurologique central : paraplégie
- Examen clé : IRM
- Diagnostic principal : tumeur
- Traitement chirurgical

Diagnostiquer un syndrome de la queue-de-cheval, identifier les situations d'urgence et planifier la prise en charge

- Urgence
- Diagnostic clinique au stade de début
- Syndrome neurologique périphérique
- Examen clé : IRM
- Diagnostic principal : hernie discale lombaire
- Traitement chirurgical

Décrire les principes de prise en charge des déficiences, incapacités et du handicap secondaires à une compression médullaire non traumatique et un syndrome de la queue-de-cheval

- Évaluation clinique
- Questionnaire
- Objectifs à fixer
- Réadaptation
- Réinsertion

I. DIAGNOSTIC DE LA COMPRESSION MÉDULLAIRE NON TRAUMATIQUE

A. Le diagnostic clinique

C'est au début de l'évolution de la maladie qu'il faut faire le diagnostic car les chances de récupération sont plus importantes. L'interrogatoire initial étudie les antécédents généraux du patient particulièrement :

- le mode de vie (tabac);
- la notion d'une tumeur connue;
- une ancienne infection;
- les traitements prescrits (anticoagulant);
- une maladie rhumatismale (arthrose cervicale).

II existe trois syndromes à chercher.

1. Le syndrome rachidien

- À l'interrogatoire on cherche des douleurs rachidiennes :
  - plus ou moins intenses;
  - caractère nocturne;
  - impulsives;
  - et toujours au même endroit.
- L'examen clinique note :
  - une raideur segmentaire;
  - des douleurs à la palpation souvent peu spécifiques.

2. Le syndrome lésionnel

Il correspond à la compression des racines au niveau atteint. Au-dessus de ce niveau, l'examen clinique est normal. Il correspond à un syndrome radiculaire périphérique.

- À l'interrogatoire le patient signale une douleur :
  - de topographie radiculaire, en hémiceinture au niveau dorsal, dans un membre supérieur au niveau cervical;
  - augmentée à la toux, aux efforts;
  - de tonalité et d'intensité variables (brûlures, picotements, broiements, etc.).
- L'examen clinique cherche :
  - des troubles sensitifs à type d'hypoesthésies, dysesthésies, suivant un trajet radiculaire;
  - l'abolition du réflexe correspondant;
  - des troubles moteurs qui doivent être côtés de 0 à 5.

3. Le syndrome sous-lésionnel

Il correspond à la compression de la moelle épinière. Il s'agit d'un syndrome central. C'est au stade du début qu'il faut en faire le diagnostic mais l'atteinte peut être discrète.

- L'interrogatoire cherche :
  - une sensation de faiblesse au niveau des membres inférieurs à la marche;
  - des difficultés pour se lever;
  - la notion de lâchage du genou dans les escaliers;
  - l'impression de marcher sur du coton;
  - des troubles de l'équilibre;
  - au niveau des membres supérieurs le patient se plaint de maladresses : lâchage d'objets, difficultés pour des gestes fins (boutonner sa chemise, etc.);

- des fuites urinaires ou au contraire une rétention (se méfier des mictions par engorgement) apparaissent plus tardivement;
- des douleurs en éclair témoignent d'une compression des faisceaux postérieurs (signe de Lhermitte).

L'évolution progressive se fait jusqu'au stade paraplégie ou tétraplégie complète spastique puis flasque que l'on ne devrait jamais voir. Très rarement si la compression est très rapide il existe un choc spinal avec une paraplégie flasque d'emblée sans phase spastique.

➤ L'examen clinique note :
  - Des troubles moteurs : c'est une diminution de la force musculaire à coter de 0 à 5 en fonction du groupe musculaire, souvent au niveau des racines au départ, à chercher par les manœuvres de Barré, de Mingazzini aux membres inférieurs. Le toucher rectal évalue la tonicité du sphincter anal;
  - Des troubles de la sensibilité :
    Il faut distinguer :
    - l'atteinte des cordons postérieurs avec la perte de la perception de son corps dans l'espace avec des erreurs à l'épreuve du diapason ou au sens de position du gros orteil;
    - l'atteinte des cordons latéraux avec la perte de sensibilité à la douleur (pique, touche) et à la température (tube chaud et froid).
  - Des troubles des réflexes :
    - au début une hyperréflexivité avec des réflexes vifs poly cinétiques inépuisables;
    - un signe de Babinski (signant l'atteinte du faisceau pyramidal)ou de Hoffman au membre supérieur;
    - l'abolition des cutanés abdominaux ou du crémastérien n'est pas toujours facile à chercher.
  - En fonction de l'évolution il existe une aréflexie globale.

B. Le diagnostic radiologique

Lorsqu'il existe une compression médullaire, il faut très rapidement, voire en urgence (le jour même) selon l'évolution clinique, demander des examens iconographiques.

➤ **Des radiographies standards**

On cherche :
  - une anomalie de la trame osseuse;
  - l'aspect du disque : pincé, érosion des plateaux;
  - un tassement vertébral témoignant d'une vertèbre lytique;
  - une vertèbre condensée;
  - une vertèbre borgne (Fig. 1).

Cet examen permet déjà une localisation de l'atteinte et le nombre de vertèbres concernées.

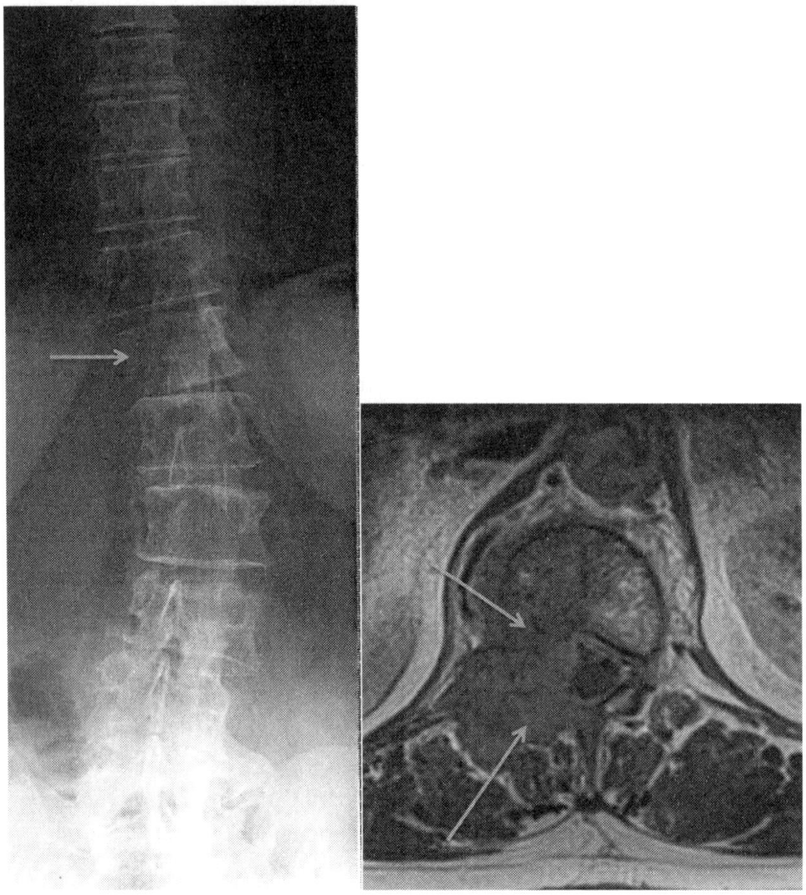

Fig. 1. Vertèbre borgne : Le pédicule de T12 droit a totalement disparu à la radio avec un tassement de la vertèbre. Cet aspect est typique d'une tumeur. À l'IRM (séquence T1 Gado horizontal) toute la partie droite de la vertèbre est envahie par une tumeur.

➤ L'IRM de l'ensemble du rachis

Il faut des séquences T1, T2, STIR et avec injection de gadolinium. (T1) À partir du moment où la clinique et la radiographie standard sont en faveur d'une compression médullaire, l'IRM doit être demandée en URGENCE, c'est-à-dire dans les moins de 24 heures, voire en URGENCE ABSOLUE si l'évolution clinique est extrêmement rapide. Cette IRM a plusieurs objectifs :

- faire le diagnostic de la compression. Les images, particulièrement en T2 ou avec injection de Gadolinium vont montrer la compression de la moelle par une épidurite associée ou non à une fracture (Fig. 2) ;
- montrer l'étendue de la compression dans le plan horizontal (explication d'un syndrome de Brown Sequard par exemple) et en hauteur dans le plan crânio-caudal. Sur l'ensemble de l'IRM on voit également le nombre de vertèbres atteintes, et le nombre de compressions médullaires car celles-ci peuvent survenir à plusieurs niveaux ;
- ses signes de souffrance médullaires : hypersignal en T2.

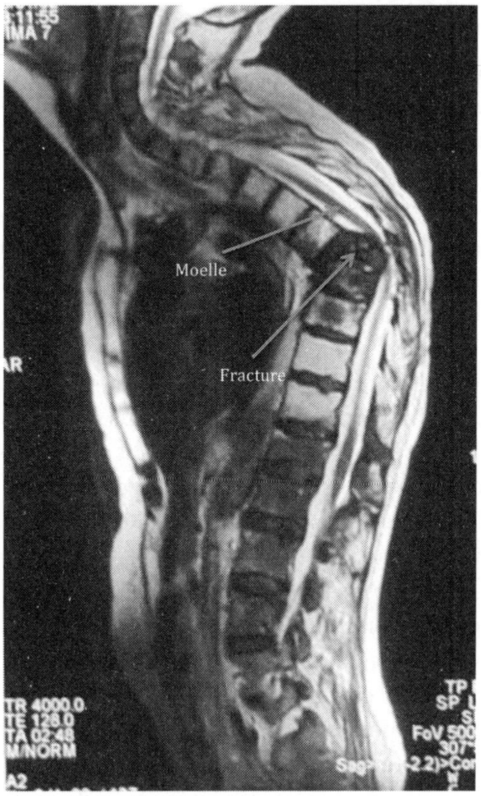

Fig. 2. Homme de 62 ans. Antécédent de cancer du rein. Apparition d'une vive douleur dorsale sur fond de dorsalgie depuis trois mois. Paraplégie incomplète sévère depuis 5 jours allant en s'aggravant. Opéré en urgence, malgré le retard, d'une décompression par voie postérieure et arthrodèse. Récupération incomplète. Ici la compression médullaire était due à la fracture qui a entraîné un chevalet osseux qui comprimait directement la moelle.

- **La tomodensitométrie**

  Ce n'est pas un examen de première intention. Il est demandé soit à visée thérapeutique pour préciser une chirurgie, pour mieux apprécier l'importance de la lyse et de l'instabilité de la colonne ou pour aider au diagnostic étiologique. Il est dans ce cas centré sur la lésion principale. Le Pet Scan, a beaucoup d'intérêt montrant d'autres lésions (bilan d'extension) et permet la recherche d'un cancer primitif quand la compression est inaugurale.

- **La scintigraphie**

  Depuis la possibilité d'avoir des Pet Scan c'est un examen qui n'a pratiquement plus d'intérêt.

C. Le diagnostic biologique

Le bilan biologique standard est indispensable. Il cherche un syndrome inflammatoire, une anomalie des protides, une anémie. Il a un intérêt pour le diagnostic étiologique, comme par exemple une VS supérieure à 100 orientant vers une maladie de Kahler, une anémie macrocytaire pour une maladie de Biermer, etc. En fonction de l'étiologie suspectée, il est à approfondir.

D. Le diagnostic étiologique

On distingue les causes extra-durales et les causes intradurales.

➤ **Les causes extra-durales**

- Les tumeurs osseuses secondaires. Ces métastases entraînent une destruction de la vertèbre (forme lytique) ou au contraire une condensation de celle-ci. Il existe aussi des formes mixtes. Les cancers primitifs les plus fréquents sont le sein, le poumon, la glande thyroïde, le rein, la prostate. Cependant tous les cancers peuvent donner des métastases vertébrales.
- Les hémopathies malignes (myélome, leucémie, lymphome non hodgkinien) : donnent des compressions médullaires avec des épidurites pouvant être uniques ou aussi associées à des lésions lytiques des vertèbres.
- Les tumeurs primitives malignes (chondrosarcome, ostéosarcome, sarcome d'Ewing, chordome) sont beaucoup plus rares.
- Les tumeurs bénignes osseuses peuvent donner des compressions médullaires mais c'est très rare. (angiome agressif, kyste anévrysmal, tumeur à cellules géantes, exostose, etc.).
- Les maladies rhumatismales. L'arthrose particulièrement au niveau cervical peut réduire de façon sensible le diamètre du canal rachidien et entraîner une compression médullaire progressive. Ces sténoses peuvent aussi exister au niveau thoracique bas. Les hernies discales cervicales ou thoraciques entraînent des compressions médullaires d'évolution parfois très rapide (Fig. 3). Rarement la maladie de Paget, la spondylarthrite ankylosante, ou la polyarthrite rhumatoïde sont en cause.
- Une spondylodiscite associée à une épidurite peut être responsable du fait de la destruction de la vertèbre et de la compression sur la moelle par des fragments osseux et la réaction inflammatoire épidurale. Le germe est le plus souvent le staphylocoque doré mais il peut s'agir en fait de n'importe quels germes banals et parfois de microbactéries telle le bacille de Koch (mal de Pott).
- Un hématome spontané particulièrement chez des patients sous traitements anticoagulants.

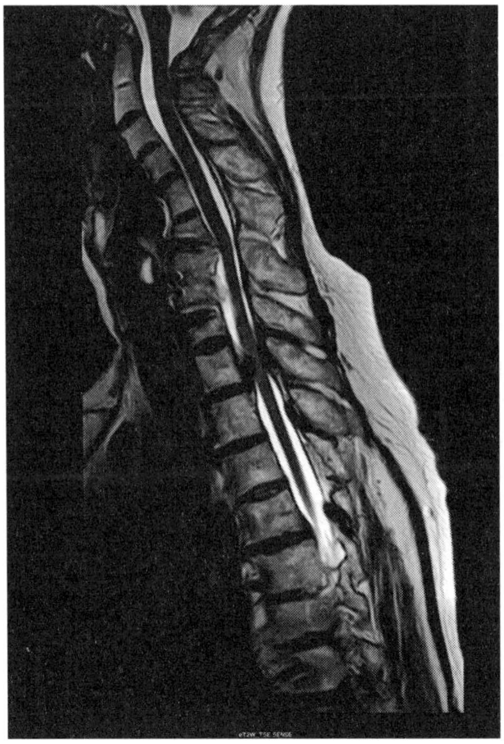

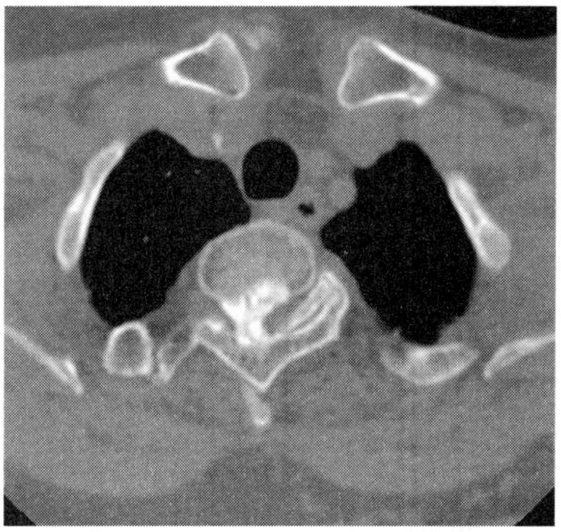

Fig. 3. Homme de 45 ans compression T3 avec paraparésie sévère type Brown Sequart rapidement évolutive. Hernie discale calcifiée latérale T3. Libération en urgence. Récupération complète.

- **Les causes intradurales**

  On distingue les causes extra médullaires et intramédullaires.
  - Les causes extra-médullaires
    - les tumeurs bénignes type neurinome et méningiome caractérisé surtout par les douleurs nocturnes. L'aspect en IRM est caractéristique avec une érosion vertébrale progressive et un aspect très inflammatoire en hypersignal T2 ou en T1 gadolinium ;
    - les inflammations des méninges : beaucoup plus rares dans le cadre de maladie telle la sarcoïdose.
  - Les lésions intramédullaires
    - les tumeurs bénignes ou malignes : Épendymome, astrocytome et lipome ;
    - la syringomyélie : Elle touche le plus souvent la moelle cervicale. Elle peut être primitive (sans cause identifiée) ou secondaire (Scoliose, malformation d'Arnold-Chiari, cavité adjacente à une tumeur intramédullaire, cavité post-traumatique, post-infectieux, post-ischémie) ;
    - malformations vasculaires qui sont surtout responsables d'une ischémie, à la limite du diagnostic différentiel.

E. Le diagnostic différentiel

Plusieurs diagnostics différentiels doivent être évoqués, cependant il faut se rappeler que le diagnostic de compression médullaire est une urgence médico-chirurgicale et qu'il ne faut pas perdre de temps dans la recherche d'un autre diagnostic. Devant l'apparition d'une paraplégie le premier diagnostic à chercher est la compression médullaire.

- La maladie de Biermer, le bilan biologique initial montre une anémie macrocytaire puis une avitaminose B12. Les carences en folates.
- La sclérose latérale amyotrophique. Le diagnostic est parfois difficile mais ici les troubles sensitifs sont absents. Il existe des fasciculations et une forte amyotrophie rapide.
- La sclérose en plaques dont le diagnostic est fait par le biais d'une IRM médullaire et confirmée avec une IRM encéphalique et la ponction lombaire.
- La myélite transverse surtout virale (HIV).
- Des maladies plus rares : sarcoïdose, connectivites.

F. Formes topographiques

- **Syndrome d'hémisection de moelle ou syndrome de Brown-Séquard** (Schéma 1)
  - ➤ Syndrome lésionnel :
    - Paralysie flasque des muscles somatiques, anesthésie et aréflexie homolatéral.
  - ➤ Syndrome sous-lésionnel :
    - Signes neurologiques centraux homolatéraux à la lésion médullaire :
      - atteinte des cordons dorsaux de la moelle : syndrome cordonal postérieur :
        - perte de la sensibilité du toucher fin ;
        - perte de la perception des formes ;
        - perte de la vibration et de la position du membre inférieur.
      - atteinte du faisceau corticospinal latéral : syndrome pyramidal :
        - parésie spastique ;
        - hypertonie ;
        - abolition ou diminution des réflexes cutanés abdominaux et des réflexes crémastériens ;
        - signe de Babinski ;
        - clonus inépuisable.
    - Signes neurologiques centraux controlatéraux à la lésion.
      - atteinte du faisceau spinothalamique latéral :
        - perte de la sensibilité à la douleur et à la température.

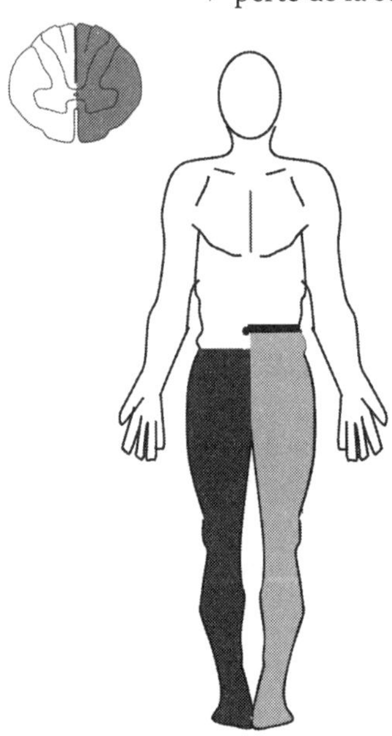

A

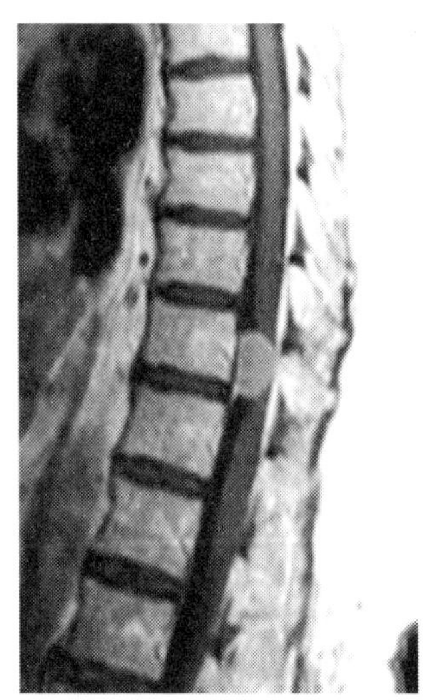

B

Syndrome lésionnel T8 : paralysie flasque, anesthésie, aréflexie dans le dermatome homolatéral

Syndrome sous lésionnel

Signes homolatéraux : syndrome pyramidal, syndrome cordonal postérieur, ataxie du membre inférieur

Signes controlatéraux : syndrome spinothalamique et hypermétrie du membre inférieur

Schéma 1. Syndrome d'hémisection (gauche) de moelle ou syndrome de Brown-Séquard (A) par un méningiome T8 (B : IRM T1 gadolinium).

- Si atteinte médullaire au-dessus de T2 : **Syndrome de Claude-Bernard-Horner homolatéral** : ptosis, myosis et enophtalmie.
- Si atteinte médullaire cervicale au-dessus de C6 : **Paralysie phrénique homolatéral**.

- **Syndrome suspendu : la syringomyélie** (Schéma 2)
  - ➤ Définition : La syringomyélie est caractérisée par la présence de cavités (syrinx) contenant du liquide cérébro-spinal au centre de la moelle épinière.
  - ➤ Conséquences anatomiques : interruption de la décussation du faisceau spino-thalamique sur la ligne médiane de la moelle.
  - ➤ Signes cliniques :
    - syndrome sensitif « suspendu » (voir Schéma 4) avec perte de la sensibilité à la douleur et à la température au niveau du torse et des deux membres supérieurs ;
    - conservation de la sensibilité au toucher des membres supérieurs et du tronc par conservation des cordons dorsaux de la moelle.

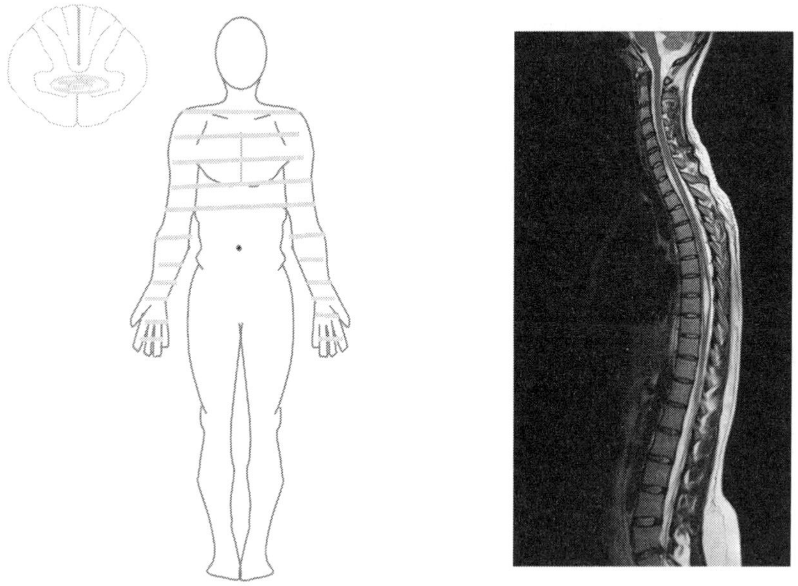

A B

Schéma 2. Syringomyélie (A) : Signes sensitifs suspendus, (B) : IRM T2 Syringomyélie T7-T9 idiopathique.

II. DIAGNOSTIC DU SYNDROME DE LA QUEUE-DE-CHEVAL

Ce syndrome comprend une atteinte des membres inférieurs et du périnée. La symptomatologie peut évoluer très rapidement, en quelques heures L'IRM lombaire permet de confirmer le diagnostic. Le traitement adéquat, est une intervention chirurgicale de décompression en urgence absolue. La principale cause est la hernie discale lombaire.

A. Le diagnostic clinique

- ➤ L'interrogatoire :
  - des douleurs dans les membres inférieurs, de topographie radiculaire associées à une lombalgie de survenue le plus souvent très brutale. L'intensité de la douleur peut être variable ;
  - des troubles sensitifs au niveau des membres inférieurs de topographie souvent pluriradiculaires. Les troubles sensitifs au niveau du périnée peuvent ne pas être signalés spontanément devant l'importance des troubles des membres inférieurs. C'est un engourdissement au niveau du périnée, de la zone anale, vaginale, des testicules, avec une difficulté à la miction ou une sensation de ne pas bien sentir celle-ci ou une difficulté à se retenir. Le patient a l'impression de ne pas avoir bien vidé sa vessie ;

- dans la forme évoluée que l'on ne devrait pas voir mais qui peut apparaître très brutalement, le patient signale une perte de sensibilité totale au niveau de son périnée avec des pertes d'urine et de selles, une impuissance. S'y associe fréquemment une paralysie au niveau des membres inférieurs variable selon le niveau de la compression.

➤ L'examen clinique :
- les troubles moteurs : une paralysie radiculaire, le plus souvent L5 ou S1. Il y a une impossibilité de marcher sur les talons ou les pointes de pieds avec parfois des lâchages du genou (L3, L4). Ces troubles sont à coter entre 0 et 5. Au niveau du périnée il existe une hypotonicité ou l'absence totale de tonicité au niveau du sphincter anal;
- les troubles sensitifs. Ils sont variables selon les territoires atteints. Au maximum, au niveau du périnée, il y a une anesthésie complète en selle touchant l'ensemble des racines sacrées;
- les réflexes achilléens, rotuliens sont abolis en fonction de la hauteur de l'atteinte. L'abolition des crémastériens est difficile à chercher. Il n'y a jamais de signe de Babinski puisqu'il s'agit d'une atteinte périphérique et non centrale, sauf si ce syndrome de la queue-de-cheval survient dans le cadre d'une compression médullaire ou du cône médullaire (voir chapitre compression médullaire).

B. Le diagnostic radiologique

➤ Les radiographies standards (Rachis lombaire face, profil, bassin) demandées immédiatement peuvent montrer :
- une lyse osseuse témoignant d'une tumeur ou d'une infection;
- le plus souvent les radiographies sont normales ou montrent une arthrose banale.

➤ L'IRM est à demander en URGENCE ABSOLUE dans l'heure qui suit le diagnostic clinique. Elle montre le niveau et l'étiologie de la compression des nerfs de la queue-de-cheval.

➤ Le scanner n'a pas grand intérêt. Il peut parfois induire en erreur en passant à côté d'une hernie très volumineuse prenant tout le canal et qui n'est pas diagnostiquée.

C. Le diagnostic biologique

Il est à demander en urgence toujours à la recherche d'un syndrome inflammatoire qui pourra orienter le diagnostic étiologique. En aucun cas ces examens biologiques ne doivent retarder le diagnostic et sont en fait plutôt à visée préopératoire.

D. Le diagnostic étiologique

➤ **Les causes extra-durales**
- La première cause du syndrome de la queue-de-cheval est la hernie discale lombaire, le plus souvent en L4L5 ou L5S1 (Figs. 4). Il s'agit d'une très volumineuse hernie discale de survenue brutale occupant l'intégralité du canal et comprimant l'ensemble des nerfs de la queue-de-cheval. S'y associent fréquemment des paralysies L5 et S1 et une atteinte plus ou moins importante au niveau du périnée. Le diagnostic est évident sur l'IRM montrant l'effacement du sac dural comprimé par la hernie provenant du disque.
- Un canal lombaire étroit sévère à décompensation rapide mais le plus souvent moins brutalement qu'une hernie discale.
- Les métastases. Lors des lésions sacrées isolées il n'y a pas d'atteinte au niveau des membres inférieurs.
- Les tumeurs primitives. Elles sont dominées par le chordome dont la localisation principale est le sacrum.

- Les infections primitives à germe banal ou par le mal de Pott.

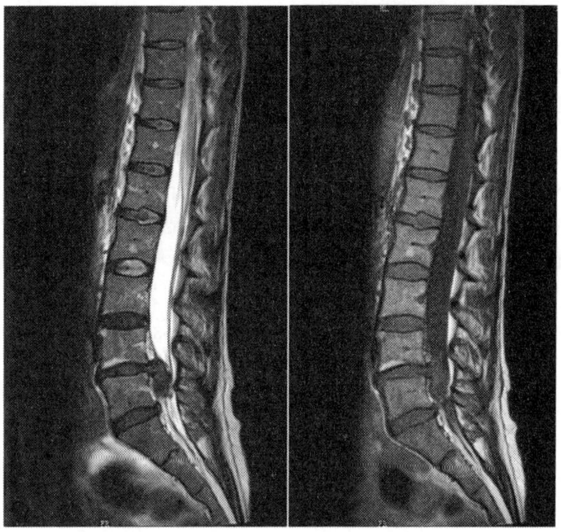

Séquence T2 Séquence T1

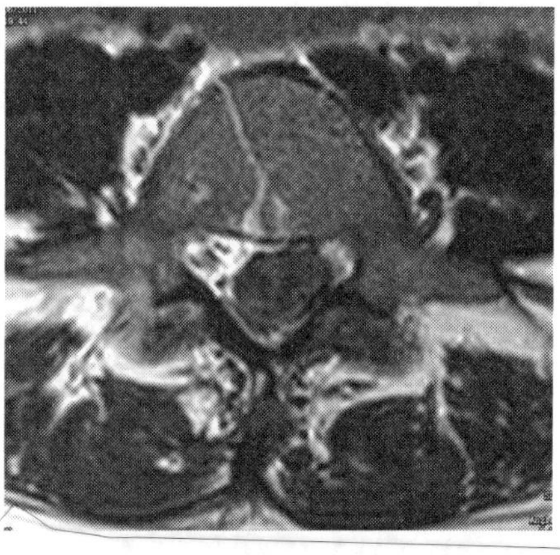

Séquence T2 horizontal : L'image en hyposignal intracanalaire est la hernie et non le sac dural.

Figs. 4. Patiente de 45 ans. Douleur brutale lombaire et sensation d'engourdissement des membres inférieurs et du périnée il y a 6 heures. Sensation de boiterie. À l'examen, paralysie du triceps à 3, du tibial antérieur gauche à 3-, abolition des réflexes achilléens et hypoesthésie nette au niveau du périnée. Ne sentait pas bien les mictions. L'IRM a été demandée et obtenue dans l'heure suivant l'arrivée aux urgences. Elle montrait une très volumineuse hernie L4 L5 occupant tout le canal en antéro postérieur. La patiente a été opérée deux heures après. Il était réalisé l'ablation de la hernie. Récupération complète à 1 mois.

➤ **Les causes intradurales : les tumeurs**

- Les tumeurs bénignes type neurinome et méningiome sont caractérisées surtout par les douleurs nocturnes qu'elles entraînent. L'aspect en IRM est caractéristique avec une érosion vertébrale progressive et un aspect très inflammatoire et très en hypersignal de la tumeur en T2 ou en T1 gadolinium.
- Les épendymomes géants de la queue-de-cheval.

E. Le diagnostic différentiel

Si le bilan au niveau du rachis est négatif, il faut recherche une cause intrapelvienne par une volumineuse tumeur qui comprime les plexus lombo-sacrés. L'IRM du petit bassin fait le diagnostic.

III. IDENTIFIER LES SITUATIONS D'URGENCE ET LEURS PRISES EN CHARGE

A. Pour les compressions médullaires

- Il faut tenir compte de :
  - l'étiologie présumée. La myélopathie cervicarthrosique, les tumeurs bénignes sont plutôt d'évolutivité lente. Les tumeurs malignes peuvent s'aggraver très rapidement, comme la hernie cervicale. Cependant la rapidité de l'aggravation n'est jamais prévisible ;
  - le délai d'apparition des symptômes. L'interrogatoire est essentiel car il permet de se rendre compte de la vitesse d'aggravation.
- Du fait de cette incertitude il faut considérer que :
  - toute para ou tétraplégie débutante est une compression médullaire jusqu'à preuve du contraire ;
  - toute compression médullaire est une urgence chirurgicale et nécessite un avis spécialisé en urgence.
- Il est aussi important de prévenir l'apparition des troubles neurologiques particulièrement dans les métastases. L'atteinte de la vertèbre peut entraîner une instabilité au niveau de la colonne. En l'absence d'un traitement rapide la destruction de celle-ci va s'amplifier et entraîner une compression médullaire. Après concertation entre les cancérologues et les chirurgiens du rachis une décision d'intervention est à envisager (Figs. 5). Ce stade lésionnel, précompression, est le meilleur moment pour opérer ces patients.

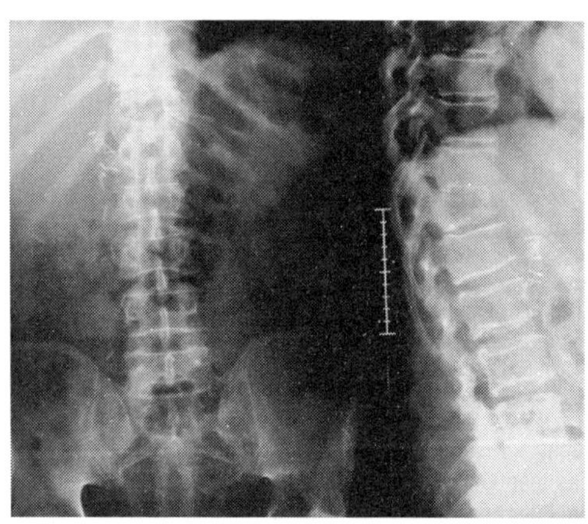

2a. Tassement de la vertèbre T12 par une métastase d'un cancer du rein.

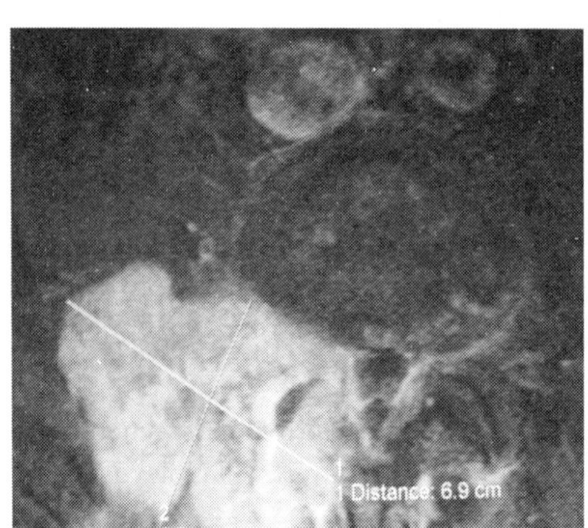

2b. En T1 Gado horizontal : hypersignal témoignant l'importance de la vascularisation.

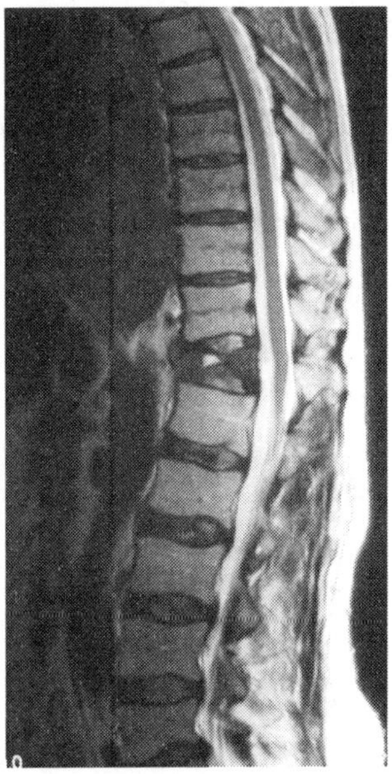

2c. IRM T2 sagittal : il n'y avait pas de compression médullaire mais la vertèbre T12 était détruite. Le risque de l'accentuation du tassement était réel.

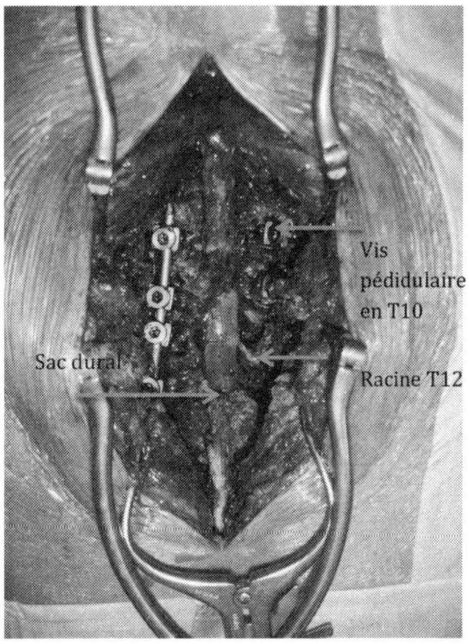

2d. Vue per opératoire : libération et arthrodèse par voie postérieure après embolisation ; Celle-ci a été réalisée pour diminuer le saignement.

Figs. 5. Tumeur de T12 d'origine rénale. Le risque évolutif d'effondrement de la vertèbre est réel (vertèbre instable). Il faut proposer rapidement une ostéosynthèse pour consolider la colonne et éviter la survenue d'une compression médullaire.

- La décision d'une intervention chirurgicale est prise en fonction de :
  - l'état général du patient et son espérance prévisible de vie ;
  - l'importance de la para ou tétraplégie. Une atteinte complète rend la chirurgie inutile ;
  - le nombre de métastases viscérales, osseuse extra-rachidienne ou rachidienne et l'origine du primitif en cas de tumeur.
- La précocité du diagnostic et de la prise en charge chirurgicale sont essentiels, car la récupération est meilleure lorsque les signes neurologiques sont modérés (Fig. 6).

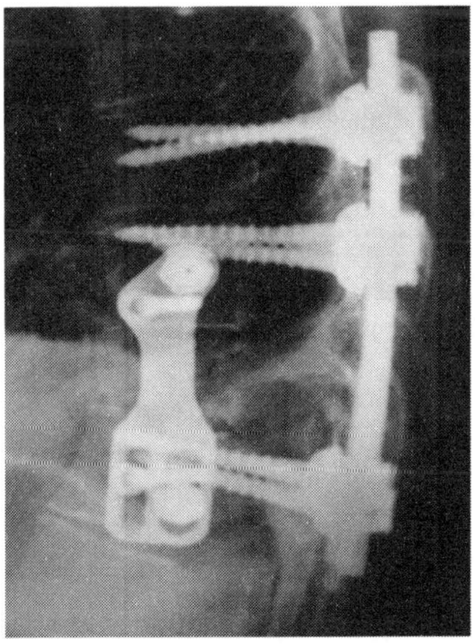

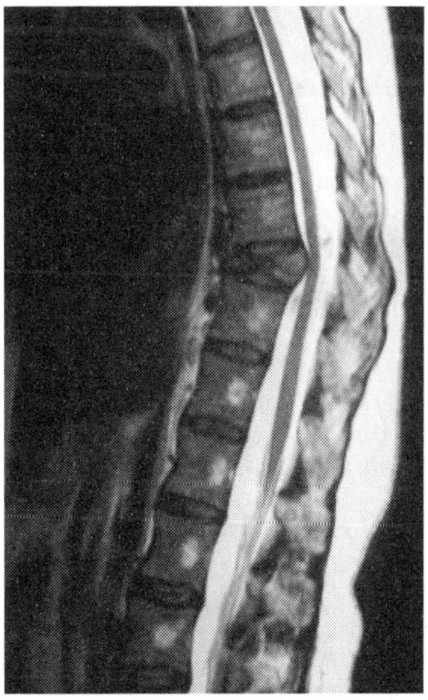

Fig. 6. Métastase antérieure corporéale d'un cancer du sein. La symptomatologie était encore fruste : sensation de diminution de force au niveau de la racine des membres mais d'évolution rapide (48 heures). À l'examen clinique : réflexes vis et signe de Babinski. Psoas à 4. La destruction de la vertèbre a entraîné une cyphose avec un chevalet osseux qui refoule la moelle. Il a fallu décomprimer la moelle et stabiliser le rachis en urgence avant l'aggravation clinique.

- Les objectifs de la chirurgie sont :
  - décomprimer la moelle épinière ;
  - stabiliser la colonne avec une ostéosynthèse.
- Selon les cas cette chirurgie se fait par voie postérieure (laminectomie) ou antérieure (corporectomie) rarement les deux.
- Dans les tumeurs les traitements médicaux associés sont discutés avec les cancérologues :
  - chimiothérapie ;
  - radiothérapie ;
  - hormonothérapie ;
  - la corticothérapie par voie générale n'a pas fait la preuve, sauf exception, de son efficacité dans les compressions médullaires et reste donc très discuter.
- Dans les infections, la réalisation des prélèvements per opératoire est essentielle. Il ne faut surtout pas débuter une antibiothérapie à l'aveugle sans prélèvements. Cette antibiothérapie est à discuter avec les infectiologues.

B. Pour le syndrome de la queue-de-cheval

- un syndrome de la queue-de-cheval par hernie discale est une urgence absolue, le jour même. Il n'y a aucune place au traitement médical pour espérer récupérer des paralysies ;
- tout retard est une perte de chance pour le patient. Au-delà de 48 heures d'évolution l'espérance d'une récupération diminue fortement ;
- l'intervention consiste à une libération des racines avec l'ablation de la hernie discale. L'adjonction d'une ostéosynthèse est rare.

IV. DÉCRIRE LES PRINCIPES DE LA PRISE EN CHARGE DES DÉFICIENCES, INCAPACITÉS ET DU HANDICAP SECONDAIRES À UNE COMPRESSION MÉDULLAIRE NON TRAUMATIQUE ET UN SYNDROME DE LA QUEUE-DE-CHEVAL

A. Évaluation

- Une compression médullaire non traumatique ou un syndrome de la queue-de-cheval peut être responsable des déficiences suivantes :

Déficiences	Évaluation
Déficiences motrices	• Testing moteur suivant 5 niveaux : – 0 : pas de motricité – 1 : contraction visible sans déplacement – 2 : contraction avec mouvement en l'absence de pesanteur – 3 : mouvement actif contre pesanteur – 4 : contraction actif contre légère résistance – 5 : mouvement actif contre résistance complète
Déficiences sensitives	• Examen de la sensibilité superficielle (tact et piqûre), thermo algique et proprioceptive

Déficiences	Évaluation
Troubles neuro-orthopédiques (attention : pas de spasticité dans les syndromes de queue-de-cheval car atteinte périphérique)	• Examen de la spasticité : échelle d'Ashworth modifiée • Échelle des spasmes de Penn • Évaluer les conséquences de la spasticité : limitations articulaires, douleurs, impact sur soins d'hygiène, positionnement au lit et fr, conséquences fonctionnelles (préhension, transferts, marche) • Examen des mobilités articulaires
Troubles vésicophinctériens et genito-sexuels	• Interrogatoire : nombre de mictions (pollakiurie?), Urgenturies, fuites, dysurie • Examen périnéal : sensibilité, tonus anal • Calendrier mictionnel ; évaluation des résidus post mictionnels – Bilan urodynamique – Suivi du transit : constipation, fuites
Déficiences végétatives : notamment hypotension orthostatique, ou hra (hyperréflexie autonome pour atteintes au-dessus de t6)	• Surveillance ta, pouls • Hra : augmentation brutale ta, tachycardie, céphalées, sueurs
Déficiences respiratoires : tétraplégiques (paralysie diaphragme au-dessus de c4 paraplégiques hauts atteinte des muscles abdominaux)	• Auscultation : encombrement, atélectasie • Efficacité de la toux • Sao_2 • Efr ; dep • Gaz du sang • Mesure capnie nocturne
Douleurs : au niveau lésionnel, liées à la spasticité, douleurs neuropathiques	• Interrogatoire : description, localisation, facteurs déclenchants, intensité, traitements en cours – Outils classiques d'évaluation de la douleur : eva, en, evs, échelles pour non communicants • Douleurs neuropathiques : dn4 ; qdsa – Penser à rechercher les épines irritatives (cf. ci-dessous)

- Une évaluation initiale précise et scorée (score de Pern et score de Frankel) est impérative (savoir le niveau et le degré de l'atteinte et avoir des éléments pronostiques).
- À cela, s'ajoutent des risques liés à l'immobilisation initiale : risque cutané (escarres), risque de maladies thromboemboliques.
- Les épines irritatives sont des stimuli nociceptifs pouvant majorer la spasticité, les douleurs neuropathiques et l'HRA : plaies, infections notamment urinaires, lithiases, constipation, TVP, etc.
- Ces déficiences sont source d'incapacités et ont un impact sur l'autonomie. Cette dernière doit être évaluée. En MPR, l'échelle classiquement utilisée est la MIF (Mesure d'Indépendance Fonctionnelle). Cette échelle évalue 18 items (portant sur les soins personnels, la mobilité, les transferts, les déplacements, l'expression, la compréhension, les interactions sociales, la résolution de problème et la mémoire), chacun étant côté de 1 à 7.

B. Principes de prise en charge

La prise en charge repose sur des objectifs (récupération fonctionnelle, mise en place d'aides techniques et/ou humaines pour compenser l'atteinte) définis en fonction de l'atteinte neurologique (niveau caractère complet ou incomplet). La prise en charge rééducative est en principe intensive. Toutefois, l'étiologie de l'atteinte peut amener à réajuster les objectifs et l'intensité de la rééducation, notamment dans les situations de tumeur maligne (le projet doit être adapté à l'état général, aux traitements associés et au pronostic lié à la tumeur). Il en est de même en cas de comorbidités sévères.

	Principes de rééducation et prise en charge
Déficiences sensitivo motrices	• Équilibre assis • Transferts • Équilibre debout • Renforcement musculaire ; contrôle moteur • Travail des déplacements : FRM, FRE, travail marche, si besoin marche en suspension ou sur robot de marche • Travail des préhensions ; rééducation sur robot de membre supérieur • Travail sur les activités de vie quotidienne
spasticité	• Mobilisations articulaires ; postures et étirements • Traitements médicamenteux : par voie orale (principalement baclofène et dantrolène), injection de toxine botulique dans les muscles spastiques (souvent en 1re intention), baclofène par voie intrathécale, chirurgie de la spasticité (par exemple : neurotomie)
Limitations articulaires : prévention et prise en charge	• Mobilisations des articulations • Attelles de posture • Chirurgie si rétraction invalidante (conséquences sur hygiène, douleurs, fonction, etc.)
hypotension orthostatique	• Bas de contention • Ceinture abdominale • Verticalisation progressive
HRA	• Rechercher les épines irritatives et les traiter
Atteinte respiratoire	• Trachéotomie • Ventilation • Stimulation diaphragmatique • désencombrement • Renforcement des muscles respiratoires présents • Travail volumes respiratoires
Vessie neurologique	• Cf. ci-dessous
Transit	• Massages abdominaux • Réguler la consistance des selles : laxatifs • Vidange ampoule rectale : évacuation manuelle des selles ; suppositoires (glycérine, eductyl), microlax, lavements, irrigation
Troubles génito sexuels	• Traitements pour érection : voie orale, injection intracaverneuse • Congélation sperme • Parfois rééducation périnéale chez la femme
Douleurs : au niveau lésionnel, liées à la spasticité, douleurs neuropathiques	• Douleurs neuropathiques : TENS ; antiépileptiques, antidépresseurs, hypnose, etc.

Voici quelques points pour compléter le tableau ci-dessus.

- Il est important de prévenir les complications de décubitus :
  - cutané : évaluer le risque (jugement clinique et utilisation d'une échelle validée (exemple : Norton, Braden, etc.) ; mise en place d'un support adapté au lit (matelas à air, mousse viscoélastique, etc.) et au fauteuil roulant; apports nutritionnels et hydriques suffisants; être vigilant sur l'hygiène; obtenir une continence; surveiller les points d'appui;
  - maladies thromboemboliques : bas de contention; mobilisations, anticoagulation à visée préventive.
- En ce qui concerne les vessies neurologiques, les patients peuvent présenter :
  - une rétention aiguë d'urines;
  - des fuites (soit par regorgement et/ou par insuffisance sphinctérienne, ou par hyperactivité vésicale) ;
  - une pollakiurie ;
  - le bilan urodynamique (BUD) permet de typer au mieux les dysfonctionnements et proposer une prise en charge thérapeutique adaptée.
- Les objectifs de prise en charge de ces vessies sont :
  - une vidange régulière vésicale;
  - préserver le haut appareil;
  - obtenir une continence.
- Les complications sont les suivantes : infections urinaires fébriles, bactériémie, lithiases, détérioration de la fonction rénale.
- La vidange vésicale peut se faire par :
  - parfois reprise des mictions si récupération, ou ASI (Auto Sondages Intermittents) ;
  - HSI (Hétéro sondages Intermittents) ;
  - sphinctérotomie, stomie non continente type Bricker;
  - une vidange par sonde à demeure ou cathéter sus-pubien est à éviter notamment du fait d'un risque infectieux majoré.
- La réadaptation et la réinsertion comprennent :
  - un travail sur les activités de vie quotidienne : toilette, habillage, prise des repas, cuisine, etc. ;
  - parfois un choix d'aides techniques : contrôle d'environnement, fauteuil roulant manuel et/ou électrique (avec le coussin adéquat) ; aides techniques aux transferts (lève malade, verticalisateur, guidon de transfert, disque et planche de transfert) ; orthèses de fonction pour membre supérieur (ex : couverts adaptés) ou membre inférieur (ex : releveur du pied) ;
  - d'éventuelles adaptations : domicile, véhicule automobile, etc. ;
  - la mise en place d'aides humaines;
  - une réinsertion sociale et professionnelle : activités de loisirs, scolarité, travail;
  - ne pas oublier : demande d'ALD (Affection Longue Durée), dossier MDPH (PCH [Prestations de Compensation du Handicap : aides humaines, aides techniques, heures de vie sociale] ; RQTH, carte invalidité, carte stationnement, etc.), APA si plus de 60 ans.
- Les causes de réhospitalisation à distance sont liées aux complications urinaires, cutanées (escarres) et respiratoires (pour les tétraplégiques).

V. POUR EN SAVOIR PLUS : RAPPELS ANATOMIQUES DE LA MOELLE ÉPINIÈRE

Ce chapitre ne fait pas partie à proprement parler des objectifs à connaître, mais il vous aidera à comprendre la séméiologie « complexe » de la compression médullaire dont l'exemple Le plus typique est le syndrome de Brown Sequart.

A. Morphologie externe (Schéma 3)

1. Localisation

Elle s'étend du foramen magnum jusqu'au plateau inférieur de la 1re vertèbre lombaire chez l'adulte et jusqu'à la 3e vertèbre lombaire chez le nouveau-né.

2. Aspect de la moelle

- En moyenne : Diamètre, 1 cm. Longueur, 42 à 45 cm. Poids, 35 g.
- Forme cylindrique, aplatie d'avant en arrière.
- Des sillons (ou sulcus) marquent la moelle en surface et délimitent les cordons (ou funiculus) de la substance blanche :
  - en avant : le profond sulcus médian ventral (ou fissure médiane ventrale) ;
  - latéralement en avant : le sulcus ventrolatéral d'où émerge la racine ventrale du nerf spinal ;
  - latéralement en arrière : le sulcus dorsolatéral où se jette la racine dorsale du nerf spinal ;
  - en arrière : le sulcus médian dorsal ;
  - au-dessus de T6 : le sulcus dorsal intermédiaire. Entre le sulcus médian postérieur et le sulcus dorsolatéral. Il sépare le faisceau gracile du faisceau cunéiforme (cordons postérieurs de la substance blanche) ;
  - 2 renflements fusiformes : cervical et lombaire pour les plexus ;
  - se termine par le cône médullaire.

3. Attaches

- enveloppes méningées : pie-mère intime, arachnoïde et dure-mère ;
- le ligament dentelé, tractus conjonctif amarrant la moelle à la dure-mère ;
- le filum terminal : relie le cône médullaire à l'extrémité distal du sac dural ;
- nerfs spinaux : 31 paires.

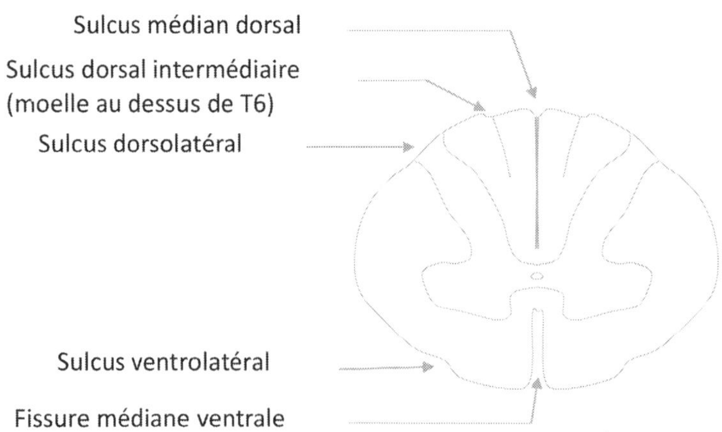

Schéma 3. Morphologie externe de la moelle.

B. Morphologie interne (Schéma 4)

1. Aspect général

Substance grise centrale, entourée par la substance blanche sur laquelle nous insisterons pour expliquer les différents syndromes médullaires.

2. Substance grise

- Située au centre de la moelle épinière.
- En forme d'ailes de papillon.
- Contient les cellules et les centres nerveux.
- Divisée en 3 cornes : dorsale (sensitive), latérale de T1 à T3 (végétative) et ventrale (moto neurones).

3. Substance blanche

- Fibres nerveuses myélinisées : cordons (ou funiculus) reliant la moelle aux autres étages du névraxe. Ils forment les voies sensitives ascendantes et les voies motrices descendantes.
- Ces voies peuvent « croiser » ou « ne pas croiser » dans la moelle épinière. Ce croisement est aussi appelé décussation.
    - Une atteinte d'une voie qui « croise » dans la moelle donne des signes neurologiques CONTROLATÉRAUX.
    - Une atteinte d'une voie qui « ne croise pas » dans la moelle donne des signes neurologiques HOMOLATÉRAUX.
    - Les signes neurologiques ont situé SOUS la lésion médullaire (SYNDROME SOUS-LÉSIONNEL).
- Divisions des funiculus
    - **Funiculus dorsaux : Faisceau gracile** (toute la moelle) et **faisceau cunéiforme** (uniquement de C1 à T6). Situés entre le sulcus dorsal médian et le sulcus dorsal latéral.
        - Forment la **VOIE LEMNISCALE :** ASCENDANTE.
        - NE CROISE PAS DANS LA MOELLE.
        - Véhicule :
            - sensibilité des mécanorécepteurs cutanés : toucher fin, vibration, étirement, pression ;
            - sensibilité kinesthésique taille et la consistance des objets, position et déplacement des membres ;
            - lésion de la voie lemniscale : **syndrome cordonal postérieur** ;
            - signes neurologiques HOMOLATÉRAUX à la lésion ;
            - perte de la sensibilité du toucher fin, de la perception des formes, de la vibration et de la position des membres ;
            - ataxie statique avec signe de ROMBERG.
    - **Funiculus latéraux :** entre le sulcus dorsolatéral et le sulcus ventrolatéral. Ils comprennent schématiquement d'arrière en avant.
        - **Le FAISCEAU SPINOCÉRÉBELLEUX DORSAL :** ascendant sensitif.
            - NE CROISE PAS DANS LA MOELLE.
            - Sensibilité sensitive inconsciente vers le cervelet.
            - Coordination fine de la posture.
            - Lésion du faisceau spinocérébelleux dorsal :
                - signes HOMOLATÉRAUX à la lésion ;
                - ataxie du membre inférieur.
        - **Le FAISCEAU CORTICOSPINAL LATÉRAL :** 80 % du faisceau pyramidal) : descendant moteur.
            - NE CROISE PAS DANS LA MOELLE.
            - Gestes fins volontaires.

- Lésion du faisceau corticospinal latéral médullaire.
- Signes homolatéraux.
- Lésions aiguës : tableau de « choc spinal » avec
  - paralysie flasque ;
  - aréflexie ;
  - hypotonie.
- Lésions chroniques
  - parésie spastique ;
  - hypertonie sur les muscles antigravitaires ;
  - abolition réflexes cutanés abdominaux et réflexes crémastériens ;
  - signe de Babinski ;
  - clonus inépuisable (patella, cheville).

– **LE FAISCEAU SPINOCÉRÉBELLEUX VENTRAL :** ascendant sensitif.
  - CROISE DANS LA MOELLE.
  - Sensibilité sensitive inconsciente vers le cervelet.
  - Coordination fine de la posture.
  - Lésion du faisceau spinocérébelleux ventral :
    - signes CONTROLATÉRAUX ;
    - ataxie du membre inférieur ;
    - hypermétrie du membre inférieur.

– **LE FAISCEAU SPINOTHALAMIQUE LATÉRAL :** ascendant sensitif.
  - CROISE DANS LA MOELLE.
  - Sensibilité thermique, douloureuse.
  - Lésion du faisceau spinothalamique latéral.
  - Signes neurologiques controlatéraux :
    - perte de la sensibilité à la douleur et à la température.

– **LE FAISCEAU CORTICOSPINAL VENTRAL :** ascendant moteur (20 % du faisceau pyramidal).
  - CROISE DANS LA MOELLE.
  - Contrôle la musculature axiale du tronc.
  - Lésion du faisceau corticospinal ventral :
    - signes controlatéraux ;
    - déficit modéré des muscles axiaux du tronc.

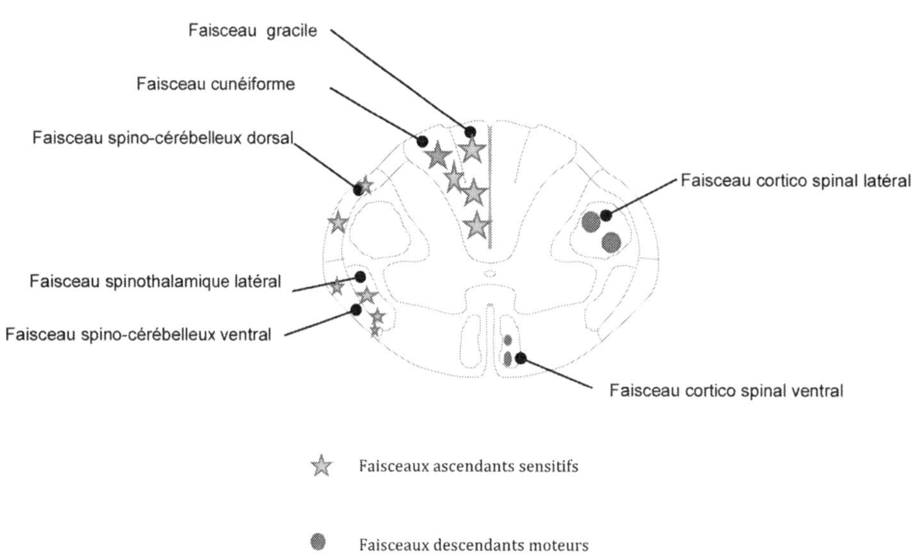

Schéma 4. Morphologie interne de la moelle.

Remerciements pour leur participation à l'écriture de ce chapitre à : Sylma DIABIRA (Centre de chirurgie du rachis, CHP, Saint Grégoire) et Sabine PÉTRILLI (Pôle de Rééducation, Saint Hélier, Rennes).

Chapitre 5

Item 92

RACHIALGIE

Jean-Marc VITAL

UE 4. Perception - système nerveux - revêtement cutané

N° 92. Rachialgie

OBJECTIFS

- Diagnostiquer une rachialgie.
- Argumenter l'attitude thérapeutique et planifier le suivi du patient.

On décrira :

- les rachialgies communes qui sont les plus fréquentes ;
- les rachialgies secondaires (ou symptomatiques) en rapport avec une pathologie principalement tumorale ou infectieuse ;
- les rachialgies de cause rachidienne et de cause extra-rachidienne notamment viscérale, et principalement en régions thoracique et lombaire ;
- les différents niveaux topographiques des rachialgies, qui seront exposés dans l'ordre avec : les cervicalgies, les dorsalgies, les lombalgies, les sacralgies et les coccygodynies, sacrum et coccyx faisant partie du rachis ;
- les rachialgies isolées et celles compliquées de radiculalgies ou de myélopathie en région cervicale ;
- les rachialgies aiguës à opposer aux rachialgies chroniques avec description des causes du passage à la chronicité, notamment en région lombaire.

I. INTRODUCTION

La rachialgie, quel que soit son niveau, est un symptôme, dont l'étiologie peut être très variée, même si elle est le plus souvent d'origine dégénérative (on parlera alors de rachialgie commune). Jusqu'à preuve du contraire, il faut toujours éliminer les rachialgies dites secondaires.

II. LES CERVICALGIES

Ce sont des douleurs de la nuque ou du cou qui peuvent irradier vers le haut (vers la base du crâne) ou vers le bas (vers la région thoracique haute ou vers les épaules).

A. Démarche diagnostique dans la cervicalgie commune aiguë

La démarche diagnostique comprend comme toujours l'interrogatoire, l'examen clinique et, éventuellement, des examens complémentaires.

1. Interrogatoire

- On se renseigne sur l'âge, la profession, les activités physiques du patient, sur ses antécédents cervicaux et généraux et sur les circonstances de survenue de la cervicalgie : progressive, brutale (traumatisme ou faux mouvement) ou spontanée.
- On précise les caractères de la douleur et sa topographie (pouvant intéresser le rachis cervical haut, près de la base du crâne, ou le rachis cervical bas avec possibilité d'irradiation vers les épaules), son ancienneté et son évolution avec appréciation de l'efficacité des médicaments.
- On se renseigne aussi sur la présence de signes d'accompagnement comme des céphalées, des vertiges, des douleurs orbiculaires ou irradiant vers les articulations temporo-mandibulaires (ATM). La sensation de craquement, en général, n'a pas d'explication grave. On peut se servir sur le plan clinique du score NDI (Neck Disability Index) pour une évaluation objective de la cervicalgie et de son retentissement sur la vie quotidienne du patient.

2. Examen physique

- Il est global et s'intéresse au cou, au crâne, à la ceinture scapulaire et aux membres supérieurs.
- L'inspection note le caractère longiligne ou bréviligne du sujet, la statique du rachis, une attitude guindée et notamment en torticolis avec rotation d'un côté et inclinaison controlatérale.
- On explore la mobilité active sur le sujet assis puis passive chez le sujet allongé, avec possibilité d'utilisation du schéma de Maigne qui reconnaît les différents secteurs de mobilité dans les 3 pans de l'espace.
- La palpation peut connaître des points douloureux au niveau des épineuses, les épineuses les plus saillantes étant celles de C2 et de C7, mais aussi au niveau des articulaires postérieures un peu plus latérales. On palpe le trajet des muscles principaux notamment le trapèze et le sterno-cléido-mastoïdien et on note une éventuelle contracture.
- L'examen se porte aussi sur les épaules à la recherche de signes de la coiffe des rotateurs.
- L'examen neurologique avec testing musculaire et sensitif et étude des réflexes, voire recherche des signes d'irritation pyramidale pour reconnaître une myélopathie cervicale doit être très précis, associé à un examen général, avec évaluation du contexte psychoaffectif et social du patient et reconnaissance d'un éventuel contentieux juridique ou financier.

3. Examens complémentaires

- Ils n'ont pas lieu d'être réalisés précocement devant une cervicalgie d'allure commune et non compliquée.
- Dans les autres cas, ils comprennent des radios simples de face, de profil et de trois-quarts, dévoilant la charnière cervico-thoracique souvent cachée par les épaules et pour la charnière cranio-cervicale, le cliché bouche ouverte de face. Une radio globale type EOS (radiographie de face et de profil de l'ensemble de la colonne vertébrale et des membres inférieurs) peut être demandée pour apprécier l'état d'équilibre global.
- Sur les clichés simples on se rappellera qu'il y a très souvent absence de parallélisme anatomo-clinique, 8 % des patients présentant des images arthrosiques ne

souffrent pas (Fig. 1). Après 40 ans, il y a pratiquement toujours pincement des disques C5-C6 et C6-C7.

- Les clichés dynamiques de profil en flexion-extension peuvent être demandés dans un contexte traumatique à la recherche d'une instabilité résiduelle (entorse grave).
- S'il y a le moindre doute vis-à-vis d'une cervicalgie secondaire, on propose une biologie simple avec numération formule sanguine (NFS), vitesse de sédimentation (VS) et dosage de la C-reactive proteine (CRP).
- En cas de suspicion de cervicalgie secondaire on doit demander une IRM ou une scintigraphie au technétium qui montrera une hyperfixation en cas d'infection, de tumeur (Fig. 2), ou d'inflammation. L'IRM ou le scanner peuvent être demandés en cas de cervicalgie commune compliquée de troubles neurologiques, sur laquelle nous reviendrons.

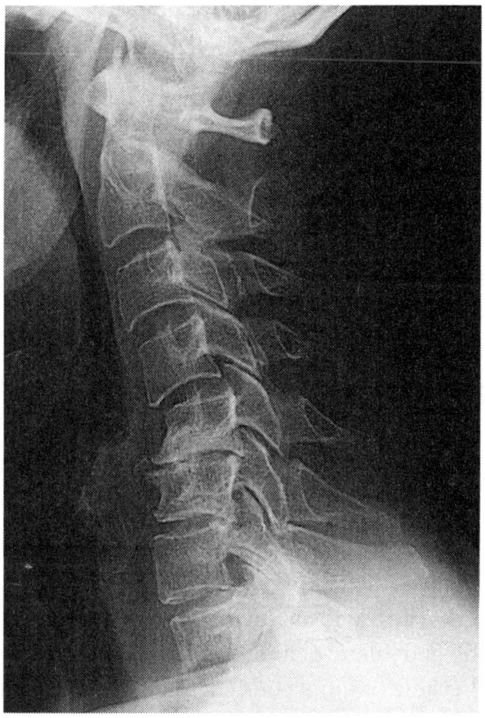

Fig. 1. Radio cervicale de profil montrant une discarthrose localisée en C5C6.

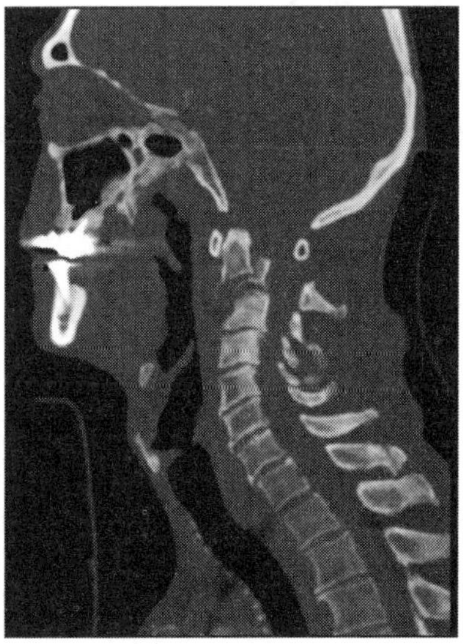

Fig. 2. Scanner de lésion lytique métastatique de C3.

B. Causes de cervicalgie commune aiguë non compliquée

- Elles sont musculaires avec notamment le syndrome myofascial (de Travel) qui est en rapport le plus souvent avec une contracture des muscles sous-occipitaux s'exprimant sous forme de cervico-céphalalgies.
- Une cause articulaire postérieure peut être associée à des pseudo-névralgies cervico-brachiales avec un trajet tronqué (épaule pour le niveau articulaire C4-C5, épicondyle pour le niveau C5-C6 et région tricipitale pour le niveau C6-C7).
- La névralgie d'Arnold, en rapport avec une compression du grand nerf occipital correspondant à la branche postérieure de C2, peut être parfois liée à un conflit articulaire C1-C2 qui doit être recherché par l'imagerie (scanner ou IRM).
- Les cervico-dorsalgies avec irradiation para-scapulaire du même côté que la névralgie cervico-brachiale (NCB) associée sont en rapport avec une irritation du rameau postérieur du nerf rachidien comprimé.

C. Cervicalgies compliquées

1. Par une NCB

Sont en rapport le plus souvent avec une compression par hernie discale molle ou dure (arthrosique).

- Le début de cette névralgie peut-être aigu, spontané (mal position nocturne) ou suite à un traumatisme, notamment sportif.
- Le patient se plaint de paresthésies très caractéristiques et de douleurs dans un territoire radiculaire classique.
- La manœuvre de Spurling aggrave la névralgie si on appuie sur la tête et si on incline cette tête du côté de la névralgie du fait de la fermeture du foramen intervertébral par lequel sort la racine comprimée.
- La manœuvre de distraction, plus spécifique, s'exprime par une amélioration de la cervicalgie et de la NCB par traction sur la tête.
- Le test d'abduction de Davidson est un signe aussi assez spécifique. Il s'agit d'une amélioration de la douleur quand le sujet met sa main au-dessus de la tête en abduction de l'épaule ce qui a pour effet de détendre la racine et de l'écarter de la hernie discale.
- Il existe de façon spécifique dans ces hernies une impulsivité à la toux donc une manœuvre de Valsalva positive.
- L'examen neurologique est complet et recherche un trouble sensitif, moteur ou un syndrome pyramidal.
- En cas de non-amélioration de la douleur sous traitement conservateur, sur lequel on reviendra, et a fortiori en cas de déficit moteur il faut prescrire un scanner cervical ou voire mieux un IRM cervicale afin de reconnaître une cause compressive chirurgicale.

2. Par une myélopathie

Sont en rapport le plus souvent avec une compression médullaire dans le canal rachidien central.

- Il y a présence de signes pyramidaux avec notamment signe d'Hoffman aux membres supérieurs, éventuellement signe de Babinski aux membres inférieurs et parfois signes génito-sphinctériens.
- Il s'agit d'une véritable urgence qui nécessite une exploration par IRM et un avis chirurgical.
- Dans ces cervicalgies compliquées de NCB ou de myélopathie, des explorations électriques (électroneuromyographie (EMG), potentiels évoqués somesthésiques

(PES) ou potentiels évoqués moteurs (PEM) ne seront discutés qu'en cas de discordance anatomo-clinique.

D. Traitement des cervicalgies communes

- Classiquement sont proposés des antalgiques non morphiniques associés éventuellement à des anti-inflammatoires non stéroïdiens (AINS) s'il n'y a pas de contre-indication.
- Un collier mousse peut être proposé plutôt en position de cyphose (c'est-à-dire plus haut en arrière qu'en avant) afin d'ouvrir les foramens intervertébraux pour diminuer la compression radiculaire et donc la NCB, si elle est associée.
- L'utilisation de décontracturants peut aussi être proposée. Les anti-inflammatoires stéroïdiens ne sont pas indiqués.
- On peut discuter de moyens associés comme la mésothérapie, l'infiltration articulaire postérieure ou du nerf d'Arnold.
- Sur le plan rééducatif, physiothérapie et massage peuvent être proposés au même titre que des tractions dans l'axe en cas de névralgie cervico-brachiale.
- Des manipulations dans les formes aiguës sans signe de hernie discale (qui constitue une contre-indication formelle) peuvent être réalisées selon la technique de Maigne avec le principe de la non-douleur et du mouvement libre. Il faut savoir qu'il y a un risque vasculaire (dissection artérielle) ou d'aggravation de la NCB qui est évalué à 1/500.

E. Cervicalgies communes chroniques

Dans le cadre de la pathologie dégénérative, elles se définissent comme des cervicalgies persistantes malgré les traitements bien conduits au-delà de 3 mois.

1. Deux causes organiques rares et chirurgicales

- L'atteinte inflammatoire d'un disque, en général cervical bas, avec présence en IRM d'une discopathie de type Modic 1, c'est-à-dire une inflammation des plateaux et de l'os sous-chondral de part et d'autre d'un disque pincé, situation beaucoup plus rare qu'en région lombaire, nous y reviendrons.
- L'arthrose unilatérale C1-C2, entraînant une cervicalgie haute sous-occipitale unilatérale avec parfois une névralgie d'Arnold bien reconnue sur la scintigraphie au technétium avec fixation unilatérale sous-occipitale, sur le scanner en coupes coronale ou axiale montrant bien l'arthrose unilatérale (Fig. 3).

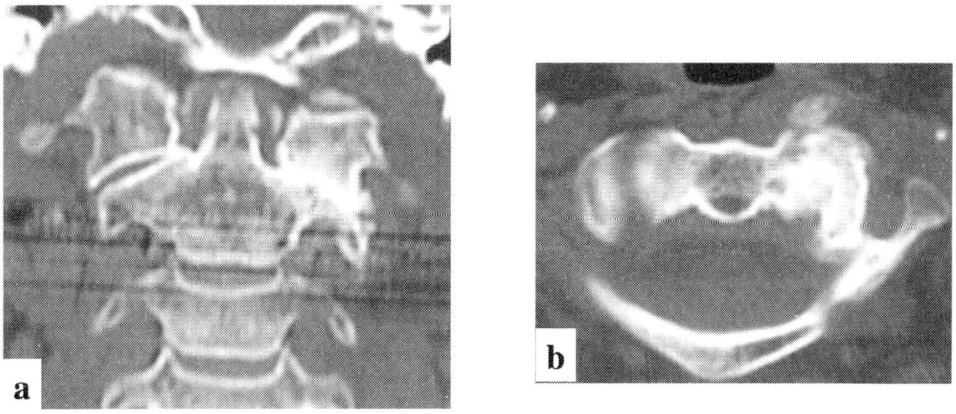

Fig. 3. Scanner d'une arthrose C1-C2 G sur une coupe coronale de face (a) et de profil (b).

Il s'agit de deux situations qui peuvent conduire de façon exceptionnelle à des indications opératoires d'arthrodèse par voie antérieure pour les atteintes discales basses de type Modic 1 et par voie postérieure pour les arthroses unilatérales C1-C2.

2. Syndrome du whiplash ou coup du lapin

Il s'agit d'un syndrome postural tonique post-traumatique avec des signes souvent diffus associés à la cervicalgie à type de céphalées, de vertiges, d'atteinte du couplage oculo-céphalo-cervical. Tous ces signes cliniques qui peuvent retarder la reprise professionnelle sont pris en charge au mieux par des techniques de rééducation spécifique et peuvent entraîner une incapacité prolongée.

3. Syndrome de Barré-Lieou

Il s'agit d'un syndrome décrit au début du xxe siècle, discuté, qui survient dans un contexte anxio-dépressif et post-traumatique associant céphalées, vertiges, acouphènes, éblouissements, fatigabilité à la lecture, troubles du sommeil et de l'attention. Il est très proche du syndrome du whiplash.

4. Cervicalgies s'intégrant dans le tableau de fibromyalgie ou syndrome polyalgique idiopathique diffus (SPID)

S'y associent une altération du contrôle neurologique central de la douleur, des points douloureux multiples, une cellulo-myalgie, une dépression réactionnelle et parfois une asthénie.

5. Insuffisance vertébro-basilaire

Est en rapport avec une compression arthrosique de l'artère vertébrale qui entraîne vertiges, troubles auditifs et visuels, éventuellement dérobement des membres inférieurs sans perte de connaissance (*drop attack*). Elle se présente sous deux formes :

- une forme chronique avec des signes fonctionnels précédemment décrits mais une discordance entre la richesse de ces signes et la pauvreté des signes objectifs, d'où une réalité qui est remise en cause ;
- une forme aiguë et neurologique avec des accidents transitoires (syndrome vestibulaire, drop-attack, hémi-anopsie, syndrome alterne du tronc cérébral de type Wallenberg).

F. Diagnostic différentiel des cervicalgies communes

1. Cervicalgies secondaires

- Les cervicalgies post-traumatiques avec, par exemple, fracture passée inaperçue de l'odontoïde chez le sujet âgé, ou subluxation C1-C2 chez l'enfant s'exprimant par un torticolis peu douloureux dû à une mauvaise position prolongée (sommeil, anesthésie générale) plus qu'à un vrai traumatisme.
- Les cervicalgies tumorales en rapport avec des métastases ou un myélome, une tumeur primitive agressive (chordome) ou bénigne (ostéome ostéoïde) ; la douleur est associée à une raideur.
- Les cervicalgies infectieuses en rapport avec une atteinte tuberculeuse par le Bacille de Koch (BK) ou en rapport avec des germes banaux. On retiendra le syndrome de Grisel qui associe un torticolis avec une infection ORL sévère.
- Les cervicalgies malformatives en rapport avec une anomalie congénitale (syndrome de Klippel-Feil avec ses blocs vertébraux congénitaux ou syndrome d'Arnold Chiari avec descente des amygdales cérébelleuses et éventuellement syringomyélie).
- Les cervicalgies inflammatoires : les spondylarthropathies (arthrite réactionnelle, rhumatisme psoriasique, entéro-colopathie inflammatoire, rhumatisme infantile), qui touchent plutôt le rachis cervical bas, et la polyarthrite rhumatoïde (PR) avec des lésions plutôt sous-occipitales et possibilité de dislocations, de plus en plus rares grâce aux progrès des traitements médicaux.

2. Diagnostic différentiel des cervicalgies

On retiendra :

- les douleurs de l'épaule avec de façon prédominante le syndrome de la coiffe des rotateurs ;
- le syndrome algo-dysfonctionnel de l'articulation temporo-mandibulaire (ATM) ;
- une tumeur de la fosse postérieure ;
- une cardiopathie ischémique avec irradiations cervicales ;
- le reflux gastro-oesophagien.

III. LES DORSALGIES

Il s'agit de douleurs ressenties entre les niveaux T1 et T12 qui peuvent correspondre à une atteinte du rachis thoracique mais qui sont très souvent en rapport avec des douleurs projetées viscérales. Si aucune étiologie n'est reconnue, on parlera de dorsalgie commune, ou dorsalgie fonctionnelle ou encore « sine materia », qui doit être évidemment toujours un diagnostic d'élimination.

A. Démarche diagnostique

1. Interrogatoire

Il est essentiel car l'examen clinique au niveau thoracique est pauvre. Comme au niveau cervical, on apprécie le siège de la douleur, son rythme, l'influence des sollicitations mécaniques et des positions, la date et le mode de début, l'évolution sous traitement éventuel. On essaie donc de distinguer un horaire *mécanique* avec augmentation en fin de journée ou *inflammatoire* avec prédominance la nuit ou même *mixte*. On précise le territoire des irradiations en ceinture faisant craindre une atteinte des nerfs intercostaux, une éventuelle amélioration par l'alimentation dans le cadre de douleurs viscérales, la sensibilité aux anti-inflammatoires non stéroïdiens, l'éventuelle impulsivité à la toux.

2. Examen clinique

- Encore une fois, il est pauvre en région thoracique.
- Sur le plan statique on apprécie l'équilibre global de face et de profil de la colonne thoracique, on évalue la mobilité en flexion-extension, on recherche des points douloureux à la percussion ou à la palpation médiane des épineuses et plus latérale des articulaires postérieures, on apprécie la musculature thoracique avec éventuellement la présence de contractures. L'examen neurologique est complet avec éventuellement la découverte de syndromes lésionnel et sous-lésionnel. L'examen général doit être complet, pleuro-pulmonaire, cardio-vasculaire et digestif.
- On sait qu'il peut y avoir des douleurs projetées d'origine viscérale (de l'estomac, du foie, du pancréas).

3. Examens complémentaires

- On peut demander en cas de douleur thoracique persistante ou non isolée (associée à des signes neurologiques) :
  - des radios du rachis thoracique de face et de profil, plus difficiles d'interprétation que les radios cervicales ou lombaires ;
  - un bilan biologique avec évaluation de la NFS, de la VS et le dosage de la CRP.
- Si on suspecte une dorsalgie secondaire, il faudra s'appuyer sur une radio pulmonaire, une scintigraphie osseuse au technétium, un scanner ou une IRM du rachis. On peut aussi discuter d'une endoscopie gastrique ou d'explorations cardiovasculaires si le contexte l'impose.

B. Diagnostique étiologique

Il faut avant tout éliminer une dorsalgie symptomatique ou secondaire.

1. Pathologies non rachidiennes révélées par des dorsalgies

- Pathologies cardiovasculaires : insuffisance coronarienne (angor ou infarctus du myocarde, péricardite, anévrisme de l'aorte thoracique).
- Pathologies pleuro-pulmonaires : cancer bronchique, pleurésie infectieuse ou tumorale (mésothéliome, cancer bronchique), tumeur médiastinale.
- Pathologies digestives : ulcère gastrique ou duodénal, affection hépato-biliaire, œsophagite, pancréatite, gastrite, cancers de l'estomac, de l'œsophage, du pancréas.

2. Douleurs rachidiennes symptomatiques d'une affection sous-jacente

- Discarthrose et arthrose costo-vertébrale, sachant que les images radiographiques ne sont pas toujours corrélées à la clinique et qu'elles sont fréquemment asymptomatiques.
- Spondylodiscite infectieuse, tuberculeuse ou à germe banal, s'appuyant sur la biologie, la scintigraphie au technétium, l'IRM, et au moindre doute la réalisation d'une biopsie sous scanner avec ponction lavage et étude anatomo-pathologique.
- Rhumatisme inflammatoire notamment spondylarthrite ankylosante, rhumatisme psoriasique, syndrome SAPHO (acronyme correspondant à l'association de Synovite, Acné, Pustulose palmo-plantaire, Hyperostose et Ostéite), avec dans toutes ces affections une atteinte concomitante des sacro-iliaques.
- Facture ostéoporotique.
- Tumeur intra-rachidienne : neurinome, épendymome, méningiome.
- Tumeur maligne rachidienne : métastase ou myélome.
- Tumeur bénigne rachidienne : ostéoblastome, angiome vertébral, ostéome ostéoïde.
- Maladie de Forestier (ou hyperostose vertébrale engainante).

3. Hernie discale thoracique asymptomatique

- Lésion qui se retrouve chez 25 % de patients explorés en IRM thoracique pour d'autres causes. Néanmoins, cette hernie discale peut se traduire par une douleur dorsale plus ou moins vive, accompagnée dans les formes les plus graves d'un syndrome neurologique lésionnel (douleurs en ceinture ou en hémi-ceinture, intercostale (Fig. 4) et sous-lésionnel de compression médullaire, situation rare mais chirurgicale.
- Au moindre doute, il faudra faire une IRM complétée par un scanner si on craint une calcification.

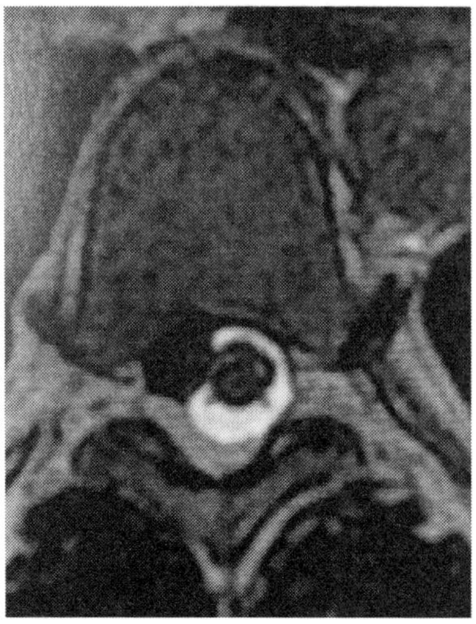

Fig. 4. I.R.M. de hernie discale thoracique droite entrainant une névralgie intercostale.

4. Dorsalgie commune statique

- Ces dorsalgies statiques sont en rapport avec des troubles et des déformations de la colonne comme une cypho-scoliose ou une cyphose en rapport avec une dystrophie rachidienne de croissance (maladie de Scheuermann). En général, ces déformations ne sont pas douloureuses mais elles peuvent, notamment pour la maladie de Scheuermann, être douloureuses pendant la croissance (Fig. 5). Les scolioses idiopathiques sont rarement douloureuses mais on peut parfois décrire des douleurs dans la concavité de la déformation. On ne retiendra le lien entre la dorsalgie et la déformation que si ces douleurs sont d'un rythme mécanique, si elles sont en regard des lésions radiologiques, et si elles évoluent par des poussées rythmées par les activités physiques.
- Il peut exister un dérangement intervertébral mineur (DIM), décrit par Maigne, qui correspond à une dorsalgo brutal en rapport avec un blocage articulaire postérieur. Ce dorsalgo peut être amélioré par des manipulations ou des infiltrations articulaires postérieures.

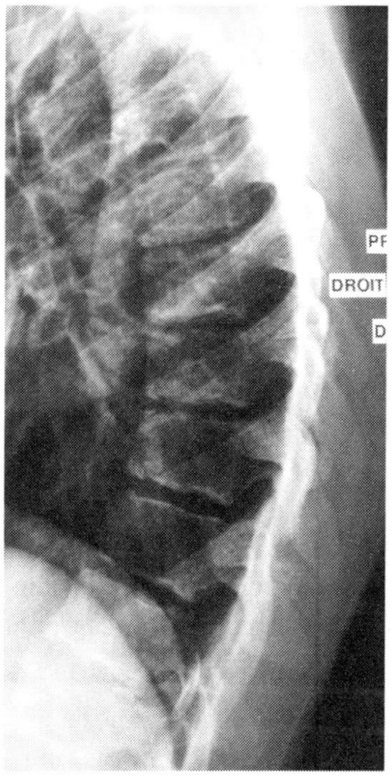

Fig. 5. Radio thoracique de profil montrant des lésions vertébrales de maladie de Scheuermann.

5. Dorsalgie interscapulaire d'origine cervicale basse

Probablement par irritation du rameau postérieur du nerf rachidien cervical, comme nous l'avons dit plus haut.

6. Dorsalgies fonctionnelles

Si l'interrogatoire et l'examen clinique n'orientent vers aucune cause viscérale ou rachidienne symptomatique, le diagnostic par élimination sera celui d'une dorsalgie fonctionnelle. Il s'agit d'une affection qui est assez fréquente puisqu'elle représente 5 à 10 % des consultations en rhumatologie. L'origine est imprécise et associe souvent des causes musculaires et psychologiques. Il s'agit souvent de femmes jeunes ayant des activités physiques contraignantes qui peuvent parfois s'intégrer, dans les cas les plus compliqués, dans un tableau de fibromyalgie.

C. Le traitement des dorsalgies communes

En dehors des causes viscérales ou rachidiennes symptomatiques qui nécessitent un traitement spécifique, les dorsalgies communes sont traitées par prises d'antalgiques à priori non morphiniques, d'AINS, de rééducation avec physiothérapie et renforcement des muscles paravertébraux. Dans le cadre des dérangements articulaires, on peut proposer des manipulations ou une infiltration articulaire postérieure.

IV. LES LOMBALGIES

On distingue des lombalgies communes liées à l'arthrose qui sont extrêmement fréquentes, notamment dans les pays industrialisés, avec la lombalgie aiguë (ou lumbago) et la lombalgie chronique qui pose de gros problèmes socio-professionnels. Les lombalgies communes sont opposées aux lombalgies symptomatiques (ou secondaires) qui sont plus rares mais toujours plus graves et qu'il faut éliminer de première intention.

A. Diagnostic clinique de la lombalgie commune

1. Interrogatoire

On apprécie :

- le siège : le plus souvent lombaire bas, au niveau de la jonction lombo-fessière, rarement sacro-coccygien, avec possibilité d'irradiation à la face postérieure de la cuisse, vers la fosse iliaque, la région hypogastrique et le pli inguinal. Dans ces formes de lombalgie pure il n'y a pas d'irradiation dans un territoire radiculaire aux membres inférieurs ;
- le rythme : mécanique c'est-à-dire diurne avec augmentation de l'activité en fin de journée ou inflammatoire c'est-à-dire nocturne avec un réveil matinal prématuré ;
- l'effet des sollicitations mécaniques : l'augmentation des douleurs lors d'un port de charge, d'un effort, lors de la position debout ou assise prolongée, douleurs qui en principe s'améliorent en position allongée. Douleurs augmentées lors de la toux et de la défécation en cas de participation discale (manœuvre de Valsalva positive) ;
- le début : il peut être brutal et s'il est insidieux, fera penser à une lésion secondaire ;
- l'évolution : spontanément favorable avec le temps et sous traitement dans le cas de lombalgies communes, s'aggravant avec le temps et malgré le traitement dans les lombalgies secondaires ;
- les antécédents : dans la lombalgie commune on reconnaît des épisodes répétitifs de blocages lombaires. On cherchera évidemment des causes secondaires à la lombalgie dans cet interrogatoire.

2. Examen physique

- On cherche un trouble statique dans le plan sagittal avec anomalie des lordoses et cyphoses naturelles et dans le plan frontal avec présence d'une attitude scoliotique.
- On étudie la mobilité plutôt active en flexion/extension et en inclinaison/rotation.
- De façon un peu simplifiée, la raideur en flexion évoque plutôt un problème discal, une raideur en extension plutôt une atteinte des articulaires postérieures.
- La raideur en flexion, genoux en extension, sera appréciée sur la distance main-sol ou par le signe de Schöber.
- On recherche :
  - une contracture musculaire ;
  - des points douloureux paravertébraux plutôt articulaires postérieurs ;
  - des signes de syndrome téno-myalgique ;

- des signes de compression radiculaire avec un examen neurologique très précis sur lesquels nous reviendrons dans la lombalgie compliquée ;
- des signes par des tests spécifiques des articulations sacro-iliaques surtout en cas d'irradiations fessières et coxo-fémorale en cas d'irradiations crurales.

➤ Enfin, l'examen général est indispensable.

3. L'imagerie

➤ Elle comprend des radios simples qui seront peu contributives dans la lombalgie commune. Actuellement, au moindre doute de lombalgie secondaire, on demandera une IRM, une scintigraphie osseuse au technétium, voir même un scanner lombaire.

➤ La sacco-radiculographie couplée le plus souvent à un scanner a des indications très ciblées et rares, en cas d'IRM n'expliquant pas la lomboradiculalgie dont se plaint le patient ; elle a l'avantage d'être réalisée en charge et en dynamique (flexion-extension).

➤ La discographie est tout aussi rare et sera pratiquée surtout pour tester un disque douloureux.

B. Les lombalgies communes

1. Les lombalgies isolées

La lombalgie aiguë touche 70 à 80 % de la population adulte avec une prévalence annuelle de 30 % en moyenne. Elle évolue vers la lombalgie chronique, qui, par définition, persiste au-delà de 3 mois simplement dans 5 % des cas et pose les problèmes les plus importants notamment sur le plan socio-économique.

a. Lombalgie aiguë et lumbago

➤ Il s'agit d'un blocage douloureux lombaire brutal après effort, associé à une impulsivité à la toux, faisant évoquer une atteinte du disque. La douleur ne dépasse pas les genoux et l'examen neurologique est normal. Aucun examen complémentaire n'est nécessaire si les circonstances de survenue sont classiques et si le sujet est jeune.

➤ Sur le plan thérapeutique il faut envisager un ralentissement des activités, sans repos total, un traitement par AINS, antalgiques non morphiniques et éventuellement myorelaxants.

➤ Des manipulations médicalisées peuvent être proposées si on pense à une atteinte articulaire postérieure deuxième cause de lombalgie aiguë avec blocage lombaire sans impulsivité à la toux.

➤ Une protection par une ceinture lombaire peut être proposée en début de crise.

➤ Il faut rassurer le patient quant aux risques évolutifs et le conduire à une activité physique régulière avec notamment travail de renforcement musculaire par gainage une fois que la crise est passée.

➤ L'évolution est de règle favorable en 8 à 15 jours.

b. Lombalgie commune chronique

➤ Elle représente 5 % des lombalgies communes mais 75 % des dépenses de santé. Par définition, elle se prolonge au-delà des 3 à 6 mois. Elle survient souvent après répétition des lombalgies aiguës avec un ensemble de facteurs favorisants : traumatisme au travail, vibration, tabagisme, alcoolisme, bas niveau social d'éducation, problèmes familiaux et professionnels, antécédents psychosomatiques.

➤ L'examen clinique est plus pauvre que dans la lombalgie aiguë. On utilisera des scores fonctionnels notamment de QUEBEC, de DALLAS ou EIFEL.

➤ L'examen neurologique est strictement normal.

- Les radios lombaires simples n'ont pas un intérêt majeur, pas plus que les clichés dynamiques.
- L'IRM, par contre, a un intérêt pour éliminer toute affection secondaire et pour apprécier au mieux l'état des disques intervertébraux non pas tant la déshydratation du disque (disque noir) qui n'a pas de valeur péjorative systématique que le signe inflammatoire dit de Modic 1 (avec œdème de l'os sous chondral encadrant le disque) qui est classiquement associé à une gêne clinique importante (Fig. 6). L'IRM est aussi souhaitable en cas de radiculalgie associée. On peut discuter aussi d'une discographie sur des disques suspects en IRM pour surtout retrouver une reproduction de la douleur. Le scanner a peu d'intérêt.
- Le traitement est complexe et multidisciplinaire. Le traitement médical est celui de la lombalgie aiguë ; les infiltrations ont peu d'efficacité, au même titre que les anti-inflammatoires stéroïdiens. On peut s'aider de psychotropes et de techniques physiques comme la relaxation. Le port de la ceinture n'est pas validé dans cette situation chronique. L'implication multidisciplinaire peut être appliquée dans une école du dos ou l'on travaillera sur l'adaptation posturale, l'ergonomie rachidienne, le renforcement musculaire et un soutien psychologique. La chirurgie est exceptionnelle et est appliquée avec des arthrodèses très localisées sur, principalement, des atteintes inflammatoires de type Modic I.
- On peut isoler dans ces lombalgies communes chroniques, des lombalgies d'origine articulaire postérieure, qui peuvent toucher la femme âgée qui est en hyperlordose et qui présentera des pseudo-sciatiques et des téno-myalgies, parfois un aspect de pseudo-spondylodiscite dégénérative sur des radios ou sur l'IRM… Il y a aussi des lombalgies d'origine articulaire postérieure qui s'intègrent dans le cadre de scoliose notamment thoraco-lombaire ou lombaire, ou de cyphose dégénérative. Le traitement est donc basé sur de la physiothérapie, quelques manipulations, des infiltrations articulaires postérieures (ou des thermolyses) et une rééducation en cyphose.

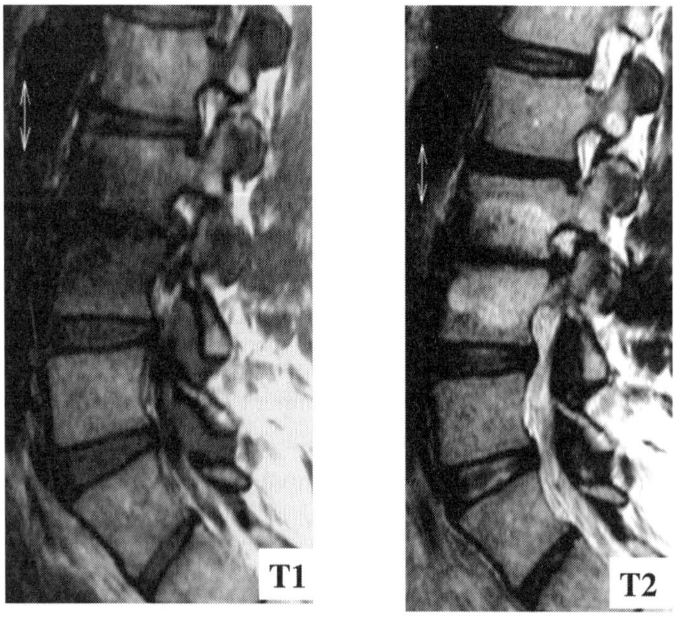

Fig. 6. I.R.M. d'une discopathie inflammatoire , type Modic 1 en L2L3.

2. Lombalgie commune compliquée

Elle s'intègre dans des tableaux de radiculalgie associée, radiculalgie aiguë, sciatique ou cruralgie notamment par hernie discale, syndrome de la queue-de-cheval qui est une véritable urgence chirurgicale, ou chronique pouvant s'associer à un tableau de claudication et un canal lombaire étroit.

a. Lombalgie compliquée de radiculalgie

- Il s'agit de sciatique (par compression des racines L5 ou S1) ou de cruralgie (par compression des racines lombaires, le plus souvent L3 ou L4) le plus souvent en rapport avec une compression par hernie discale qui peut être postéro-latérale, foraminale ou centrale. La lombalgie accompagnée d'une raideur en flexion très caractéristique ou d'une attitude scoliotique est impulsive à la toux comme la radiculalgie. Cette dernière est augmentée quand le sujet debout se penche en avant (signe de Mac Nab) ou quand on réalise sur le sujet allongé la manœuvre de Lasègue. Un examen neurologique précis cherche des troubles sensitifs, moteurs et réflexes dans le territoire radiculaire en cause.
- Le traitement conservateur décrit pour le lumbago est proposé s'il n'y a pas de déficit moteur inférieur ou égal à 3/5. L'infiltration péridurale d'anti-inflammatoires sous contrôle radio ou scanner peut être proposée si échec de ce traitement conservateur après 4 à 6 semaines, en s'appuyant sur une imagerie par scanner ou IRM...
- En cas de déficit moteur et après bilan par imagerie, un avis chirurgical s'impose.

b. Lombalgie compliquée de syndrome de la queue-de-cheval

Il s'agit là d'une véritable urgence chirurgicale qui exige un diagnostic rapide basé sur un interrogatoire précis sur les troubles sphinctériens vésicaux et anaux ainsi que génitaux que connaît le patient et sur un examen sensitif et moteur du périnée. Seule l'IRM (ou éventuellement la saccoradiculographie si l'IRM n'est pas accessible) sera demandée en urgence pour reconnaître le plus souvent une hernie sténosante qui peut ne pas être reconnue par le simple scanner et qu'il faudra enlever chirurgicalement en urgence sous peine de séquelles graves.

c. Lombalgie compliquée de claudication des membres inférieurs

Elle s'intègre dans un tableau de canal lombaire étroit, très fréquent chez le sujet de plus de 60 ans ou plus rarement de hernie sténosante chez le sujet plus jeune. L'échec du traitement conservateur peut faire discuter d'une chirurgie décompressive qui sera toujours plus efficace sur les douleurs aux membres inférieurs que sur la lombalgie.

C. Lombalgies symptomatiques ou secondaires

- Elles représentent 1 % des cas de lombalgie. Le début est progressif, sans facteur déclenchant. Il peut y avoir des atypies topographiques avec des douleurs lombaires hautes et diffuses. Il y a une atypie dans le rythme douloureux avec des douleurs nocturnes qui surviennent souvent en deuxième partie de nuit. La densité et la ténacité avec résistance au traitement médical doivent être suspectes. La raideur est globale, l'examen général est capital.
- On retiendra comme cause à ces lombalgies secondaires :
  - les lombalgies tumorales malignes par myélome ou métastases avec, sur les radios, possibilité de tassement, une image de face de vertèbre borgne par lyse pédiculaire, ostéocondensation voire déminéralisation diffuse en cas de myélome. Scintigraphie, scanner, IRM (Fig. 7) sont indispensables et conduiront le plus souvent à une biopsie pour anatomopathologie;
  - les lombalgies par tumeur bénigne avec notamment l'ostéome ostéoïde qui entraîne des douleurs intenses nocturnes, améliorées par l'aspirine. Au scanner, on aura une image en cocarde, une image de fixation en scintigraphie, et l'exérèse pourra se réaliser en percutané ou de façon chirurgicale;
  - les spondylodiscites (ou spondylites), à B.K., avec contexte général particulier, ou à germe banal. Dans ces infections à germe banal, on reconnaît soit une cause iatrogénique, soit une infection uro-génitale le plus souvent. Ces infections surviennent sur un terrain souvent immunodéprimé ou diabétique. Les radios simples et surtout l'IRM et la scintigraphie sont nécessaires. Après les examens complémentaires, la ponction biopsie

discale, et les hémocultures permettent le plus souvent de retrouver le germe en cause :

- les spondylarthropathies avec la spondylarthrite ankylosante et son syndrome pelvi-rachidien et ses syndesmophytes. On sera orienté par la présence d'une uvéite, d'une talalgie et surtout de douleurs sacro-iliaques. Seront très évocatrices aussi des douleurs de type inflammatoire répondant aux AINS ;
- les ostéopathies déminéralisantes avec l'ostéoporose, l'ostéomalacie et les ostéopathies fragilisantes. Sont en cause les traitements corticoïdes prolongés, la ménopause précoce.

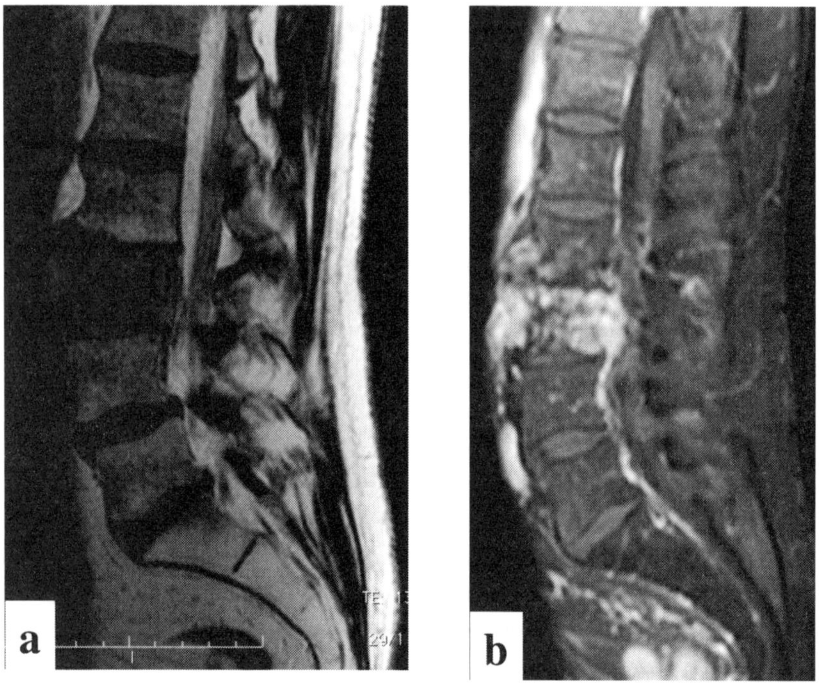

Fig. 7. I.R.M. d'une métastase de cancer de la prostate de L3 en séquence T2 (a) et en saturation de graisse + gadolinium (b).

D. Lombalgies extra-rachidiennes

- Elles sont dominées par l'anévrysme de l'aorte abdominale, qui nécessite un diagnostic précoce car c'est une véritable urgence. Il peut s'exprimer sous forme de lombalgie aiguë avec fissuration de l'anévrysme et collapsus cardio-vasculaire ou par une lombalgie chronique avec irradiation abdomino-génito-crurale du fait de fissurations répétées. Des signes généraux sont associés avec amaigrissement, fébricule, anémie, biologie inflammatoire. Échographie et scanner sont indispensables.
- Les pathologies urinaires avec des lombalgies hautes dans l'angle costo-lombaire ou dans le flanc, dans les organes génitaux externes. Peuvent être en cause une lithiase rénale, une hydronéphrose, une tumeur rénale. L'échographie et l'urographie intraveineuse sont indispensables.
- Il peut exister enfin des pathologies digestives (gastriques, pancréatiques ou recto-coliques).

V. LES SACRALGIES

- Elles correspondent à des douleurs médianes, basses, irradiant vers le périnée. Il faut toujours craindre une lésion secondaire du sacrum et donc proposer assez vite des examens comme l'IRM et le scanner du petit bassin.
- Il peut exister des factures spontanées du sacrum dans le cadre de maladies déminéralisantes.
- Encore une fois à ce niveau les radios simples ont une interprétation difficile du fait de la présence d'artefacts naturels comme les gaz digestifs. Il ne faut pas hésiter à demander IRM, scintigraphie, ou scanner.

VI. LES COCCYGODYNIES

- Le coccyx fait partie de la colonne vertébrale. Il s'agit donc de douleurs du coccyx surtout en position assise, et lors du relèvement d'une chaise.
- Les douleurs sont souvent considérées comme en rapport avec une somatisation. Néanmoins, on peut distinguer des coccygodynies communes qui ont bien été étudiées par J.-Y. Maigne et L. Doursounian.
- Dans ces coccygodynies communes, il y a des antécédents de chute, d'accouchement difficile ou d'obésité avec l'index BMI élevé. Il existe une atteinte des disques sacro-coccygiens ou inter-coccygiens avec une instabilité en position assise qui est reconnue sur les clichés de profil et surtout sur les clichés dynamiques en position assise. On peut observer sur ces clichés une luxation postérieure, une hypermobilité en flexion et parfois la présence d'une épine coccygienne.
- Il faut toujours se méfier de coccygodynies secondaires qui sont en rapport le plus souvent avec une tumeur du sacrum et il est indispensable de réaliser une IRM pour reconnaître une éventuelle tumeur (prédominance du chordome à ce niveau).
- Le traitement des coccygodynies communes est donc l'infiltration du disque suspect sacro-coccygien par des anti-inflammatoires, d'éventuelles manipulations, et dans des cas exceptionnels une exérèse chirurgicale du coccyx.

Chapitre 6

Item 93

RADICULALGIES ET SYNDROMES CANALAIRES

Michel CHAMMAS

Hélène CHE, Pierre Emmanuel CHAMMAS, Cédric LUKAS

UE 4. Perception - système nerveux - revêtement cutané

N° 93. Radiculalgies et syndromes canalaires

OBJECTIFS

- Savoir diagnostiquer une radiculalgie et un syndrome canalaire.
- Identifier les situations d'urgence et planifier leur prise en charge.
- Argumenter l'attitude thérapeutique et planifier le suivi du patient.

I. INTRODUCTION

A. La douleur

- Le symptôme principal dont se plaint le patient est la douleur. Pour pouvoir mieux orienter le diagnostic, il convient de préciser les caractéristiques de la douleur (voir Tableau 1).
- Caractéristiques de la douleur :
  - localisation ;
  - irradiation ;
  - intensité ;
  - type (nociceptive, neuropathique/neurogène) ;
  - horaire (mécanique, inflammatoire) ;
  - durée d'évolution (aiguë, subaiguë, chronique) ;
  - mode de survenue ;
  - facteurs modifiant (aggravant ou soulageant) ;
  - retentissement fonctionnel ;
  - signes associés.

Tableau 1. **Caractéristiques de la douleur.**

	MÉCANIQUE	INFLAMMATOIRE
Maximale	En fin de journée	Le matin ou dans la nuit
Dérouillage matinal	Absent ou < 30 minutes	> 30 minutes
Réveil nocturne	Absent ou positionnel	Présent (surtout en 2e partie de nuit)
Facteur aggravant	Activité	Repos
Facteur soulageant	Repos	Activité

B. Rappels anatomiques

- Les territoires sensitifs et moteurs des racines nerveuses dépassent la main ou le pied (Figs. 1a, 1b).

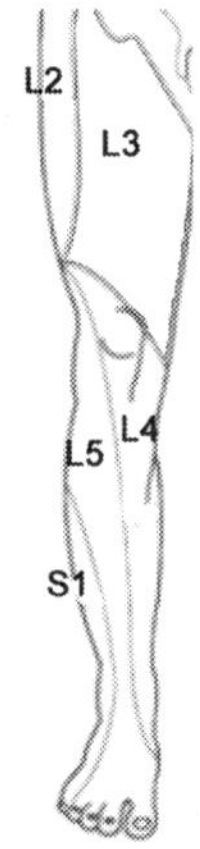

Fig. 1a. Territoires sensitifs radiculaires : aux membres inférieurs.

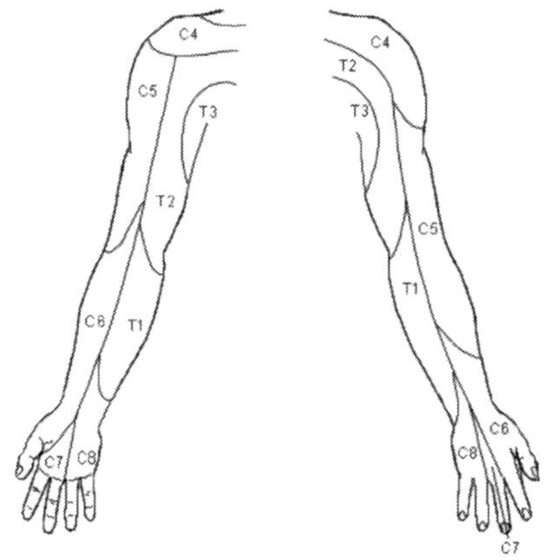

Fig. 1b. Territoires sensitifs radiculaires : aux membres supérieurs.

- Les territoires sensitifs et moteurs des troncs nerveux ne dépassent pas la main ou le pied (Fig. 2).

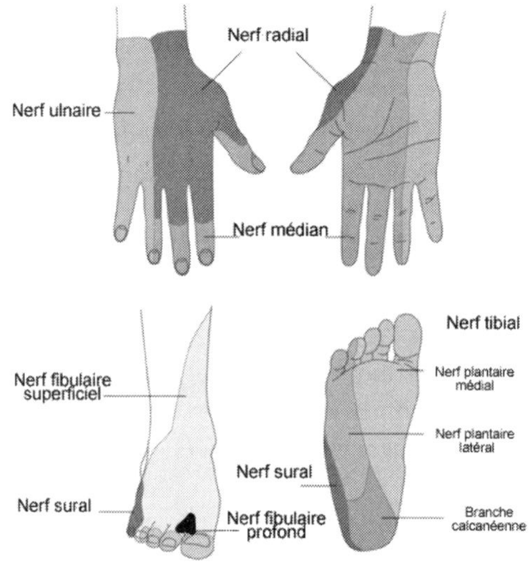

Fig. 2. Territoires sensitifs tronculaires aux mains et aux pieds.

- Les signes cliniques sensitifs ± moteurs sont résumés dans les tableaux 2, 3 et 4.

Tableau 2. **Atteintes radiculaires du membre supérieur, réflexes et déficits sensitivomoteurs correspondants.**

	Tracé douloureux (et déficit sensitif)	Déficit moteur (inconstant)	Réflexe diminué ou aboli
C5	• Moignon de l'épaule (face latérale)	• Deltoïde (abduction du bras)	• Bicipital
C6	• Face antérieure du bras • Face extérieure de l'avant-bras • Pouce	• Biceps brachial • Brachial (flexion du coude)	• Bicipital • Stylo-radial
C7	• Face postérieure du bras et de l'avant-bras • Trois doigts médians (surtout le majeur)	• Triceps brachial (extension du coude) et Extenseurs du poignet et des doigts	• Tricipital
C8	• Face médiale du bras et de l'avant-bras 4e et 5e doigts	• Fléchisseurs des doigts et muscles intrinsèques de la main (interosseux)	• Cubito-pronateur

Tableau 3. **Atteintes radiculaires du membre inférieur réflexes et déficits sensitivo-moteurs correspondants.**

	Tracé douloureux (et déficit sensitif)	Déficit moteur (inconstant)	Réflexe diminué ou aboli
L3	• Fesse • Face antérieure de la cuisse • Face médiale du genou	• Quadriceps fémoral (extension du genou) et tibial antérieur (flexion dorsale du pied)	• Patellaire
L4	• Fesse • Face extérieure de la cuisse • Face antérieure du genou • Face antéro-médiale de la jambe		
L5	• Fesse • Face postérieure de la cuisse • Face latérale de la jambe • Dos du pied et gros orteils	• Extenseurs des orteils • Fibulaires latéraux et partiellement tibial antérieur	
S1	• Fesse • Face postérieure de la cuisse • Face postérieure de la jambe • Talon, Plante du pied et 5e orteil	• Triceps sural (flexion plantaire du pied, marche sur la pointe des pieds difficile ou impossible)	• Achilléen

Tableau 4. **Atteintes tronculaires du membre supérieur, réflexes et déficits sensitivomoteurs correspondants.**

Nerf	Déficit moteur Amyotrophie	Paresthésies, déficit sensitif, douleur
Médian	• Opposition pouce (pince pouce-index) • Amyotrophie du versant latérale éminence thénar	• Pulpes pouce, 2e, 3e, hémi-pulpe radiale 4e doigts
Ulnaire (cubital)	• Latéralité des doigts et adduction du pouce • Amyotrophie interosseux et hypothénar	• Bord médial de la main • Auriculaire et bord médial de l'annulaire

Nerf	Déficit moteur Amyotrophie	Paresthésies, déficit sensitif, douleur
Fémoral (crural)	• Flexion cuisse sur bassin (psoas) • Extension du genou (quadriceps)	• Face antérieure de la cuisse • Aréflexie rotulienne
Fibulaire commun (Sciatique poplité externe)	• Pied tombant. Steppage • Amyotrophie de la loge antéro-latérale de la jambe	• Face latérale de la jambe et dos du pied
Tibial (Sciatique poplité interne) au niveau du canal tarsien		• Plante

II. RADICULALGIES

A. Généralités sur les syndromes radiculaires

➤ La radiculalgie est caractérisée par l'atteinte d'une racine nerveuse innervant les membres supérieurs ou inférieurs. Cette atteinte radiculaire est liée à l'atteinte d'une racine à son émergence au niveau du rachis cervical (pour les membres supérieurs) ou du rachis lombaire (pour les membres inférieurs).

➤ L'interrogatoire oriente vers une radiculalgie commune ou une radiculalgie symptomatique :
  - origine commune : mono-radiculaire, horaire mécanique ; lombalgies associées, effort déclenchant ; intensité rapidement maximale, régressant progressivement ; antécédents lombaires ;
  - origine symptomatique : pluri-radiculaire, horaire inflammatoire, s'aggravant ; sans lombalgies ou effort déclenchant ; sujet âgé.

➤ Les étiologies à l'origine d'une radiculalgie commune sont la pathologie discale ou arthrosique.

➤ Les étiologies à l'origine d'une radiculalgie symptomatique sont les manifestations d'affections sévères telles que : tumeur, infection, traumatisme, maladie rhumatismale inflammatoire.

➤ Les névralgies cervico-brachiales et les lombo-radiculalgies sont des pathologies fréquentes.

➤ L'atteinte discale est plus fréquente entre 30-40 ans pour les sciatiques et entre 50-60 ans pour les cruralgies.

B. Atteintes radiculaires des membres inférieurs

1. Topographies (Fig. 1a)

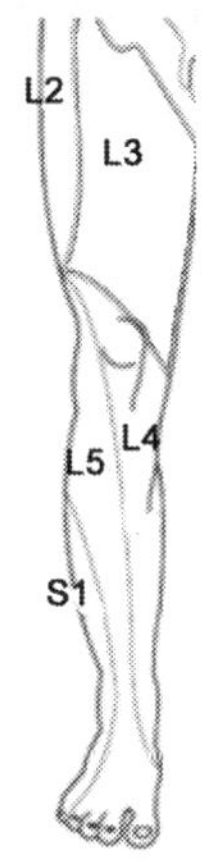

Fig. 1a. Territoires sensitifs radiculaires : aux membres inférieurs.

a. Lombo-sciatiques (L5 ou S1)

- L5 : fesse, faces postéro-latérale de cuisse, latérale du genou, latérale ou antéro-latérale de jambe, malléole latérale ou gouttière pré-malléolaire, dos du pied, gros orteil.
- S1 : fesse, face postérieure de cuisse, creux poplité, postérieure de jambe (mollet), tendon d'Achille ou rétro-malléolaire latérale, talon, plante ou bord latérale du pied jusqu'au cinquième orteil.

b. Lombo-cruralgies (L3 ou L4)

- L3 : partie supéro-latérale de la fesse, région trochantérienne, face antérieure de la cuisse au tiers moyen, face médiale de la cuisse au tiers inférieur et à la face médiale du genou;
- L4 : partie moyenne de la fesse, face latérale de la cuisse à sa partie moyenne, tiers inférieur de la face antérieure, face antérieure du genou, face antéro-médiale de la jambe le long de la crête tibiale, face antéro-médiale du cou-de-pied, bord médial du pied.

2. Examen clinique

- L'examen physique comprend la recherche :
  - d'un syndrome rachidien :
    - douleur rachidienne : spontanée, à la palpation, à la mobilisation;
    - raideur rachidienne : Schöber;
    - contracture paravertébrale lombaire.
  - de signes de conflit disco-radiculaire :
    - pour les lombosciatiques : Signe de Lasègue (en décubitus dorsal, l'élévation du membre inférieur va reproduire la douleur radiculaire L5 ou S1 à partir d'un certain angle par rapport au plan du lit);
    - pour les lombo-cruralgies : Signe de Léri (en décubitus ventral, l'hyperextension de la cuisse sur le bassin, genou à 90° peut reproduire une douleur L3 ou L4).
  - d'un syndrome articulaire postérieur :
    - douleur à l'hyperextension rachidienne.
- Il conviendra de compléter l'examen physique avec la recherche de :
  - signes moteurs déficitaires;
  - troubles de la sensibilité;
  - anomalies des réflexes tendineux :

- abolition du réflexe achilléen signant l'atteinte radiculaire S1 ;
- abolition du réflexe patellaire lors d'une atteinte de L4.

C. Atteintes radiculaires des membres supérieurs

1. Topographies (Fig. 1b)

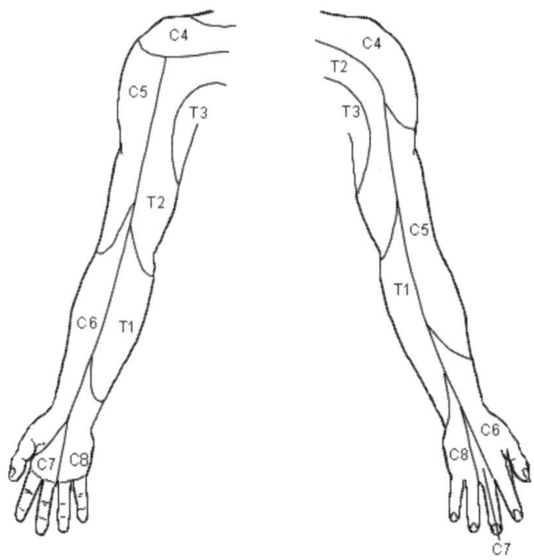

Fig. 1b. Territoires sensitifs radiculaires : aux membres supérieurs.

Névralgies cervico-brachiales (C5 à C8/T1)

La névralgie cervico-brachiale traduit la souffrance d'une racine nerveuse du plexus brachial (5e, 6e, 7e, 8e cervicales ou 1re thoracique) :

- douleur C5 : face latérale du moignon de l'épaule et du bras ;
- douleur C6 : antérieure à l'épaule, au bras, au coude, à l'avant-bras pour se terminer dans les deux premiers doigts de la main (pouce) ;
- douleur C7 : postérieure au bras, au coude, à l'avant-bras et à la main et irradiante dans les trois doigts moyens (index-médius) ;
- douleur C8 : bord médiale du membre supérieur, se terminant dans les deux derniers doigts ;
- douleur T1 : face médiale du bras.

2. Examen clinique

- L'examen physique comprend la recherche :
  - d'un syndrome rachidien :
    - douleur rachidienne : spontanée, à la palpation, à la mobilisation ;
    - raideur rachidienne : métrologies cervicales telles que flexion/extension, rotations ;
    - contracture paravertébrale cervicale.
  - de signes de conflit disco-radiculaire :
    - signe de Lasègue cervical (la rotation latérale de la tête du côté opposé reproduit la douleur radiculaire au membre supérieur controlatéral).
  - d'un syndrome articulaire postérieur :
    - douleur à l'hyperextension rachidienne.
- Il conviendra de compléter l'examen physique avec la recherche de :
  - signes moteurs déficitaires ;
  - troubles de la sensibilité ;
  - anomalies des réflexes tendineux (Tableau 2).

D. Diagnostics différentiels

Attention, il convient de différencier les causes communes et les causes symptomatiques de lombo-radiculalgies ou de névralgies cervico-brachiales afin de mieux préciser l'étiologie de l'atteinte.

1. Aux membres inférieurs

Toute douleur du membre inférieur n'est pas une cruralgie ou une sciatalgie et il faut exiger des signes neurologiques pour affirmer le diagnostic. Doivent être éliminées :

- une affection ostéoarticulaire régionale (hanche, bassin, fémur) ;
- une autre névralgie du membre inférieur (méralgie paresthésique) ;
- diverses autres causes sont à rechercher : hématome ou abcès du psoas, anévrisme de l'aorte, envahissement tumoral d'origine digestive, gynécologique, rénale, ganglionnaire, neurinome, schwannome, névrite (zona, Lyme, etc.), diabète.

2. Aux membres supérieurs

Toute douleur du membre supérieur n'est pas une névralgie cervico-brachiale. Il faut éliminer :

- une pathologie de la coiffe des rotateurs (trajet douloureux évoquant une névralgie C5 ou C6) ;
- un syndrome de Parsonage et Turner (trajet C5) ;
- une épicondylalgie ou syndrome canalaire (syndrome du canal carpien (trajet C6), syndrome canalaire nerf ulnaire (trajet C8)) ;
- un syndrome de la traversée cervico-thoraco-brachiale ou un syndrome de Pancoast-Tobias (trajet C8).

E. Complications des radiculalgies = urgences neurochirurgicales

Les atteintes suivantes signent des névralgies cervico-brachiales ou des lombo-radiculalgies compliquées et nécessitent une prise en charge neurochirurgicale.

1. Atteinte paralysante ou déficitaire

Atteinte des muscles innervés par la racine concernée telle que le testing moteur ≤ 3/5.

2. Compression médullaire si atteinte du membre supérieur, syndrome de la queue-de-cheval si atteinte du membre inférieur

- La compression médullaire cervicale, est caractérisée par la présence d'un
  - syndrome rachidien cervical ;
  - syndrome lésionnel : la névralgie cervico-brachiale ;
  - syndrome sous-lésionnel : syndrome pyramidal, troubles sensitifs, troubles génito-sphinctériens.
- Le syndrome de la queue-de-cheval s'observe à partir de L1/L2, lorsqu'il n'y a plus de moelle épinière mais la queue-de-cheval. Il est caractérisé par une atteinte des racines sacrées, des troubles sphinctériens, une anesthésie en selle.
- L'interrogatoire recherchera des troubles urinaires (perte ou rétention d'urines), anaux (constipation, perte des selles) et sexuels (troubles de l'érection).
- L'examen recherche une insensibilité périnéale.

3. Atteinte hyperalgique

- Il s'agit d'une urgence relative.
- La sanction neurochirurgicale sera discutée en cas d'échec des traitements antalgiques allant jusqu'aux traitements par antalgiques de palier 3 (morphiniques).

F. Examens complémentaires

- **Une lombo-sciatique discale typique chez un adulte jeune ne nécessite initialement aucun examen complémentaire.** Les examens complémentaires sont inutiles avant d'avoir tenté un traitement médical pendant **6 à 8 semaines.**
- L'examen radiologique précoce n'est justifié qu'en cas de suspicion d'une atteinte symptomatique ou de complications, notamment chez un adolescent ou un sujet de plus de 65 ans, en cas d'antécédent d'infection, de tumeur, en cas de fièvre, de signes neurologiques déficitaires, de tableau clinique atypique, si la douleur persiste ou s'aggrave.
- Si des examens complémentaires sont nécessaires, ils seront orientés en fonction de l'étiologie évoquée :
  - des *radiographies du rachis lombaire ou du rachis cervical* dans un premier temps, à la recherche d'anomalie de densité osseuse ou de lésions discarthrosiques, d'une discopathie, d'un rétrécissement du canal rachidien (pédicules courts), d'un éventuel spondylolisthésis avec lyse isthmique, de syndesmophytes, d'une sacro-iliite (spondyloarthrite) ; de fractures vertébrales (ostéopathie) ; de lyse vertébrale, de vertèbre borgne ou fracture vertébrale asymétrique (métastases) ; pincement discal avec érosions des plateaux vertébraux (spondylodiscite) ;
  - *scanner lombaire ou cervical,* sans et avec injection de produit de contraste (Fig. 3) : en cas de persistance des symptômes, malgré un traitement médical bien conduit au-delà de 6 semaines et/ou d'un déficit neurologique franc ; il recherche :
    - l'arthrose des apophyses articulaires postérieures et le retentissement sur la partie latérale du canal rachidien (canal déformé « en feuille de trèfle ») ;
    - une hernie discale postérolatérale, responsable d'un conflit avec la racine passant en regard du disque (par exemple, L5 en regard du disque L4-L5) ;
    - une hernie foraminale qui comprime la racine sus-jacente (L4 pour le disque L4-L5).

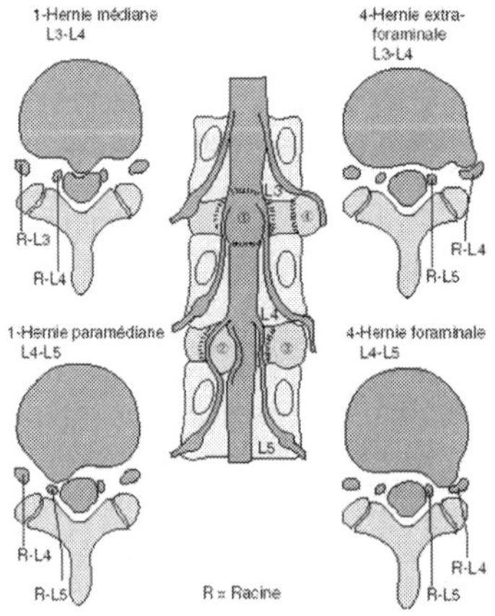

Fig. 3. Aspect anatomique des principales formes de hernies discales.

  - l'*IRM* a pour objectifs, dans certains cas, de visualiser l'ensemble de la queue-de-cheval ou la moelle épinière, les lésions intradurales (tumeurs radiculaires : neurinomes ; du filum : épendymomes) et les lésions épidurales (métastases ostéo-épidurales).
- D'autres explorations seront demandées en fonction des orientations : scintigraphie, IRM, biopsie osseuse, prélèvements bactériologiques, typage HLA A et B, bilan phosphocalcique, ponction lombaire.

G. Traitement

- Le traitement de première intention de toute lombo-radiculalgie ou névralgie cervico-brachiale commune non compliquée consiste en :
  - un repos relatif;
  - une triade médicamenteuse :
  - antalgiques de palier 1 et 2 en 1re intention, si échec, mettre un antalgique de palier 3 (morphine);
  - anti-inflammatoires non stéroïdiens;
  - myorelaxant.
- Si échec du traitement de première intention, pour les lombo-radiculalgies, des infiltrations épidurales de corticoïdes et une orthèse lombaire rigide (quatre à six semaines) puis plus souple peuvent être réalisées. La rééducation est indiquée après amélioration des douleurs. En l'absence de complications, le traitement chirurgical est envisagé en cas de persistance d'une symptomatologie invalidante ou hyperalgique malgré le traitement médical. Les techniques chirurgicales améliorent les radiculalgies dans 80 % des cas, mais n'ont aucune action sur les lombalgies.
- Pour les névralgies cervico-brachiales, les infiltrations épidurales de corticoïdes sont pratiquées par certaines équipes mais déconseillées par d'autres en raison du risque de complications neurologiques. Le traitement chirurgical est rarement indiqué (échec du traitement médical, déficit moteur important).

III. SYNDROMES CANALAIRES

A. Introduction

- Du point de vue physiopathologique, un syndrome canalaire conjugue phénomènes de compression et de traction au niveau d'un nerf périphérique.
- Les syndromes canalaires représentent une pathologie fréquente surtout aux membres supérieurs avec au premier rang le syndrome du canal carpien, devant le syndrome canalaire du nerf ulnaire au coude.
- L'évaluation précise de la gravité de la compression nerveuse permet de déterminer la place du traitement médical et celle du traitement chirurgical.
- La démarche clinique chez un patient chez qui est évoqué un syndrome canalaire comporte 5 étapes :
  - évoquer le diagnostic par l'interrogatoire, les tests de provocation, l'analyse d'éventuelle(s) pathologie(s) associée(s) et des diagnostics différentiels;
  - déterminer l'étiologie;
  - apprécier la gravité de la compression par l'analyse de la sensibilité et de la force musculaire permettant de distinguer un syndrome canalaire déficitaire d'une forme non déficitaire;
  - juger de l'opportunité de faire réaliser des examens complémentaires avec au 1er rang, l'examen électroneuromyographique (ENMG);
  - proposer le traitement adapté au stade de gravité, à l'étiologie, au terrain et au contexte d'activité.

B. Généralités

1. Physiopathologie des syndromes canalaires

a. Compression nerveuse

La compression représente l'élément physiopathologique principal. Cette compression peut survenir :

- soit au niveau d'un **défilé anatomique ostéo-fibreux,** dont les dimensions varient avec la position de l'articulation située en regard de ce défilé, comme le tunnel ulnaire au coude ou le canal carpien ;
- soit au niveau d'un **défilé musculaire,** dont les dimensions varient avec l'activité musculaire, comme lors du passage du nerf interosseux postérieur, branche motrice terminale du nerf radial, entre les deux chefs du muscle supinateur au coude.

b. Traction et étirement nerveux

- Normalement, au niveau d'un défilé anatomique lors des mouvements de l'articulation voisine, un nerf périphérique se déplace de quelques millimètres grâce à des possibilités de glissement par rapport aux structures de voisinage.
- En cas d'adhérences limitant le déplacement du nerf il y a des lésions par traction de la microcirculation et des enveloppes conjonctives du nerf (épinèvre, périnèvre, endonèvre). Par exemple des mouvements répétitifs du poignet dans le cadre professionnel peuvent générer un syndrome du canal carpien.

c. Corrélations anatomo-cliniques

Séquence lésionnelle

Compression et traction nerveuses sont susceptibles de créer de manière séquentielle des lésions nerveuses structurales.

- Syndrome canalaire non déficitaire :
  - symptômes subjectifs, aucun déficit sensitivo-moteur ;
  - anomalies de la microcirculation intra-neurale, anomalies métaboliques des axones puis lésions des gaines de myéline ;
  - l'ENMG (examen électroneuromyographique) est anormal avec altérations de la conduction nerveuse au niveau du défilé. Toutefois, il peut être négatif au début.
- Syndrome canalaire déficitaire :
  - symptômes subjectifs et déficit sensitif et/ou moteur ;
  - bloc de conduction ou Neurapraxie (récupération en quelques heures ou en quelques jours après levée de la compression) et à un stade plus avancé interruption des axones avec gaines intactes ou axonotmésis (récupération en quelques mois après levée de la compression liée à la régénération nerveuse 1 mm/jour) ;
  - signes de dénervation à l'ENMG.

Dans les syndromes canalaires au stade déficitaire, le plus souvent tout le tronc nerveux n'est pas au même stade avancé ce qui explique une hypoesthésie plutôt qu'une anesthésie ainsi qu'une paralysie partielle plutôt qu'une paralysie complète.

2. Diagnostic

a. Diagnostic positif

- **Symptomatologie « canalaire »**
  - Les signes cliniques sont dans le territoire anatomique du tronc nerveux.
  - Ils peuvent être déclenchés par certains mouvements ou certaines positions.
  - La compression d'un nerf sensitif ou sensitivo-moteur provoque des paresthésies dans le territoire anatomique du nerf. Pour un nerf sensitivo-moteur, le déficit musculaire avec amyotrophie est tardif.
  - La compression d'un nerf exclusivement moteur occasionne un déficit neurologique avec perte de force et amyotrophie. Des douleurs au niveau d'une loge musculaire innervée peuvent s'y associer. Toutefois, une atteinte purement motrice doit conduire à rechercher d'autres diagnostics (atteinte corne antérieure de la moelle...).

- **Les tests de provocation à l'origine de paresthésies distales dans le territoire anatomique du nerf sensitif ou sensitivo-moteur**
  - La recherche d'un signe de Tinel par percussion du nerf effectuée immédiatement en amont de la zone de compression déclenche des paresthésies.
  - La pression continue sur le trajet du nerf immédiatement en amont de la zone de compression pendant une durée de moins de 60 secondes.
  - Le rétrécissement du défilé anatomique avec compression du nerf peut être occasionné par le placement de l'articulation en regard dans une certaine position. Ainsi, le test de flexion du coude pour le nerf ulnaire ou la flexion du poignet (test de Phalen) au niveau du canal carpien.
- **Examens complémentaires**
  - **Examen électroneuromyographique (ENMG) non systématique**
    - Dans les compressions chroniques des troncs nerveux, l'examen électromyographie permet de localiser le site de compression nerveuse :
      - d'aider au diagnostic différentiel ;
      - dans une certaine mesure d'apprécier la gravité de la souffrance nerveuse ;
      - de dépister une polyneuropathie secondaire.
    - Indications :
      - il se situe après l'examen clinique ;
      - il n'est pas nécessaire dans les formes cliniques débutantes non déficitaires au stade du traitement médical si le diagnostic clinique est évident ;
      - il est recommandé en cas de doute, c'est une aide au diagnostic différentiel ;
      - il est obligatoire dans le cadre de la reconnaissance d'une maladie professionnelle ;
      - cet examen est recommandé avant une décision chirurgicale de libération nerveuse ;
      - cet examen ne doit être utilisé en post-opératoire qu'en cas de persistance des symptômes ou de récidive.
    - Modalités :
      - étude à différents étages, le long du trajet du nerf (poignet, coude et avant-bras, bras pour le membre supérieur) ;
      - de manière comparative avec les autres nerfs du membre supérieur ainsi qu'avec le membre controlatéral ;
      - l'examen des quatre membres sera nécessaire en cas de suspicion d'une polyneuropathie (diabète sucré).
    - Résultats : L'ENMG comprend une étape de stimulodétection et une étape de détection.
      - la **stimulo-détection** permet l'étude de la **conduction nerveuse sensitive et motrice** du nerf et la mise en évidence du ralentissement électif au passage au niveau du défilé anatomique.
      - la **détection :**
        - décèle des **signes neurogènes dans les muscles atteints ce qui est un signe de gravité** ;
        - précise la **topographie tronculaire** de l'atteinte motrice (nerf médian au canal carpien, nerf ulnaire au coude, nerf fibulaire au col de la fibula).
  - **Examens d'imagerie**
    - Radiographies standards au niveau du site de compression : seulement en cas de limitation de la mobilité ou de pathologie de l'articulation de voisinage.
    - Scanner ou IRM qu'en cas de suspicion de compression nerveuse par un processus tumoral ou pseudo-tumoral.

- **Examens biologiques**
  - Non systématiques, décidés en fonction des données de la clinique et des antécédents notamment en ce qui concerne la recherche d'anomalies biologiques endocriniennes (hypothyroïdie, diabète sucré, etc.) ou liées à un rhumatisme inflammatoire.

b. Diagnostic de gravité : distinction entre syndrome canalaire non-déficitaire et déficitaire

➤ **Examen de la sensibilité cutanée**

- Les paresthésies ne sont pas un signe de déficit, mais traduisent seulement le syndrome canalaire.
- Aux membres supérieurs c'est la sensibilité discriminative avec le test de Weber ou test de discrimination statique de 2 points :
  - étude bilatérale et comparative de l'espacement minimal des deux branches d'un instrument appuyées sur la peau permettant au patient, les yeux fermés, de distinguer les deux points de contact (trombone de papeterie déplié par exemple) ;
  - chaque hémi-pulpe digitale est testée ;
  - la pression sur la peau ne doit pas être trop excessive et ne doit entraîner qu'un début de blanchiment cutané ;
  - un écartement ressenti ≤ 5 mm est normal ;
  - un écartement ressenti ≥ 6 mm est anormal et traduit un déficit sensitif.
- Aux membres inférieurs on utilise le « pique-touche ».

➤ **Recherche d'une amyotrophie et examen de la force musculaire dans le territoire du tronc nerveux**

c. Diagnostics différentiels

Un certain nombre de diagnostics devront être évoqués.

➤ **Les autres syndromes de compression nerveuse**

- Sur le trajet du même tronc nerveux (plus proximal ou distal).
- Sur un autre nerf du membre supérieur.
- Syndrome du défilé cervico-thoraco-brachial.

➤ **Les autres causes neurologiques**

- Atteinte radiculaire.
- Myélopathies cervicales.
- Atteintes médullaires (syringomyélie, sclérose en plaque, SLA, tumeurs).
- Plexopathies (tumeur de Pancoast-Tobias).
- Névrite de la maladie des vibrations.
- Neuropathies périphériques (polyneuropathies, mononeuropathies).
- Tumeurs nerveuses périphériques (schwannomes solitaires, neurofibromatoses).

➤ **Les autres causes non neurologiques**

- Acrosyndromes d'origine vasculaire.

d. Diagnostic étiologique

➤ Anomalies du contenu (hypertrophie synoviale secondaire (rhumatismale, infectieuse, endocrinienne, amyloïde), tumeur, anomalie musculaire, etc.).

➤ Anomalies du contenant (déformation traumatique [fracture déplacée, luxation, hématome] non traumatiques [articulaire, arthrose, arthrite, tumeur]).

➤ Causes micro-traumatiques (pathologie professionnelle, mouvements répétés).

➤ Toute polyneuropathie, avec au premier plan celle du diabète sucré, peut favoriser un SCC de par les altérations structurales et fonctionnelles du nerf médian rendant celui-ci plus sensible à tout phénomène compressif.

3. Principes thérapeutiques

a. Traitement médical

Le traitement médical n'a de place qu'en cas de syndrome canalaire non déficitaire,

- Placement en position neutre de l'articulation satellite du défilé anatomique. Par exemple orthèse de poignet en rectitude nocturne pour syndrome du canal carpien, orthèse de coude à 45° de flexion pour compression du nerf ulnaire au coude.
- Traitement anti-inflammatoire non stéroïdien.
- Infiltration de corticoïde retard intra-canalaire (contre-indiquée en cas de diabète sucré).
- La vitaminothérapie B en l'absence de contexte carencé n'a fait la preuve d'une quelconque efficacité.
- La rééducation n'est appliquée réellement que dans les syndromes du défilé inter-scaléniques et costo-claviculaires.

b. Traitement chirurgical

- Le traitement chirurgical est à réaliser :
  - soit en cas de forme non déficitaire, après échec d'un traitement médical bien conduit ;
  - soit d'emblée en cas de déficit sensitif et/ou moteur et dans ce cas dans un délai bref.
- Le principe du traitement chirurgical repose sur la libération du nerf de tout élément compressif par une exoneurolyse. L'exoneurolyse représente la libération du nerf en respectant ses enveloppes conjonctives.

C. Syndromes canalaires aux membres supérieurs

1. Syndrome du canal carpien

a. Définition

- C'est le syndrome canalaire du nerf médian au niveau de la traversée du canal carpien.
- Le plus fréquent des syndromes canalaires. 4 à 5 % de la population, surtout entre 40 et 60 ans. 2 fois plus fréquent chez les femmes.
- Atteint surtout le côté dominant et bilatéral dans 50 % des cas.

b. Anatomie

- Le canal carpien :
  - est formé par le rétinaculum des fléchisseurs (ligament annulaire antérieur du carpe) en palmaire et les os du carpe en dorsal et sur les côtés (Fig. 4) ;

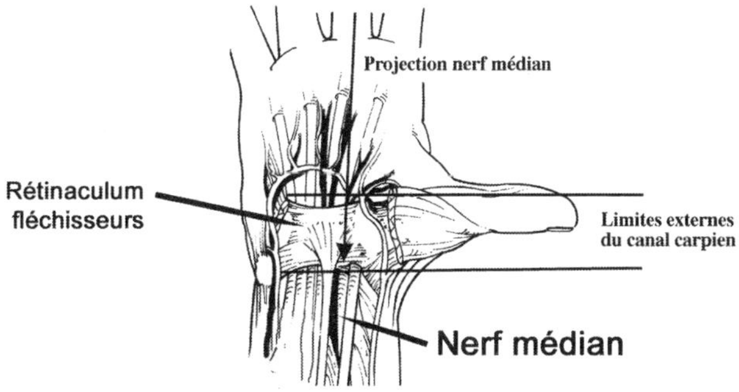

Fig. 4. Repères externes du canal carpien et du nerf médian.

  - contient le nerf médian et les 9 tendons fléchisseurs du pouce et des doigts avec leur gaine synoviale (Fig. 5).

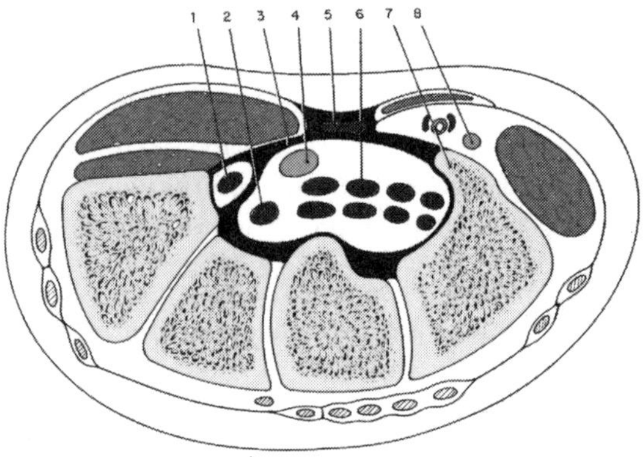

Fig. 5. Coupe anatomique au niveau du canal carpien.
1. Tendon fléchisseur radial du carpe.
2. Tendon long fléchisseur du pouce.
3. Rétinaculum de fléchisseurs.
4. Nerf médian.
5. Aponévrose palmaire superficielle.
6. Tendons fléchisseurs superficiels et profonds des doigts.
7. Hamulus de l'Hamatum.
8. Nerf ulnaire dans la loge de Guyon.

➤ Le nerf médian :
- innerve du point de vue sensitif la face palmaire des 3 premiers doigts et la moitié radiale du 4e, la face dorsale des 2e, 3e, moitié radiale 4e doigt au niveau 2e et 3e phalanges (Fig. 2) ;

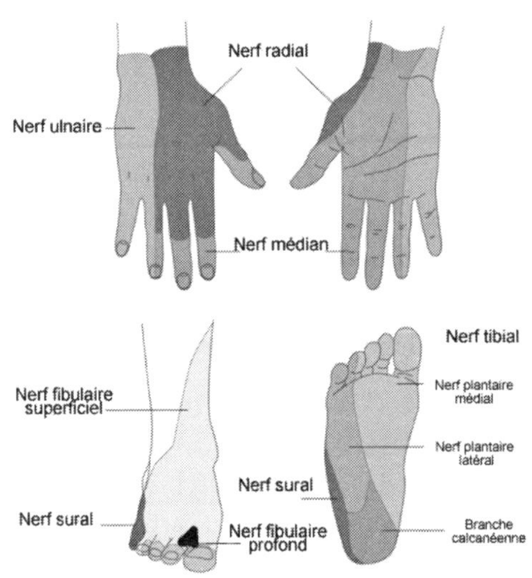

Fig. 2. Territoires sensitifs tronculaires aux mains et aux pieds.

- innerve du point de vue moteur pour le pouce les muscles opposant, courts abducteurs et partiellement le court fléchisseur.

c. Étiologies

➤ **Forme « idiopathique »**
- 65 à 80 % des cas surtout chez la femme.

➤ **Formes secondaires**
- Anomalies du contenant :
  - déformation du poignet post-traumatique : fracture extrémité inférieure du radius, cal vicieux ;
  - arthrose du poignet ;
  - arthrite rhumatismale.

- Anomalies du contenu
  - ténosynovite des tendons fléchisseurs : rhumatismes inflammatoires (Polyarthrite rhumatoïde, etc.), amylose, infection, goutte, chondrocalcinose ;
  - étiologies endocriniennes : hypothyroïdie, grossesse, diabète sucré, acromégalie ;
  - kyste synovial et tumeur intra-canalaires ;
  - muscle en position anormale.
- Microtraumatique : Maladie professionnelle
  - régime général tableau 57 ;
  - travaux comportant de façon habituelle, soit des mouvements répétés ou prolongés d'extension du poignet ou de préhension de la main, soit un appui carpien (bureautique), soit une pression prolongée ou répétée sur le talon de la main ;
  - anomalies ENMG obligatoires pour la reconnaissance ;

d. Diagnostic

➤ **Diagnostic positif**

- Symptômes :
  - acroparesthésies (fourmillements, engourdissement) dans le territoire du nerf médian (3 premiers doigts et hémipulpe radiale du 4e) en 2e partie de nuit et le matin. Irradiation vers le coude ou l'épaule fréquente. Partiellement soulagées par secouement des mains ;
  - maladresse aux gestes fins avec lâcher d'objets ;
  - parfois troubles vasomoteurs ;
  - uni ou bilatéraux, prédominant côté dominant ;
  - retentissement professionnel.
- Tests de provocation reproduisant les acroparesthésies dans le territoire du nerf médian :
  - test de Tinel : percussion en regard du nerf médian en amont du canal carpien ;
  - test de Phalen : maintien du poignet fléchi pendant 60 secondes ;
  - test de compression directe : pression pendant 60 secondes en regard du nerf médian en amont du canal carpien.
- Diagnostic de gravité.
  - perte de sensibilité digitale subjective ;
  - rechercher une hypoesthésie pulpaire au test de Weber ;
  - amyotrophie thénarienne (muscles opposant et court abducteur) ;
  - paralysie partielle ou complète de l'opposition du pouce.
- Diagnostic différentiel
  Examen du rachis cervical et du coude :
  - autres syndromes canalaires : nerf ulnaire coude ou poignet ;
  - radiculalgie C6, C7 ;
  - syndrome du défilé cervico-thoraco-brachial ;
  - polyneuropathie.
- Examens complémentaires :
  - ENMG non systématique ;
  - radiographies du poignet le plus souvent inutiles ;
  - échographie : En cas de suspicion d'anomalie du contenant. Anomalies du nerf absentes dans les formes précoces ;
  - bilan sanguin seulement en cas de suspicion d'anomalies endocrinienne ou rhumatismale.

e. Traitement

- Traitement prophylactique : modification des activités (appareils vibrants) et du poste de travail.
- Déclaration maladie professionnelle selon le cas.
- Traitement étiologique en cas de forme secondaire chaque fois que possible.
- Traitement médical :
  Forme non déficitaire :
  - antalgiques ;
  - attelle d'immobilisation du poignet en rectitude la nuit ;
  - infiltration de corticoïde intra-canalaire en l'absence de contre-indication (diabète sucré) ;
  - modification des activités et du poste de travail.
- Traitement chirurgical :
  - en 1re intention en cas de forme déficitaire ;
  - en 2e intention en cas d'échec traitement médical si forme non déficitaire.
- Libération nerf médian au canal carpien par section du rétinaculum des fléchisseurs « à ciel ouvert » ou sous endoscopie sous anesthésie loco-régionale le plus souvent en chirurgie ambulatoire. Traitement de l'étiologie si besoin :
  - surveillance post-opératoire uniquement clinique ;
  - soins infirmiers, auto-rééducation. Pas de prescription de kinésithérapie.

2. Syndrome canalaire du nerf ulnaire au coude

a. Définition

- C'est le syndrome canalaire du nerf ulnaire au niveau de la traversée du tunnel ulnaire au coude entre épicondyle médial et olécrane.
- 2e en fréquence derrière le syndrome du canal carpien.

b. Anatomie

- Le tunnel ulnaire se situe entre épicondyle médial et olécrane. Est fermé par le rétinaculum du tunnel ulnaire et l'aponévrose d'insertion du fléchisseur ulnaire du carpe (Fig. 6).

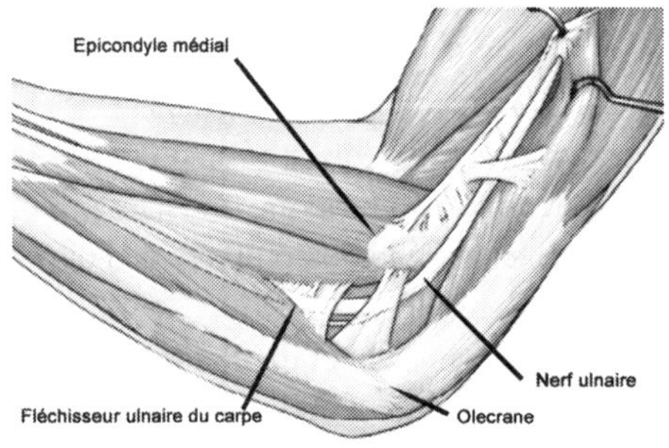

Fig. 6. Rapports anatomiques du nerf ulnaire au tunnel ulnaire.

- Le nerf ulnaire :
  - Innerve du point de vue sensitif les faces palmaires et dorsales du 5e doigt et de la moitié ulnaire du 4e (Fig. 2).
  - Innerve du point de vue moteur :
    - Au niveau de la main :
      - le muscle adducteur et partiellement le court fléchisseur du pouce ;
      - les muscles interosseux et les 2 derniers lombricaux ;
      - Au niveau du 5e doigt les muscles hypothénariens.
    - Au niveau de l'avant-bras le fléchisseur profond des 4e et 5e doigts et le fléchisseur ulnaire du carpe.

c. Étiologies

- Formes idiopathiques.
- Formes secondaires :
  - Arthrose et arthrite inflammatoire du coude ;
  - Ostéochondromatose ;
  - Kystes synoviaux ;
  - Séquelles de traumatismes : cal vicieux.
- Maladie professionnelle :
  - Régime général tableau 57.
  - Travaux comportant habituellement des mouvements répétitifs et/ou des postures maintenues en flexion forcée. Travaux comportant habituellement un appui prolongé sur la face postérieure du coude.
  - Anomalies ENMG obligatoires.

d. Diagnostic

- **Diagnostic positif**
  - Symptômes :
    - Acroparesthésies (fourmillements, engourdissement) dans le territoire du nerf ulnaire ;
      - Palmaires : 5e doigt hémipulpe ulnaire du 4e ;
      - Dorsales : bord ulnaire main.
    - Perte de force ;
    - Uni ou bilatéraux, prédominant côté dominant ;
    - Retentissement professionnel.
  - Tests de provocation reproduisant les acroparesthésies dans le territoire du nerf ulnaire :
    - Test de flexion du coude : le coude est placé en flexion maximale (maximum 60 secondes) ;
    - Test de Tinel en amont du tunnel ulnaire.
- **Diagnostic de gravité**
  - Perte de sensibilité digitale subjective ;
  - Rechercher une hypoesthésie pulpaire au test de Weber ;
  - Amyotrophie hypothénarienne et espace interosseux (Fig. 7a) ;
  - Griffe des 4e et 5e doigts ;
  - Perte de force flexion 5e doigt (parésie fléchisseur profond 5e doigt) (Fig. 7b) ;
  - Signe de Froment (paralysie des muscles adducteur du pouce et partielle court fléchisseur) (Fig. 7c) ;
  - Défaut de croisement des doigts (paralysie des muscles interosseux).

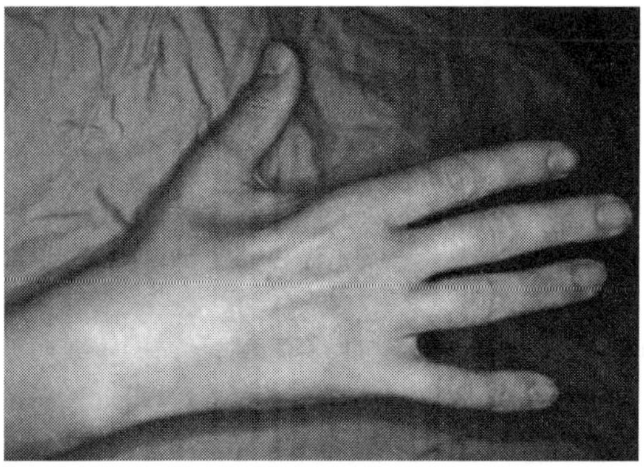

Fig. 7a. Amyotrophie dans le cas d'une paralyse ulnaire.

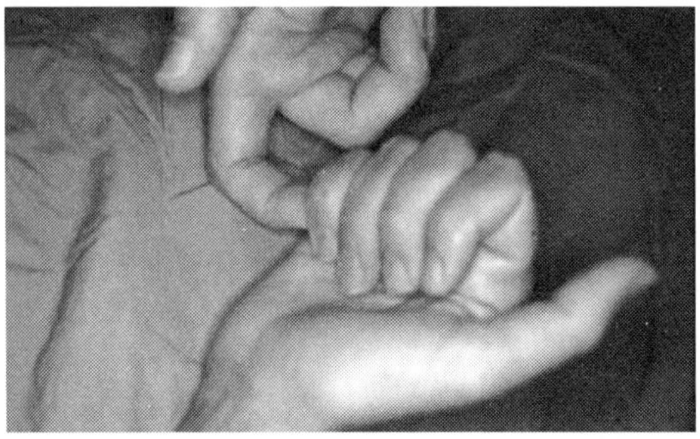

Fig. 7b. Test de la force du fléchisseur profond du 5e doigt.

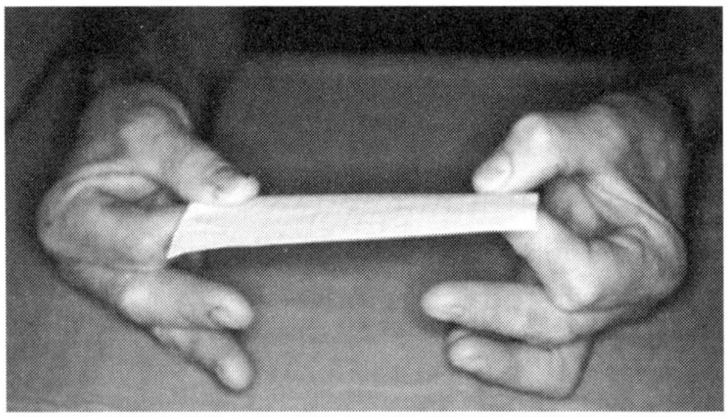

Fig. 7c. Signe de Froment.

- **Diagnostic différentiel** (Examen du rachis cervical et du poignet)
  - Formes sensitives ou sensitivo-motrices :
    - Autres syndromes canalaires :
      - syndrome canal carpien ;
      - nerf ulnaire au poignet (loge de Guyon) :
        - beaucoup plus rare ;
        - étiologies secondaires (++) appui prolongé, kyste synovial, arthrose, maladie professionnelle (tableau 57, appui prolongé talon de la main) ;
        - signes cliniques au poignet (Tinel en amont Guyon), pas de perte de force du fléchisseur profond du 5e doigt (innervé en amont du poignet) ;
        - ENMG localise la compression ;
        - Traitement : ouverture de la loge de Guyon si échec repos et attelle.
    - Radiculalgie C8, T1 ;
    - Syndrome du défilé cervico-thoraco-brachial ;
    - Polyneuropathie.
  - Forme motrice pure : maladie corne antérieure de la moelle (Sclérose latérale amyotrophique).
- **Examens complémentaires**
  - ENMG non systématique.
  - Radiographies du coude en cas de séquelles traumatiques, d'arthrose ou d'arthrite.
  - Échographie. En cas de suspicion d'anomalie du contenant.
  - Bilan sanguin seulement en cas de suspicion d'anomalies rhumatismales

e. Traitement

- Traitement prophylactique : Modification des activités et du poste de travail.
- Déclaration maladie professionnelle selon le cas.
- Traitement étiologique en cas de forme secondaire chaque fois que possible.
- Traitement médical : Forme non déficitaire :
  - Antalgiques ;
  - Attelle d'immobilisation du coude en ½ flexion la nuit ;
  - Modification des activités et du poste de travail ;

- Traitement chirurgical :
  - En 1re intention en cas de forme déficitaire ;
  - En 2e intention en cas d'échec traitement médical si forme non déficitaire.
- Libération nerf ulnaire au coude plus ou moins transposition sous anesthésie loco-régionale le plus souvent en chirurgie ambulatoire. Traitement de l'étiologie si besoin :
  - Surveillance post-opératoire uniquement clinique ;
  - Soins infirmiers, autorééducation. Pas de prescription de kinésithérapie.

3. Autres syndromes canalaires aux membres supérieurs

a. Syndrome du défilé cervico-thoraco-brachial

- Compression du plexus brachial entre les muscles scalènes ou entre 1re côte et clavicule :
  - côte cervicale, apophysomégalie de C7 ;
  - cal vicieux et pseudarthrose clavicule ;
  - anomalie musculaire cervicale ;
  - tumeur.
- Unilatéral ou bilatéral.
- Acroparesthésies territoire C8, T1 le plus souvent (bord ulnaire bras avant-bras main). Positionnelles (main en l'air).
- Déficit moteur rare (muscles intrinsèques de la main).
- Signes vasculaires inconstants : signes veineux (cyanose, œdème), diminution pouls radial à la manœuvre d'Adson, manœuvre du chandelier (Roos).
- ENMG non performant.
- Écho-doppler avec manœuvre de sensibilisation (abduction épaule) : diminution flux vasculaire artériel.
- Radiographie rachis cervical à la recherche d'une côte cervicale et anomalie C7. ± IRM et angio-IRM.
- Traitement par rééducation et antalgiques. Rares indications chirurgicales dans les formes non déficitaires.

b. Syndrome canalaire du nerf interosseux postérieur

- C'est la compression de la branche motrice terminale du nerf radial au coude au niveau de l'arcade fibreuse du muscle supinateur (court supinateur).
- Il y a une paralysie des muscles extenseurs des doigts et du pouce mais avec extension du poignet conservée.
- Le traitement est chirurgical est indiquée le plus souvent en l'absence de récupération spontanée.

c. Syndrome de compression du nerf suprascapulaire

C'est la compression du nerf suprascapulaire au niveau de l'échancrure coracoïde de la scapula entraînant une paralysie des muscles supra- et infra-épineux avec faiblesse de l'abduction d'épaule.

4. Syndromes canalaires aux membres inférieurs

Ils sont beaucoup moins fréquents. Les 3 principaux sont (tableau 5) :

- le syndrome canalaire du nerf fibulaire commun (Fig. 8) ;
- le syndrome du canal tarsien (Fig. 9) ;
- la méralgie paresthésique (Fig. 10).

Tableau 5. **Syndromes canalaires aux membres inférieurs.**

	Syndrome canalaire du nerf fibulaire commun	**Syndrome du canal tarsien**	**Méralgie paresthésique**
Nerf	• Nerf fibulaire commun	• Nerf tibial	• Nerf cutané latéral de la cuisse
Localisation	• Col de la fibula	• Tunnel tarsien postérieur	• Tunnel ostéo-fibreux au niveau de l'épine iliaque antéro-supérieure
Étiologies	• Compression externe (botte plâtrée, coma, alitement prolongé) • Contusion • Fracture col fibula (fracture de Maisonneuve) • Kyste synovial	• Arthrose cheville • Kyste synovial	• Compression externe (ceinture) • Obésité
Clinique	• Paresthésies ± hypoesthésie face latérale jambe et dos du pied • Tinel en amont col de la fibula • Steppage en cas de déficit des muscles releveurs des orteils et de la cheville	• Paresthésies ± hypoesthésie plante du pied • Tinel rétro-malléolaire médial	• Paresthésies ± hypoesthésie en raquette face latérale cuisse • Tinel au niveau épine iliaque antéro-supérieure
Ex-complémentaires	• ENMG • Échographie ou IRM genou	• ENMG • Échographie ou IRM cheville	• Échographie crête iliaque, IRM bassin
Diagnostics différentiels	• Radiculalgie L5	• Radiculalgie S1 • Syndrome de Morton	• Radiculalgie nerf crural ou fémoral
Traitement	• Mise au repos • Levée compression externe • Chirurgie en cas de non-récupération ou de cause tumorale	• Mise au repos • Infiltration canal tarsien postérieur • Chirurgie en cas de non-récupération ou cause tumorale	• Suppression compression externe • Infiltration de corticoïde • Chirurgie en cas de non-récupération (rare)

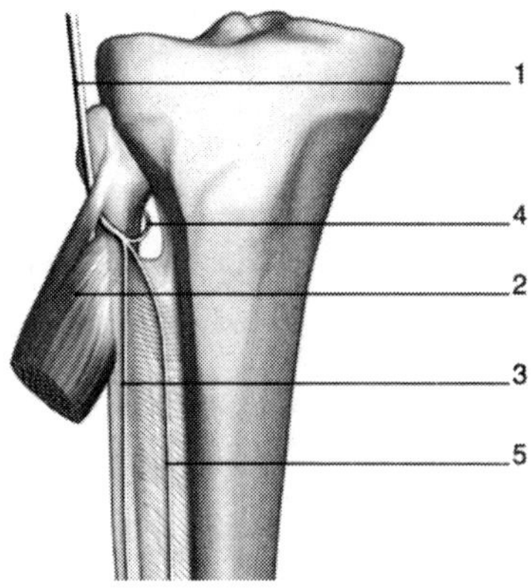

Fig. 8. Site de compression du nerf fibulaire commun au col de la fibula.

1. Nerf fibulaire commun.
2. Muscles fibulaires.
3. Nerf fibulaire superficiel.
4. Nerf fibulaire profond.
5. Branche articulaire.

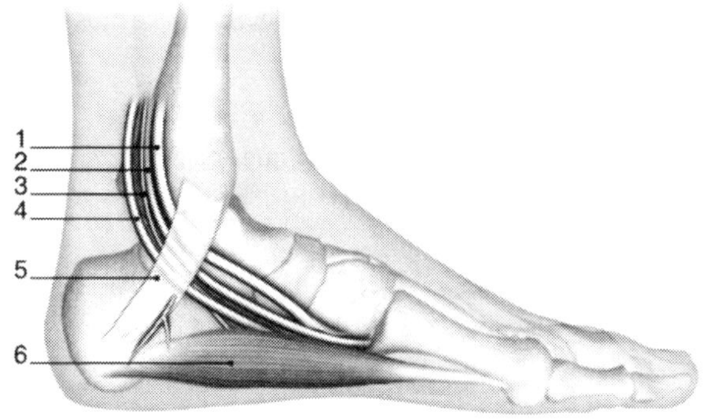

Fig. 9. Trajet du nerf tibial au tunnel ou canal tarsien.

1. Tendon tibial postérieur.
2. Tendon du long fléchisseur des orteils.
3. Nerf tibial.
4. Tendon du long fléchisseur de l'hallux.
5. Ligament rétinaculaire.
6. Muscle abducteur de l'hallux.

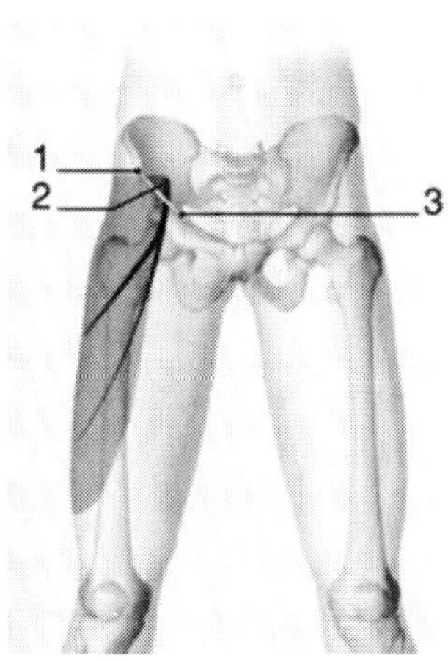

Fig. 10. Trajet et territoire de distribution cutanée du nerf cutané latéral de la cuisse.

1. Nerf cutané latéral de la cuisse.
2. Épine iliaque antéro-supérieure.
3. Ligament inguinal.

Synthèse

1. **Névralgies cervicobrachiales (NCB) et lomboradiculalgies (LR)**

❒ **a. Trajets**
- NCB trajet C5 à T1.
- LR : Lombocruralgie L3 ou L4, Lombosciatique L5 ou S1.

❒ **b. Cause commune et symptomatique**
- **Commune :** arthrosique, discale.
- **Symptomatique :** tumorale, infectieuse, inflammatoire.

❒ **c. Complications = urgences neurochirurgicales**
- Atteinte déficitaire ou paralysante.
- Compression médullaire (pour les NCB) ou syndrome de la queue-de-cheval (pour les LR).
- Atteinte hyperalgique = urgence relative.

❒ **d. Examens complémentaires**
- Pas d'examens complémentaires en cas d'atteinte commune typique, avant 6-8 semaines.
- Examens complémentaires orientés par étiologie évoquée. Le plus souvent, Radiographies standards, TDM et/ou IRM rachis.

❒ **e. Traitement**
- Repos relatif + triade médicamenteuse (antalgiques palier 1 à 2, AINS, myorelaxant).

2. **Syndromes canalaires les plus fréquents**

	Syndrome du canal carpien	Syndrome canalaire du nerf ulnaire au coude
Nerf	• Nerf médian	• Nerf ulnaire
Localisation	• Canal carpien	• Tunnel ulnaire au coude
Étiologies	• Idiopathique +++ • Anomalie du contenant (fracture, cal vicieux, arthrose, arthrite) • Anomalie du contenu (ténosynovite, maladie endocrinienne, tumeur) • Maladie professionnelle	• Idiopathique • Arthrose • Arthrite • Cal vicieux • Maladie professionnelle
Clinique	• Acroparesthésies 1er, 2e, 3e doigts, hémipulpe radiale 4e. Uni ou bilatérales, à prédominance nocturne. • Test tinel, compression directe, phalen • ! ! Recherche signes de gravité = scc déficitaire	• Acroparesthésies 5e doigt, hémi-pulpe ulnaire 4e. Uni ou bilatérales. • Test de flexion maximal du coude, tinel. • ! ! Recherche signes de gravité = déficitaire • Forme déficitaire motrice isolée trompeuse
Examens complémentaires	• Diagnostic clinique +++ • Enmg seulement si : déficitaire, maladie professionnelle, préopératoire • ± Échographie • ± Rx • ± Bilan biologique des neuropathies	• Enmg +++ : localise la compression • Radiographies échographie
Diagnostics différentiels	• Autre syndrome canalaire • Névralgie cb c6 ou c7	• Autre syndrome canalaire dont n. Ulnaire au poignet (loge de guyon) • Névralgie cb c8 • Syndrome du défilé

QCM

- **Q1. Parmi les signes suivants, lequel (lesquels) fait (font) partie du tableau clinique habituel de la névralgie cervico-brachiale type C6 droite d'origine cervicarthrosique ?**
  HAUT DU FORMULAIRE
  A. La douleur irradie dans le majeur de la main droite
  B. Le réflexe bicipital droit est aboli
  C. Il existe une cervico-scapulalgie postérieure
  D. Il existe une hypoesthésie palmaire du pouce droit
  E. Il existe un déficit des muscles hypothénariens
  ➥ Réponses : B, D

- **Q2. Quelles sont parmi les propositions suivantes celles qui sont justes :**
  A. Le trajet de douleur d'une lombo-sciatalgie L5 est : fesse, faces postéro-latérale de cuisse, latérale du genou, latérale ou antéro-latérale de jambe, malléole latérale, dos du pied, gros orteil
  B. Une douleur à l'hyperextension rachidienne traduit un syndrome articulaire postérieur
  C. L'abolition du réflexe achilléen traduit l'atteinte radiculaire L5
  D. Le signe de Lasègue ne se retrouve que dans les atteintes radiculaires S1
  E. La névralgie cervico-brachiale traduit la souffrance d'une racine nerveuse du plexus brachial 5e, 6e, 7e, 8e cervicales
  ➥ Réponses : A, B

  BAS DU FORMULAIRE

- **Q3. Quels sont les signes cliniques en faveur d'un syndrome du canal carpien ?**
  A. Acroparesthésies des faces dorsales de la 1re phalange de l'index
  B. Paresthésies provoquées par la percussion de la face antérieure du poignet
  C. Hyposensibilité du 5e doigt
  D. Déficit d'opposition pouce
  E. Déficit d'écartement et rapprochement des doigts
  ➥ Réponses : B, D

- **Q4. Un syndrome du canal carpien peut être observé**
  A. Au cours de la grossesse
  B. En cas d'hyperthyroïdie
  C. En cas de polyarthrite rhumatoïde
  D. Lors des activité main dans l'eau froide
  E. Sans cause identifiée
  ➥ Réponses : A, C, E

- **Q5. Le syndrome canalaire du nerf ulnaire au coude**
  A. Ne provoque pas paralysie d'opposition du pouce
  B. Est à l'origine d'acroparesthésies des pulpes des 3 derniers doigts
  C. Peut entraîner une amyotrophie hypothénarienne
  D. Se manifeste coude en extension
  E. A comme diagnostic différentiel notamment une névralgie cervico-brachiale C8
  ➥ Réponses : A, C, E

Remerciements pour leur participation à l'écriture de ce chapitre à : Hélène CHE, Pierre Emmanuel CHAMMAS, Cédric LUKAS : CHU LAPEYRONIE, Université de MONTPELLIER.

CHAPITRE 7

Item 153

INFECTIONS OSTÉO-ARTICULAIRES (IOA) DE L'ADULTE

François LOUBIGNAC

UE 6. Maladies transmissibles - Risques sanitaires - Santé au travail

N° 153. Infections ostéo-articulaires (IOA) de l'adulte

OBJECTIFS

- Connaître les principaux agents infectieux responsables des IOA selon l'âge, le terrain et leur profil de résistance.
- Diagnostiquer et connaître les principes du traitement d'une arthrite avec ou sans matériel, d'une ostéite avec ou sans matériel.
- Diagnostiquer et connaître les principes du traitement d'une infection osseuse sur pied diabétique.

I. INTRODUCTION

L'infection ostéo-articulaire regroupe des entités très diverses selon le contexte et l'âge de survenue. Mais la prise en charge obéit à des principes communs : identifier l'agent infectieux, cartographier le lieu de l'atteinte infectieuse (osseuse et/ou articulaire) et instaurer une antibiothérapie adaptée au germe tant en termes de durée de traitement que de spectre antibiotique et de diffusion osseuse, voire un traitement chirurgical associé.

II. ÉPIDÉMIOLOGIE

L'infection ostéo-articulaire primitive est une affection rare conditionnée par différents facteurs intervenant dans l'apparition et l'évolution de la maladie. Ces facteurs peuvent dépendre de l'individu (terrain : sexe, enfant, adulte) ou du milieu qui l'entoure (agents pathogènes) :

- *facteurs liés au terrain* : sexe masculin, immunodépression, diabète, présence d'une maladie ostéo-articulaire ou d'un matériel orthopédique (prothèse, ostéosynthèse, etc.);
- *facteurs liés au milieu* : porte d'entrée et mode d'inoculation de l'infection (inoculation directe ou par dissémination hématogène); le germe pathogène et son tropisme pour l'os ou l'articulation. Chez l'adulte, l'ostéomyélite est rare ou est l'aboutissement d'une ostéomyélite de l'enfant devenue chronique; dans plus de 90 % des cas, l'ostéite et/ou l'arthrite sont la conséquence d'une inoculation directe post-traumatique ou chirurgicale (infection de site opératoire). Le taux d'infection sur fracture ouverte avoisine les 3 % et sur prothèses articulaires varie de 0,5 à 2 % dans les meilleures séries. Les incidences chez l'adulte varient de 5/100000 pour les arthrites et jusqu'à 60/100000

en cas de présence d'une arthroplastie. Dans 85 % des cas, l'atteinte est le plus souvent unifocale (articulation, rachis, etc.) et survient autour de 55 ans.

III. CLASSIFICATION : L'IOA PEUT ÊTRE CARACTÉRISÉE PAR PLUSIEURS CRITÈRES

- Aiguë versus chronique (*classiquement après trois mois*).
- Sans dispositif médical implantable (DMI) versus avec DMI réparti en infection précoce versus tardive (avant et après 4 semaines du geste chirurgical).
- Communautaire versus infection associée aux soins (IAS, infection de site opératoire).
- Contamination directe versus par voie hématogène.

IV. PHYSIOPATHOLOGIE

L'action de l'agent infectieux va entraîner une réaction inflammatoire entraînant des lésions anatomiques plus ou moins sévères : destruction de la synoviale puis du cartilage articulaire, ostéolyse au niveau de l'interface os/DMI avec rapidement création de biofilm protecteur par la bactérie pathogène. Ce biofilm pérennise l'adhérence des bactéries sur le DMI et les exclut de l'action du système immunitaire et de l'action des antibiotiques.

V. PRINCIPAUX AGENTS INFECTIEUX (CF. TABLEAU 1)

Les principales bactéries impliquées dans les infections ostéoarticulaires natives sont des cocci Gram+ : *Staphylococcus aureus* sensibles à la Méticilline (SASM). Sur les DMI (prothèse articulaire), le *Staphylococcus coagulase* négative (SCN) souvent résistant à la Méticilline (SARM). Il n'y a pas de données épidémiologiques bactériennes pour les infections sur matériel d'ostéosynthèse.

Tableau 1

formes cliniques et contamination	Hématogène	Inoculation directe	Infections associées aux soins et ISO
• Arthrite±ostéite • Monoarticulaire (85 %)	• Staph. aureus (66 %) • Streptocoques (20 %) • Entérobactéries (10 %)	• Pasteurella multicida • Capnocytophaga canimorsus	• Staphylocoques (SCN) • Staphylocoques aureus • Propionibacterium acnes (épaule +++, genou)
• Arthrite±ostéite • Polyarticulaire (15 %)	• Staph. aureus (66 %) (endocardite associée à rechercher systématiquement) • Neisseria gonorrhoeae		
• IOA sur prothèse • Polymicrobienne (15 %)	• Staphylocoques aureus • Streptocoques • Entérobactéries		• Staphylocoques (SCN) • Staphylocoques aureus • Streptocoques • Entérocoques • Entérobactéries

formes cliniques et contamination	Hématogène	Inoculation directe	Infections associées aux soins et ISO
• Ostéite posttraumatique	• Staphylocoques aureus • Entérobactéries	(*Fracture ouverte*) • Staphylocoques (SCN) • Staphylocoques aureus • Bactéries Anaérobies (pyocyanique)	(*Infection nosocomiale*) • Staphylocoques (SCN) • Staphylocoques aureus • Entérobactéries
• Spondylodiscite	• Staph. aureus (40 %) • Streptocoques (20 %) • Entérobactéries (10 %) • Entérocoques (5 %) • Mycobact. Tuberculosis		• Staphylocoques (SCN) • Propionibacterium acnes • Corynébactéries • Pseudomonas aeruginosas

Dans certaines situations particulières, ne pas oublier les rares infections à mycobactéries atypiques (*Mycobacterium xenopi*).

VI. DIAGNOSTIC

Il repose sur un faisceau d'arguments cliniques et paracliniques.

- Clinique : douleur, rougeur, œdème (humeur), chaleur, voire désunion cicatricielle et fistulisation, fièvre.
- Paraclinique : syndrome inflammatoire biologique : CRP augmentée, hyperleucocytose (PNN), signes radiologiques retardés de 2 à 3 semaines, signes échographiques utiles pour abcès des parties molles (ponction guidée) et IRM dès le dixième jour.
- Bactériologie : elle établit le diagnostic. Sur au moins trois prélèvements profonds (voire 5 prélèvements dans l'idéal) (liquide trouble avec PNN > 90 %) avec isolement du ou des agents infectieux et caractérisation de la sensibilité du ou des germes aux antibiotiques (antibiogramme à réaliser sur chaque souche isolée, ne pas rendre « voir antibiogramme précédent »).
- Forme expressive : aiguë avec signes locaux et généraux (fièvre, AEG) et syndrome infectieux biologique (CRP augmentée et hyperleucocytose) ou chronique avec peu ou pas de fièvre surtout en cas de fistulisation, douleur modérée et CRP subnormale.
- Diagnostic différentiel : infections non purulentes (Borréliose, Mycoplasmose), réactionnelles (Shigella, Salmonella, Chlamydiae, etc.) ou microcristallines (goutte, chondrocalcinose).
- Une partie des cinq prélèvements bactériologiques doit être conservée congelée à –20 °C ou au mieux à -80 °C pour d'éventuelles demandes microbiologiques complémentaires ultérieures (culture mycobactéries, biologie moléculaire, etc.). Les prélèvements peropératoires doivent être gardés en culture prolongée (14 jours de culture au total). Toute souche isolée doit être conservée congelée pour une éventuelle demande d'antibiogramme complémentaire.
- La présence d'une fistule sur cicatrice opératoire avec écoulement purulent est suffisante pour poser le diagnostic d'infection Ostéo-articulaire sur matériel, et ne nécessite la réalisation d'aucun examen complémentaire pour étayer ce diagnostic.

VII. FORMES CLINIQUES DIVISÉES EN FONCTION DE LA PRÉSENCE D'UN DMI (PROTHÈSE, SYNTHÈSE)

- **Sur os natif** (sans DMI) : arthrite, ostéite, ostéo-arthrite, spondylarthrite, pseudarthrose posttraumatique septique.
- **Avec DMI** : sepsis sur ostéosynthèses des membres ou du rachis, infection sur arthroplasties (hanche, genou, épaule, coude, cheville, etc.).
- **PRINCIPAUX AGENTS INFECTIEUX** : le *Staphylococcus aureus* est le plus souvent retrouvé sur os natif (type SASM) et le staphylococcus coagulase négative (SCN) sur les arthroplasties. Pas de données épidémiologiques pour les sepsis sur ostéosynthèse.

VIII. PRINCIPES THÉRAPEUTIQUES

La prise en charge doit être collégiale avec impérativement un avis par un chirurgien orthopédiste, un microbiologiste, un médecin infectiologue.

A. Antibiothérapie

- Mise en route après les prélèvements microbiologiques profonds sauf syndrome infectieux grave qui impose une antibiothérapie probabiliste immédiate à large spectre. Dans ce cas précis, trois paires d'hémocultures en une ponction veineuse unique devront être réalisées avant le début du traitement antibiotique.
- Dans tous les cas, le choix des antibiotiques (habituellement 2) sera adapté secondairement dès réception des antibiogrammes du ou des germes isolés et fonction de leur diffusion dans le site infecté (parties molles ou os). La durée varie de 6 à 12 semaines en fonction de la gravité et de la présence d'un DMI (habituellement 3 mois si arthroplastie).

B. Chirurgie

Le geste est fonction du lieu de l'infection ; ainsi, l'arthrite aiguë nécessite souvent un lavage articulaire sous arthroscopie. Si une prothèse articulaire est présente, un lavage prothétique « à ciel ouvert » est le plus souvent indiqué en cas d'infection précoce (datant de moins de 4 semaines). Dans ce cas précis, le lavage sous arthroscopie représente une perte de chance de guérison (cf. recommandations HAS 2014). En cas d'infection tardive sur prothèse articulaire (4 semaines après la pose l'implant prothétique), un changement prothétique sera le plus souvent indiqué. Ce changement prothétique pourra être réalisé en un temps ou en deux temps en fonction de l'agressivité du germe et de sa sensibilité aux antibiotiques (avec parfois mise en place d'une entretoise ou « spacer » entre les deux temps). La décision du changement en un ou deux temps devra être proposée après discussion pluridisciplinaire (orthopédiste, microbiologiste, infectiologue).

C. Cas particulier

La spondylodiscite nécessite, dans la quasi-totalité des cas, une immobilisation par corset orthopédique associé au traitement antibiotique. La chirurgie est exceptionnellement indiquée dans les rares cas de compression médullaire.

IX. CAS PARTICULIER DE L'INFECTION DU PIED DIABÉTIQUE

L'infection du pied est le plus souvent la conséquence d'un diabète déséquilibré associé à des soins locaux mal conduits. Environ 20 % des diabétiques développent une plaie chronique du pied qui se surinfectera quasiment trois fois sur quatre avec évolution possible vers l'amputation de jambe par nécessité. L'éducation du patient est incontournable pour la prévention de cette pathologie. La prise en charge doit être pluridisciplinaire, impliquant l'intervention, du diabétologue, du podo-orthésiste, de l'infectiologue, et parfois des chirurgiens orthopédistes et/ou vasculaires.

A. Physiopathologie

Elle associe la neuropathie et la vasculopathie diabétique ainsi que l'immunodépression induite par l'hyperglycémie (altération des fonctions des PNN). Les plaies passent parfois inaperçues au début donnant des ulcérations chroniques (mal perforant plantaire) aboutissant souvent à une ostéoarthrite métatarsophalangienne, puis de la cheville, voire parfois à la gangrène imposant l'amputation.

B. Diagnostic

Plusieurs tableaux cliniques peuvent survenir : mal perforant, abcès ou phlegmon des espaces celluleux, ostéo-arthrite, gangrène et fascite nécrosante. La symptomatologie est souvent peu expressive avec l'évolution torpide d'une plaie chronique surinfectée par de multiples germes.

C. Paraclinique

- Présence d'un syndrome inflammatoire chronique sans stigmate majeur d'infection, déséquilibre du diabète.
- L'imagerie (TDM et IRM) permet un bilan anatomique des lésions mais de manière retardée (précocité de l'IRM) ; un écho-doppler vasculaire objectivera souvent une artériopathie associée.

D. Bactériologie

Les prélèvements doivent être profonds, se faire en zone saine, à distance de la plaie, pour éviter la contamination par la flore commensale. Le *Staphylococcus aureus* est le plus souvent retrouvé mais fréquemment associé à d'autres germes (streptocoques, entérobactéries, Pseudomonas aeruginosa, anaérobies, etc.).

E. Principes du traitement d'une infection osseuse sur pied diabétique

La prise en charge doit être médico-chirurgicale multidisciplinaire :

- équilibration impérative du diabète, contrôle du statut vaccinal pour le tétanos ;
- soins locaux avec chaussure à usage temporaire de décharge (CHUT) pour décharger la plaie plantaire ;
- traitement chirurgical de l'artériopathie si sténose significative ;
- antibiothérapie adaptée aux prélèvements sur les conseils d'un infectiologue avec une durée de 2 semaines (parties molles) à 12 semaines (ostéite) et geste chirurgical à la demande : mise à plat d'un abcès, exérèse de l'os infecté et amputation en cas d'impasse thérapeutique.

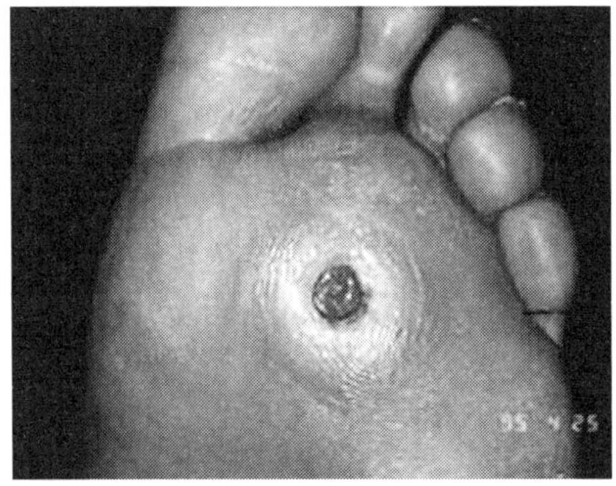

Fig. 1. Mal perforant plantaire.

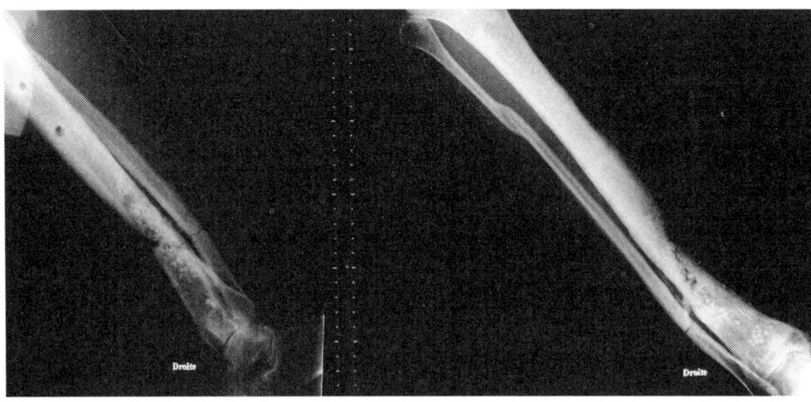

Fig. 2. Ostéite posttraumatique de jambe.

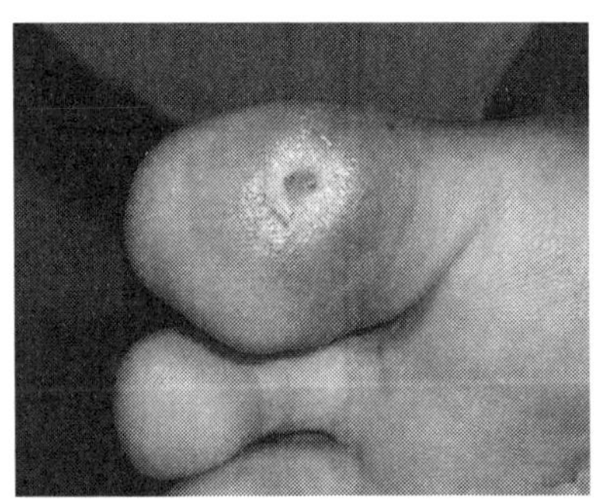

Fig. 3. Ostéoarthrite du gros orteil.

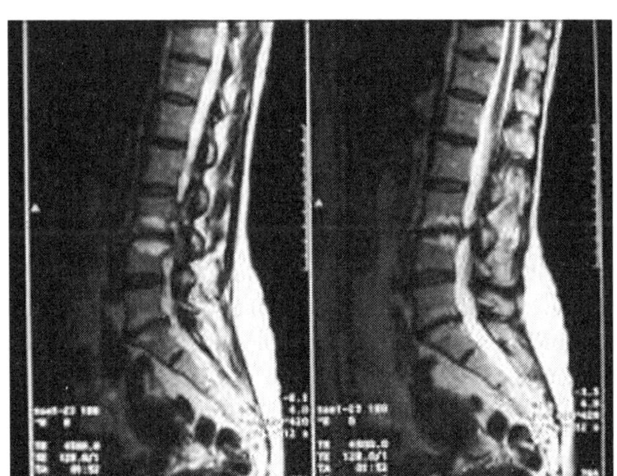

Fig. 4. Spondylodiscite du disque intervertébral lombaire L3-L4.

Chapitre 8

Item 195

SYNDROME DOULOUREUX RÉGIONAL COMPLEXE

Stéphanie DELCLAUX

UE 7. Inflammation - Immunopathologie - Poumon - Sang

N° 195. Syndrome douloureux régional complexe (ex algodystrophie)

OBJECTIFS

- Diagnostiquer un syndrome douloureux régional complexe.
- Connaître les principes généraux du traitement.

Le syndrome douloureux régional complexe (SDRC) de type 1 remplace en terminologie l'algodystrophie depuis 1993. Néanmoins le terme d'algodystrophie reste encore très employé, en France, de nos jours. Une nouvelle définition des critères diagnostiques du SDRC a été proposée en 1999 par Bruehl et al et revue ultérieurement par Harden et al à Budapest. Ceux sont les « critères de Budapest » adaptées par l'Association Internationale pour l'Étude de la Douleur (IASP) en 2003. Ces critères sont la base du diagnostic clinique du SDRC (Tableau 1).

I. DÉFINITION

Il est défini par un syndrome algique chronique dont la douleur est disproportionnée par rapport à l'événement déclencheur nociceptif (lorsque cet événement est retrouvé), non systématisée à un territoire nerveux et pouvant être accompagnée de signes trophiques et vaso-sudo-moteurs. Il reste un diagnostic d'élimination.

A. Syndrome douloureux régional complexe de type 1

En l'absence de lésion nerveuse périphérique patente ; ancien terme d'algodystrophie.

B. Syndrome douloureux régional complexe de type 2

En cas de lésion nerveuse périphérique patente ; ancien terme de causalgie.

II. ÉPIDÉMIOLOGIE

En nous basant sur une étude récente menée en 2007 par De Mos et al. aux Pays-Bas, l'incidence est de 26,5 nouveaux cas/100000 personnes/an. Le sex-ratio est de 3/4 en faveur des femmes, avec une incidence plus élevée après 50 ans, notamment entre 61 et 70 ans et un fort pourcentage d'atteinte des membres supérieurs, d'origine post-traumatique. Un patient « type » peut logiquement être mis en exergue : une femme au moins quinquagénaire, post-ménopausée, présentant un SDRC de type I dans un contexte de traumatisme du membre supérieur.

III. PHYSIOPATHOLOGIE

La physiopathologie est mal élucidée. La théorie de Leriche *« orage sympathique »* la plus satisfaisante repose sur l'existence d'un dérèglement localisé particulièrement intense et durable du système nerveux végétatif par l'intermédiaire d'un arc réflexe faisant intervenir des irritations périphériques, une amplification des stimuli reçus et une réponse sympathique. Dans le SDRC de type 1, il semble exister un dérèglement de ce mécanisme de telle sorte que l'irritation nocive maintienne cet arc réflexe en activité constante.

Ce dérèglement du système nerveux végétatif entraîne une perturbation vasomotrice variable dans le temps. Il existe une vasoconstriction de l'artériole distale et de la métartériole, une constriction des sphincters précapillaires. Il se produit une ouverture des anastomoses artério-veineuses surtout des canaux du Suquet. Il s'ensuit une vasodilatation des capillaires remplis à contre-courant, d'où une stase circulatoire, exhémie et œdème. La prolongation de la stase fait apparaître un épaississement vasculaire, une fibrose, et des modifications du tissu osseux.

IV. ÉTIOLOGIE

A. Causes post-traumatiques

- C'est l'étiologie la plus importante. Elle représente environ 65 % des SDRC de type 1. Elle peut se développer après un traumatisme minime (entorse) jusqu'aux traumatismes les plus violents (fracture, luxation). La durée de la pathologie semble indifférente du mécanisme initial.
- Les étiologies post-chirurgicales sont en moyenne de 2,5 à 5 % tous sites confondus. Au niveau du pied et de la cheville, elles peuvent atteindre 12,5 %.
- D'autres causes, comme l'immobilisation d'un membre, une rééducation douloureuse ou trop intensive, peuvent aussi en être la cause.

B. Causes non-traumatiques

- Maladies du système nerveux central : maladie de Parkinson, sclérose en plaque, accident vasculaire cérébral, tumeur cérébrale, hémorragie méningée.
- Maladies avec fragilité osseuse : maladie de Lobstein, ostéomalacie, hyperparathyroïdie, diabète phosphaté, anorexie mentale.
- Maladies du système nerveux périphérique : zona, herpès.
- Maladies endocriniennes ou de surcharge : diabète, dysthyroïdie, hyperuricémie.
- Hypertriglycéridémie.
- Iatrogènes : isoniazide, barbiturique, iode radioactif, antirétroviraux.
- Autres causes : infarctus du myocarde, phlébite, leucose, tumeur intrathoracique, grossesse ou post-partum.

C. Causes primitives ou sans étiologie

Elles représentent 10 % des cas de SDRC de type 1. Des formes familiales d'algodystrophie ont été décrites avec une atteinte préférentielle des extrémités. Ce sont généralement des formes sévères et migratrices qui touchent l'individu jeune.

V. DIAGNOSTIC CLINIQUE

- Le diagnostic clinique est posé si les trois critères suivants sont positifs :
  - une douleur continue disproportionnée par rapport à l'événement initial;
  - au moins un symptôme présent pour chaque catégorie énumérée dans le tableau 1 ;
  - au moins un signe d'examen clinique dans deux des catégories énumérées dans le tableau 1.
- La notion de traumatisme retrouvé à l'anamnèse n'est plus un critère obligatoire.
- Les experts retiennent la présence en plus de la douleur de 2 signes encore présents lors de l'examen clinique et de 3 symptômes, assurant ainsi une sensibilité de 85 % pour une spécificité de près de 70 %.

Tableau 1

Critères diagnostics pour le SDRC selon les « critères de Budapest »
• 1. Douleur continue disproportionnée par rapport l'événement initial • 2. Au minimum un symptôme présent dans chacune des 4 catégories énumérées ci-dessous ; ou un symptôme présent dans 3 des 4 catégories – Somatosensorielle : hypersensibilité – Vasomotrice : température asymétrique, changement de couleur de peau ou couleur de peau asymétrique – Sudomotrice / œdème : sudation asymétrique, œdème – Motrice/trophique : raideur articulaire, dystonie, tremblement, manque de force, changements de la pilosité ou des ongles • 3. Au minimum un signe d'examen clinique dans deux de ces catégories – Somatosensorielle : allodynie, hyperalgésie – Vasomotrice : température asymétrique, changement de couleur de peau ou couleur de peau asymétrique – Sudomotrice/œdème : sudation asymétrique, œdème – Motrice/trophique : diminution de la mobilité articulaire, dystonie, – tremor, faiblesse, changements trophiques de la pilosité ou des ongles • 4. Aucun autre diagnostic ne rend mieux compte des signes et des symptômes

A. Les différentes formes cliniques

1. La forme classique

Elle se compose de 3 phases successives, souvent après une étiologie post-traumatique et après un intervalle libre de quelques jours à 3 mois :

- une phase chaude ou pseudo-inflammatoire durant de quelques semaines à 6 mois. La douleur débute en général, après un intervalle libre, dans la région du membre traumatisé. Elle augmente en intensité de manière progressive, diffuse, peu systématisée. Son intensité est ccentuée par les mouvements, les mobilisations ou le stress. Elle est accompagnée de signes autonomiques comme de l'œdème, une hyperthermie locale avec hypersudation, un érythème et une poussée des phanères. L'ostéoporose s'installe;
- une phase froide ou dystrophique dure de quelques mois à une année voire plus. La douleur va en s'intensifiant et atteint son apogée. La peau est cyanosée, froide, sèche ou au contraire avec une hypersudation. L'ostéoporose est présente. La peau est glabre avec des ongles cassants. Les tissus sous-cutanés (muscles, capsules articulaires) se fibrosent et s'atrophient. La guérison peut intervenir à ce stade;

- une autre phase plus inconstante dite atrophique s'étendant sur plusieurs mois à plusieurs années. C'est la phase d'atrophie pure touchant tous les tissus. Se surajoutent l'apparition de raideurs et de déformations.

2. La forme froide d'emblée

- Elle représente 5 à 13 % des SDRC. Elle touche de préférence les enfants et les adolescents dans plus de 50 % des cas.
- C'est une entrée directe dans la phase 2 de la forme clinique classique avec une symptomatologie identique. Son apparition est progressive, mais peut s'installer plus brutalement, faisant alors redouter un diagnostic d'ischémie.

B. Les examens complémentaires

1. Les examens biologiques

Il n'y a pas de syndrome biologique inflammatoire. Les paramètres du métabolisme phosphocalcique ne sont pas altérés.

2. Les radiographies

- Les clichés radiologiques doivent être bilatéraux et comparatifs. Il ne faut pas hésiter à en refaire au décours car il peut y avoir un retard radiologique de quelques semaines.
- Le signe radiologique essentiel est une déminéralisation osseuse avec un aspect pommelé de la trame osseuse. Les zones sous-chondrales ne sont jamais atteintes, les interlignes articulaires sont toujours respectés et il n'y a jamais de condensation osseuse.

3. La scintigraphie osseuse au 99 m technétium

Elle a une grande sensibilité et exceptionnellement normale en cas de SDRC en cours. Elle permet de retrouver une hyperfixation par rapport au côté opposé. Enfin, ces anomalies peuvent précéder de plusieurs semaines les signes radiologiques.

VI. TRAITEMENT

- Il n'y a actuellement ni traitement curatif, ni traitement possédant une autorisation de mise sur le marché.
- Ces traitements répondent tous à des théories physiopathologiques, ils sont non médicamenteux et médicamenteux (préventif et symptomatique).

A. Le traitement préventif

- L'intérêt de l'utilisation de la vitamine C, dans le traitement préventif postopératoire, est basé sur l'hypothèse anti-oxydante de cette molécule sur la production de radicaux libres lors de la phase initiale du SDRC.
- En 2002, Cazeneuve et al sur une étude comparative randomisée constate que les patients qui ont reçu 1 gramme par jour de vitamine C pendant 45 jours après fracture développe moins de SDRC (2,1 % vs 10 %).

B. Le traitement symptomatique

1. Antalgique classique

Tous les antalgiques peuvent être utilisés du palier 1 au palier 3. Ils ne sont cependant qu'incomplètement efficace.

2. Les calcitonines

Les experts s'accordent à l'utiliser, entre 15 jours et 3 semaines au maximum, pour ses effets sérotoninergiques, catécholaminergiques et anti-ostéoclastiques et ceci de manière précoce. Son principal désagrément réside dans son effet émétisant et peut alors être associé à un antiémétique 20 minutes avant l'injection.

3. Les biphosphonates

- C'est le traitement, qui depuis environ une quinzaine d'années, a fait l'objet d'un intérêt croissant. Ils ne disposent pas d'autorisation de mise sur le marché (AMM) dans cette indication.
- Les biphosphonates, en plus de leurs effets sur le métabolisme osseux, sembleraient avoir un effet antalgique en agissant sur les GTPases aux niveaux des récepteurs de la corne postérieure de la moelle. Les experts s'accordent à dire que leur utilisation doit être précoce. En phase atrophique, aucun effet n'est à ce jour démontré.

4. Les antidépresseurs tricycliques

Ils sont bien connus dans les douleurs neuropathiques avec un avantage pour les tricycliques par leurs effets sérotoninergiques et noradrénergiques.

C. Traitement non médicamenteux

1. La kinésithérapie

- Ces techniques doivent respecter la règle de la « non-douleur » lors des manipulations actives et passives. Il y a une mise en décharge du membre dans les premières semaines, une surélévation au repos, puis une mise en charge progressive du membre.
- Les kinésithérapeutes utilisent aussi des techniques de massage-drainage en douceur, de physiothérapie et de balnéothérapie avec les bains écossais.
- L'objectif est différent selon la phase dans laquelle on se trouve. Il sera axé sur :
  - le drainage de l'œdème, la limitation de l'inflammation et sur la perte des amplitudes en phase chaude ;
  - la lutte contre les raideurs et l'atrophie puis le renforcement musculaire en phase froide.

2. L'hypnose

- Depuis peu l'hypnothérapie est apparue comme l'un des traitements possibles dans le SDRC. La suggestion hypnotique réduit l'activité de certaines zones cérébrales normalement stimulées lors d'actes de soins douloureux. Elle agit sur la composante affectivo-émotionnelle de la douleur, diminue son caractère désagréable et la perception de son intensité. Elle permet la mise en activité virtuelle du membre pathologique qui stimule les mêmes zones cérébrales que lors d'une mobilisation réelle du membre : cortex prémoteur du lobe frontal, aire motrice supplémentaire et cortex moteur. Enfin, elle autorise la libération d'émotions très fréquemment observées au cours des séances.
- Encadrées d'un kinésithérapeute, d'une infirmière anesthésiste formée, les séances d'hypnose permettent de diminuer l'œdème et d'améliorer les amplitudes articulaires sur 4/5 séances. L'hypnothérapie est souvent proposée par les centres antidouleur des centres hospitaliers.

3. Prise en charge psychologique

L'écoute du patient et une réassurance est souvent nécessaire à l'amélioration des symptômes.

En conclusion, plusieurs notions méritent d'être rappelées

- Le SDRC est très souvent lié un traumatisme, parfois mineur.
- Il s'agit d'un diagnostic d'élimination.
- Le SDRC évolue en 3 phases : chaude, froide et une phase de récupération progressive.
- L'image radiologique retrouvée est une hypertransparence pommelée. Il n'y a pas de pincement radiologique, d'ostéocondensation ni d'ostéophyte à la radiographie.
- Le traitement est symptomatique non médicamenteux et médicamenteux mais peut aussi être préventif.

Synthèse

Diagnostic clinique

- ATCD de traumatisme, terrain psychologique
- Phase chaude : œdème, rougeur et douleur
- Phase froide : peau pâle, froide et pseudo-sclérodermique ; limitation des amplitudes articulaires

Diagnostic radiologique

- Radiographie : hypertransparence osseuse sous-chondrale, floue, pommelée
- Scintigraphie osseuse : hyperfixation, à faire en phase chaude

Bilan Biologique

- Bilan biologique normal, pas de syndrome inflammatoire

Traitement

- Entretien psychologique
- Traitement médicamenteux préventif : Vitamine C
- Traitement médicamenteux symptomatique : antalgique simple, biphosphonate, calcitonine, tricyclique.
- Traitement non médicamenteux symptomatique : kinésithérapie, hypnothérapie

Chapitre 9

Item 196

DOULEUR ET ÉPANCHEMENT ARTICULAIRE. ARTHRITE D'ÉVOLUTION RÉCENTE

Adeline RUYSSEN-WITRAND

UE 7. Inflammation - Immunopathologie - Poumon - Sang

N° 196. Douleur et épanchement articulaire. Arthrite d'évolution récente devant une douleur ou un épanchement articulaire

OBJECTIFS

- Argumenter les principales hypothèses diagnostiques et justifier les examens complémentaires pertinents.
- Devant une arthrite d'évolution récente, argumenter les principales hypothèses diagnostiques et justifier les examens complémentaires pertinents.

Objectifs ECN

- Devant une douleur ou un épanchement articulaire, argumenter les principales hypothèses diagnostiques et justifier les examens complémentaires pertinents.
- Devant une arthrite d'évolution récente, argumenter les principales hypothèses diagnostiques et justifier les examens complémentaires pertinents.

Objectifs spécifiques

- Savoir diagnostiquer un épanchement articulaire (le différencier de la douleur, de la bursite).
- Connaître la démarche diagnostique devant un épanchement articulaire : en particulier connaître les symptômes et signes permettant de distinguer une arthrite (septique ou microcristalline) d'une affection non inflammatoire.
- Connaître les méthodes de ponction des principales articulations périphériques.
- Savoir interpréter les résultats de la ponction articulaire et connaître l'aspect macroscopique et microscopique d'un liquide synovial (arthrite septique, microcristalline, inflammatoire ou mécanique, hémarthrose).
- Connaître les principales étiologies d'arthrite récente en fonction de la localisation et des éventuels signes d'accompagnement.

I. INTRODUCTION

La membrane synoviale tapissant la cavité articulaire sécrète à l'état physiologique du liquide synovial en faible quantité, qui a pour but de lubrifier les surfaces articulaires et la nutrition du cartilage, tissu non vascularisé (Fig. 1). Ce liquide est parfois objectivable lors de certains examens d'imagerie sous forme d'une lame d'épanchement.

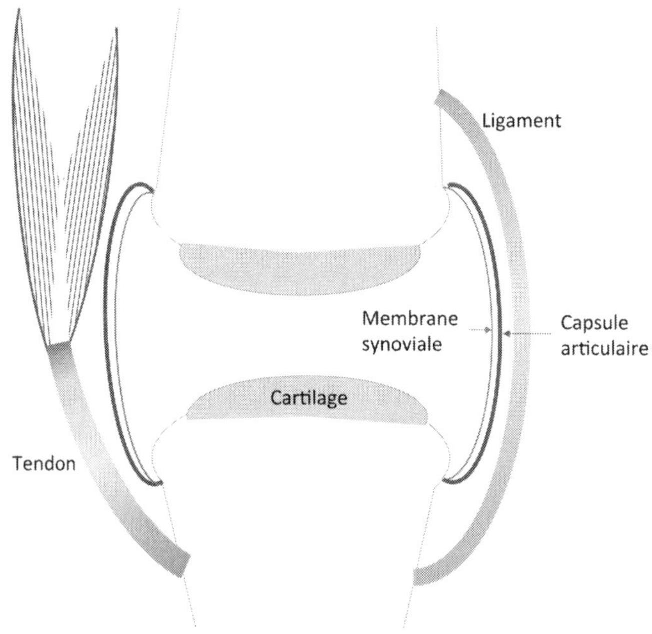

Fig. 1. Schéma d'une articulation normale.

Dans certaines conditions inflammatoires ou mécaniques, la membrane synoviale peut s'épaissir et/ou sécréter du liquide une plus grande quantité ce qui entraîne un gonflement articulaire (Fig. 2). D'autres circonstances peuvent également engendrer un gonflement localisé en regard d'une articulation telle qu'une inflammation d'une bourse de voisinage (bursite, Fig. 3), une hémorragie intra-articulaire (hémarthrose) ou des parties molles à proximité, ou un œdème localisé en regard d'une articulation. L'interrogatoire et l'examen cliniques sont essentiels pour déterminer la nature du gonflement articulaire. Certains examens d'imagerie tels que l'échographie ou l'IRM permettront éventuellement de confirmer l'épanchement articulaire en cas de doute à l'examen clinique. En cas d'épanchement suspecté, une ponction articulaire pour analyser le liquide synovial devra être effectuée, indispensable pour l'orientation diagnostique.

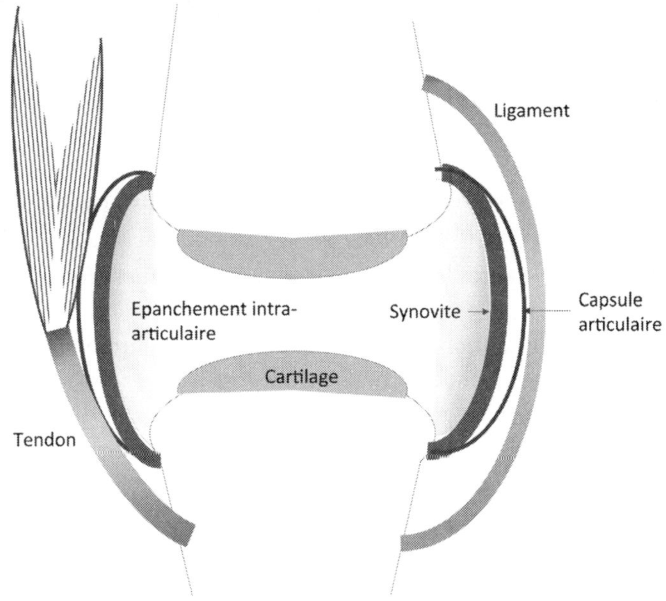

Fig. 2. Schéma d'une articulation siège d'une synovite avec épanchement.

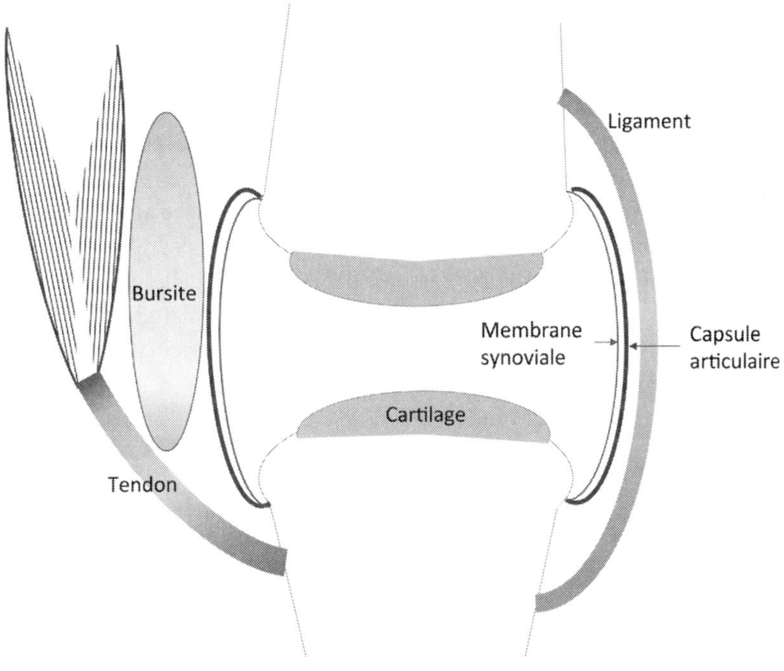

Fig. 3. Schéma d'une articulation avec bursite de voisinage.

II. INTERROGATOIRE ET EXAMEN CLINIQUE DEVANT UNE DOULEUR AVEC OU SANS GONFLEMENT ARTICULAIRE D'ÉVOLUTION RÉCENTE

A. Interrogatoire

- L'interrogatoire est un temps essentiel puisqu'il permettra dans près de 90 % des cas d'émettre une hypothèse diagnostique.
- L'interrogatoire de la douleur articulaire devra notamment rechercher les éléments suivants :
  - durée d'évolution de la douleur : récente ou chronique (> 6 semaines) ;
  - mode de survenue : brutale ou progressive ;
  - mode d'évolution : douleur permanente, forte d'emblée puis en voie d'amélioration (pathologie mécanique), par poussées successives ;
  - présence d'un facteur déclenchant (traumatisme, activité physique inhabituelle, etc.) ;
  - présence de facteurs aggravants ou améliorant la douleur (positions, mobilisations, etc.) ;
  - horaire de la douleur : mécanique (aggravée par l'effort, calmée par le repos, raideur matinale < 30 minutes) ou inflammatoire (aggravée par le repos, améliorée par l'exercice, présence de réveils nocturnes, d'un dérouillage matinal > 30 minutes) ;
  - type de douleur : nociceptive ou neuropathique ;
  - siège de la douleur : en regard de l'articulation ou douleur projetée sur une articulation (cf. diagnostics différentiels) ;
  - le caractère migrateur (change d'articulations avec le temps) ou fixe de l'atteinte articulaire ;
  - irradiation de la douleur : par exemple, vers la face antérieure de cuisse et le genou pour une douleur de hanche ;
  - l'intensité de la douleur mesurée par l'échelle visuelle analogique ou l'échelle numérique, ainsi que la consommation en antalgiques ;
  - antécédent de douleurs identiques sur cette articulation ;
  - atteinte d'autres articulations antérieures ou concomitantes, de douleurs rachidiennes, de douleurs fessières, des douleurs d'enthèses périphériques.
- Les autres signes fonctionnels à rechercher sont :
  - une raideur articulaire ;
  - une boiterie pour les articulations des membres inférieurs ;
  - une sensation de gonflement rapportée par le patient et les circonstances favorisant ce gonflement articulaire ;
  - l'impotence fonctionnelle caractérisée par l'impossibilité de faire du sport, son travail ou ses activités quotidiennes, voire l'impossibilité de marcher ou de sortir du lit.
- D'autre part, il est essentiel de rechercher à l'interrogatoire des signes extra-articulaires qui permettront d'orienter le diagnostic (Tableau 1) :
  - recherche de signes généraux : fièvre, sueurs, amaigrissement, anorexie ;
  - recherche d'infection concomitante ou ayant précédé les douleurs (diarrhée, urétrite, cervicite dans les 3 semaines précédentes) ;
  - recherche d'antécédents dermatologiques : psoriasis, alopécie, photosensibilité, éruption malaire ou du décolleté, acné, érythème migrant, notion de morsure de tique, nodules sous-cutanés, purpura, urticaire ;
  - recherche d'antécédents digestifs : maladies inflammatoires du tube digestif, diarrhées ayant précédé les signes, hépatite virale chronique ;
  - recherche d'antécédents ophtalmologiques : uvéite, syndrome sec oculaire, sclérite ;

- recherche d'antécédents de la sphère ORL : aphtose bipolaire, ulcérations des muqueuses, sinusite croûteuse, angine ayant précédé les douleurs, syndrome sec buccal ;
- recherche d'antécédent cardio-vasculaire : valvulopathie, péricardite, maladie thrombo-embolique artérielle ou veineuse, phénomène de Raynaud ;
- recherche d'antécédents pulmonaires : nodules pulmonaires, pleurésie, pneumopathie interstitielle chronique, adénopathies médiastinales ;
- recherche d'antécédents uro-gynécaux ou obstétricaux : colique néphrétique, urétrite, cervicite, fausses couches spontanées tardives ou à répétition ;
- recherche de symptômes neurologiques : céphalées bi-temporales, neuropathie périphérique ;
- recherche d'un terrain de syndrome métabolique pouvant s'accompagner d'une hyperuricémie ;
- prise médicamenteuse : statine, fluoroquinolones, biothérapies.

➤ Enfin, l'interrogatoire cherchera à identifier :
- la profession, activités sportives et loisirs : station à genou prolongées (favorisent les hygromas du genou), accidents sportifs (lésions méniscales, ligamentaires), voyages ;
- les antécédents familiaux : de SpA, psoriasis, entérocolopathie, connectivite.

B. Examen clinique

L'examen clinique permet de confirmer l'origine articulaire des douleurs, de confirmer la présence d'un éventuel gonflement, de rechercher une atteinte d'autres articulations ou rachidienne associée de rechercher des signes extra-articulaires utiles pour l'orientation diagnostique. Il doit toujours être bilatéral et comparatif.

1. Origine articulaire de la douleur

➤ La douleur d'origine articulaire est reproduite à la palpation de l'articulation et à sa mobilisation.

➤ Les principaux diagnostics différentiels d'une douleur articulaire sont les suivants :
- douleur osseuse : la douleur de type nociceptive se situe en région articulaire ou plus éloignée, elle est sourde, reproduite à la palpation et à la percussion, à la mise en charge en cas d'atteinte osseuse touchant les membres inférieurs ;
- douleur tendineuse ou d'enthèse : la douleur est localisée en regard du tendon ou de l'enthèse douloureuse, est reproduite à la palpation, à l'étirement contrarié ou la contraction contre résistance ;
- pathologie neurologique périphérique (compression radiculaire d'origine cervicale, compression tronculaire dans le cadre d'un syndrome canalaire, etc.) : la douleur dépasse l'articulation, a un caractère systématisé, de type neuropathique, il peut exister des signes neurologiques ;
- pathologie vasculaire : la douleur irradie au-delà de l'articulation, a un territoire vasculaire systématisé, on observe une froideur des extrémités et une abolition ou diminution des pouls en cas d'atteinte artérielle, des troubles trophiques en cas d'origine veineuse ;
- pathologie musculaire : la douleur est en regard d'une masse musculaire, est reproduite par la pression de la masse musculaire ;
- pathologie dermatologique de voisinage : la douleur est centrée sur l'atteinte dermatologique. La mobilisation de l'articulation n'aggrave pas les douleurs ;
- pathologie cardiaque : douleurs irradiées vers l'épaule gauche en cas d'atteinte myocardique : la douleur n'est pas aggravée par la mobilisation de l'épaule ;
- pathologie hépatique : douleur irradiée vers l'épaule droite : la douleur n'est pas aggravée par la mobilisation de l'épaule ;

- pathologie splénique : douleur irradiée vers l'épaule gauche : la douleur n'est pas aggravée par la mobilisation de l'épaule ;
- adénopathies de voisinage : la palpation de l'adénopathie douloureuse permet de redresser le diagnostic ;
- une hernie inguinale ou crurale peut faire suspecter une pathologie de la coxo-fémorale : dans ce cas, la douleur est peu sensible à la mobilisation de hanche, l'examen clinique cherche à identifier la hernie par la palpation des orifices herniaires.

2. Examen articulaire

L'examen articulaire a pour but :

- d'identifier un gonflement articulaire qui se manifeste par la présence d'une fluctuation palpable. Certaines articulations ne sont pas accessibles à l'identification d'épanchement articulaire car trop profondes (c'est le cas des coxo-fémorales) ; seule l'imagerie permettra d'objectiver un épanchement articulaire. En cas d'épanchement du genou, il faut rechercher un signe du flot (Fig. 4) et/ou un signe du choc rotulien. L'épanchement articulaire ne doit pas être confondu avec une collection extra-articulaire telle qu'une bursite (Fig. 3) reconnaissable par la palpation d'une fluctuation sous-cutanée (coudes et genoux) ou parfois plus difficilement distinguable d'un épanchement articulaire (épaule), un hématome sous-cutané, un œdème localisé en regard de l'articulation, un érysipèle ;
- de localiser la douleur : la palpation de l'articulation et la mobilisation de l'articulation vise à reproduire la douleur rapportée par le patient. La palpation permet d'écarter les autres causes de douleurs péri-articulaires : douleurs tendineuses, d'enthèses, osseuses, bursite, etc. ;
- de rechercher une raideur articulaire par mesure des amplitudes articulaires ;
- de rechercher des signes locaux : rougeur, chaleur ;
- d'identifier d'autres signes articulaires associés : laxité anormale, ressaut, crépitations, etc.

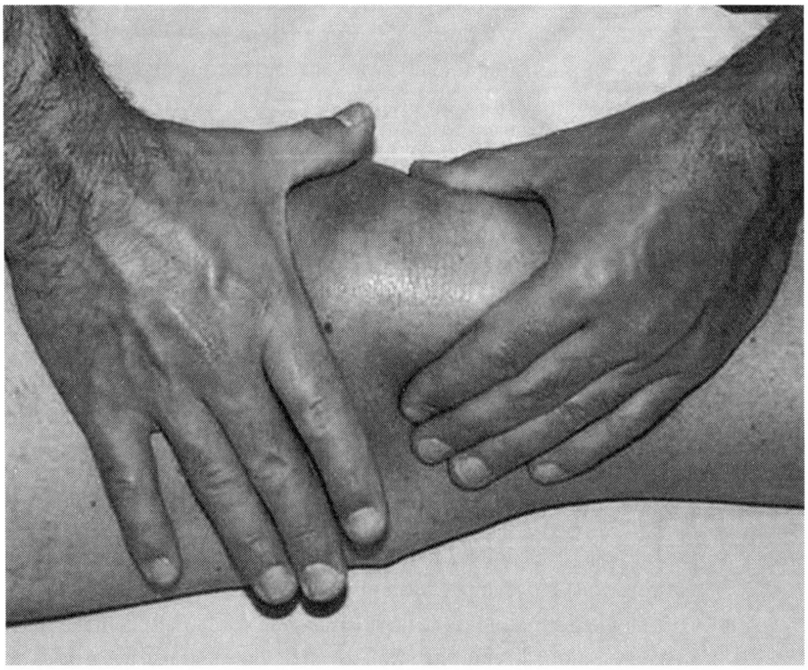

Fig. 4. Signe du flot.

3. Examen de l'appareil locomoteur

L'examen de l'articulation douloureuse doit être complété d'un examen clinique complet à la recherche d'autres douleurs ou gonflements articulaires, de douleurs d'enthèses, de douleurs rachidiennes associées qui permettent d'orienter les hypothèses diagnostiques. Le nombre d'articulations gonflées permet de séparer les monoarthrites (une seule articulation), des oligo-arthrites (2 ou 3 articulations) et des polyarthrites (au moins 4 articulations).

4. Examen général

- L'examen complet a pour but d'identifier des signes cliniques extra-articulaires permettant d'orienter vers les hypothèses diagnostiques.
- Les principaux signes d'examen cliniques par appareil à rechercher sont présentés dans le tableau 1.

Tableau 1. **Orientation diagnostique en fonction des signes cliniques extra-articulaires associés.**

Signes généraux	• Fièvre : **arthrite septique**, arthrite microcristalline, rhumatismes inflammatoires chroniques • Altération de l'état général : arthrite septique, rhumatisme inflammatoire chronique
Signes cardio-vasculaires	• Souffle cardiaque : endocardite, lupus • Péricardite : Lupus, PR • Phénomène de Raynaud : lupus, sclérodermie, connectivite mixtes • Thromboses veineuses : syndrome des anti-phospholipides, malade de Behçet • Thromboses artérielles ; maladie de Behçet • Lésion artérielle ou artériolaire : vascularite
Signes dermatologiques	• Porte d'entrée infectieuse : arthrite septique • Érythème migrant, morsure de tique : maladie de Lyme • Nodules sous-cutanés : PR, sarcoïdose, tophus • Psoriasis (ongles +++) : rhumatisme psoriasique, SpA • Pustulose palmo-plantaire : SAPHO • Photosensibilité : Lupus, connectivites • Érythème malaire et des zones photo-exposées : lupus • Purpura, livedo : vascularite • Érythème noueux : Sarcoïdose, maladie de Behçet, entérocolopathies • Faux panaris : endocardite d'Osler • Sclérodactylie : sclérodermie
Signes digestifs	• Diarrhée inaugurale : arthrite réactionnelle • Diarrhées chroniques : SpA, maladie de Whipple • Douleurs abdominales récurrentes : maladies périodiques
Signes hépatiques	• Hépatites B, C : arthralgies satellites • Hépatite auto-immune : arthralgies/arthrites satellites
Signes d'organes lymphoïdes	• Adénopathies : infection, lymphome, sarcoïdose, tuberculose, PR, connectivites • Splénomégalie : lymphome, PR, infection chronique
Signes neurologiques	• Céphalées bi-temporales : maladie de Horton • Neuropathie périphérique : vascularite, syndrome de Gougerot-Sjögren, maladie de Lyme • Atteinte neurologique centrale : lupus, vascularite, maladie de Behçet, syndrome de Gougerot Sjögren, maladie de Lyme • Atteinte musculaire : polymyosites, dermatomyosites, vascularites

Signes de la sphère ORL/stomatologique	• Angine dans les semaines précédant les symptômes : rhumatisme articulaire aigu, endocardite, arthrite septique • Abcès dentaire : endocardite, arthrite septique • Aphtose : maladie de Behçet (aphtose bipolaire) • Chondrite : polychondrite atrophiante, vascularites • Syndrome sec et parotidites : syndrome de Gougerot Sjögren • Sinusite croûteuse : vascularite à ANCA avec polyangéite • Tophus sur les pavillons des oreilles : goutte tophacée
Signes ophtalmologiques	• Uvéites : SpA, maladie de Behçet, sarcoïdose, arthrite chronique juvénile idiopathique • Sclérite, épisclérites : PR, vascularites • Syndrome sec, kératite : syndrome de Gougerot Sjögren • Conjonctivite : triade du syndrome conjonctivo-urétro-synovial
Signes pulmonaires	• Pleurésie : lupus, PR, tuberculose, néoplasie • Nodules pulmonaires : PR, vascularites, néoplasie • Pneumopathies interstitielles : PR, vascularites, connectivites, sarcoïdose • Adénopathies médiastinales : sarcoïdose, tuberculose, néoplasie
Signes uro-gynécaux et obstétricaux	• Cystite, pyélonéphrite : arthrite septique • Urétrite, balanite : arthrite réactionnelle, gonocoque • Atteinte rénale : lupus, vascularites • Coliques néphrétiques : goutte, chondrocalcinose secondaire à une hyperparathyroïdie • Aphtose génitale : maladie de Behçet • Mort fœtale tardive, fausses couches à répétition : syndrome des anti-phosholipides

III. EXAMENS COMPLÉMENTAIRES UTILES DANS L'EXPLORATION D'UNE DOULEUR AVEC OU SANS GONFLEMENT ARTICULAIRE

Toute découverte d'épanchement articulaire justifie la réalisation d'une ponction articulaire pour analyse du liquide synovial. Certaines petites articulations (MCP, IPP) ne permettent pas de retirer suffisamment de liquide pour analyse. En cas de forte suspicion d'arthrite septique de ces articulations, une biopsie synoviale doit être pratiquée.

A. Technique de ponction articulaire

- Une ponction est justifiée devant la découverte d'un épanchement d'une moyenne ou grosse articulation. Le patient doit être au préalable informé des risques de la ponction. Une ponction ne doit pas être pratiquée en cas d'infection cutanée en regard du point de ponction ou en cas de trouble majeur de l'hémostase (hémophilie, INR > 3) et nécessite des précautions en cas de matériel sous-jacent.
- Le déroulé de la ponction est le suivant :
  - repérage du point de ponction après repères anatomiques (1 cm en dessous et 2 cm au-dessus du coin supéro-latéral de la patella en cas de ponction de genou) ;
  - désinfection cutanée en 4 temps (Bétadine rouge-eau stérile-bétadine jaune ou orange 2 fois) ;
  - ponction articulaire à l'aiguille (verte longue pour un genou) ;
  - aspiration du liquide articulaire ;
  - retrait de l'aiguille et nettoyage de la peau ;
  - pansement stérile.

- Le liquide synovial retiré est observé (examen macroscopique) puis envoyé au laboratoire de cytologie et bactériologie avec recherche de microcristaux.

B. Orientation diagnostique en fonction du résultat d'analyse du liquide articulaire

Les principales étiologies en fonction du résultat d'analyse du liquide synovial sont résumées dans le tableau 2.

Tableau 2. **Principales étiologies en fonction du résultat de l'analyse cyto-bactériologique d'un liquide synovial.**

Analyse du liquide	Arthrite septique	Arthrite microcristalline	Arthrite dans le cadre d'un rhumatisme inflammatoire	Hémarthrose	Liquides mécaniques
Aspect macroscopique	Trouble/ purulent		Trouble	Hémorragique	Clair, citrin
Viscosité	Abaissée, coule « goutte à goutte »				Élevée, « fait le fil »
Cellularité	> 2000 éléments Riche en PNN			Très riche en hématies (souvent > 1 million)	< 1500 éléments Monocytes
Cultures	Positives	Stériles			
Microcristaux	Absents	Présents et intracellulaires	Absents	Absents	Rares ou absents

1. Découverte d'un liquide inflammatoire

- Arthrite septique : il s'agit d'une urgence thérapeutique. La mise en place d'une antibiothérapie probabiliste doit être rapide après réalisation des prélèvements infectieux.
- Arthrite infectieuse subaiguë ou chronique : à côté des arthrites à pyogènes, les arthrites infectieuses peuvent être secondaires à des germes à croissance lente ou intracellulaire. L'absence de germe identifié à la première ponction articulaire doit faire répéter les prélèvements en cas de forte suspicion clinique, surtout si le patient a reçu une antibiothérapie antérieure (infection décapitée), s'il s'agit d'une arthrite sur matériel ou chez un terrain immunodéprimé. Certains germes nécessitent des milieux de culture spéciaux (BK, gonocoque, brucellose, mycoses). Des techniques d'amplification génique (PCR) peuvent être utiles pour identifier le germe incriminé. Les principales infections à évoquer dans ce contexte sont la tuberculose, les staphylocoques blancs (surtout si matériel sous-jacent), la maladie de Lyme, la brucellose, la maladie de Whipple.
- Arthrites virales : elles évoluent dans un contexte d'infection virale concomitante avec le plus souvent des signes cutanés, un contexte d'endémie. Le liquide est en général pauci-cellulaire (< 20000 éléments) composé de lymphocytes et/ou monocytes.
- Arthrites microcristallines : la recherche de cristaux doit toujours être réalisée lors de l'examen du liquide synovial. Cette technique requiert une certaine expérience et doit être pratiquée sur un liquide frais car les cristaux se dissolvent rapidement.

- Arthrites dans le cadre d'un rhumatisme inflammatoire débutant : le terrain, la topographie de l'atteinte, la présence de signes rachidiens, la présence de signes extra-articulaires permettent d'orienter le diagnostic vers un rhumatisme inflammatoire type polyarthrite rhumatoïde, spondyloarthrite, connectivite ou vascularite.

2. Découverte d'un liquide mécanique

L'arthrose est la principale étiologie des liquides mécaniques. Elle doit être en priorité suspectée chez les sujets de plus de 50 ans, ayant des douleurs évoluant sur un mode mécanique et doit être confirmée par les signes radiographiques. L'absence de signes radiographiques ou un liquide mécanique chez un patient jeune doit faire rechercher une autre étiologie de liquide mécanique :

- une pathologie de la membrane synoviale : synovite villo-nodulaire, chondromatose synoviale, tumeur maligne de la membrane synoviale ;
- une pathologie osseuse de voisinage : ostéonécrose, fissure de contrainte, algodystrophie, tumeur osseuse ou des parties molles ;
- une pathologie méniscale.

3. Épanchement hémorragique ou hémarthrose

Les principales causes d'hémarthroses sont énumérées ci-dessous :

- traumatisme : fracture articulaire, rupture ligamentaire ;
- pathologie de la membrane synoviale : synovite villo-nodulaire, tumeur maligne de la membrane synoviale ;
- arthrite micro-cristalline ;
- omarthrose : épaule sénile hémorragique ;
- trouble majeur de l'hémostase : hémophilie, surdosage d'anti-coagulants.

C. Autres examens complémentaires utiles

1. Examens biologiques

- En cas de suspicion ou découverte d'arthrite (liquide synovial contenant plus de 2000 éléments), il est justifié de prescrire des examens biologiques supplémentaires, en fonction des hypothèses diagnostiques soulevées après l'anamnèse et l'examen clinique. Les principaux examens biologiques utiles en cas de découverte d'arthrite sont résumés dans le tableau 3.
- En fonction des résultats initiaux, d'imagerie et de l'orientation clinique, d'autres examens biologiques pourront compléter l'enquête étiologique.

Tableau 3. **Examens biologiques à prescrire en première intention devant la découverte d'une arthrite en fonction de l'orientation clinique.**

Orientation clinique	Examens biologiques
• Arthrite infectieuse aiguë	• NFS, VS, CRP, hémocultures, ECBU, prélèvements d'une porte d'entrée infectieuse
• Arthrite infectieuse subaiguë ou chronique	• En plus des prélèvements cités ci-dessus : sérologies de Lyme, Brucellose, Whipple, quantiféron, IDR à la tuberculine
• Arthrite goutteuse	• NFS, VS, CRP, uricémie, créatininémie, ± uraturie des 24 heures
• Arthrite sur chondrocalcinose	• NFS, VS CRP
• Arthrite réactionnelle	• NFS, VS, CRP, PCR Chlamydia (si signes uro-génitaux), HLA B27
• Arthrite dans le cadre d'un rhumatisme inflammatoire débutant	• NFS, VS, CRP, créatininémie, Anticorps antinucléaires, facteurs rhumatoïdes, anti-CCP, HLA B27 (si orientation vers une SpA)
• Arthrite dans le cadre d'une vascularite	• NFS, VS, CRP, ANCA, créatininémie, recherche d'hématurie, de protéinurie
• Hémarthrose	• Bilan d'hémostase

2. Examens d'imagerie

➤ L'examen d'imagerie de première intention devant toute douleur articulaire reste la radiologie standard. Les signes radiographiques suivants seront recherchés :
  - en faveur d'une arthrose : pincement localisé, ostéocondensation sous-chondrale, géodes sous-chondrales, ostéophytes ;
  - en faveur d'une polyarthrite rhumatoïde : pincement diffus, érosions ;
  - en faveur d'un rhumatisme psoriasique : pincement diffus, destructions articulaires, ostéolyse distale, atteinte des IPD, périostite ;
  - en faveur d'une chondrocalcinose : liseré calcique aux genoux, sur la symphyse pubienne, calcifications du ligament triangulaire du carpe ;
  - en faveur d'une arthrite septique : pincement diffus, déminéralisation, destruction articulaire.

➤ D'autres examens d'imagerie peuvent être réalisés visant à identifier un épanchement en cas de doute clinique ou d'articulations profondes : il s'agit de l'échographie et de l'IRM. Ces examens sont particulièrement utiles car permettent d'identifier un épaississement de la membrane synoviale plus évocateur d'une arthrite que d'une cause mécanique. Ces examens permettent parfois d'identifier un corps étranger responsable de la réaction synoviale (arthrite à corps étranger). L'IRM est utile en cas d'épanchement mécanique sans signe d'arthrose retrouvée sur les radiographies standards pour identifier une autre cause d'épanchement mécanique.

IV. ORIENTATION CLINIQUE EN CAS DE GONFLEMENT ARTICULAIRE RÉCENT

Liquide mécanique	Liquide inflammatoire	Liquide hémorragique
• Arthrose: Age > 50 ans, rythme mécanique, signes radiographiques d'arthrose • Algodystrophie: atteinte mono-articulaire, facteur traumatique initial, terrain favorisant, signes trophiques locaux, hyperesthésie, allodynie, signes radiographiques, magnétiques ou sur la scintigraphie osseuse • Fissure de contrainte : atteinte mono-articulaire, traumatisme ou excès d'activité physique, diagnostic sur l'IRM ou scanner • Ostéonécrose: atteinte mono-articulaire, terrain favorisant, diagnostic sur la radiographie et/ou l'IRM • Synovite villo-nodulaire: âge jeune, atteinte mono-articulaire, épanchements récidivants, IRM : épaississement synovial, diagnostic : anatomopathologie de la membrane synoviale • Chondromatose synoviale: atteinte mono ou pluri-articulaire, présence de cartilage au sein de la membrane synoviale sur l'IRM	• Arthrite infectieuse: – à pyogène: monoarticulaire, signes généraux, porte d'entrée, terrain immuno-déprimé, cultures positives, PCR – à germe à croissance lente: ‣ BK: mono ou oligoarticulaire, terrain à risque, AEG, signes pumonaires, quantiféron, radio thoracique, BK tubages, PCR sur le liquide synovial ‣ Lyme: mono ou polyarticulaire, érythème migrant, morsure de tique, signes neurologiques, sérologie, PCR sur le liquide synovial ‣ Brucellose: mono ou polyarticulaire, fièvre oscillante, contage, sérologie ‣ Whipple: AEG, signes digestif, PCR salive et selles, PCR liquide synovial – virale (Parvovirus B19): mono ou polyarticulaire, signes cutanés, contage, sérologie – mycosique ou parasitaire: patients immunodéprimés, cultures mycologiques et parasitaires • Arthrite microcristalline – Goutte: Terrain, atteinte mono ou oligo-articulaire, atteinte des membres inférieurs, hyperuricémie, présence de cristaux d'urate dans le liquide synovial – Chondrocalcinose: Terrain, atteinte mono ou oligo-articulaire, présence de cristaux de pyrophosphate de calcium dans le liquide synovial, présence de liseré de chondrocalcinose sur les radiographies – Rhumatisme à hydroxy-appatite: bursites extra-articulaires, présence de calcifications des parties molles sur les radiographies • Arthrite dans le cadre d'un rhumatisme inflammatoire débutant – Polyarthrite rhumatoïde: terrain, atteinte polyarticulaire, distale et symétrique, respect des IPD, facteurs rhumatoïdes et anti-CCP positifs, érosions sur les radiographies (signe tardif), signes extra-articulaires (souvent tardifs)	• Trouble de l'hémostase: – Hémophilie majeure: anamnèse évocatrice, bilan d'hémostase – Accidents des anticoagulants: anamnèse, bilan d'hémostase • Traumatisme: rupture ligamentaire, fracture articulaire: anamnèse, imagerie • Arthrite microcristalline • Pathologie de la membrane synoviale – Synovite villo-nodulaire – Tumeur maligne de la membrane synoviale • Epaule sénile hémorragique sur omarthrose : terrain : sujet âgé, radiographie: omarthrose sévère

Liquide mécanique	Liquide inflammatoire	Liquide hémorragique
	– Spondyloarthrite avec atteinte périphérique : ▸ Arthrite réactionnelle: mono ou oligoarticulaire, infection préalable digestive ou uro-génitale, terrain HLA B27 fréquent, syndrome oculo-urétro-synovial ▸ Rhumatisme psoriasique: psoriasis (ongles +++, cuir chevelu) personnel ou familial, atteinte mono ou oligo articulaire, atteinte des IPD, atteinte des enthèses er/ou rachidienne, destructions/ankyloses articulaires sur les radiographies (signe tardif) ▸ Spondyloarthrite périphérique: recherche de signes rachidiens, de signes extra-articulaires : psoriasis, uvéite, entérocolopathie, terrain HLA B27, sacroiliite radiographique ou magnétique • Connectivite: – Lupus : terrain, atteinte polyarticulaire, signes extra-articulaires: photosensibilité, masque lupique, syndrome des anti-phospholipides, phénomène de Raynaud, atteinte rénale, anticorps anti-nucléaires (anti-DNA, anti-Sm). – Sclérodermie-CREST syndrome : atteinte polyarticulaire, signes extra-articulaires: phénomène de Raynaud, sclérodactylie, telangiectasies, pneumopathie interstitielle, atteinte digestive, anticorps anti-nucléaires positifs (anti-Scl, anti-centromères) – (Dermato)polymyosites : atteinte polyarticulaire, myalgies, signes cutanés évocateurs, CPK élevés, syndrome myogène sur l'EMG, myosite sur l'IRM, diagnostic anatomo-pathologique sur biopsie musculaire – Syndrome de Gougerot-Sjögren : atteinte polyarticulaire, syndrome sec occulaire et buccal, parotidites, pneumopathies interstitielles, atteinte neurologique, anticorps anti-nucléaires positifs (anti-Ssa, anti-SSb), biopsie des glandes salivaires accessoires. • Vascularites : atteinte mono, oligo ou polyarticulaire, signes extra-articulaires: céphalées, purpura infiltré et/ou nécrotique, livedo, atteinte pulmonaire, rénale, sinusienne, neurologique, etc. Recherche d'ANCA. Diagnostic anatomo-pathologique : maladie de Horton, vascularites à ANCA avec polyangéite, vascularite à ANCA microscopique, périartérite noueuse, maladie de Behçet, purpura rhumatoïde, etc. • Arthrites para-néoplasiques: terrain, AEG, adénopathies, hémopathie • Arthrite inclassées	

V. CONCLUSION

La recherche d'épanchement synovial par l'examen clinique est indispensable lors de l'examen d'une articulation douloureuse. En cas d'épanchement articulaire la ponction articulaire est indispensable car elle permet de classer la pathologie entre pathologie mécanique ou inflammatoire, et, en cas de liquide inflammatoire, elle permet de rechercher un germe ou la présence de microcristaux. En cas d'atteinte mono-articulaire, l'identification d'un liquide inflammatoire stérile et sans cristaux doit faire rechercher une cause d'arthrite infectieuse plus rare (maladie de Lyme, Brucellose, BK) par des techniques spécifiques. L'atteinte polyarticulaire ou la présence de signes extra-articulaires doit faire rechercher un rhumatisme inflammatoire débutant.

Fiche Flash

- En cas de douleur articulaire d'origine récente, l'interrogatoire et l'examen clinique ont pour objectif :
  - de confirmer l'origine articulaire des douleurs ;
  - d'objectiver un éventuel gonflement articulaire associé ;
  - de rechercher d'autres articulations atteintes, de signes rachidiens ou des douleurs d'enthèses ;
  - de rechercher des signes extra-articulaires permettant d'orienter les hypothèses diagnostiques.
- En cas d'épanchement articulaire, une ponction articulaire doit être pratiquée pour analyser le liquide synovial par examen cyto-bactériologique avec recherche de microcristaux.

Orientation diagnostique en fonction des signes cliniques et examens complémentaires.

	Pathologies mécaniques	Pathologies infectieuses	Pathologies microcristallines	Rhumatismes inflammatoires
• Caractéristiques douleurs • Horaire • Mode évolutif	• Mécanique • Chronique	• Inflammatoire • Début brutal, aggravation progressive	• Inflammatoire • Par poussées	• Inflammatoire • Par poussées
• Signes généraux	• Absents	• Fièvre +++	• Fébricule au moment des poussées	• Fébricule possible lors des poussées
• Signes articulaires	• Atteinte mono ou pluri-articulaire	• Mono-articulaire • Rougeur, chaleur	• Mono ou pluri-articulaire, rougeur et chaleur	• Oligo ou polyarticulaire, recherche de signes rachidiens, enthésites
• Signes extra-articulaires	• Aucun	• Recherche d'une porte d'entrée infectieuse	• Tophus (goutte) • Colique néphrétique (goutte, CCA sur hyperparathyroïdie)	• À rechercher systématiquement : cardio-vasculaire, dermatologique, ORL, ophtalmologique, digestifs, hépatiques, pneumologiques, neurologiques
• Analyse du liquide synovial	• Liquide mécanique • < 2000 éléments • Cultures stériles • Rare ou pas de cristaux	• Liquide inflammatoire > 2000 éléments • Cultures + • Pas de cristaux	• Liquide inflammatoire > 2000 éléments • Cultures stériles • Présence de microcristaux	• Liquide inflammatoire • > 2000 éléments • Cultures stériles • Absence de microcristaux
• Autres examens biologiques	• Normaux	• Syndrome inflammatoire, hémocultures, ECBU, prélèvements d'une porte d'entrée	• Syndrome inflammatoire pendant les poussées, hyperuricémie (goutte)	• Syndrome inflammatoire • Présence d'auto-anticorps (PR, connectivites, vascularites) • Présence de HLA-B27 (SpA)
• Radiographies	• Signes d'arthrose, recherche d'une autre étiologie	• Pincement articulaire diffus, déminéralisation sous-chondrale, destruction articulaire	• Pincement diffus, déminéralisation, tophus, liséré de chondrocalcinose	• Pincements, érosions (PR), destruction/ankylose (rhumatisme psoriasique), sacro-iliite (SpA)
• Principales étiologies	• Arthrose • Ostéonécrose • Algodystrophie • Fissure de contrainte • Chondromatose synoviale • Synovite villo-nodulaire	• Arthrites à pyogènes, tuberculose, maladie de Lyme, Brucellose, arthrites virales	• Goutte • Chondrocalcinose • Rhumatisme à hydroxyappatite (bursite)	• Polyarthrite rhumatoïde • Spondyloarthrite • Connectivites • Vascularites

QCM

- **1. Quelles sont les caractéristiques parmi les suivantes qui orientent vers un liquide synovial mécanique ?**
  A. Aspect trouble
  B. 800 éléments nucléés
  C. Présence d'un cocci Gram plus à l'examen direct
  D. Présence de microcristaux en aiguille
  E. Cultures stériles
  ➥ Réponses : B, E

- **2. Quelles sont les caractéristiques du liquide synovial parmi les suivantes qui orientent vers une goutte ?**
  A. Liquide clair
  B. Viscosité élevée
  C. 80000 éléments
  D. Liquide riche en monocytes
  E. Présence de microcristaux en bâtonnets
  ➥ Réponse : C

- **3. Parmi les éléments suivants, quels sont ceux qui peuvent vous orienter vers une arthrite réactionnelle devant une monoarthrite du genou ?**
  A. Diarrhée infectieuse dans les 3 semaines précédant l'arthrite
  B. Présence d'une épisclérite
  C. Infection à gonocoque urétrale
  D. Présence de 900 éléments mononucléés sur l'analyse du liquide synovial
  E. Présence d'un purpura associé
  ➥ Réponse : A

- **4. Parmi les éléments suivants, quels sont ceux qui peuvent vous orienter vers un lupus devant une polyarthrite débutante ?**
  A. Âge > 60 ans
  B. Notion de photosensibilité
  C. Antécédents de fausses couches à répétition
  D. Érythème malaire
  E. Insuffisance rénale associée
  ➥ Réponses : B, C, D, E

- **5. Parmi les signes radiographiques suivants, quels sont ceux qui peuvent être en rapport avec une arthrite ?**
  A. Déminéralisation sous-chondrale
  B. Érosions
  C. Pincement localisé
  D. Ostéophytose
  E. Sclérose sous-chondrale
  ➥ Réponses : A, B

Chapitre 10

Item 304

TUMEURS DES OS PRIMITIVES ET SECONDAIRES

François GOUIN, Sylvain BRIAND

UE 9. Cancérologie - Onco-hématologie

N° 304. Tumeurs des os primitives et secondaires

OBJECTIF

- Diagnostiquer une tumeur des os primitive et secondaire.

Objectifs spécifiques

- identifier les éléments de l'interrogatoire et de l'examen clinique qui orientent vers une tumeur des os primitive ou vers une tumeur des os secondaire.
- connaître le bilan biologique à pratiquer devant une suspicion de tumeur osseuse.
- connaître les principaux examens d'imagerie et leurs indications pour le diagnostic d'une tumeur des os.
- connaître les principaux signes radiographiques qui font suspecter une lésion osseuse agressive ou maligne.
- savoir orienter un patient vers une prise en charge spécialisée adaptée lorsqu'on soupçonne une tumeur des os.

I. GÉNÉRALITÉS

- On appelle tumeur des os, toute prolifération tissulaire développée à l'intérieur d'un os ou à sa surface.
- Les tumeurs des os les plus fréquentes sont les tumeurs secondaires, ou métastatiques c'est-à-dire liées à la dissémination d'une tumeur cancéreuse développée ailleurs dans l'organisme (sein, prostate, poumon, rein, thyroïde, autre, etc.). Les facteurs de risque des cancers secondaires des os sont ceux des cancers primitifs.
- Les tumeurs des os « primitives », plus rares (< 0,7/100 000/an) et touchant plus souvent les sujets jeunes, naissent dans l'os et sont le plus souvent uniques : elles peuvent être bénignes (les plus fréquentes) ou malignes.
- Les facteurs de risque des cancers osseux primitifs sont :
  - les prédispositions génétiques : mutations germinales des gènes suppresseurs de tumeurs *RB1 (rétinoblastome familial et sarcome)* ou *TP53 (prédisposition aux sarcomes : syndrome de Li-Fraumeni)* ;
  - une irradiation antérieure (cancers en territoire irradié) ;

- une tumeur bénigne préexistante, isolée ou dans le cadre d'un syndrome : maladie des exostoses multiples (mutations dans les gènes suppresseurs de tumeurs EXT1 ou EXT2, synonyme : maladie de Bessel-Hagen), enchondromatose multiple (synonyme : maladie d'Ollier).

II. CIRCONSTANCES DE DÉCOUVERTE D'UNE TUMEUR DES OS. QUELLES SONT LES RAISONS QUI AMÈNENT LES PATIENTS À CONSULTER ?

- La **douleur** est le signe fonctionnel le plus constant. Elle n'est pas spécifique, mais sa particularité est de persister et de s'aggraver progressivement (lorsque la lésion est évolutive).
- Une **fracture pathologique**. Toute fracture qui survient pour un traumatisme inadapté doit faire craindre une fragilité de l'os préalable à la fracture (essentiellement par une tumeur) ; importance devant une fracture d'interroger les patients sur le mécanisme de la fracture et la présence de prodromes (douleurs rapportées dans plus de 80 % des cas).
- Des **signes neurologiques**. Des signes radiculaires ou médullaires peuvent révéler les tumeurs osseuses du rachis (localisation surtout fréquente pour les métastases osseuses).
- Un **syndrome de masse**. Il est rare qu'une tumeur osseuse soit révélée par une masse palpable par le patient ou le médecin : cela concerne soit les lésions vues très tardivement soit les lésions sur des os superficiels (tumeurs des extrémités).
- Des **troubles de croissance**. Beaucoup de tumeurs bénignes, et certaines tumeurs primitives malignes se développent chez l'enfant en croissance : des troubles de croissance (déviation, inégalités de longueur) acquis peuvent être associés au développement d'une tumeur osseuse.
- Les découvertes fortuites d'une tumeur osseuse sont très fréquentes : c'est particulièrement le cas de tumeurs osseuses bénignes non ou peu évolutives, découvertes à l'occasion d'un bilan radiographique réalisé pour une autre raison (traumatisme, etc.).

> + La douleur est la manifestation la plus fréquente des tumeurs osseuses. Ne pas se réfugier derrière des diagnostics de tendinite ou de traumatisme devant une douleur persistante du sujet jeune +++.

III. ORIENTATIONS DIAGNOSTIQUES ET ÉTIOLOGIQUES

Devant une douleur de l'appareil locomoteur ou un autre signe révélateur (cf. *supra*), quels sont les signes d'orientation vers le diagnostic et le type de tumeur osseuse (bénigne ou maligne, primitive ou secondaire) ?

A. Le patient présente des antécédents de cancer

Chez un patient connu pour avoir été traité d'une maladie cancéreuse, la survenue d'un des signes révélateurs (cf. *supra*) doit faire soupçonner une tumeur des os secondaire (ou métastatique). C'est particulièrement vrai s'il s'agit d'un cancer « ostéophile », c'est-à-dire ayant une forte propension à provoquer des métastases osseuses : sein / prostate / poumon / rein / thyroïde. Mais tout cancer peut donner des métastases osseuses.

B. Le patient n'a aucun antécédent tumoral. Il s'agit d'une tumeur des os «révélatrice»

- Si le patient a moins de 40 ans, une tumeur osseuse primitive doit être évoquée :
  - lorsque la douleur osseuse (genou, bassin, membre supérieur, rachis, etc.) persiste au-delà de 3 semaines et s'aggrave, sans étiologie clairement identifiée. Une tendinite persistante est exceptionnelle chez le sujet jeune et est souvent évoquée à tort devant la douleur isolée et persistante de l'appareil locomoteur du sujet jeune ;
  - lorsque la douleur persiste au repos et la nuit ;
  - lorsqu'une fracture est survenue pour un traumatisme minime, discordant ;
  - lorsque la douleur est isolée, sans douleur des autres articulations ou membres ;
  - lorsque la douleur n'a pas de signe d'accompagnement (même pour les tumeurs malignes) : pas de signes généraux, pas de fièvre, amaigrissement, signes digestifs, oculaires cutanées, etc. (comme dans un rhumatisme inflammatoire).
- Si le patient a plus de 50 ans, la plus fréquente des tumeurs osseuses est la métastase osseuse :

  Rechercher à l'interrogatoire et l'examen clinique des signes orientant vers un cancer ostéophile :
  - sein (item 309) : terrain, masse palpable ? (surveillance clinique recommandée tous les 2 ans entre 50 et 74 ans, sans autre facteur de risque) ;
  - prostate (item 307) : terrain, troubles fonctionnels urinaires, TR ;
  - rein (item 308) : hématurie, masse lombaire ;
  - poumon (item 306) : intoxication tabagique, signes fonctionnels pulmonaires, hémoptysie ;
  - thyroïde (item 239) : palpation thyroïdienne.

> **+** Éléments orientant vers une nature primitive de la tumeur osseuse primitive :
> - pas d'antécédent néoplasique personnel ;
> - enfant, adolescent, adulte jeune.
>
> **+** Éléments orientant vers une tumeur osseuse secondaire :
> - antécédent néoplasique personnel ;
> - âge > 50 ans.

- La radiographie standard est toujours le 1er examen nécessaire.

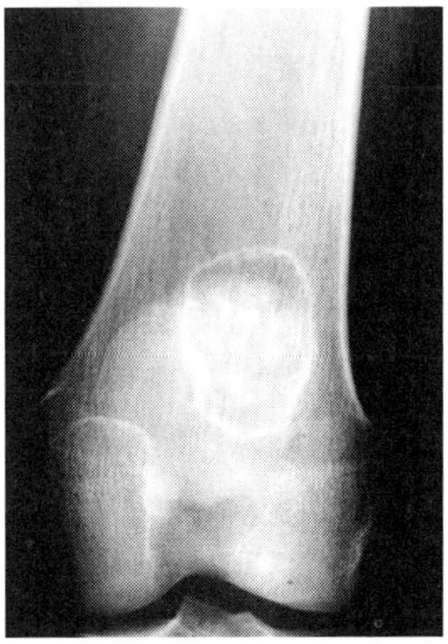

Fig. 1. Lésion métaphysaire inférieure de fémur découverte fortuitement chez un jeune homme de 22 ans. Lésion bien limitée, pas de réaction périostée, pas de modification des corticales pas d'extension dans les parties molles. Il s'agit d'une lésion bénigne, non évolutive qui ne sera pas biopsiée et simplement surveillée après avis spécialisé.

Elle doit être réalisée en première intention en présence d'un des signes cités plus haut. Elle est exceptionnellement normale.

- Radiographie de face et profil de la zone douloureuse, suffisamment large (étendue à la diaphyse fémorale pour une douleur du genou par exemple).
- L'analyse de la radiographie permet :
  - d'évoquer une tumeur osseuse ;
  - de préciser son étendue, parfois son caractère pluri-focal ;
  - de rechercher des signes d'agressivité faisant suspecter une tumeur maligne ou bénigne active et agressive.
- Cette analyse doit être systématique :
  - siège de la lésion : os atteint (diaphyse / métaphyse / épiphyse / étendue) ;
  - son développement intra-osseux (le plus souvent), extra-osseux (exostose) ou les 2 (dans ce cas suspecte de lésion maligne ou bénigne agressive) ;
  - son caractère :
    - ostéolytique (destruction osseuse) ;
    - ostéocondensant (densification osseuse) ;
    - mixte le plus souvent ;
  - on étudie particulièrement 4 points qui signent l'agressivité :
    - le caractère mal limité de la lésion (difficile d'en dessiner les contours) ;
    - la présence d'appositions périostées (qui peuvent donner l'aspect d'éperon à la surface de l'os) ;
    - la disparition de la corticale (détruite par l'ostéolyse ou incluse dans l'ostéocondensation) ;
    - des calcifications des parties molles (qui signent l'extension extra-osseuse, parfois calcifiée réalisant alors l'aspect en « feu d'herbe »).

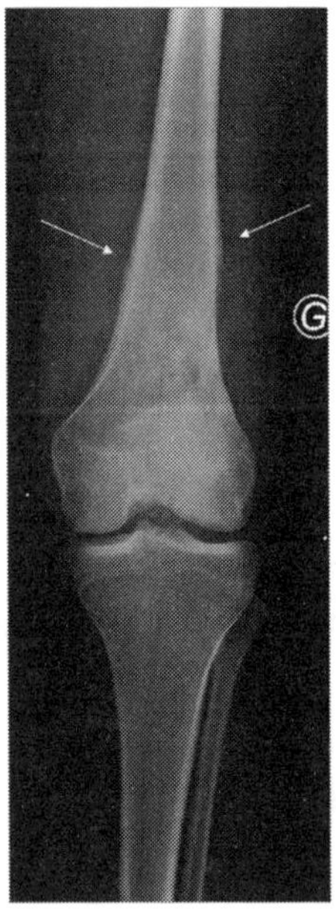

Figs. 2. Ostéosarcome du fémur chez un jeune de 17 ans.

2a. La radiographie standard permet de suspecter une lésion maligne ou agressive devant la présence des appositions périostées (flèches).

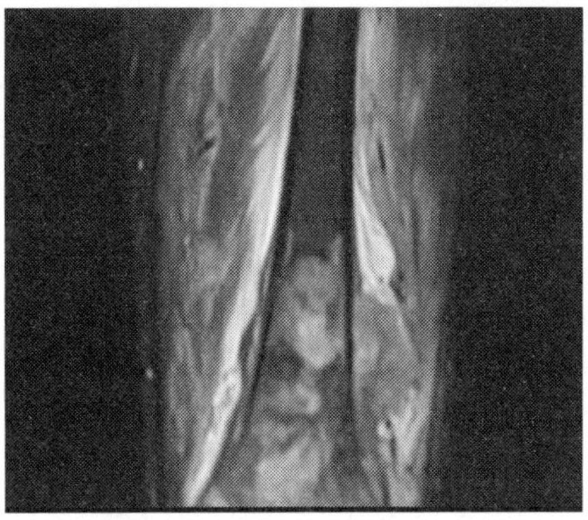

2b. L'IRM confirme la large extension dans les parties molles.

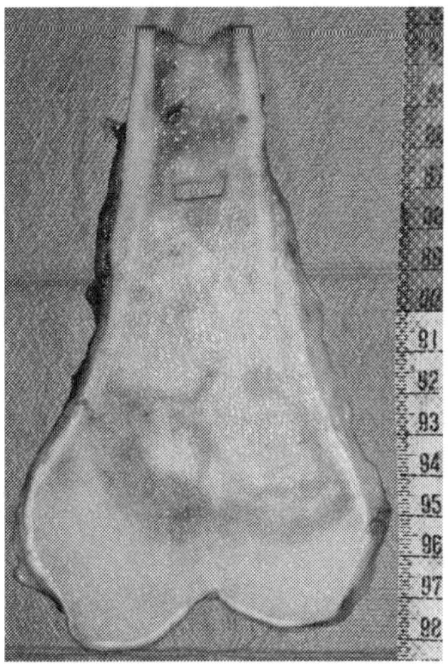

2c. Pièce de résection après chimiothérapie.

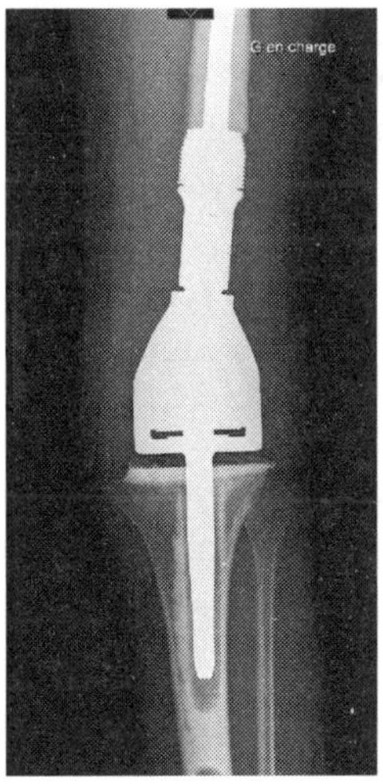

2d. Reconstruction par une prothèse massive.

C. Au terme de ce bilan

- Soit on soupçonne une tumeur osseuse secondaire (sujet de plus de 50 ans, clinique suspecte, image agressive à la radio).

  Il faudra alors compléter par un bilan à visée étiologique (recherche de la tumeur primitive) :

- biologique :
  - NFS : anémie (gammapathies, lymphome), lymphopénie et hyperéosinophilie (lymphome), plasmocytes dystrophiques ou plasmocytose supérieure à 10 % des leucocytes circulants (myélome, item 317) ;
  - CRP (sujet jeune, sans pathologie inflammatoire connue) : éliminer une ostéite ;
  - électrophorèse des protides sériques (gammapathies), protéinurie de Bence-Jones (myélome) ;
  - PSA (dépistage annuel systématique recommandé de 50 à 75 ans) ;
  - bilan phospho-calcique : éliminer une hyperparathyroïdie (lésions ostéolytiques secondaires, appelées « tumeurs brunes »), rechercher une hypercalcémie (item 319) souvent associée aux gammapathies (30 % des patients, critère de gravité pour le myélome) ou aux métastases osseuses (20 % des patients) ;
- d'imagerie : radiographie des poumons, scanner thoraco-abdomino-pelvien, échographie thyroïdienne, mammographie (si non à jour, recommandée tous les 2 ans entre 50 et 74 ans sans autre facteur de risque), scintigraphie osseuse.

Ce bilan permet le plus souvent de retrouver une tumeur primitive et le patient sera alors adressé en oncologie (ou hématologie si suspicion d'hémopathie maligne) pour une prise en charge.

Si aucune tumeur primitive n'est retrouvée, la lésion sera suspecte de tumeur primitive = cf. prise en charge ci-dessous.

➤ Soit on soupçonne une tumeur primitive osseuse (sujet jeune, clinique et radiographie évocatrices) :

- s'il s'agit d'une tumeur primitive bénigne identifiée sur la clinique et l'imagerie typiques (cf. infra) :
  - ostéome ostéoïde, kyste essentiel, exostose solitaire, fibrome non ossifiant ;
  - patient adressé sans urgence pour prise en charge en chirurgie orthopédique pédiatrique ou adulte ;
- s'il s'agit d'une lésion agressive suspecte ou indéterminée, et au moindre doute :
  - prise en charge en service spécialisé (cf. ci-dessous) pour :
    - bilan biologique de débrouillage : phosphocalcique (hypercalcémie souvent symptomatique en raison de sa rapidité d'installation), NFS, CRP (toujours éliminer une ostéite) ;
    - TDM, IRM et scintigraphie dans des délais courts ;
- biopsie (chirurgicale ou scannoguidée) en milieu spécialisé.

✚ Dans tous les cas, le diagnostic d'une tumeur maligne ne repose ni sur le compte rendu anatomopathologique, ni le compte rendu d'imagerie mais sur la confrontation en Réunion de Concertation Pluridisciplinaire (RCP Tumeurs ou RCP Sarcome) de :

- la clinique ;
- l'imagerie ;
- l'anatomopathologie.

✚ La liste des centres de référence pour les sarcomes des tissus mous et osseux (respectivement réseau Netsarc / réseau Resos) est disponible sur le site de l'Inca ou directement.

- *www.infosarcomes.org/les-reseaux-netsarc-et-resos.*
- *https://resos.sarcomabcb.org.*
- *http://www.e-cancer.fr/Professionnels-de-sante/L-organisation-de-l-offre-de-soins/Prise-en-charge-des-cancers-rares/Les-cancers-rares-pris-en-charge-par-les-reseaux-nationaux.*

IV. CARTE D'IDENTITÉ DES PRINCIPALES TUMEURS OSSEUSES PRIMITIVES EN 5 POINTS

A. Métastases osseuses

- La plus fréquente des tumeurs osseuses malignes après 50 ans.
- Localisation : potentiellement tous les os mais par ordre de fréquence décroissante : bassin / rachis / fémur.
- Circonstances de découverte : soit lors du suivi du cancer primitif connu soit révélatrice du cancer/ douleurs d'aggravation progressive/ fracture pathologique / signe neurologique pour les localisations au rachis.
- Toujours faire un bilan phosphocalcique (prévenir les complications d'une hypercalcémie).
- Traitement en fonction : tumeur primitive / terrain / état général / bilan évolutif et d'extension de la tumeur primitive.

B. Tumeurs osseuses primitives bénignes

1. Fibrome non ossifiant (aussi appelée lacune métaphysaire)

- la plus fréquente des tumeurs bénignes ;
- métaphyse des os longs (fémur, tibia, etc.), souvent intra-corticale ;
- le plus souvent de découverte fortuite ;
- radiographie standard ++ : lacune métaphysaire excentrée, bien limitée par une condensation osseuse ;
- involution à la fin de la croissance / aucun risque évolutif / le plus souvent aucun traitement ni surveillance particulière nécessaire.

2. Exostose solitaire (aussi appelé ostéochondrome)

- Métaphyse des os longs, au niveau des cartilages fertiles (près du genou / loin du coude), découverte le plus souvent chez l'enfant ou l'adulte jeune.
- Découverte fortuite ou douleur liée à l'activité par « frottement » sur l'exostose.
- Radiographie standard : prolifération osseuse rattachée par un pédicule à l'os, continuité des travées osseuses.
- Arrête de grossir en fin de croissance. Très faible risque de dégénérescence (pour les localisations axiales : bassin, rachis). Mais il faut toujours éliminer une maladie des exostoses multiples : interrogatoire de la famille (maladie transmissible sur le mode autosomique dominant), palpation de toutes les métaphyses, le risque de dégénérescence en sarcome est plus élevé.
- Traitement chirurgical si gêne et douleur.

3. Kyste osseux essentiel

- Lésion kystique, toujours bénigne de l'enfant.
- Révélé dans 80 % des cas par une fracture pathologique.
- Ostéolyse sans signe d'agressivité, métaphyse des os longs, qui migre vers la diaphyse avec la croissance et se comble plus ou moins complètement à la fin de la croissance.
- Traitement en fonction du risque fracturaire : ostéosynthèse préventive au membre inférieur + injection de corticoïdes ou comblement du kyste.

4. Ostéome ostéoïde

- Lésion toujours bénigne, de très petite taille (< 1 cm) diaphyse et corticale des os longs, mais peut toucher tous les os (plus rarement bassin, rachis, etc.), touchant l'adolescent et adulte jeune.
- Douleur caractéristique, nocturne, réveille toutes les nuits moins marquée dans la journée (très large dominante inflammatoire), sensible à l'aspirine ou autres AINS ; constante sans aggravation ni régression depuis plusieurs semaines ou mois.
- Aspect radiographique de simple épaississement cortical (ou non décelable en particulier au niveau du bassin, rachis, etc.), avec dans les cas typiques une image de nidus c'est-à-dire une clarté dans la corticale < 1 cm avec une petite calcification en son centre (le grelot).
- La forte suspicion clinique et radiographique doit faire pratiquer : une scintigraphie osseuse qui confirme une très forte et ponctuelle fixation (le phare scintigraphique) / une TDM qui seule permettra de bien visualiser le nidus et guider le traitement.
- Le traitement de référence est la thermoablation par radiofréquence sous scanner (radiologie interventionnelle) : chirurgie en cas de contre-indication à la radiofréquence.

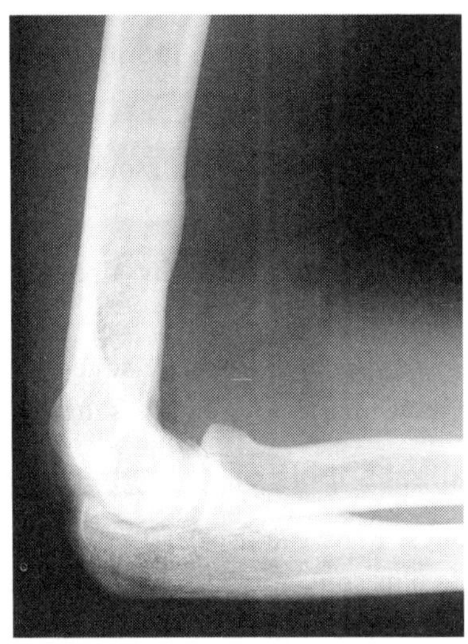

Fig. 3. Ostéome ostéoïde.

3a. Épaississement de la cortical antérieure de l'humérus qui associé à la douleur nocturne et la sensibilité aux anti-inflammatoires sont très évocateurs du diagnostic. Une scintigraphie osseuse et une tomodensitométrie (TDM) sont nécessaires pour confirmer le diagnostic.

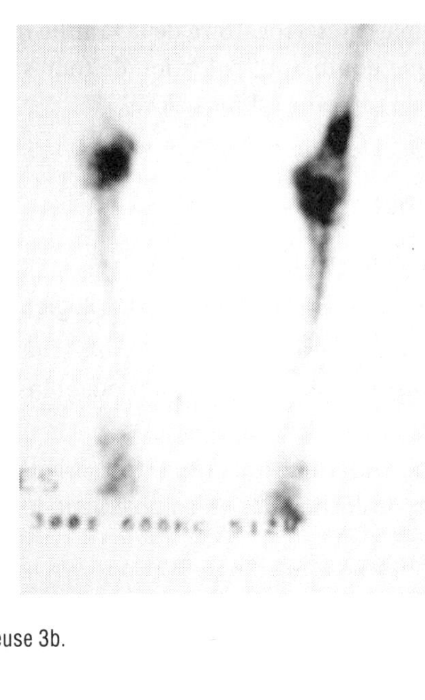

3b. Scintigraphie osseuse 3b.

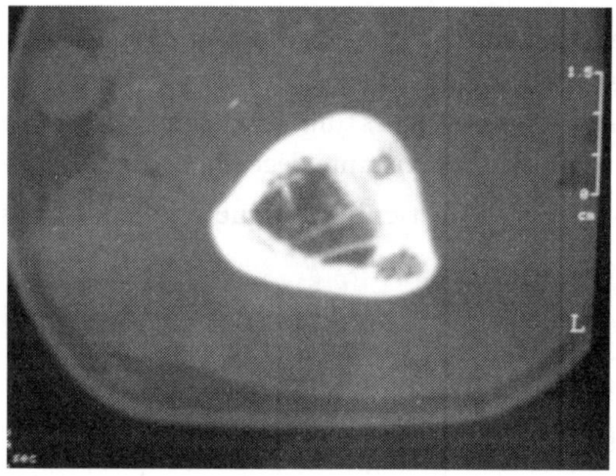

3c. Aspect TDM typique de nidus intracortical de petite taille (< 1 cm).

C. Principales tumeurs malignes osseuses primitives

1. L'ostéosarcome

- La plus fréquente des tumeurs malignes de l'enfant, tumeur qui produit du tissu ostéoïde malin. Deuxième pic de fréquence chez l'adulte après 60 ans, il s'agit alors surtout d'ostéosarcomes sur lésions préexistantes : en territoire irradié, sur maladie de Paget.
- Touche préférentiellement (mais pas exclusivement) la métaphyse des os longs (près du coude, loin du genou).
- La douleur d'aggravation progressive est le premier signe révélateur, la radio doit être réalisée et retrouvera des signes d'agressivité (cf. *supra* dont les calcifications des parties molles, aspect de feu d'herbe).
- La prise en charge dès la suspicion doit être faite en centre spécialisé (imagerie, biopsie chirurgicale, etc.), le bilan d'extension recherchera des métastases pulmonaires rares (15 % au diagnostic).
- Le traitement repose sur la polychimiothérapie néo-adjuvante, suivi d'une chirurgie d'exérèse large, toujours mutilante et d'une chimiothérapie post-opératoire.
- La survie à 5 ans est de 60 % tous stades confondus, la présence de métastases (surtout pulmonaires) et la mauvaise réponse à la chimiothérapie néo-adjuvante étant les facteurs pronostiques les plus péjoratifs.

2. Le sarcome d'Ewing

- Tumeur osseuse de haut grade de malignité, faite de petites cellules rondes, qui touche l'enfant et l'adulte jeune, et affecte plus souvent que l'ostéosarcome les os plats (bassin, ceinture scapulaire) et le squelette axial.
- La douleur est le maître symptôme, aggravation progressive, volontiers associée à des signes neurologiques au rachis : la radio doit être réalisée et retrouvera des signes d'agressivité (cf. *supra*, dont les appositions périostées en pelures d'oignon).
- La prise en charge dès la suspicion doit être faite en centre spécialisé (imagerie, biopsie chirurgicale, etc.). Bilan d'extension recherchera les métastases pulmonaires, osseuses et médullaires fréquentes au diagnostic.
- Le traitement repose sur la polychimiothérapie néo-adjuvante, suivie d'une chirurgie d'exérèse large, toujours mutilante et d'une chimiothérapie post-opératoire : la radiothérapie doit être discutée en alternative ou complément de la chirurgie dans les localisations anatomiques difficiles.
- Survie à 5 ans environ 70 %.

3. Le chondrosarcome

- Tumeur osseuse primitive la plus fréquente de l'adulte, fabriquant une matrice cartilagineuse pathologique, survient plus volontiers en seconde partie de vie (différent de la plupart des autres tumeurs osseuses primitives) ; elle peut survenir sur une lésion bénigne préexistante dégénérée (exostose, enchondrome).
- Touche tous les os, en particulier le squelette axial (bassin, rachis, ceinture scapulaire).
- Il existe des lésions de faible malignité, les plus fréquentes (grade 1, rarement métastatiques et très bon pronostic) et des formes plus agressives (grade 2, 3, dédifférenciées, ou d'autres formes histologiques).
- L'aspect radio est très variable en fonction du type, mais présente des signes d'agressivité (cf. *supra*) : la présence de fines calcifications en « pop-corn » est très évocatrice d'une tumeur cartilagineuse.
- Le traitement est exclusivement chirurgical en milieu spécialisé (cf. *supra*).

D. Tumeur à malignité intermédiaire

La complexité du comportement clinique, de l'histologie et de la génomique de certaines tumeurs fait que leur classement dans les tumeurs malignes ou bénignes est inexact et peut prêter à confusion. C'est le cas de certains chondrosarcomes de très faible grade reclassé dans les « tumeurs cartilagineuses atypiques ». La plus fréquente est **la tumeur à cellules géantes** (classée dans les tumeurs bénignes) :

- lésion de l'adulte jeune (le plus souvent avant 40 ans) ;
- lésion très ostéolytique (autrefois appelée « ostéoclastome » car présence d'un grand nombre d'ostéoclastes très actifs), présentant le plus souvent des signes d'agressivité (contour mal limité, effractions corticales, extension dans les parties molles) touchant préférentiellement les épiphyses des os longs (près du genou, loin du coude) ;
- dès la suspicion, prise en charge en milieu spécialisé, comme une tumeur maligne jusqu'à preuve histologique du contraire ;
- le traitement repose sur la chirurgie, souvent mutilante au niveau des grosses articulations ; un traitement par Denosumab (anticorps monoclonal anti-RankL) peut être proposé en RCP dans les formes pour lesquelles la chirurgie serait trop invalidante ;
- risque de récidive élevé (10 à 30 %) et très faible de métastases pulmonaires « bénignes » (< 4 %).

Chapitre 11

Item 329

PRISE EN CHARGE IMMÉDIATE PRÉ-HOSPITALIÈRE ET À L'ARRIVÉE À L'HÔPITAL ; ÉVALUATION DES COMPLICATIONS CHEZ : UN POLYTRAUMATISÉ, UN TRAUMATISÉ DU RACHIS, UN TRAUMATISÉ DES MEMBRES, UN PATIENT AYANT UNE PLAIE DES PARTIES MOLLES, UN TRAUMATISÉ THORACIQUE, UN TRAUMATISÉ ABDOMINAL, UN BRÛLÉ

Philippe ADAM

UE 11. Urgences et défaillances viscérales aiguës

N° 329. Prise en charge immédiate pré-hospitalière et à l'arrivée à l'hôpital. Évaluation des complications chez : un polytraumatisé, un traumatisé du rachis, un traumatisé des membres, un patient ayant une plaie des parties molles, un traumatisé thoracique, un traumatisé abdominal, un brûlé

I. PRISE EN CHARGE D'UN POLYTRAUMATISÉ

- **Définition** : un polytraumatisé est un blessé grave ayant une ou plusieurs lésions dont une au moins met en jeu le pronostic vital, immédiatement ou les jours suivants, par son retentissement respiratoire ou cardio-circulatoire.
- **Difficulté** : la présentation initiale d'un polytraumatisé peut être faussement rassurante et il faut se méfier de l'absence possible de parallélisme entre la présentation clinique initiale et la gravité du traumatisme. Les circonstances de survenue sont un des éléments pouvant orienter vers un traumatisme particulièrement grave.

A. Sur les lieux de l'accident

1. Rôle des secouristes

- Les secouristes sont les premiers sur les lieux et leur première tâche est d'éviter un suraccident.
- Il convient donc de protéger et sur la route en particulier, de baliser la circulation dans les deux sens afin de protéger les blessés et faciliter l'accès des secours.
- L'alerte des secours se fait par appel au centre 15. L'objectif est d'aider à définir les besoins matériels et humains, en précisant le nombre et en estimant la gravité des blessés, le lieu et l'heure de l'accident. Si possible, ils renseignent sur le type d'accident, en appréciant une décélération, un choc direct, un traumatisme balistique, une explosion et en recherchant l'existence d'une menace vitale imminente.
- Les gestes de premier secours ne doivent pas aggraver des lésions existantes. Tout blessé inconscient est un traumatisé du rachis jusqu'à preuve du contraire, aussi, toute mobilisation se devra de respecter l'axe tête-cou-tronc. Le blessé (et le secouriste) doit en premier lieu être mis à l'abri. Puis il faut s'assurer de la liberté des voies aériennes supérieures et vérifier l'absence de corps étranger intrabuccal ou pharyngé. En cas d'état de mort apparent il faut débuter une ressuscitation cardiorespiratoire. Les hémorragies externes sont contrôlées par compression et en cas d'inefficacité par le recours à un garrot. Le blessé dès ce stade doit être couvert pour lutter contre la tendance à l'hypothermie.

2. Rôle du SAMU/SMUR

Dans le cas d'un polytraumatisé, le relais des secouristes est pris par le SAMU/SMUR. Son rôle est d'assurer une évaluation initiale rapide et aussi précise que possible, tout en prenant en charge les défaillances vitales et en assurant la mise en condition pour permettre une évacuation du blessé dans les meilleures conditions de sécurité possibles.

a. L'évaluation initiale

L'évaluation initiale comporte un schéma horodaté des lésions et cette évaluation sera réitérée. Les constantes vitales sont recueillies : Tension Artérielle, Fréquence cardiaque, Fréquence Respiratoire, Température, SpO_2, glycémie par dextro et Hémocue de référence, qui ne présente à ce stade pas de parallélisme avec la spoliation sanguine.

Les signes de défaillance vitale sont recherchés. Il est largement répandu d'utiliser une approche de type « A,B,C,D », avec A pour Airways ie la liberté des voies aériennes, B pour Breathing soit la fonction respiratoire, C pour Circulation, D pour Disabilities qui comprend l'atteinte neurologique ainsi que l'appareil locomoteur avec les luxations et fractures.

- **Sur le plan respiratoire**
  - Les signes d'alerte sont une Fréquence Respiratoire supérieure à 30/', une SpO_2 < 90 %, l'existence d'une dyspnée et à l'inspection un emphysème cervico-thoracique. Les signes en faveur d'une Détresse respiratoire aigüe sont la cyanose (évoquant une hypoxie), les sueurs (évoquant une hypercapnie).
  - Les mesures thérapeutiques comportent la libération des voies aériennes supérieures, (aspiration, dégagement de la cavité buccale, etc.) pouvant nécessiter la mise en place d'une canule de Guédel voire une intubation orotrachéale, l'oxygénothérapie en visant une SpO_2 > 95 %. La ventilation mécanique peut être débutée, mais si un pneumothorax compressif est présent, l'exsufflation à l'aiguille de celui-ci est à effectuer en premier lieu.
- **Sur le plan hémodynamique**
  - Les signes d'alerte sont une pression artérielle systolique < 90 mmHG, une fréquence cardiaque 120/', un pouls filant, une pâleur et une augmentation du temps de recoloration cutanée. Les signes de choc hémodynamique

comportent les marbrures, une tachycardie (FC > 120/'), un collapsus tensionnel (Pas < 90 mmHG). Les signes d'insuffisance cardiaque sont à rechercher. En faveur d'une insuffisance cardiaque droite on retrouve une turgescence des jugulaires ou un reflux hépato-jugulaire et en faveur d'une insuffisance cardiaque gauche, des crépitants évocateurs d'un œdème aigu du poumon.

- Les mesures thérapeutiques comportent le remplissage par des cristalloïdes, éventuellement associé à un vasopresseur (Noradrénaline) avec pour objectif de maintenir une Pression Artérielle Moyenne supérieure à 65 mmHg. La lutte contre les déperditions sanguines débute au plus tôt, par l'hémostase voire la suture de plaies hémorragique en particulier du scalp, le recours à des pansements compressifs et si cela est nécessaire au garrot. Les segments de membre sont alignés et les foyers de fracture immobilisés par des attelles.

➤ **Sur un plan neurologique**

- Le calcul du score de Glasgow est bien adapté à l'évaluation des patients traumatisés, mais son caractère pronostic est perturbé dès lors qu'il existe une intoxication (alcoolique en particulier) associée. Un score inférieur ou égal à 13 est à risque de complications. L'examen initial analyse aussi l'état des pupilles et apprécie le réflexe photomoteur. En cas de score de Glasgow inférieur à 8 l'indication d'une intubation oro-trachéale est habituellement retenue. Dans ce cas, la profondeur d'un coma peut s'apprécier au moyen des réflexes du tronc cérébral. Les réflexes cilio-spinal, fronto-orbitaire et oculocéphalique vertical explorent le di-encéphale, les réflexes photomoteur, cornéen, massétérien et oculo-céphalique horizontal le mésencéphale et le réflexe oculo-cardiaque le bulbe. L'examen neurologique recherche une anomalie de la sensibilité ou de la motricité distale, une abolition des réflexes ostéotendineux, une modification du réflexe cutané plantaire faisant évoquer un syndrome pyramidal, des signes d'hypertension intracrânienne et fait préciser l'existence d'une éventuelle perte de connaissance initiale. En cas d'intubation orotrachéale, une sédation est administrée, combinant un hypnotique et un morphinique.

Tableau 1. **Calcul du Score de Glasgow : SG = V + Y + M**

Points	Réponse verbale (V)	Ouverture des yeux (Y)	Réponse motrice (M)
1	nulle	nulle	nulle
2	incompréhensible	à la douleur	extension stéréotypée
3	inapropriée	à la demande	flexion stéréotypée
4	confuse	spontanée	évitement
5	normale		orientée
6			aux ordres

- En cas de suspicion d'engagement cérébral.
- L'existence d'une asymétrie pupillaire sous la forme d'une mydriase unilatérale aréactive faisant craindre un engagement est à traiter comme un engagement en préhospitalier en préservant la pression de perfusion cérebrale, tout en diminuant la pression intracrânienne par l'hyperventilation, l'osmothérapie et l'anesthésie générale.

➤ **Les lésions associées**

En plus des lésions pouvant engager le pronostic vital à court terme il est important de rechercher des lésions associées qui peuvent aggraver le pronostic et être source de complications à court, moyen voire plus long terme. Il s'agit en particulier d'évoquer des lésions susceptibles de décompenser rapidement une hémodynamique encore compensée au moment de la prise en charge initiale. Cette recherche doit être stéréotypée avec une démarche qui peut être décrite comme centrifuge :

- **Au niveau du crâne**, une plaie du scalp peut être source d'une spoliation sanguine majeure qui doit être tarie. Un traumatisme facial, par l'œdème fréquemment associé, peut rapidement compromettre la liberté des voies aériennes et nécessite leur sécurisation précoce. Un traumatisme facial peut également s'intégrer dans le cadre de lésions crânio-encéphaliques suceptibles de s'aggraver. Une embarrure, possiblement ouverte, est à rechercher. Une fuite de LCR est à diagnostiquer précocement, en raison du risque de complication infectieuse méningée qu'elle implique. Cet écoulement se fait en particulier au niveau des orifices naturels, sous forme de rhinorrhée ou d'otorrhée, volontiers associés à un écoulement hémorragique.
- **Une lésion rachidienne** est à évoquer en cas de douleur à la palpation des épineuses. Chez un blessé inconscient, une atteinte rachidienne est suspectée jusqu'à preuve du contraire. Un syndrome médullaire sous-lésionnel est à rechercher mais l'atteinte neurologique peut également se faire sous la forme d'une atteinte radiculaire susceptible d'aggravation.
- **Au niveau thoracique**, à l'inspection on recherche une respiration paradoxale en cas de volet costal étendu. L'auscultation recherche une asymétrie en faveur d'un hémo-(matité) ou d'un pneumothorax (tympanisme).
- **Au niveau abdominal**, l'existence d'une matité des flancs est en faveur d'un épanchement, alors qu'une défense précoce serait plutôt en faveur d'une lésion d'un organe creux. Des douleurs des épaules peuvent être le fait de douleurs projetées, prenant leur origine au niveau hépatique ou splénique.
- **Au niveau pelvien**, la recherche d'une lésion instable du bassin par la mobilisation vive des ailes iliaque est susceptible d'augmenter la spoliation sanguine. En cas de douleur ou de déformation à ce niveau et en particulier s'il existe un aspect de rotation externe du ou des membres inférieurs, la mise en place en préhospitalier d'une ceinture pelvienne en regard des trochanters permet de limiter les possibilités d'expansion d'un hématome rétropéritonéal et peut permettre de limiter la spoliation sanguine.
- **Au niveau des membres**, la palpation du cadre osseux recherche une douleur chez un blessé conscient, ou une déformation ou encore une attitude vicieuse, volontiers irréductible lorsqu'il existe une luxation associée. La recherche des pouls est consignée, en tenant compte d'une éventuelle hypotension majeure quant à la réalité d'une ischémie si les pouls ne sont pas perçus. L'alignement des membres est à effectuer au plus tôt pour améliorer la vascularisation et le drainage de retour. L'examen du revêtement cutané recherche des ouvertures plus particulièrement en regard de foyers de fracture, mais également des décollements, des signes de contusion et des brûlures qui pourront nécessiter une prise en charge spécifique. Cet examen se doit d'être rapide, afin de ne pas ralentir la prise en charge et le transfert en milieu spécialisé, et éviter qu'une hypothermie ne vienne compliquer encore la prise en charge. L'existence de fractures multiples participe à la spoliation sanguine et il est possible d'estimer ces pertes en fonction des lésions observées en cas de fractures fermées.
- **Sur un plan général**, si celui-ci est réalisable, les données de l'interrogatoire cherchent à préciser l'heure et les circonstances du traumatisme, le mécanisme lésionnel, l'existence de signes fonctionnels comme des troubles de la sensibilité ou des douleurs, renseignent sur des antécédents et l'existence de pathologie pouvant interférer sur la prise en charge de même que la notion de traitements, en particulier anticoagulants, mais également de traitements pouvant modifier la réponse physiologique à une spoliation sanguine (béta-bloquants, etc.). Le status antitétanique est si possible précisé, de même que l'heure du dernier repas.
- **Cette évaluation du blessé se fait sans retarder la mise en condition.**

b. Le conditionnement du patient polytraumatisé

➤ L'immobilisation

L'axe tête-cou-tronc est respecté tout au long de la prise en charge. Au niveau cervical ce respect de l'alignement doit être continu, particulièrement chez un blessé inconscient, y compris lors de la réalisation de manoeuvres comme une intubation. Pendant ces manoeuvres, l'alignement tête-cou-tronc est maintenu manuellement, puis par la mise en place d'une minerve cervicale. Un matelas coquille complète l'immobilisation. Une oxygénothérapie à haut débit en l'absence de pathologie respiratoire préexistante est débutée et deux voies veineuses périphériques de bon calibre permettent le remplissage par apport de cristalloïdes.

➤ Prise en charge des plaies

Les hémorragies externes sont contrôlées en première intention par la mise en place de pansements compressifs stériles. Si ces moyens ne permettent pas un contrôle de l'hémorragie, la mise en place d'un garrot peut être discutée, en notant sur celui-ci l'heure de sa pose. Les plaies sont décontaminées à l'eau stérile, sans pression puis pansées stérilement. Les foyers de fracture sont immobilisés par des attelles, après avoir réaligné le membre. En cas de fracture ouverte, l'antibioprophylaxie doit être débutée au plus tôt, idéalement en préhospitalier, par Augmentin ou le cas échéant, selon un protocole local de prise en charge.

➤ L'antalgie

- Le traitement antalgique est adapté à l'évaluation de la douleur et peut requérir le recours à la titration de morphine intraveineuse. Pour lutter contre l'hypothermie, la rapidité de prise en charge et la mise en place d'une couverture de survie sont de mise, permettant un transfert médicalisé vers un centre de traumatologie adapté à la prise en charge du blessé, dont l'équipe de garde et notamment l'anesthésiste réanimateur aura été prévenue. Ce transfert se fait sous surveillance des paramètres vitaux : scope avec mesure de la Pression artérielle, fréquence cardiaque, SaO_2, conscience, coloration.
- Au terme de la prise en charge sur les lieux de l'accident, trois situations schématiques peuvent être distinguées.

➤ L'orientation

- Les patients les plus graves, considérés comme de catégorie 1, s'aggravent malgré le remplissage massif avec un choc hémorragique non contrôlé et sont redevables d'une prise en charge dans le centre d'urgence le plus proche dont les équipes chirurgicales et les réserves transfusionnelles sont disponibles, avec possibilité de prise en charge directe au bloc opératoire.
- Les patients dont l'hémodynamique est stabilisée par le remplissage, avec un syndrome hémorragique actif et un contrôle tensionnel dépendant du remplissage sont considérés comme de catégorie 2 et sont orientés vers un servie d'accueil des urgences disposant d'un plateau technique.
- Les patients dont l'hémodynamique est restée stable peuvent être orientés vers une structure multidisciplinaire où le bilan lésionnel pourra être affiné par la réalisation rapide d'un body-scanner, avec pour objectif le diagnostic précoce de lésions encore occultes pouvant se décompenser secondairement.

B. Conduite à tenir à l'arrivée d'un patient polytraumatisé aux urgences

1. L'accueil

- L'accueil d'un patient polytraumatisé s'effectue au Service d'Accueil des Urgences Vitales (= déchocage).
- **L'inspection** du patient doit être complète, comprenant la face antérieure et également la face postérieure (plaies, déformations, orifice de sortie, etc.). Parallèlement il faut lutter contre l'hypothermie par la mise en place d'une couverture chauffante. Si cela n'a pas encore été effectué, des voies veineuses de gros calibre sont posées.
- Au déchocage, **l'anamnèse** est précisée. L'examen clinique est complété en cherchant à éliminer une urgence vitale, respiratoire, cardiovasculaire ou neurologique. On recherche en particulier des signes de choc (PaS < 80 mmHg, FC > 120, SaO_2 < 90 %) et de détresse respiratoire. L'examen cranio-facial, abdominal, thoracique, osseux (recherche de déformation, de mobilité anormale, de douleur à la palpation si le blessé est conscient, etc.) et cutané se fait en respectant l'axe tête-cou-tronc. La pose d'une sonde urinaire est classiquement contre-indiquée en cas d'uréthrorhagie, sauf si une uréthrographie rétrograde a permis d'éliminer une lésion uréthrale. Un ECG est effectué, à la recherche d'anomalie électrique pouvant rentrer dans le cadre d'une contusion myocardique.

2. Le bilan d'imagerie et la biologie de débrouillage

- Le bilan d'imagerie de débrouillage comporte une radiographie du Thorax de face et une radiographie du bassin de face, ainsi qu'une échographie recherchant une épanchement intrapéritonéal mais aussi un épanchement pleural ainsi qu'une anomalie de la contractilité des cavités cardiaques.
- Un bilan biologique est effectué qui comporte les éléments suivants :
  - un bilan pré-transfusionnel avec groupage ABO et Rhésus, recherche d'agglutinines irrégulières, numération formule sanguine et dosage des plaquettes, bilan d'hémostase (TP, INR, TCA) ;
  - un bilan circulatoire et cardiaque avec dosage des lactates, CPK, Troponine, un bilan de la fonction ventilatoire (Gaz du sang), un bilan de la fonction rénale (iono, urée et créatinine à la recherche d'une insuffisance rénale aigüe) ;
  - un bilan de la fonction hépatique (BHC, recherchant un foie de choc) ;
  - un bilan hématologique (plaquettes, fibrinogène, d-dimères pouvant augmenter en cas de coagulation intravasculaire disséminée) ;
  - un dosage de la glycémie et la recherche de toxiques (alcoolémie, selon orientation diagnostique).

3. Le traitement symptomatique

- La prise en charge du patient en SAUV comprend un volet symptomatique avec : une analgésie-sédation par morphine, paracétamol intra-veineux et hypnotique, et le traitement du choc hémorragique, associant un remplissage vasculaire par colloïdes et l'administration de noradrénaline en cherchant à obtenir une Pression Artérielle Moyenne cible de 65 mmHg, la transfusion de culots érythrocytaires en visant une Hémoglobine cible à 7 g/dl, la transfusion de plasma frais congelé en cherchant un TP cible à 30 %, la transfusion de concentrés plaquettaires pour viser un taux de plaquettes de 50 G/l.
- Chez un patient pour lequel les manoeuvres de réanimation ne sont pas efficaces, la prise en charge des lésions vitales se fait d'emblée au vu des éléments de ce bilan minimal. Les urgences vitales peuvent être neurologiques, comme un hématome extra-dural avec signes d'engagement (signes déficitaires controlatéraux au point d'impact, mydriase homolatérale, altération de l'état de conscience), cardio circulatoire avec une hémorragie interne ou externe ou mixte, ou encore

respiratoire. En cas d'instabilité hémodynamique par hémothorax ou hémopéritoine abondant évocateur d'une lésion vasculaire non contrôlée, l'indication est chirurgicale en urgence à visée d'hémostase. En cas de lésion du bassin avec instabilité hémodynamique majeure, une stabilisation du cadre osseux par un clamp pelvien en l'absence de fracture de l'aile iliaque ou une bride antérieure, peut être complétée par une artérioembolisation. Chez un patient instable initialement mais stabilisable par le remplissage, le bilan est complété par des radiographies des segments douloureux et/ou déformés et la réalisation d'un TDM corps entier. Le traitement des urgences fonctionnelles ne peut être envisagé qu'une fois les urgences vitales traitées.

- Les urgences fonctionnelles prioritaires comportent les lésions ischémiques de membre, les fractures du rachis avec complication neurologique, les luxations et les fractures ouvertes ainsi que les fractures à grand déplacement avec menace cutanée. Puis sur un malade stabilisé, le traitement des autres lésions peut alors être envisagé, en concertation avec l'anesthésiste réanimateur. En cas de lésions multiples il peut être opté pour un traitement en deux temps des lésions fracturaires, avec une stabilisation première par traction ou plutôt par fixateur externe, qui a l'avantage sur la traction de faciliter le nursing, avant une ostéosynthèse définitive ultérieure. Ce type de prise en charge avec une stabilisation provisoire des lésions ostéoarticulaires correspond à l'appellation de « Damage Control Orthopédique ».

II. PRISE EN CHARGE EN URGENCE DES LÉSIONS DU RACHIS

Objectifs : connaître les différents types de lésions rachidiennes. Comprendre la notion d'instabilité. Orienter la prise en charge.

A. Généralités

Devant tout polytraumatisé il faut, jusqu'à preuve du contraire, suspecter un traumatisé du rachis, et à contrario, l'existence d'un traumatisme du rachis doit faire suspecter un polytraumatisme.

1. La prise en charge initiale

Lors de la prise en charge initiale, et jusqu'à ce qu'une lésion du rachis ait pu être éliminée, le respect de l'axe tête-cou-tronc est fondamental. Lors du ramassage et du transport cet axe est maintenu par l'emploi d'une minerve cervicale et d'un matelas coquille. Deux situations doivent être distinguées selon qu'il existe ou non des lésions neurologiques. Les lésions du rachis avec atteinte neurologique sont a priori redevables d'un traitement chirurgical en urgence. Les lésions du rachis non neurologiques n'ont pas le même degré d'urgence et les modalités de leur traitement sont fonction de leur stabilité et peuvent présenter des spécificités selon les écoles.

2. Généralités sur l'imagerie rachidienne

L'imagerie est indispensable au diagnostic des lésions rachidiennes. L'analyse des clichés est aidée par une lecture stéréotypée des clichés, rendue nécessaire par le caractère métamérique du rachis. On peut ainsi décrire des segments verticaux et des segments horizontaux. Les segments verticaux, normalement superposés, sont visualisés sur les clichés radiographiques de profil et sur les reconstructions sagittales d'une tomodensitométrie ou d'une IRM. Les segments verticaux comportent, de l'avant vers l'arrière : le segment vertébral antérieur constitué du corps vertébral ; le segment vertébral moyen qui correspond au mur postérieur du corps vertébral, aux pédicules et aux massifs articulaires ; et le segment vertébral postérieur qui correspond aux lames et aux processus épineux. Horizontalement, les segments se composent du corps de la vertèbre en avant et du segment mobile rachidien en arrière, qui lui-même se compose du ligament longitudinal antérieur, du disque intervertébral, du ligament longitudinal postérieur, des ligaments jaunes, de la capsule articulaire, des ligaments inter-épineux et des ligaments sus-épineux.

3. Analyse clinique

Sur un plan clinique, tous les traumatisés du rachis ne présentent pas de lésion médullaire, mais celle-ci doit être recherchée et consignée, et l'examen doit également être réitéré dans le temps et en particulier après toute mobilisation, à la recherche d'une extension ou de l'apparition d'une atteinte neurologique. L'existence d'une telle atteinte est synonyme d'urgence chirurgicale.

Dans la littérature française, le niveau de l'atteinte correspond au premier niveau déficitaire sous-lésionnel.

En fonction de la hauteur de l'atteinte il est possible de déterminer des niveaux d'atteinte médullaires :

- Un niveau médullaire C3-C4 entraîne une paralysie diaphragmatique avec arrêt respiratoire requiérant une intubation et une ventilation mécanique.
- Un niveau médullaire C4 à C7 entraîne une atteinte des muscles intercostaux et abdominaux avec une baisse de la capacité vitale.
- Un niveau médullaire C7 entraîne une paralysie des membres supérieurs et correspond à une tétraplégie.
- Un niveau médullaire entre Th1 et Th6 entraîne une atteinte du système autonome sympathique avec hypotension et bradycardie.
- Un niveau S1 entraîne une atteinte du système nerveux autonome sphinctérien avec incontinence anale et vésicale.

Au niveau du rachis cervical, où les traumatismes sont les plus fréquents, on distingue les atteintes du rachis cervical supérieur qui correspond à l'atlas et à l'axis où les lésions de type fracturaires prédominent ; et les atteintes du rachis cervical inférieur de C3 à C7 où les entorses et luxations prédominent.

Au niveau du rachis thoracolombaire, les traumatismes sont les plus fréquents en Th12-L1, ce qui correspond à la zone de transition de la charnière thoracolombaire, et en Th5-Th6 qui correspond au sommet de la cyphose thoracique.

L'atteinte du segment cervical moyen ou du segment mobile rachidien est source d'instabilité ce qui nécessite une prise en charge urgente.

Les éléments d'orientation vers une atteinte rachidienne, en plus du contexte évocateur dans le cas d'un patient polytraumatisé, sont la perception d'un craquement au niveau rachidien, l'existence de douleurs rachidiennes, l'existence d'une raideur ou au contraire la perception d'une instabilité notamment cervicale et enfin la notion de paresthésies ou de faiblesse au niveau des membres, voire de paralysie.

L'examen général recherche une atteinte de la fonction respiratoire, pouvant être le fait d'une paralysie diaphragmatique ou des muscles intercostaux ou abdominaux selon le niveau. Une bradycardie, une hypotension voire un arrêt cardio-respiratoire peuvent être liés à un choc spinal cervical. Des lésions associées sont recherchées et doivent être prises en compte, afin de déterminer la meilleure séquence de prise en charge de l'ensemble des lésions.

L'examen clinique du rachis recherche un syndrome rachidien qui correspond à des douleurs localisées et une raideur segmentaire. À l'inspection on recherche une ecchymose, une déformation localisée, une saillie d'une épineuse. Lors de l'examen clinique il est important de noter le niveau vertébral et le niveau neurologique lorsqu'il existe une telle atteinte. Ces deux niveaux, vertébral et neurologique ne sont pas équivalents.

L'examen du blessé rachidien comporte un examen neurologique qui doit être consigné et répété au cours du temps.

a. Le syndrome lésionnel

Désigne le siège de la lésion. Il s'agit de la moelle et des racines touchées au niveau de la lésion où il n'y a plus de possibilité de circuit réflexe avec un tableau clinique qui à ce niveau prend de ce fait l'apparence d'une atteinte périphérique. Le syndrome lésionnel correspond à une paralysie flasque des muscles commandés à partir du niveau médullaire atteint et/ou des racines qui en sont issues, avec une atteinte sensitive et une abolition des reflexes ostéotendineux. Le niveau lésionnel s'évalue par l'examen de la sensibilité épicritique par dermatome, de manière bilatérale, en notant le caractère complet ou incomplet. Le niveau lésionnel correspond au premier métamère atteint.

b. Le syndrome sous-lésionnel

Traduit la souffrance des cordons médullaires en dessous de la lésion, entraînant un déficit avec des réflexes perturbés, une atteinte sensitive, des troubles sphinctériens. Il peut s'agir d'une paraplégie flasque devenant spastique par la suite. Il comprend, isolément ou en associations variées, un syndrome pyramidal (réflexes tendineux diffusés, clonus du pied, signe de Babinski), un syndrome cordonal postérieur (déficit proprioceptif), un syndrome spino-thalamique (déficit thermoalgésique avec parfois distorsion, retard et diffusion du stimulus). La limite supérieure des troubles sensitifs définit un niveau sensitif, très caractéristique, mais ne constituant pas nécessairement un niveau lésionnel. Le choc spinal correspond à la phase aiguë de l'atteinte pyramidale.

c. L'examen neurologique d'un blessé vertébro-médullaire

Avec la détermination du score ASIA, l'examen suit une procédure simple mais complète permettant d'obtenir des renseignements cliniques exhaustifs dans un temps minimum. Cet examen se décompose ainsi en :

- Cotation de la force musculaire (de 0 à 5), avec recherche de paralysie phrénique et recherche d'une atteinte des muscles intercostaux.
- Etude de la sensibilité (superficielle, proprioceptive, thermoalgique), relativement facile lorsque le patient est conscient et coopérant, mais très complexe voire impossible en cas d'anesthésie pour intubation ou en cas de troubles de la vigilance.
- Recherche des réflexes ostéotendineux.
- Recherche des signes pyramidaux (qui sont inexistants en cas de choc spinal).
- L'examen du périnée (sensibilité périnéale, tonicité et contraction volontaire du sphincter anal, réflexe anal) est essentiel pour permettre de diagnostiquer des atteintes incomplètes ou des atteintes en cas de traumatisme de la région sacrée.
- Recherche de signes péjoratifs (évoquant une libération médullaire en cas de syndrome complet) : Signe de Guillain (= flexion tonique du gros orteil) ; Priapisme ; Réflexe bulbo-caverneux chez l'homme et clitorido-anal chez la femme.

Au terme de cet examen neurologique, il est possible de coter le patient en fonction du niveau lésionnel et de l'importance du déficit éventuel. L'importance du déficit est résumée dans la classification de Frankel en 5 grades.

B. Les différents syndromes neurologiques observés

Le tableau neurologique observé, notamment en cas de lésion incomplète, est un élément d'orientation sur la topographie de l'éventuelle atteinte médullaire.

1. Les lésions médullaires complètes

Dans certains cas, en urgence, il est difficile de dissocier de façon formelle une atteinte médullaire complète d'une lésion incomplète. En cas d'atteinte neurologique complète, un choc spinal est toujours associé à cette atteinte neurologique complète à la phase initiale. Ce choc spinal apparaît au décours immédiat du traumatisme et se caractérise par une abolition de tous les réflexes en-dessous de la lésion médullaire. Cette dépression des réflexes est transitoire jusqu'à l'apparition de la phase d'automatisme médullaire qui se caractérise par la récupération d'arcs réflexes autonomes. La phase de choc spinal doit être distinguée d'une sidération médullaire dont la rapidité de récupération neurologique en quelques minutes ou quelques heures permet de faire le diagnostic. En cas de sidération médullaire, n'y a pas de lésion anatomique de la moelle ni d'apparition secondaire d'un automatisme ultérieurement.

Sur le plan cardio-vasculaire, l'atteinte médullaire entraîne la disparition de l'activité sympathique et la perte des réflexes d'adaptation dans le territoire sous-lésionnel. Les conséquences cardiovasculaires sont d'autant plus importantes que la lésion médullaire est haut située, en pratique au-dessus de Th6. La disparition du tonus sympathique est responsable d'une vasoplégie sous-lésionnelle et donc d'une hypovolémie relative avec diminution des résistances systémiques, diminution du retour veineux et diminution du débit cardiaque. Il existe une diminution des possibilités d'adaptation aux variations de la volémie, amplifiant les effets d'un choc hémorragique. Le système parasympathique demeurant lui efficient, notamment au niveau cardiaque, ce déséquilibre enttre système parasympatique et sympatique rend compte de la bradycardie habituelle de ces patients. Cette bradycardie existe surtout chez les traumatisés cervicaux et est maximale au 4e jour. L'hypertonie parasympathique peut être responsable de bradycardies extrêmes voire d'arrêts cardio-circulatoires au cours de stimulations telles qu'une aspiration bronchique. La probabilité d'un arrêt cardio-circulatoire brutal est d'autant plus grande que le patient est hypoxique et hypothermique. Une atteinte cervicale haute (C1-C2) est fréquemment responsable d'un arrêt cardiaque au moment du traumatisme. L'atteinte médullaire haute s'accompagne d'une moindre tolérence aux surcharges volémiques. Le risque d'œdème pulmonaire devient majeur en cas d'association à une contusion pulmonaire ou myocardique. Sur le plan ventilatoire, l'atteinte est étroitement dépendante du niveau lésionnel. Audessus de C4, émergence des nerfs phréniques, il existe une paralysie diaphragmatique et la dépendance ventilatoire est complète, nécessitant une ventilation contrôlée. Dans les atteintes cervicales basses (C4 à C7) et thoraciques hautes, la conservation de l'activité diaphragmatique permet une autonomie ventilatoire. En raison de la disparition de tout ou partie des muscles intercostaux, et de l'absence d'abdominaux, cette autonomie est relative et précaire. Après une lésion médullaire C4-C7, la capacité vitale est réduite (50 % de la normale) par diminution du volume de réserve expiratoire plus que du volume de réserve inspiratoire, tandis que le volume résiduel est augmenté (+50 %) et la capacité résiduelle fonctionnelle diminuée. Surtout, il y a une amputation majeure des principaux muscles expiratoires qui permettent une toux efficace (abdominaux, intercostaux). Ces patients sont à risque de développer un encombrement bronchique et des atélectasies. Dans les atteintes thoraciques basses et lombaires, les problèmes ventilatoires sont mineurs. Les muscles abdominaux sont intacts pour des atteintes en dessous de Th12.

L'intubation des patients est rarement nécessaire lorsqu'il existe un traumatisme rachidien isolé. Si elle est justifiée, notamment en pré-opératoire immédiat, elle est faite, en cas de lésion cervicale, avec une grande prudence afin d'éviter toute mobilisation intempestive du rachis cervical ou thoracique haut qui risquerait de provoquer l'aggravation des signes neurologiques existants, ou d'entraîner leur apparition chez un patient initialement indemne de tout signe de déficit médullaire.

a. Les tétraplégies complètes

Le tableau est stéréotypé : il y a disparition de toute motricité volontaire et du tonus musculaire. Les troubles sensitifs sont complets avec une atteinte de tous les modes. Il y a une abolition de tous les réflexes, aussi bien ostéo-tendineux que bulbo-caverneux. Il n'y a pas de signe d'irritation pyramidale. Il s'agit bien là d'une atteinte flasque. À ce stade, un priapisme est un élément de mauvais pronostic. L'existence d'un réflexe bulbo-caverneux dans un tel tableau est probablement plus si- gnificative d'une automatisation précoce que d'une lésion incomplète.

Il faut dissocier les lésions du rachis cervical supérieur des lésions du rachis cervical inférieur. L'élément majeur de l'atteinte neurologique au-dessus de C4 est la perte de l'autonomie respiratoire par paralysie diaphragmatique. Les troubles neurovégétatifs y sont extrêmement fréquents, notamment par dysrégulation avec hypo ou hypertension, hypo ou hyperthermie. En cas de lésion haute, au- dessus de C2, l'atteinte des paires crâniennes IX, X, XI est possible, liée à une atteinte osseuse par compression au niveau de l'émergence des nerfs de la base du crâne dans le trou déchiré postérieur. La lésion est ici radiculaire et non pas directement secondaire à l'atteinte médullaire.

b. Les paraplégies complètes

Les paraplégies complètes sont le fait de lésions siégeant en-dessous de C7. Plus l'atteinte est haut située, plus l'atteinte respiratoire est importante. Ainsi, pour une lésion de niveau Th1, les seuls muscles à activité respiratoire présents sont le diaphragme et les scalènes. Pour des lésions plus basses, le recrutement des intercostaux se fait selon le niveau lésionnel. Les muscles abdominaux ne sont que partiellement conservés pour des atteintes inférieures à Th7 mais sont intacts pour des lésions en dessous de Th12. La zone de sensibilité entre C7 et Th 5 est relativement mal systématisée, au niveau de la base du cou et de la face supérieure des deux épaules. Ceci peut induire des erreurs d'appréciation du niveau et égarer le diagnostic de la topographie de la lésion alors que ce diagnstic est déjà difficile au niveau de la charnière cervico-thoracique.

2. Les lésions neurologiques incomplètes

En cas de tétraplégie ou paraplégie incomplète, différents syndromes sont décrits en fonction du siège anatomique de la lésion médullaire ou radiculaire. Leur connaissance peut permettre d'orienter vers le mécanisme lésionnel et peut déterminer un pronostic évolutif.

a. Le syndrome de Brown-Séquard

Le syndrome de Brown-Séquard associe une perte de la sensibilité profonde à une hémiplégie du même côté et une anesthésie thermoalgique contro-latérale, et cela de manière plus ou moins nette. Il est observé en cas de lésion unilatérale de l'axe médullaire. Il est lié au niveau différent de décussation de ces modalités sensitives et motrices. Très fréquent lors des lésions cervicales incomplètes, il est rare au niveau thoracique, où les lésions incomplètes de façon générale sont rares.

b. Le syndrome de contusion antérieure de la moelle

Le syndrome de contusion antérieure de la moelle est lié à une compression des faisceaux antérieurs de la moelle, volontiers le fait d'une expulsion herniaire. Il se caractérise par une atteinte motrice complète alors que la sensibilité tactile est plus ou moins complètement conservée. Son évolution est variable.

c. Le syndrome de contusion centrale de la moelle

Le syndrome de contusion centrale de la moelle est plutôt observé chez les sujets âgés à l'occasion d'un traumatisme sur arthrose cervicale. On retrouve une tétraplégie incomplète avec atteinte variable des membres inférieurs et des membres supérieurs. L'évolution est variable allant de la récupération au décès par tétraplégie et troubles respiratoires.

d. Le syndrome de contusion postérieure de la moelle

Le syndrome de contusion postérieure de la moelle (Roussy-Lhermitte) est caractérisé par une atteinte sensitive prédominante, dont la gravité est fonction de l'importance de la lésion. Les troubles sensitifs peuvent être une hyperesthésie superficielle, une anesthésie du tact fin épicritique et parfois une simple perte de la sensibilité profonde. L'évolution est généralement favorable. Ce tableau s'observe plutôt en cas de traumatisme direct sur le rachis au niveau de ses éléments postérieurs.

e. Les monoplégies

De véritables tableaux de monoplégies peuvent exister. En urgence, le diagnostic différentiel avec une atteinte de type plexuelle peut être difficile.

f. Les lésions du cône médullaire

Les lésions du cône médullaire se caractérisent par l'atteinte de la portion terminale de l'axe neural qui est très fragile à ce niveau. Sur une faible distance, les derniers dermatomes lombaires et les racines sacrées sont regroupés. Le cône terminal est habituellement situé entre les bords inférieurs de L1 et de L2. Sa position et variable selon la position en flexion du rachis. Une lésion du cône médullaire est grave car la récupération sphinctérienne est habituellement de mauvaise qualité, sans possibilité de récupération d'un automatisme ultérieur du fait de la destruction des centres réflexes.

g. Les atteintes de la queue de cheval

Les atteintes de la queue de cheval correspondent à une atteinte radiculaire qui, en fonction du niveau lésionnel, intéresse tout ou partie des racines de L2 à S5. Les racines sont moins sensibles au traumatisme que les lésions médullaires (et particulièrement les lésions du cône terminal) aussi les possibilités de récupération sont plus importantes. Les lésions du cône terminal et de la queue de cheval peuvent cependant être associées et le diagnostic lésionnel précis n'est alors souvent fait qu'au stade de séquelles. La récupération motrice et sensitive est habituellement observée en cas de lésion radiculaire mais de bien moins bonne qualité en cas d'atteinte du cône médullaire.

3. c. SCIWORA. *Spinal Cord Injury WithOut Radiographic Abnormality*

Des tableaux neurologiques sévères ont été rapportés, chez des enfants en particulier, ne présentant aucune lésion radiologiquement décelable sur les clichés standards et le scanner : c'est le syndrome « SCIWORA » des anglo-saxons (« Spinal Cord Injury WithOut Radiographic Abnormality »). Le spectre des symptômes cliniques inclus sous l'acronyme SCIWORA est large puisqu'il comprend des signes neurologiques transitoires ou des déficits neurologiques allant du stade D (parésie avec marche possible) au stade A (atteinte sensitivomotrice complète) de Frankel. Une IRM en urgence est essentielle. Elle permet d'éliminer les lésions extra-médullaires nécessitant une intervention neurochirurgicale en urgence : hématome épidural, hernie discale compressive. La séméiologie IRM des lésions médullaires est variée, en rapport soit avec un œdème, soit avec une hémorragie. On peut observer : une hémorragie aigue sous la forme d'un hyposignal T2 ; une contusion non hémorragique ou une atteinte ischémique sous la forme d'un hypersignal T2 ; une contusion hémorragique sous la forme d'un hyposignal central entouré d'un hypersignal périphérique en T2 ; une section médullaire se traduisant par une solution de continuité du cordon spinal sur toutes les séquences de pronostic sombre. L'IRM a une incidence thérapeutique. Devant des anomalies de signal en IRM, une immobilisation externe est recommandée pour une durée de 12 semaines, associée à une restriction des activités pendant les 12 semaines suivantes. Un traitement par corticoïdes en bolus doit être adjoint dans les 6 premières heures.

4. Le pronostic de récupération

Le pronostic de récupération en cas d'atteinte médullaire est différent selon le type anatomique de la lésion. En cas de commotion médullaire, la récupération est attendue en quelques heures. En cas de contusion médullaire, la récupération est aléatoire. En cas de section médullaire il n'y a pas de récupération.

C. L'imagerie

1. En première intention

- Il s'agit des radiographies standard :
  - Au rachis cervical : Face, Profil, ¾, Face bouche ouverte pour l'analyse de C2 et profile centré sur C1-C2 ;

- Au rachis Thoraco-lombaire : Face, Profil, ¾, clichés centrés sur la charnière thoraco-lombaire de Face et Profil et clichés centrés sur les lésions.

➤ L'objectif est de faire le diagnostic d'une lésion, de déterminer son caractère stable ou instable et de rechercher un rétrécissement canalaire.

➤ Les indications de la tomodensitométrie sont l'existence d'anomalies sur les radiographies mais aussi d'une mauvaise visibilité en particulier sur C6, C7 et Th1. Les coupes sont centrées sur les lésions. Sur la tomodensitométrie, l'analyse porte sur le diamètre du canal rachidien, l'étude du mur postérieur, de l'arc postérieur et du disque.

2. En deuxième intention

➤ L'imagerie en deuxième intention comprend la réalisation de radiographies dynamiques du rachis cervical. Ces clichés dynamiques permettent d'évaluer la stabilité en recherchant des signes d'entorse grave en dehors de contractures para-vertébrales. Les clichés dynamiques sont contre-indiqués en cas de signes neurologiques.

➤ L'IRM du rachis permet de rechercher un élément compressif : hématome, fragment osseux, disque, etc., et permet également l'étude du segment mobile rachidien en renseignant sur la stabilité. L'IRM a un rôle de premier plan dans les tableaux neurologiques sans anomalies radiographiques.

D. Les lésions rachidiennes

Les lésions rachidiennes peuvent être classées selon le mécanisme lésionnel. Du fait des particularités anatomiques selon les niveaux en particulier au niveau cervical, des lésions spécifiques peuvent s'observer.

On distingue les lésions en compression, les lésions en flexion ou en extension/distraction et les lésions en rotation.

1. Le mécanisme de compression

➤ Au rachis cervical supérieur il se rencontre dans la fracture de Jefferson ou fracture des masses latérales de C1 (Atlas), avec à la radiographie un déplacement des masses latérales de l'atlas par rapport au processus odontoïde de l'Axis. Il s'agit d'une lésion considérée comme stable.

➤ Au rachis cervical inférieur et au niveau thoracolombaire il se rencontre dans les fractures tassement des plateaux vertébraux qui sont des lésions stables avec à la radiographie un aspect de tassement du corps vertébral et un mur postérieur intact, et dans les Burst fractures, qui sont des fractures instables avec à la radiographie un aspect de tassement du corps vertébral associé à un recul du mur postérieur et de face un élargissement de l'espace interpédiculaire.

2. Le mécanisme de flexion ou d'extension/distraction

➤ Il s'agit du mécanisme observé dans le coup du lapin.

➤ Au niveau cervical supérieur il se rencontre sous 2 formes.

- La fracture du processus odontoïde de l'axis est une lésion potentiellement instable. On retrouve le trait à une hauteur variable sur le processus odontoïde ainsi qu'une rupture de l'anneau de Harris, (l'anneau de Harris correspond sur la radiographie de profil du rachis cervical à un anneau blanc, projection radiologique des masses articulaires postérieures de C2), et un élargissement des parties molles prévertébrales.
- La fracture des isthmes de C2 correspond à la fracture des pendus.

➤ Au niveau cervical inférieur :

- L'entorse bénigne est une lésion stable. Les radiographies y compris les clichés dynamiques sont normaux.

- L'entorse grave est une lésion instable. En faveur de l'entorse grave on retrouve à la radiographie : un antélisthéis coprporéal (translation antérieure) supérieur à 3 mm, un baillement postérieur, un pincement antérieur supérieur à 10°, une découverture des processus articulaires postérieurs de plus de 50 %, un écart interépineux anormal et un épaississement des parties molles.
- La tear drop fracture est une lésion instable, résultant de la réponse en flexion du rachis cervical à une contrainte en compression comme il s'en rencontre lors des accidents de plongeon. A la radiographie on retrouve une fracture du coin antéro-inférieur du corps vertébral sus-jacent (la goutte) avec un recul du corps vertébral et une augmentation de l'écart interépineux.

➤ Au niveau thoraco-lombaire essentiellement, la fracture de Chance correspond à une distraction intra-osseuse. Il s'agit d'une lésion instable. A la radiographie on retrouve une fracture transversale de la vertèbre allant du processus épineux au corps vertébral, dont la consolidation est possible si la lésion est purement osseuse. Il peut également s'agir d'une lésion mixte, à la fois osseuse et ligamentaire, dont la composante ligamentaire, contrairement à la composante osseuse, n'a pas de tendance à la cicatrisation.

3. Les lésions avec composante rotatoire

Quel que soit le niveau, les lésions en rotation sont des lésions instables pour lesquelles le risque neurologique est au premier plan. Elles comportent notamment les luxations uniarticulaires et les fractures séparation d'un massif articulaire.

E. La prise en charge des lésions rachidiennes

L'existence de signes neurologiques ou le caractère instable sont des urgences chirurgicales. En l'absence de signes neurologiques, l'évaluation de la stabilité de la lésion permet de distinguer les lésons stables qui peuvent faire l'objet d'un traitement orthopédique, des lésions instables qui sont redevables d'un traitement chirurgical. Chez le sujet polytraumatisé, la stabilisation précoce des lésions rachidiennes a un impact significatif sur le pronostic respiratoire. Une ostéosynthèse au cours des 48 premières heures diminue le risque de survenue d'un syndrome de détresse respiratoire aigüe.

1. Le traitement fonctionnel

➤ Le traitement fonctionnel est indiqué en cas de lésion stable, sans trouble statique, sans signe neurologique et en l'absence de rétrécissement du canal médullaire.

➤ Les modalités du traitement fonctionnel selon le niveau du traumatisme comportent :
- au rachis cervical : le port d'un collier cervical à titre antalgique accompagné d'une auto-rééducation sous collier pour prévenir le développement d'une amyotrophie des muscles para-vertébraux, l'association d'antalgiques et d'anti-inflammatoires. La réalisation de clichés dynamiques précoces permet le dépistage d'une entorse grave sous la forme d'un baillement postérieur de l'espace inter-somatique ou d'une découverture partielle des articulaires postérieures sur les clichés en flexion. Dans la plupart des traumatismes cervicaux en coup de fouet, la bénignité doit être affirmée rapidement et la mobilisation est alors recommandée afin de limiter les évolutions prolongées vers des symptomatologies douloureuses chroniques.
- au niveau du rachis thoraco-lombaire : le traitement fonctionnel comprend le repos en décubitus dorsal sur plan dur jusqu'à diminution des douleurs, puis la remise en procubitus avec un corset à visée antalgique et l'initiation de la rééducation. La position assise prolongée est limitée pendant 2 mois.

2. Le traitement orthopédique

- Le traitement orthopédique est indiqué en cas de lésions stables, à conditions que les troubles de la statique vertébrale restent modérés. Une sténose canalaire minime est tolérée pour ce traitement, en l'absence de signes neurologiques.
- Pour le rachis cervical il s'agit d'une minerve plâtrée avec appui occipito-mentonnier et sternal pour une durée habituelle de 4 mois.
- Pour le rachis thoraco-lombaire il s'agit d'une immobilisation par corset plâtré pendant 3 mois. En cas de fracture déplacée, le déplacement est réduit en urgence par des manoeuvres externes (manoeuvres de Boehler pour le rachis thoraco-lombaire) mais la tendance actuelle dans ces cas de fractures avec déplacement initial est alors à la stabilisation chirurgicale des lésions.

3. Le traitement chirurgical

- Le traitement chirurgical est indiqué en cas de lésions instables, de troubles statiques importants ou de risque d'évolution vers des troubles statiques importants, de sténose canalaire majeure et en cas de signes neurologiques. La tendance actuelle est à l'élargissement des indications de stabilisation chirurgicale.
- Le traitement comporte un temps de réduction du déplacement auquel est associé selon le cas une décompression médullaire. La contention est assurée par une ostéosynthèse. En cas d'atteinte discale une greffe osseuse pour obtention d'une fusion (=arthrodèse) est effectuée. L'objectif est l'obtention d'un montage stable permettant la verticalisation et la reprise de la rééducation.

F. Evolution

Selon l'élément en cause l'évolution diffère. La consolidation osseuse est habituellement obtenue en 3 à 4 mois alors que les éléments mobiles disco-ligamentaires ne présentent pas de tendance à la cicatrisation. Le pronostic neurologique est quant à lui variable selon le type d'atteinte.

G. Complications

- Les atteintes traumatiques rachidiennes peuvent avoir une évolution compliquée.
- On distingue les complications selon le délai de survenue par rapport au traumatisme en complications aiguës, secondaires et tardives.

1. Les complication aiguës

- Les complications aiguës des traumatismes rachidiens se distinguent en :
  - Complications ventilatoires, par atteinte diaphragmatique en cas de lésion au-dessus de C4 et par atteinte des muscles respiratoires accessoires pour les lésions cervicales basses.
  - Complications hémodynamiques, avec bradycardie et hypotension en cas de dysautonomie. Dans le cas de lésions médullaires au-dessus de Th6, l'hyperréflexivité autonome représente un aspect particulier de dysautonomie médullaire. Elle se traduit par une élévation importante et brutale de la pression artérielle en réponse à une stimulation appliquée dans le territoire sous lésionnel, la nature de la stimulation pouvant être variable.
  - Complications sphinctériennes, qui peuvent prendre la forme d'une rétention aiguë d'urine, nécessitant alors un drainage urinaire, ou au contraire d'incontinence.
  - Complications digestives avec un ralentissement du transit provoquant un iléus fonctionnel. La survenue d'un ulcère de stress doit être prévenue par un traitement préventif.
- Il convient de ne pas méconnaître d'éventuelles lésions associées traumatiques.

- Dans le cas d'un traumatisme cervical, la survenue d'une confusion associée à une hyperthermie doit faire rechercher une compression bulbaire pouvant être liée au déplacement d'une fracture du processus odontoïde.
- En phase aiguë après traumatisme vertébro-médullaire, les décès sont habituellement le fait d'une détresse ventilatoire ou cardiovasculaire.

2. Les complications secondaires

Les complications secondaires des lésions rachidiennes comportent :

- Les déplacements secondaires de lésions rachidiennes qui font courir le risque d'une aggravation des lésions neurologiques.
- Les complications liées au décubitus : escarres, maladie veineuse thrombo-embolique, pneumopathies et infections uinaires.
- Les complications secondaires à la chirurgie (atteinte d'une racine, aggravation d'une atteinte neurologique [en hauteur ou en gravité], hématome, infection du site opératoire, etc.).

3. Les complications tardives

Les complications tardives des lésions rachidiennes comportent :

- Les douleurs nociceptives et neuropathiques pour lesquelles le bilan paraclinique doit être à visée étiologique. Une IRM médullaire est ainsi un examen clé pour le diagnostic d'une syringomyémie post-traumatique, alors qu'un examen électrophysiologique est recommandé comme outil diagnostic des mononeuropathies compressives.
- Les cals vicieux, liés à une consolidation en mauvaise position, peuvent eux-mêmes se compliquer d'une compression médullaire lente pouvant faire perdre des niveaux d'atteinte, de douleurs chroniques, de troubles statiques rendant plus difficile l'installation au fauteuil ou la station érigée. Le caractère inesthétique de ces cals vicieux, tout partieculièrement en cyphose, est également à prendre en compte.
- Les pseudarthroses qui correspondent à l'absence de consolidation peuvent également évoluer vers un déplacement progressif, avec un risque de complication neurologique et de trouble de la statique vertébrale.
- Les infections après ostéosynthèse peuvent survenir précocement, mais également plus tardivement en particulier chez un patient alité ou paralysé, avec un risque plus élevé en cas de conflit cutané avec le matériel.

H. En résumé

Lors de la prise en charge d'un patient présentant un traumatisme du rachis, l'existence d'une atteinte neurologique est déterminante. L'examen clinique soigneux et stéréotypé permet le diagnostic d'atteinte neurologique associée même lorsque le tableau clinique est incomplet et l'atteinte frustre. En cas d'atteinte neurologique, une compression est recherchée à l'imagerie et la précocité de la levée de cette compression augmente les possibilités de récupération neurologique. Ces lésions avec atteinte neurologique sont donc des urgences thérapeutiques. Les lésions non neurologiques mais présentant une instabilité ostéo-ligamentaire bénéficient également d'une stabilisation précoce et permettent de limiter la survenue de complications neurologiques. Par ailleurs, la restitution de l'anatomie après un traumatisme du rachis, et plus particulièrement la restitution de courbures harmonieuses permet de limiter l'évolution vers des troubles de la statique vertébrale à plus long terme.

III. PRISE EN CHARGE EN URGENCE ET ÉVALUATION DES COMPLICATIONS CHEZ UN TRAUMATISÉ DES MEMBRES

Lors de la prise en charge en urgence d'un traumatisé des membres, il convient d'éliminer au préalable les lésions graves déjà envisagées dans le cas du patient polytraumatisé et du patient traumatisé du rachis, et si elles sont présentes de les prendre en charge prioritairement. Pour ce qui concerne plus spécifiquement les membres il convient de prendre en compte l'aspect composite, multi-tissulaire des éléments constitutifs d'un membre. Ces éléments peuvent être lésés plus ou moins isolément ou en combinaison. Les lésions peuvent concerner l'enveloppe, avec une ouverture cutanée immédiate pouvant être linéaire ou anfractueuse voire réaliser une perte de substance, mais aussi la possibilité de lésions de contusions pouvant donner lieu à une ouverture secondaire en cas d'évolution nécrotique.

Le squelette peut présenter des fractures qui peuvent siéger dans chacune des portions osseuses : épiphyse, métaphyse ou diaphyse. L'atteinte peut aussi concerner les vaisseaux et les nerfs, mais également les muscles, tendons et ligaments.

A. Le contexte traumatique

En présence d'une fracture, il est important de prendre en compte la cinétique du traumatisme et de distinguer les traumatismes à basse énergie des traumatismes à haute énergie. Dans les traumatismes à haute énergie, certains éléments de l'anamnèse peuvent orienter vers un risque plus important de lésions associées, faisant du patient un blessé grave à priori, présentant potentiellement des lésions associées graves susceptibles de se décompenser au cours de heures suivantes. Chez ces patients présentant des lésions consécutives à un traumatisme à haute énergie, en dehors d'une décompensation immédiate, la réalisation rapide d'un body scanner est indiquée pour le dépistage précoce de lésions associées. L'application des critères de Vittel permet de déterminer quels patients sont particulièrement à risque de présenter des lésions associées graves pour lesquels la réalisation d'un body scanner est particulièrement indiquée. Certaines circonstances traumatiques sont évocatrices, comme l'éjection d'un véhicule lors de l'accident, l'existence d'un patient décédé parmi les occupants du véhicule, la notion de chute supérieure à 6 mètre, mais également certains types de lésions comme l'existence d'un traumatisme pénétrant du thorax ou de l'abdomen, une atteinte du bassin ou une amputation traumatique proximale par rapport au niveau du poignet ou de la cheville. Certains facteurs sont liés au patient lui-même comme l'âge supérieur à 65 ans, la présence de troubles de la coagulation ou encore la grossesse.

B. Le mécanisme lésionnel d'une fracture et type de trait

- Le mécanisme lésionnel rend compte des différentes formes de fracture qui peuvent être décrites en fonction de la direction du trait :
  - Fracture transversale avec un trait perpendiculaire au grand axe de l'os et un mécanisme de cisaillement.
  - Fracture oblique pour lesquelles le trait forme un angle plus ou moins aigu avec le grand axe de l'os, sans aspect de torsion. Parfois un troisième fragment en aile de papillon se détache. Le mécanisme lésionnel est une flexion.
  - Fracture spiroïde où le trait parcourt l'os selon une spirale. Si le segment fracturé comporte deux os, le niveau de la fracture est habituellement différent sur chacun des deux os. Le mécanisme lésionnel est une torsion.
  - Fracture comminutive où il existe plus de trois fragments. Ces fractures font suite à un traumatisme à haute énergie.
  - Fracture bifocale où 2 traits de fractures indépendants séparent un fragment intermédiaire libre. Par rapport à un trait simple, la consolidation des deux traits de fracture d'une lésion bifocale est fréquemment retardée.
- Il existe également des formes particulières de fractures par leur mécanisme.

- Les fractures de fatigue surviennent en dehors d'un traumatisme aigu mais dans un contexte de microtraumatismes répétés qu'il faudra mettre en évidence, les données de l'interrogatoire étant alors essentielles. On recherche en particulier la notion de surentraînement chez un athlète.
- Les fractures pathologiques surviennent sur un os pathologique présentant une lésion fragilisante. Il peut s'agir de tumeurs osseuses primitives ou secondaires, qu'elles soient bénignes ou malignes, ou d'ostéopathies fragilisantes dont la maladie de Paget est un exemple, dans laquelle l'os présente une dureté accrue, des déformations caractéristiques mais aussi une élasticité moindre qui le rend plus cassant.

C. Déplacement du foyer de fracture

- Les fractures peuvent ou non être déplacées et peuvent être complètes ou incomplètes.
- Le déplacement, suspecté cliniquement, est apprécié sur des radiographies avec la nécessité de disposer de deux incidences orthogonales minimales. Il est nécessaire de visualiser également les articulations sus- et sous-jacente. Ainsi, en cas de fracture de jambe, de disposer également de clichés du genou et de la cheville en plus des radiographies de jambe de face et de profil. Par convention au niveau des membres, on décrit le déplacement du segment distal par rapport au segment proximal. Le déplacement peut-être lié à une angulation : varus ou valgus dans le plan frontal, flexum ou recurvatum dans le plan sagittal. Il peut exister une translation, qui lorsqu'elle dépasse le diamètre de l'os en cause conduit au chevauchement sous l'effet du tonus musculaire avec pour effet un raccourcissement. Ce raccourcissement conduit à une inégalité de longueur qui est particulièrement mal tolérée au membre inférieur. Le déplacement en rotation s'apprécie cliniquement et sur les radiographies et prend le nom de décalage. Il peut se faire en rotation interne ou en rotation externe.
- En fonction du type de trait il est possible de prévoir la stabilité ou l'instabilité d'une fracture après réduction.
- Les fractures potentiellement stables sont les fractures transversales ainsi que les obliques courtes.
- Les fractures instables sont les obliques longues, les spiroïdes, les fractures bifocales, les fractures avec 3e fragment en aile de papillon et les fractures comminutives.

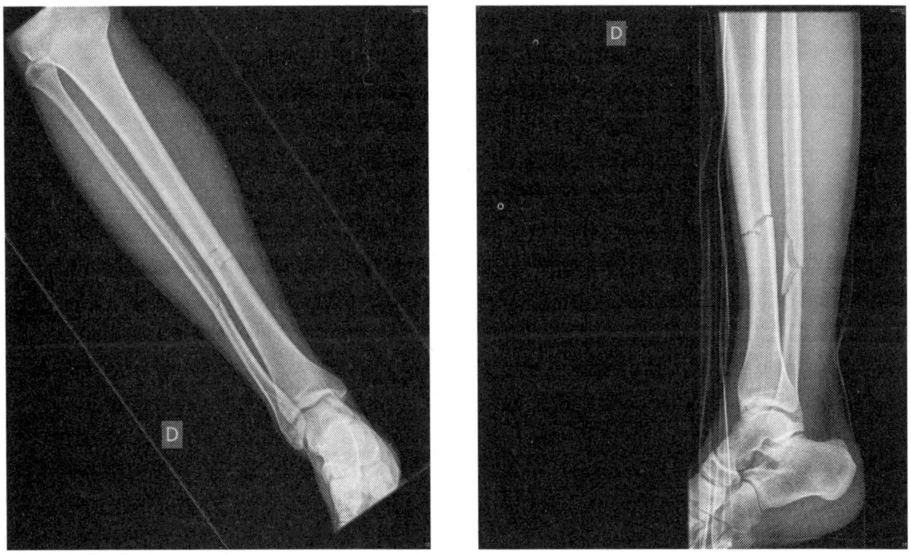

Figs. 1. Fracture de jambe : 3e fragment en aile de papillon fibulaire.

D. Complications des fractures des membres

- Une fracture a pour effet une interruption de la transmission des contraintes au sein d'un segment de membres lorsqu'elle est complète et une modification de cette transmission si elle est incomplète ou parcellaire. Une impotence fonctionnelle plus ou moins complète s'ensuit dont le clinostatisme est un exemple en cas de fracture du fémur proximal au membre inférieur.
- En dehors de cet aspect mécanique, la survenue d'une fracture peut s'accompagner de complications qui schématiquement peuvent être distinguées en fonction du moment de leur survenue en complications immédiates, contemporaines du traumatisme, complication retardées et complications tardives.

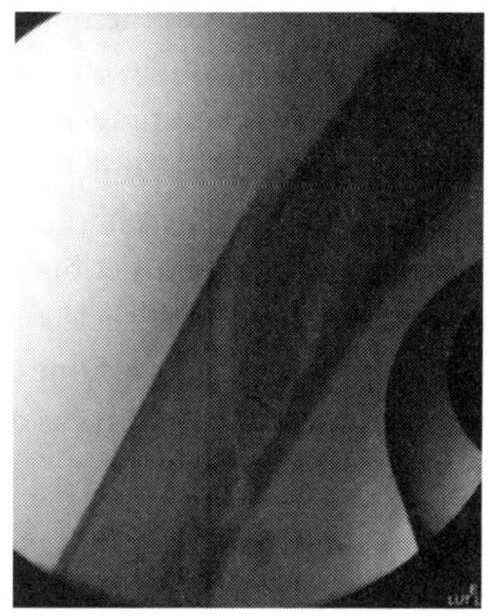

Fig. 2. Trait de fracture spiroïde.

a. Les complications immédiates

L'ouverture cutanée

Une ouverture cutanée en regard d'un foyer de fracture met en communication la fracture avec le milieu extérieur. L'ouverture cutanée entraîne un risque infectieux, nécessitant une prise en charge urgente, mais également un risque accru de retard de consolidation voire de pseudarthrose. L'ouverture cutanée n'est cependant pas univoque et il existe une gradation dans la gravité de cette ouverture. Dans la tradition française, la classification de Cauchoix et Duparc en 3 stades a longtemps été utilisée et basée sur l'étendue de la lésion cutanée. Cependant, l'atteinte des autres composants (muscle, périoste, vaisseaux, etc.) est également essentielle à prendre en compte. La classification de Gustilo et Anderson, initialement développée pour les fractures de jambe, peut être utilisée dans les autres localisations et la subdivision des fractures de type 3 en 3 sous-types prend en compte ces différents éléments. Elle est particulièrement adaptée au type de prise en charge et indications qui en résultent. La classification de Gustilo et Anderson s'applique après parage et s'est progressivement imposée sur le plan international.

Tableau 2.

Type	Définition
I	Fracture ouverte, plaie propre, longueur < 1cm.
II	Fracture ouverte, longueur > 1 cm, sans avulsion, lambeau ou dégâts extensifs des parties molles.
III	Fr ouvertes avec lacérations extensives ou avec ouverture segmentaire. Inclut les fractures agricoles.
IIIA	Type III avec couverture périostée préservée. Couverture musculaire possible.

Type	Définition
IIIB	Type III avec perte de substance extensive des parties molles et avulsion périostée. Contamination massive. Nécessité de lambeau de couverture.
IIIC	Type III avec lésion artérielle nécessitant une réparation.

Les complications vasculaires

Les complications vasculaires peuvent être hémorragiques, extériorisées ou non, nécessitant, en l'absence d'hémostase spontanée, un geste d'hémostase. Les complcations vasculaires peuvent également être ischémiques, le diagnostic se faisant sur l'abolition des pouls, la pâleur du membre en aval, une douleur intense liée à l'ischémie, mais qui peut être masquée en cas de troubles neurologiques, une paralysie. Certaines localisations anatomiques sont particulièrement à risque d'ischémie. Il s'agit notamment de l'artère poplitée, que sa relative fixité par rapport au tibia proximal rend particulièrement vulnérable en cas de luxation du genou ou de fracture à grand déplacement fémorale distale ou tibiale proximale. Les lésions à type de dissection sous-intimale sont susceptibles de se décompenser secondairement et en cas de luxation du genou, imposent la réalisation d'une exploration vasculaire de type angio-TDM. L'artère humérale est elle à risque en cas de fracture supracondylienne.

Les complications neurologiques

Les complications neurologiques après fracture des membres se caractériquent par des déficits sensitifs et/ou moteurs dans le territoire considéré. Ces déficits doivent être recherchés devant tout traumatisme, avent tout traitement. En effet, l'apparition secondaire d'un déficit, par exemple suite à la mise en place d'un appareil plâtré, peut conduire à la modification ou l'ablation de ce dernier, ce qui ne serait pas le cas en cas de déficit présent d'emblée. En urgence, il est difficile de donner un pronostic évolutif de ces lésions neurologique, surtout en l'absence d'intervention chirurgicale. Ces déficits neurologiques peuvent résulter de diférents types d'atteinte. Le stade 1 correspond à une neurapraxie dont la récupération est rapide. Le stade 2 correspond à l'axonotmésis pour lequel la perte de la conduction est prolongée. Le stade 3 correspond au neurotmésis qui est une perte définitive de la conduction. Certaines localisations lésionnelles prédisposent à la survenue d'une complication neurologique, comme l'atteinte du nerf fibulaire au col de la fibula, l'atteinte du nerf ulnaire en cas de lésion de la palette humérale, l'atteinte du nerf radial en cas de fracture de la diaphyse humérale, l'atteinte du nerf médian en cas de fracture du radius et l'atteinte du nerf axillaire, voire l'atteinte du plexus brachial en cas de luxation gléno-humérale.

Les complications ostéo-articulaires

En cas de fracture évidente, il importe de ne pas méconnaître d'éventuelles lésions ostéo-articulaires associées. Ainsi, en cas de fracture du calcanéus, il convient d'éliminer une atteinte rachidienne associée.

Les complications myo-tendineuses

Une fracture peut s'accompagner d'une lésion des tissus environnants. En plus des vaisseaux et des nerfs, les muscles et les tendons peuvent présenter des lésions d'autant plus que le déplacement initial était important. Le jeu articulaire sous-jacent peut en être perturbé.

b. Les complications précoces

Le syndrome compartimental ou syndrome de loge

Le diagnostic du syndrome de loge est clinique et sa prise en charge ne doit pas être retardée par des examens complémentaires. Il s'agit d'une urgence thérapeutique. Le diagnostic est évoqué devant un œdème avec des loges tendues et une peau volontiers luisante. La douleur est au premier plan, insomniante, exacerbée à la palpation des loges en cause et lors de la mise en extension passive des muscles qui la composent.

Cette douleur classiquement résiste à la morphine. On retrouve un déficit neurologique qui peut être frustre en particulier au début, sous forme d'une hypoesthésie.

Au membre inférieur il faut rechercher une hypoesthésie de la face dorsale du pied au niveau du 1er espace, en faveur d'une atteinte du nerf fibulaire profond dans la loge antérieure de jambe, et une parésie de l'hallux. Les pouls sont habituellement présents ce qui différencie le syndrome compartimental d'une ischémie de membre sur phénomène thrombotique. L'augmentation de la pression dans la loge diminue le flux capillaire entraînant des phénomènes ischémiques qui eux-mêmes participent à l'augmentation de l'œdème local. Le traitement est chirurgical et urgent au risque de voir se développer des phénomènes ischémiques irréversibles en quelques heures. En cas de signes cliniques encore discrets, le diagnostic peut être conforté par la mesure de pression dans les loges musculaires. Une valeur supérieure à 30 mmHg de même qu'une différentielle avec la pression artérielle diastolique inférieure à 30 mmHg confirme le diagnostic. Le traitement consiste en la réalisation d'une aponévrotomie en urgence, sans refermer la peau initialement. Un surjet d'attente avec un pansement occlusif peut être mis en place afin d'obtenir une fermeture progressive en 5-7 jours. Si la fermeture ne peut être obtenue ainsi, la réalisation d'une greffe de peau permet d'accélérer la cicatrisation cutanée.

Les complications infectieuses

- La gangrène gazeuse est une complication gravissime, précoce, liée au Clotridium prefringens. La décontamination rapide du foyer en cas d'ouverture la mise en route précoce de l'antibioprphylaxie permettent habituellement de la prévenir. Lorsqu'une gangrène gazeuse survient, c'est un motif d'amputation en urgence.
- Le tétanos est prévenu par la sérothérapie en l'absence de couverture vaccinale. Le traitement est symptomatique et antibiotique (Metronidazole)
- Les infections à germes pyogènes sont favorisées en cas de fracture ouverte où elles peuvent être le fait d'une contamination directe. Elles sont favorisées par le traitement chirurgical, des facteurs de risque liés au patient comme le diabète insulino-dépendant et les traitements par corticothérapie. Les germes en cause sont le Staphylocoque auréus en premier lieu, les Streptocoques du groupe A, le pseudomonas et les ananérobies. La réapparition d'une douleur doit alerter. Les signes inflammatoires locaux, l'écoulement purulent, l'apparition d'une fistule signent le diagnostic. On recherche des signes de dissémination régionale (lymphangite, adénopathies, etc.) ou générale (SIRS, sepsis). Sur un plan biologique on recherche un syndrome inflammatoire (NFS, CRP, etc.) et l'on cherche à mettre en évidence le microorganisme en cause par des prélèvements bactériologiques locaux (ponction en peau saine) et des hémocultures. La prise en charge est chirurgicale (lavage, parage et geste de couverture si nécessaire), avec pour le matériel soit un changement en cas de démontage, de perte de fixation ou d'échec du lavage ou une conservation si le matériel n'a pas perdu sa fixation et que le montage reste stable.
- En cas d'infection, le statut de la couverture antitétanique est vérifié.

c. Les complications secondaires

Les complications thrombo-emboliques

Les complications thrombo-emboliques sont d'autant plus fréquentes que la prise en charge initiale a été retardée et qu'il s'agit d'un patient polyfracturé. Si une thrombose est diagnostiquée, la mise en route du traitement anticoagulant doit précéder la chirurgie.

La rhabdomyolyse aiguë post-traumatique ou crush syndrome

- Le crush syndrome est lié à la destruction d'un grand nombre de myocytes dans les suites directes d'une traumatisme des membres ou de ses complications (en particulier le syndrome compartimental). Il est plus fréquent en cas d'ensevelissement de la victime, mais aussi d'immobilisation prolongée ou d'hypotension systémique. Plus la masse musculaire intéressée par le mécanisme nécrotique est importante, et plus les troubles associés de la perfusion sont sévères, plus les conséquences locales, régionales et systémiques sont graves.

- Cliniquement la rhabdomyoloyse aigüe post-traumatique se présente comme un syndrome de défaillance multiviscéral. L'atteinte est en particulier rénale avec une insuffisance rénale oligo-anurique avec myoglobinurie, avec des urines de couleur thé ou Porto, vasoconstriction rénale pré-glomérulaire et des lésions d'ischémie tubulaire dans les tubules proximaux avec nécrose tubulaire aigüe. L'atteinte est respiratoire sous la forme d'un SDRA pouvant être associé à des troubles de la conscience. L'atteinte est également cardio-circulatoire pouvant prendre la forme d'un choc qui est multifactoriel, avec une déshydratation extra cellulaire liée aux pertes sanguines, mais aussi une séquestration liquidienne au sein des muscles oedématiés, et de troubles du rythme.
- Le bilan paraclinique recherche des signes d'insuffisance rénale aigüe (ionogramme, créatininémie), recherche une hyperkaliémie dont les conséquence cardiaque sont documentées par l'ECG, et dont les effets peuvet être aggravés par une hypocalécmie. Les enzymes musculaires reflètent la rhabdomyolyse (CPK, Myoglobine, LDH). Les gaz du sang rechechent une acidose métabolique et une augmentation de la lactatémie.
- Le traitement consiste en une rééquilibration hydroélectrolytique avec traitement de l'hyperkaliémie, traitement d'un choc hypovolémique par le remplissage avec une expansion volémique agressive (500 ml/h). En cas d'hyperkaliémie menaçante ou d'acidose métabolique réfractaire le recours à l'épuration extra-rénale peut être nécessaire.

Le syndrome d'embolie graisseuse

- Le syndrome d'embolie graisseuse regroupe l'ensemble des manifestations cliniques, biologiques et radiologiques faisant suite à l'obstruction du réseau microcirculatoire par des particules de graisses insolubles. A ces phénomènes mécaniques, rendus possibles par le passage des particules graisseuses dans la circulation veineuse au niveau des veines péri-osseuses rompues à condition que la pression soit inférieure à la pression dans la moelle osseuse, s'ajoutent des phénomènes inflammatoires liés à l'hydrolyse par la lipoprotéine lipase pulmonaire des graisses neutres embolisées. Les acides gras libres libres ainsi libérés sont directement toxiques pour la membrane alvéolocapillaire ce qui conduit au syndrome de détresse respiratoire aigu et la libération de thromboplastine est génératrice de troubles de la coagulation. Ces lésions de type toxique aggravent les lésions obstructrices secondaires à l'embolisation graisseuse. L'embolie graisseuse est possible mais rare en cas de fracture isolée d'un os long mais est retrouvée dans près de 30 % des cas lorsque les fractures sont multiples au niveau de plusieurs os longs (tibia et fémur surtout) et le bassin. Le syndrome d'embolie graisseuse est favorisépar la multiplicité de fractures (polyfracturé), une immobilisation insuffisante, des délais de prise en charge et de transport allongés et l'existence d'une hypovolémie.
- Le syndrome d'embolie graisseuse touche classiquement un sujet jeune, volontiers polyfracturé avec en particulier une fracture de la diaphyse fémorale, dont la prise en charge a été retardée. Le diagnostic est avant tout clinique. Sont évocateurs l'association d''un intervalle libre de quelques heures à 48 heures, un début brutal, une hyperthermie, une tachycardie sinusale et une polypnée. L'association d'une atteinte respiratoire, de manifestations neuropsychiques polymorphes et d'une atteinte cutanéo-muqueuse correspond à la classique triade de Gurd qui n'est cependant pas constante. L'atteinte respiratoire réalise un syndrome de détresse respiratoire aigu lié à un œdème pulmonaire lésionnel. L'atteinte neurologique comprend des troubles de la conscience et peut inclure une crise comitiale. Les atteintes cutanée-muqueuses prennent la forme d'un purpura pétéchial du tronc, de la muqueuse buccale et des conjonctives. L'aspect du fond d'oeil est caracté-

ristique avec des hémorragies rétinienne, des taches blanches cotonneuses au voisinage des vaisseaux rétiniens et un œdème maculaire.

- Parmi les examens paracliniques, la radiographie du thorax est peu spécifique avec des images de syndrome alvéolaire, de syndrome intersticiel ou des images de verre dépoli. Sur un plan biologique on peut retrouver une thrombopénie, de même qu'une anémie hémolytique, qui sont inconstantes. Une hypoxémie est quasiment constante à la gazométrie.
- Le traitement du syndrome d'embolie graisseuse réside dans sa prévention et dans le traitement de ses conséquences. La prévention repose sur une immobilisation précoce et la plus complète possible des différents foyers de fracture, la lutte contre l'hypovolémie ainsi que le traitement de la douleur et du stress. Le traitement du syndrome d'embolie graisseuse constitué est symptomatique avec notamment l'oxygénothérapie, voire le recours à une ventilation mécanique protectrice.

Les complications précoces cutanées

La survenue d'une nécrose cutanée conduit à une ouverture cutanée secondaire du foyer de fracture et s'accompagne alors d'un risque infectieux majeur, les tissus nécrosés ne se défendant pas contre l'infection.

Les complications précoces osseuses

La survenue d'un déplacement secondaire se produit avant tout au décours d'un traitement orthopédique. Elle est favorisée par la perte d'efficacité d'une immobilisation, en particulier lorsque l'œdème diminue. Les contrôles radiocliniques précoces et fréquent au cours d'un traitement orthopédique permettent de dépister précocément un déplacement secondaire. En cas d'ostéosynthèse, un démontage précoce peut également se rencontrer. La réalisation de radiographies de contrôle après mobilisation ou mise en charge peut permettre de dépister précocement un déplacement secondaire ou un démontage d'une ostéosynthèse.

d. Les complications tardives

Certaines complications peuvent survenir plus tardivement, au-delà des deux premiers mois.

Le retard de consolidation

Le délai de consolidation peut varier en fonction de la localisation de la fracture, selon l'os en cause et selon la localisation proximal ou distale, diaphysaire ou métaphyso-épiphysaire. En moyenne, l'absence de consolidation après 3 mois constitue un retard de consolidation. Certains facteurs prédisposent au retard de consolidation, comme l'ouvertue du foyer de fracture, par le traumatisme ou au cours du traitement, l'existence d'un troisième fragment et particulièrement dans le cas des fractures bifocales, la comminution, un écart inter-fragmentaire important, un dépériostage large des fragments osseux aboutissant à une diminution de leur vascularisation, la présence d'une artériopathie des membres inférieurs. Le tabagisme est également un facteur de risque reconnu de retard de consolidation.

La pseudarthrose aseptique

Classiquement la pseudarthrose est l'absence de consolidation à 6 mois. Elle consiste en un arrêt du processus de consolidation. Plusieurs facteurs de risque sont reconnus comme pouvant favoriser la survenue d'une pseudarthrose. Le défaut de réduction du foyer de fracture, l'existence d'une ouverture cutanée, le dépériostage important, des sollicitations mécaniques trop importantes comme une remise en charge trop précoce lorsque les contraintes de cisaillement ne sont pas neutralisées, le tabagisme actif. Avant de conclure à une pseudarthrose aspetique, il est nécessaire d'éliminer une origine septique. Cliniquement, la pseudarthrose se présente comme une douleur au niveau du foyer de fracture à la mise en charge. En cas de pseudarthrose lâche, on peut percevoir une mobilité anormale du foyer à la palpation. Radiologiquement, il persiste un trait de fracture avec un écart interfragmentaire. Le traitement associe le changement d'ostéosynthèse, la stimulation du foyer par la réalisation d'une décortication et un apport osseux par l'intermédiaire d'une greffe osseuse.

L'ostéite chronique

La survenue d'une ostéite chronique est favorisée par l'existence d'une ouverture large du foyer de fracture, Gustilo 2 et surtout Gustilo 3. Elle peut aussi survenir en cas d'ouverture du foyer après une nécrose cutanée secondaire. Dans l'ostéite chronique, les signes généraux sont relativement discrets, avec un fébricule et parfois une altération de l'état général. Localement, une inflammation en regard du foyer doit alerter et amener à la réalisation de prélèvements profonds avec ponction en peau saine, permettant de retrouver le germe en cause, avec une fréuence élevée du staphylocoque et des bacille gram négatifs. Le syndrome inflammatoire biologique est habituellemnt modéré dans ces formes chroniques. La fistulisation et l'existence d'un écoulement séro-purulent sont des critères de certitude. La radiographie précise le caractère consolidé ou non du foyer de fracture. Les éléments évocateurs du diagnostic sont l'existence d'une ostéolyse, la présence de géodes, de séquestres osseux, d'un épaississement périosté , d'une effraction corticale. Le traitement consiste en une excision des tissus nécrosés et une ablation du matériel d'ostéosynthèse. Un geste de couverture peut être nécessaire à l'issue du geste d'excision. Le traitement est également médical avec une antibiothérapie débutée dès que les prélèvements ont été réalisés. Cette antibiothérapie est secondairement adaptée à l'antibiogramme des germes retrouvés, et elle est prolongée plusieurs mois. Des antibiotiques à bonne pénétration osseuse sont utilisés.

La pseudarthrose septique

La prise en charge d'une pseudarthrose septique est de traitement difficile. Elle nécessite souvent plusieurs temps opératoires.dans le contexte de pseudarthrose, le matériel a fait la preuve de son insuffisance et doit être ôté car il ne représent alors qu'un support à l'infection sans permettre d'obtenir la consolidation. Les tissus nécrotiques et les séquestres sont éliminés. Le traitement de l'infection repose sur une antibiothérapie adaptée aux prélèvements effectués. Une chirurgie d'aide à la consolidation osseuse, pour certain dans le même temps opératoire mais pouvant également être séquentielle, est adjointe. L'amélioration de la trophicité des tissus locaux ne doit pas être négligée (arrêt de l'intoxication tabagique, et dans certains cas geste de revascularisation, etc.) font partie des moyens d'amélioration. Le traitement est souvent prolongé, avec des délai de consolidation allongés. Le risque de désocialisation ne doit pas être occulté en cas de prise en charge prolongée avec des interventions multiples. Dans certains cas de reconstruction particulièrement difficiles, et d'autant plus que le patient présente des tares associées, il est parfois nécessaire de proposer une amputation de raison lorsque l'évolution vers la consolidation paraît très hypothétique.

Le cal vicieux

Un cal vicieux est une consolidation ne restiutuant pas l'anatomie préfracturaire du patient. Un cal vicieux peut entraîner une modification du secteur angulaire d'une articulation. Un cal vicieux peut aussi entraîner une modification de la transmission des contraintes, plus particulièrement au membre inférieur. Ainsi, la consolidation en varus d'une fracture du tibia proximal aboiutit à une augmentation des contraintes mécaniques sur le compartiment médial du genou, favorisant l'évolution vers une gonarthrose médiale.

E. Prise en charge des fractures

La prise en charge d'une fracture des os longs peut être dérivée de la prise en charge d'une fracture de jambe ici décrite comme modèle de prise en charge.

a. Les mesures générales

Les mesures générales comprennent l'hospitalisation, la réalisation d'un bilan préopératoire adapté à l'âge et aux éventuelles comorbidités du patient. Une consultation pré-anesthésique est effectuée. Selon l'heure de programmation de l'intervention le patient est laissé à jeûn.

b. Les mesures symptomatiques

- Le volet symptomatique du traitement comporte la mise en route d'un traitement antalgique adapté à l'évaluation de la douleur. La fracture est immobilisée par une attelle plâtrée, après une réduction en urgence en cas de grand déplacement ou de menace cutanée. En cas d'ouverture cutanée, l'antibioprophylaxie est débutée au plus tôt, dès le Service d'Accueil des Urgences. Les modalités de ce traitement dépendent du type d'ouverture, du délai de prise en charge et de l'existence éventuelle d'allergies. Le statut de la couverture antitétanique est vérifié et complété si nécessaire. En cas d'ouverture cutanée, les souillures sont ôtées dès l'accueil par irrigation au sérum physiologique puis réalisation d'un pansement stérile. Parage, débridement et ablation des corps étrangers avec brossage et lavage sont effectués en urgence au bloc opératoire et constituent le premier temps de la prise en charge chirurgicale de ces fractures. Si elle est possible, une fermeture sans tension est réalisée. Si la fermeture cutanée n'est pas possible, la couverture musculaire est effectuée. Si la couverture musculaire n'est pas possible, la couverture par un lambeau est programmée.
- La prise en charge chirurgicale des fractures nécessite le recours à une antibioprophylaxie dont les protocoles sont établis localement après accord entre chirurgiens, anesthésistes-réanimateurs, infectiologues, microbiologistes et pharmaciens. Leur efficacité est régulièrement réévaluée par une surveillance des taux d'infections post-interventionnelles et des microorganismes responsables chez les malades opérés ou non. Les propositions de Sociétés d'Anesthésie-Réanimation et d'Orthopédie Traumatologie étaient les suivantes, en fonction de l'état des parties molles et de l'acte envisagé :

Tableau 3.

Acte Chirurgical	Produit	Posologie	Réinjection et Durée
Fracture fermée nécessitant une ostéosynthèse extrafocale isolée	Pas d'ABP		
Fracture fermée nécessitant une ostéosynthèse intrafocale quel que soit le matériel mis en place	Céfazoline	2 g IV lente	1 g si durée > 4 h Limitée à la période opératoire (24 h maximum)
Fracture ouverte de stade I de Gustilo quel que soit le matériel mis en place	Céfamadole	1 ,5 g IV lente	0,75 g si durée > 2 h Limitée à la période opératoire (24 h maximum)
Plaie des parties molles non contuse et non souillée, avec ou sans atteinte de structures nobles (artère, nerf, tendon)	Céfuroxime	1 ,5 g IV lente	0,75 g si durée > 2 h Limitée à la période opératoire (24 h maximum)
Plaie articulaire	clindamycine + gentamicine	600 mg IV lente 5 mg/kg/j	600 mg si durée > 4 h Limitée à la période opératoire (24 h maximum)
Fracture ouverte stade II et III de Gustilo, quel que soit le matériel mis en place	Péni A + Inhibiteur de Bétalactamase	2 g IV lente	1 g si durée > 2 h (48 h maximum)
Large plaie des parties molles contuse et souillée avec ou sans atteinte des structures nobles	clindamycine + gentamicine	600 mg IV lente 5 mg/kg/j	600 mg si durée > 4 h (48 h maximum)

- Les fractures ouvertes et plaies fortement contaminées (contamination tellurique ou agricole notamment), et les délais de prise en charge supérieurs à 4 heures relèvent d'une antibiothérapie probabiliste de type C3G + Gentamycine, ou Claventin + Gentamycine.

c. Modalités thérapeutiques de la fracture

Concernant la lésion osseuse elle-même, les différentes modalités thérapeutiques peuvent s'envisager selon le type de lésion.

Traitement orthopédique

- **Un traitement orthopédique**, consistant en une immobilisation du segment fracturé et des articulations sus- et sous-jacentes peut être proposé en cas de fracture fermée ou de fracture ouverte Gustilo 1 après parage, lavage et fermeture cutanée, à condition qu'elle soit non déplacée et stable. Un tel traitement peut également s'envisager en cas de fracture comminutive au-delà de toute possibilité d'ostéosynthèse. Dans le cas d'une fracture de jambe, l'immobilisation est assurée par un plâtre cruro-pédieux, genou fléchi à 15-20° et cheville à 90°, initialement fendu puis circularisé pour les 6 premières semaines, puis le relai est pris pour une botte plâtrée de marche pour 6 semaines supplémentaires. Pour certaines équipes, il est possible, dès l'apparition de cal et en l'absence de déplacement aux alentours du 15e jour, sur une fracture stable, de prendre le relai du cruro-pédieux pour un appareil de marche de Sarmiento laissant libre le genou et la cheville.
- La surveillance radio-clinique rapprochée fait partie intégrante du traitement orthopédique avec des contrôles radiographiques par des incidences orthogonales après la réalisation de l'immobilisation, à 48 heures pour circularisation puis à J8, J15, J21, J45 et J90.
- La traction continue, qui est l'autre modalité possible du traitement orthopédique est encore employée parfois comme traitement d'attente d'une ostéosynthèse, et exceptionnellement comme traitement définitif en cas de contre-indication à une ostéosynthèse comme cela peut parfois être le cas pour des patients de réanimation.

L'ostéosynthèse

L'ostéosynthèse peut s'effectuer selon différentes modalités :

- **Ostéosynthèse par plaques**

  Classiquement l'ostéosynthèse à foyer ouvert, avec abord du foyer de fracture, était synonyme d'ostéosynthèse par plaque. Mais il est possible aujourd'hui d'effectuer des ostéosynthèse par plaque de manière mini-invasive, sous contrôle fluoroscopique, sans exposition du foyer de fracture.

  Pour traiter une fracture de jambe, une ostéosynthèse par plaque peut être effectuée sur des fractures fermées ou avec une ouverture de type Gustilo1 (voire Gustilo 2 pour certains en l'absence de contusion des parties molles associées), déplacées et/ou instables. L'intervention consiste en une réduction qui est obtenue sous anesthésie, avec un contrôle de la réduction classiquement obtenu grâce au contrôle visuel du foyer de fracture lorsqu'il s'agit d'une technique dite à foyer ouvert, confirmé par la fluoroscopie. Il est possible également, y compris pour des ostéosynthèses par plaque, d'obtenir la réduction du foyer de fracture effectuée par des manoeuvres externes à foyer fermé, et d'effectuer cette ostéosynthèse par plaque sans ouverture du foyer de fracture, en contrôlant la réduction du foyer de fracture et la qualité du montage obtenue par fluoroscopie. Dans le cas d'une ostéosynthèse par plaque, un nombre suffisant de vis, dont le calibre est adapté à l'os traité, doit être positionné de part et d'autre du foyer de fracture. Ce nombre, de même que le calibre des vis employées, varie en fonction de l'os atteint. Une immobilisation plâtrée, par botte cheville à 90° en cas de fracture de jambe, peut être adjointe les premières semaines après ostéosynthèse par plaque. Elle permet en particulier de lutter contre la tendance à l'équin lorsque le montage effectué ne permet pas la remise en charge immédiate.

➤ **Enclouage centro-médullaire**

L'ostéosynthèse peut également être effectuée à l'aide d'un enclouage centro-médullaire. En dehors des cas de fracture ouverte, il s'agit d'une technique à foyer fermé. Dans le cas d'une fracture de jambe, cette technique peut être utilisée pour traiter des fractures fermées, ainsi qu'en cas d'ouverture de type Gustilo 1 à 2, certaines équipes effectuant également un enclouage en cas de fracture ouverte Gustilo IIIA avec une couverture musculaire immédiate, à condition que la contamination locale soit faible.

➤ **Fixation externe**

L'ostéosynthèse peut encore être effectuée à l'aide d'un fixateur externe. L'intérêt du fixateur externe est l'absence de matériel au niveau du foyer de fracture, ce qui est particulièrement intéressant en cas de contamination importante du foyer. Le fixateur externe peut être utilisé comme traitement de stabilisation provisoire avant un relais par une ostéosynthèse interne, ou comme moyen d'ostéosynthèse définitif. Il permet en particulier la réalisation de gestes de couverture. Le traitement par fixateur externe est plus particulièrement indiqué en cas de contamination importante du foyer de fracture, c'est à dire pour les fractures de type Gustilo II prises en charge tardivement, au-delà de 4 à 6 heures ainsi que les fractures Gustilo III et plus particulièrement les fractures Gustilo IIIB et IIIC. La fixation externe peut également être utilisée en cas de contusion cutanée, pour éviter un abord et la mise en place de matériel au niveau du foyer de fracture. la fixation externe peut également être une mesure temporaire, secondairement relayée par une ostéosynthèse interne, après amélioration des conditions locales, en particulier des parties molles autour de la fracture.

Les mesures associées comprennent la rééducation avec des exercices d'entretien musculaire y compris sous plâtre qui peuvent être débutés dès le réveil de l'intervention et consistent en une mobilisation des orteils, la contraction isométrique du quadriceps et l'autonomisation par le béquillage. La récupération des amplitudes articulaires est débutée dès l'ablation de l'immobilisation plâtrée, et dans le cas d'un enclouage cette récupération des amplitudes articulaires peut être débutée immédiatement. Les exercices d'entretien de la force musculaire sont effectués. Une prévention de la maladie veineuse thromboembolique est associée et systématique en cas de lésion du membre inférieur, du rachis ou de polytraumatisme. Ses modalités sont adaptées au risque hémorragique, au terrain et à la durée de l'immobilisation.

➤ **La surveillance après prise en charge d'une fracture**

- **La surveillance est clinique** et apprécie l'état cutané, sa coloration et sa chaleur, recherche des complications neuro-vasculaires. L'existence d'une douleur anormale doit alerter. L'apparition d'une douleur sous plâtre doit faire évoquer une complication sous plâtre : thrombose veineuse profonde, nécrose cutanée, infection, compression sous plâtre, mobilisation du foyer avec déplacement. Dans le contexte d'une fracture de jambe, il faut savoir évoquer le diagnostic de syndrome compartimental en cas de douleur anormale en intensité.
- **La surveillance est également radiologique**, rapprochée en cas de traitement orthopédique. La surveillance radiologique peut être plus espacée en cas de traitement chirurgical : elle est alors habituellement mensuelle. Elle recherche les déplacements secondaires, les mauvaises réductions et les démontages pouvant aboutir à des cals vicieux. Elle recherche également les retards de consolidation et l'évolution vers une pseudarthrose.
- **La surveillance est également biologique** avec surveillance de la numération plaquettaire pendant la durée de l'anticoagulation.

IV. PRISE EN CHARGE DES PLAIES DES PARTIES MOLLES

- La prise en charge des plaies des parties molles est relativement stéréotypée, mais présente certaines particularités en fonction de la localisation et de l'agent vulnérant.
- La prise en charge vise à limiter les conséquences de la plaie à long terme et à lutter contre l'infection. En effet, une plaie rompt la barrière cutanée et outre les lésions causées directement par l'agent vulnérant est susceptible de se surinfecter.

A. Prise en charge en urgence

- En urgence, sur les lieux de la prise en charge, il convient d'assurer une antalgie adaptée, de procéder à un lavage pour débarrasser la plaie de ses souillures et à, réaliser un pansement occlusif.
- L'anamnèse précise le type de traumatisme, son mécanisme, l'heure de survenue, le côté dominant ou non en cas d'atteinte d'un membre. Le terrain est évalué à la recherche de facteurs de risques infectieux (diabète, immunosuppression). Les traitements en cours, les allergies et l'état de la couverture antitétanique sont précisés. L'examen physique recherche un retentissement général, éventuellement hémodynamique ou infectieux par la prise des constantes. Localement, on recherche des souillures éventuelles, des corps étrangers, une perte de substance et des signes de complication d'aval : ischémie, déficit sensitif ou moteur. Le prérequis anatomique est indispensable à une prise en charge efficace des plaies. En effet, toute plaie en regard du trajet d'un élément anatomique est susceptible d'avoir provoqué une lésion de celui-ci.

B. Particularités de prise en charge selon la topographie de la plaie

En fonction de la topographie de la plaie, certaines particularités de prise en charge existent.

1. Les plaies de la tête et du cou

Les plaies de la tête et du cou ont des rapports étroits avec des éléments nobles dont il faut s'assurer de l'intégrité avant d'effectuer une suture. Il est particulièrement important d'éliminer une atteinte motrice des nerfs facial et trijumeau. Outre les nerfs et les éléments vasculaires, qui peuvent être la source de saignement important, l'extrémité céphalique comporte des conduits nécessitant réparation le cas échéant, comme les voie lacrymales et les conduits des glandes salivaires, avec en premier lieu le canal de Sténon qui a un long trajet jugal. Une atteinte oculaire pose quant à elle des problèmes spécialisés dans sa réparation. Au niveau de la face, le risque infectieux est classiquement moindre, et le bénéfice d'une réparation par des sutures exactes étant important, le délai jusqu'auquel on recommande la réalisation d'une suture directe est étendu à 24 h. Le cuir chevelu est très richement vascularisé et peut être la source de pertes sanguines importantes si elles ne sont pas prises en charge et suturées rapidement. Une fracture associée du crâne, qui fait courir un risque d'infection mais aussi d'hémorragie intra-crânienne, est à rechercher en cas de plaie du cuir chevelu.

2. Au niveau des membres

Au niveau des membres, les trajets des vaisseaux, des nerfs et des éléments musculo-tendineux sont à connaître. L'examen de la sensibilité et de la motricité distale est la règle et constitue le premier temps de l'exploration. Lors de la prise en charge d'une plaie de membre, la position du membre au moment du traumatisme peut être différente de celle adoptée lors de l'exploration. Les éléments myo-tendineux en particulier, en cas de changement de position, peuvent avoir une lésion décalée par rapport à la plaie et il est donc nécessaire de mobiliser les articulations de voisinage lors de cette exploration pour dépister une telle atteinte. Lors de la fermeture d'une plaie des membres, la fermeture des fascias constitue un facteur de risque de survenue d'un syndrome compartimental (syndrome de loge), et elle n'est pas recommandée. Dans le cas de plaies au voisinage d'une articulation, l'exploration doit avoir pour but d'éliminer une atteinte articulaire qui ne doit pas être méconnue car elle expose au risque d'arthrite si elle n'est pas traitée efficacement.

3. En cas de plaie thoracique

En cas de plaie thoracique, s'il existe une instabilité hémodynamique ou respiratoire, il convient d'effectuer un drainage de l'hémithorax en cause puis de contrôler la position du drain par une radiographie du thorax. Le retrait d'un objet contondant s'effectue sur un malade préparé, au bloc opératoire. Ceci permet de prendre en charge efficacement une lésion résultant du trajet intra-thoracique de l'agent vulnérant, dont le retrait peut potentiellement décompenser une plaie sèche d'un gros vaisseau.

4. En cas de plaie abdominale

En cas de plaie abdominale, l'échographie ou la tomodensitométrie aident au diagnostic du caractère pénétrant d'une plaie. En cas de lésion des organes creux, les signes de gravité peuvent être initialement absents, avec un intervalle libre entre le traumatisme et l'apparition des signes d'irritation péritonéale.

5. En cas de plaie périnéale

En cas de plaie périnéale, l'estimation du trajet en profondeur se fait à l'aide de la tomodensitométrie. Le danger est de méconnaître une plaie distale des filières ano- ou uro-génitale, avec alors un risque de complication infectieuse majeure, en particulier s'il s'agit d'une plaie rectale. La rectoscopie permet l'examen de la muqueuse à la recherche d'une lésion traumatique de celle-ci. Les plaies des organes génitaux externes sont redevables d'une exploration chirurgicale.

Pour toutes ces plaies, l'objectif de la prise en charge est le dépistage précoce des complications pour en permettre un traitement efficace avec le minimum de séquelles. Le dépistage des complications vasculaires est d'abord clinique. Outre l'hémorragie, on recherche les conséquences ischémiques par la palpation des pouls, l'examen de la coloration et le temps de recoloration cutanée. Pour les nerfs, outre l'atteinte déficitaire, qui peut être sensitive ou motrice, le diagnostic d'une plaie nerveuse avec sa suture permet également la prévention de la survenue d'un névrome, source de douleurs invalidantes après la cicatrisation. Sur un plan fonctionnel, le diagnostic des lésions tendineuses doit être fait précocement, lors de l'exploration de la plaie car les résultats des réparations tardives sont inférieurs à ceux d'une réparation en urgence et peuvent nécessiter des gestes complémentaires dont la morbidité locale n'est pas nulle.

6. Complications infectieuses d'une plaie

Une infection peut survenir, dont la traduction clinique peut varier en fonction de la localisation anatomique, de l'agent causal et de la résistance de l'hôte. Localement une plaie peut donner lieu à un abcès, dont l'évolution naturelle est la fistulisation. Une diffusion régionale peut prendre la forme d'une cellulite, mais peut également avoir une diffusion rapide le long des fascias sous la forme d'une fasciite dont le volet chirurgical du traitement est urgent. L'extension articulaire prend la forme d'une arthrite, qui peut se doubler d'une atteinte osseuse avec une ostéoarthrite. Localement, l'évolution peut également se faire localement vers une gangrène, avec un risque de perte de membre, alors qu'une diffusion générale peut évoluer vers un état septique pouvant engager le pronostic vital.

C. Prise en charge des plaies des parties molles aux urgences

- La prise en charge des plaies aux urgences consiste en un lavage au sérum physiologique, un brossage des souillures et la réalisation d'une antisepsie. Dans tous les cas la vérification de la couverture antitétanique est assurée et complétée par une sérothérapie si nécessaire. En cas de plaie contuse, et de plaie souillée, un parage est effectué, c'est-à-dire la résection des tissus voués à la nécrose. La suture des berges nettes s'effectue aux urgences sous anesthésie locale, après avoir vérifié l'absence d'allergie aux anesthésiques locaux. Les plaies nécessitant une exploration chirurgicale au bloc opératoire sont les plaies pour lesquelles une suture aux urgences est contre-indiquée. Il s'agit des plaies profondes, difficilement explorables, des plaies pour lesquelles des lésions d'éléments nobles sont suspectées, des plaies avec perte de substance, des plaies souillées avec un risque infectieux élevé, des plaies avec corps étrangers, des injections sous pressions et des morsures. Dans le cas d'une morsure, le risque rabique doit être évalué. La prise en charge post-exposition du risque rabique doit être initiée dans un centre anti-rabique. Certaines plaies, en plus du traitement local, peuvent nécessiter la mise en route d'une antibiothérapie lorsque le risque infectieux est avéré. En cas de souillure, morsure, un traitement visant à éviter une extension sous forme de cellulite est mis en route pour 4 à 5 jours, à base d'amoxicilline + acide clavulanique. Ce schéma thérapeutique est également proposé en cas d'atteinte tendineuse ou de plaie articulaire.
- Dans les suites de la prise en charge, il est prévu un contrôle du pansement en consultation à 48 heures. L'ablation des fils sur les membres se fait au 15e jour, mais elle est plus précoce au niveau de la face, dès la fin de la première semaine.

V. LES PLAIES DE LA MAIN

La main concentre un grand nombre de structures nerveuses, vasculaires et tendineuses que toute plaie à ce niveau est susceptible d'endommager, avec des risques de séquelles importantes. Dès lors qu'une plaie de la main n'est pas facilement explorable cliniquement, il est nécessaire de l'explorer au bloc opératoire. C'est en particulier le cas des plaies palmaires. En présence d'une plaie de la main, la première étape consiste en l'évaluation de la lésion par un bilan lésionnel stéréotypé.

A. Evaluation des lésions

1. L'interrogatoire

- L'interrogatoire permet de préciser le traumatisme, son heure de survenue , le délai écoulé jusqu'à la prise en charge et l'heure du dernier repas, les circonstances de survenue, avec le mécanisme. On recherche en particulier des notions d'écrasement ou d'injection sous pression. La notion de contamination est retrouvée en particulier dans les traumatismes agricole ou encore aquatiques.
- L'interrogatoire porte aussi sur le terrain du patient, en recherchant les éléments pouvant interférer avec une prise en charge chirurgicale et le potentiel de cicatrisation. Dans les antécédents, les notions d'immunodépression, de diabète sont importants à relever. Les traitements actuels sont précisés, et en particulier la prise d'anticoagulants ou encore de traitements immunosuppresseurs. Une éventuelle intoxication tabagique est consignée.
- L'interrogatoire permet également d'estimer le retentissement actuel et potentiel du traumatisme, qui diffère selon que le membre atteint est dominant ou non et aussi selon la profession exercée.

2. L'examen physique

L'examen physique de la plaie permet une première évaluation des lésions suspectées en fonction de la localisation de la plaie.

3. L'examen initial

L'examen initial s'effectue sans anesthésie ni garrot et comporte la réalisation d'un schéma ou de photographies datées et identifiées, particulièrement utiles lors de la rédaction d'un certificat médical initial. L'examen sans anesthésie permet de dépister les atteintes nerveuses résultant du traumatisme dont le patient est informé.

4. L'examen cutané

L'examen cutané précise le siège de la lésion : palmaire, dorsale ou commisurale. Les bords peuvent être nets ou au contraire contus. On recherche une contamination et la présence de corps étrangers résiduels.

5. L'examen vasculaire

L'examen vasculaire comporte la recherche des pouls, qui est importante même si la lésion est distale car l'absence de pouls est facteur de difficultés cicatricielles. Les éléments permettant d'apprécier la vascularisation locale en cas d palie distale sont la chaleur, la coloration, l'existence d'un collapsus pulpaire à la pression et le temps de recoloration cutanée.

6. Le testing musculaire

- Le testing musculaire des muscles intrinsèques évalue la partie terminale motrice des nerfs médian et ulnaire. Au niveau de l'éminence thénar on retrouve les muscles annexés au pouce : court abducteur du pouce, opposant du pouce, court fléchisseur du pouce dont le chef superficiel est innervé par le nerf médian et le chef profond par le nerf ulnaire, de même que l'adducteur du pouce. Au niveau de l'éminence hypothénar on retrouve l'abducteur du 5e doigt, le court fléchisseur du 5e doigt, l'opposant du 5e doigt et le court palmaire, tous innervé par le nerf ulnaire.
- L'existence d'une déformation, d'une mobilité anormale et d'une douleur à la palpation doivent faire rechercher une fracture, rentrant alors dans le cadre d'une fracture ouverte.

B. Les plaies articulaires

Les plaies en regard d'une articulation sont à considérer comme articulaires jusqu'à preuve du contraire. C'est particulièrement le cas pour les plaies de la face dorsale de la main, où l'épaisseur des parties molles est faible et où le risque de communication articulaire est élevé.

1. Recherche d'une atteinte tendineuse.

L'examen clinique peut permettre la mise en évidence des lésions tendineuses. En cas de plaie dorsale, les tendons extenseurs sont à risque de lésion, alors qu'en cas de plaie palmaire ce sont les tendons fléchisseurs qui sont à risque de lésion. Selon la position des doigts et de la main lors du traumatisme, l'éventuelle lésion tendineuse n'est pas forcément en face de la plaie lors de l'examen. La perte du mouvement harmonieux des doigts lors des mouvements de flexion-extension du poignet est en faveur d'une lésion tendineuse en cas de plaie de la main.

2. Examen d'une plaie dorsale

- Une lésion des tendons extenseurs des doigts est évoquée en cas de plaie du dos de la main ou en regard des articulations métacarpo-phalangiennes. Cliniquement, on retrouve une attitude en flexion passive spontanée du doigt en question au niveau de l'articulation métacarpo-phalangienne (perte de l'effet ténodèse), un déficit de l'extension active de l'articulation métacarpo-phalangienne et de l'interphalangienne proximale, l'extension au niveau de l'interphalangienne distale étant conservée.

- Une lésion de la bandelette médiane de l'extenseur des doigts est évoquée en cas de plaie en regard de l'articulation interphalangienne proximale. Cliniquement, il existe un déficit de l'extension active de l'articulation interphalangienne proximal. En l'absence de traitement, l'évolution se fait vers un aspect de déformation en boutonnière.
- Une lésion du tendon terminal de l'extenseur des doigts est évoquée en cas de plaie en regard de l'articulation interphalangienne distale. Cliniquement, il existe un déficit de l'extension active de l'articulation interphalangienne distale, qui prend un aspect de doigt en maillet. A noter que cette déformation peut également se rencontrer en l'absence de plaie, avec dans ce cas la possibilité d'un traitement orthopédique, ce qui n'est pas le cas dans le cas d'une plaie du tendon terminal de l'extenseur des doigts. L'évolution en l'absence de prise en charge adéquate se fait vers une déformation en col de cygne, associant hyperextension de l'interphalangienne proximale et flexion de l'interphalangienne distale.
- Une lésion du tendon terminal du long extenseur du pouce est évoquée devant une plaie en regard de l'articulation interphalangienne du pouce.

3. Examen d'une plaie palmaire

- Une atteinte d'un tendon fléchisseur superficiel peut survenir en cas de plaie palmaire à la main ou d'un doigt en regard de la 1ère phalange. L'atteinte du fléchisseur superficiel entraîne un déficit de la flexion active de l'articulation interphalangienne proximale, les autres doigts étant maintenus en extension.
- Une atteinte d'un tendon fléchisseur profond entraîne un déficit de la flexion active de l'articulation interphalangienne distale du doigt considéré, les articulations interphalangienne proximale et métacarpophalangienne étant elles maintenues en extension.
- Une atteinte des deux tendons fléchisseurs, superficiel et profond, entraîne un déficit de la flexion active de l'interphalangienne proximale et de l'interphalangienne distale lorsque les autres doigts sont maintenus en extension.
- Une atteinte du tendon long fléchsseur du pouce entraîne un déficit de la flexion active de l'articulation interphalangienne du pouce, l'articulation métacarpophalangienne étant maintenue en extension.

4. La recherche d'une lésion nerveuse

La recherche d'une lésion nerveuse s'effectue en fonction des territoires des nerfs médian, ulnaire et radial.

- Le nerf médian donne la sensibilité de l'éminence thénar, de la moitié latérale de la paume de la main, de la face palmaire des 3 premiers doigts et de la moitié latérale du 4e doigt et sur la face dorsale, les 2e et 3e phalanges de l'index, du médius et de la moitié latérale de l'annulaire. Sur le plan moteur, le nerf médian permet spécifiquement le mouvement d'opposition du pouce vers le 5e doigt et l'o palpe la contraction de l'opposant du pouce.
- Le nerf ulnaire donne la sensibilité du bord ulnaire de la main. Sur le plan moteur, en cas d'atteinte du nerf ulnaire, l'adduction active du pouce entraîne une flexion compensatrice de l'interphalangienne du pouce, le long flechisseur du pouce veant suppléer l'adducteur (Test de Froment). On recherche également une paralysie de l'adducteur du 5ème doigt et une paralysie des interosseux, se traduisant par un déficit de l'abduction/adduction des doigts.
- Le nerf radial possède habituellement un petit territoire sensitif autonome à la face latérale du dos de la main. Sur le plan moteur, le nerf radial innerve les muscles extenseurs à l'avant-bras.

5. Examens paracliniques en cas de plaie de la main

- Des radiographies de la main, selon le type de traumatisme, permettent d'éliminer une fracture associée, et peuvent également permettre la mise en évidence de corps étrangers. En cas d'amputation, une radiographie du segment amputé est effectuée si l'on envisage une réimplantation. Elle permet de juger d'une éventuelle comminution fracturaire associée.
- La prise en charge d'une plaie de la main.

6. Prise en charge pré-hospitalière

- En pré-hospitalier, l'objectif de la prise en charge d'une plaie de la main est d'éviter une aggravation des lésions. Le traumatisme étant susceptible d'entraîner un oedème, il convient au plus tôt de procéder à l'ablation des bagues pour éviter des lésions des striction sur les doigts. Un pansement stérile, modérément compressif est appliqué en cas d'hémorragie, est appliqué après décontamination au sérum physiologique.
- En cas d'amputation, le segment amputé est conservé, lavé puis séché avant de l'emballer dans un sac en plastique étanche, lui-même placé dans un sac en plastique contenant de la glace. Il est important d'éviter tout contact direct du segment avec la glace.

7. Mise en condition

Une prise en charge antalgique adaptée à l'évaluation de la douleur est mise en route et l'examen clinique est mené tel que décrit précédemment. En dehors des plaies simples superficielles non compliquées pouvant faire l'objet d'une suture cutanée au service d'accueil des urgences, le patient est hospitalisé pour une exploration chirurgicale qui effectuée au bloc opératoire. Un bilan préopératoire adapté à la situation clinique du patient et au type de lésion est effectué le cas échéant. En cas de plaie en regard d'une articulation en regard d'un tendon fléchisseur, une antibioprophylaxie courte est instaurée, à base d'amoxycilline + acide clavulanique ou selon un protocole local. Le status antitétanique est vérifié et si nécessaire complété.

8. Au bloc opératoire

L'exploration, facilitée par l'utilisation du garrot, est menée sous anesthésie locorégionale ou générale. Un débridement consistant en un agrandissement de la plaie en évitant de croiser directement un pli de flexion pour limiter les risque de survenue d'une bride cicatricielle, permet d'accéder à l'ensemble de la lésion, d'effectuer un lavage et une ablation d'éventuels corps étrangers, en évitant les espaces morts. Un parage cutané des berges contuses est effectué. L'exploration permet de faire le bilan des lésions. Il peut être nécessaire en cas de lésion tendineuse, d'effectuer une contre-incision plus proximal pour retrouver un moignon tendineux rétracté. Les lésions sont traitées avec la réalisation de sutures fines atraumatiques, pour optimiser le jeu tendineux ultérieur. Si possible, l'ensemble des lésions (os, tendons, artères, nerfs, peau, etc.) est réparé en une même séance opératoire. En cas de lésion pluri-tissulaire, l'ordre de réparation est stéréotypé : 1° os et articulations,2° artères et veines, 3° nerfs et 4° couverture cutanée et unguéale. Une immobilisation de protection des sutures est mise en place. Idéalement une mobilisation protégée avec des protocoles de rééducation adaptés peut être autorisée permettant de diminuer les séquelles à type de raideur.

9. Dans les suites de l'intervention

- Le membre supérieur opéré est surélevé pour lutter contre l'oedème. En dehors de plaies fortement contaminées, ou de morsures ou de plaies prises en charge tardivement, il n'y a pas lieu de prolonger l'antibioprophylaxie au delà de 24 heures. Si possible, en fonction des lésions initiales, de la réparation et de la participation du patient, une rééducation précoce est débutée, meilleur garant d'une récupération fonctionnelle satisfaisante. Le certificat descriptif des lésions peut être rédigé et selon le cas un arrêt de travail.

- La surveillance est avant tout clinique, appréciant l'état vasculo-nerveux, et la réévaluation de l'aspect de la cicatrice à 48 heures.

VI. LES TRAUMATISMES THORACIQUES

L'existence d'un traumatisme thoracique chez un blessé le fait considérer comme un patient polytraumatisé jusqu'à ce que le bilan ait pu éventuellement éliminer une lésion grave. Certains éléments sont à considérer comme évocateurs d'une gravité potentielle. Parmi ces éléments, certains ont trait aux antécédents du patient : un âge de plus de 65 ans, une pathologie pulmonaire ou cardiovasculaire chronique, un trouble de la coagulation congénital ou acquis (traitement anticoagulant ou antiagrégant). D'autres éléments sont liés au traumatisme lui même. Ainsi des circonstances de survenue particulières telles qu'un traumatisme à cinétique élevée ou encore un traumatisme pénétrant sont en faveur d'une gravité potentielle. Les éléments de gravité avérés sont les suivants en cas de traumatisme thoracique : l'existence de plus de 2 fractures de côtes, surtout chez un patient âgé de plus de 65 ans, la constatation d›une détresse respiratoire clinique avec une FR > 25/min et/ou une hypoxémie (SpO_2 < 90 % sous air ambiant ou < 95 % malgré une oxygénothérapie), d'une détresse circulatoire (chute de PAS > 30 % ou PAS < 110 mmHg). Lors de la phase initiale de la prise en charge hospitalière, au déchocage, il est recommandé d'associer l'échographie pleuro-pulmonaire à la FAST écho et à la radiographie du thorax en première intention.

A. Mécanismes lésionnels

Les mécanismes rencontrés dans le cadre de traumatismes thoraciques sont schématiquement de trois types qui peuvent s'associer.

- Les traumatismes thoraciques par compression ou écrasement conduisent à des lésions pariétales en regard du point d'impact : fracture de côtes qui peuvent s'associer pour conduire à un volet costal, fractures du sternum. La gravité provient du retentissement sur la fonction respiratoire, mais il peut aussi exister, dans le cadre des fractures du sternum, une contusion myocardique qui peut être grave de par son étendue mais aussi par la localisation de la lésion qui peut selon le cas induire des troubles du rythme cardiaque. Les traumatismes pénétrants sont particulièrement redoutés. En l'absence de l'élément contondant, la recherche d'un orifice de sortie permet de retracer le trajet de l'élément vulnérant et donne une indication précieuse sur les éléments potentiellement lésés.
- Les traumatismes thoraciques par décélération brutale sont souvent associés à une lésion d'écrasement pariétal (eg. Écrasement par le volant ou la ceinture de sécurité, etc.). Leur particularité réside dans la présence de lésions endothoraciques qui peuvent être à distance de l'impact, comme une rupture de l'isthme de l'aorte ou une rupture oesophagienne ou l'existence d'un pneumothorax ou d'un hémothorax.
- Les traumatismes thoraciques par blast ou effet de souffle se rencontrent dans les explosions. Cet effet de souffle conduit à des lésions viscérales diffuses même en l'absence de lésion pariétale. Les ruptures trachéo-bronchiques sont relativement typiques de ce mécanisme.

B. Analyse selon les éléments lésés

1. Les traumatismes pleuraux

Les traumatismes pleuraux transforment l'espace pleural qui est normalement une cavité virtuelle, en un volume empiétant sur le volume thoracique normal, avec un retentissement ventilatoire et parfois hémodynamique. Selon le contenu de cet espace pleural on distingue pneumothorax et hémothorax, qui peuvent être concomitants. En cas de détresse respiratoire aiguë ou hémodynamique avec forte suspicion de tamponnade gazeuse, (pneumothorax compressif), une décompression en urgence est recommandée.

a. L'hémothorax

L'hémothorax correspond à un contenu liquidien, mat à la percussion, provenant soit de lésions vasculaires ou de lacérations du parenchyme pulmonaire. À la radiographie, on retrouve un aspect d'opacité maximal dans les zones déclives. Un piège radiographique peut être l'existence d'une rupture diaphragmatique avec luxation intrathoracique des organes pleins intra-abdominaux (foie, rate). La prise en charge est fonction de l'importance de l'hémothorax. Lorsqu'il est minime et isolé, une simple surveillance est nécessaire. Si le volume estimé est supérieur à 500 ml ou s'il est associé à un pneumothorax un drainage est préconisé. Si le volume drainé est d'emblée supérieur à 1,5 l avec une poursuite du débit de drainage supérieur à 200 ml la première heure ou s'il est inférieur à 1,5 l d'emblée mais se poursuit par n débit supérieur à 200 ml/h au cours des 3 heures suivantes, une intervention chirurgicale (thoracotomie) à visée d'hémostase est préconisée (Source : SFMU-SFAR 2015).

b. Le pneumothorax

Le pneumothorax correspond à un épanchement gazeux avec cliniquement un tympanisme à la percussion et une diminution du murmure vésiculaire à l'auscultation. Selon son importance il peut s'accompagner d'une dyspnée. Il peut faire suite à une fracture costale ou à une décélération brutale avec lacération du parenchyme. Il peut également se produire en cas d'hyperpression thoracique à glotte fermée. Le pneumothorax compressif a un retentissement également hémodynamique. Le diagnostic est confirmé par une clarté à la radiographie ou au TDM. En cas de retentissement minime, le drainage n'est pas systématique et il est recommandé une surveillance clinique avec réalisation d'une radiographie de contrôle du thorax 12 heures plus tard.

2. Les traumatismes de la paroi thoracique

a. Les fractures de côte isolée

La fracture de côte, si elle est isolée, est un traumatisme bénin. Elle s'accompagne de douleurs pariétales lors des mouvements respiratoires et à la palpation. Elles ne sont pas toujours facilement visibles sur la radiographie du thorax et l'echographie a une très bonne sensibilité diagnostique. Il faut surtout chercher d'éventielles lésions associées et plus particulièrement des lésions des organes pleins intraabominaux en cas de fracture des dernières côtes (rate, foie, rein..). En cas d'atteinte des côtes 1 ou 2, pour lesquelles un mécanisme à plus haute énergie est requis, il convient d'éliminer un traumatisme trachéobronchique ainsi qu'un traumatisme des gros vaisseaux intra-thoraciques. En l'absence de lésion associée, les fractures de côte isolée relèvent d'un simple traitement antalgique.

b. Le volet costal

- Le volet costal se définit comme l'existence de deux foyers de fracture sur chaque arc costal sur 3 étages consécutifs. La présence d'un volet costal est susceptible d'aboutir à des complications. Selon la localisation du volet costal, les lésions associées et les complications peuvent différer.
- Le volet costal antérieur est un volet constitué de part et d'autre du sternum. Des lésions endothoraciques associées sont fréquentes et recherchées par la réalisation d'une fibroscopie bronchique.
- Le volet costal latéral expose au risque de respiration paradoxale, avec une diminution du volume thoracique à l'inspiration, et comporte un risque d'épuisement.
- Le volet costal postérieur a un retentissement moindre du fait de la stabilité que procurent les masses musculaires paravertébrales à ce niveau.

- La prise en charge d'un volet costal est avant tout symptomatique. Une hospitalisation est requise. Les lésions associées sont traitées et un traitement antalgique adapté doit permettre au patient d'effectuer les mouvements respiratoires sans douleur, avec une aide par la kinésithérapie respiratoire et les aspirations. Si une ventilation est nécessaire du fait de lésions associées ou en cas de troubles de la conscience, elle est effectuée en pression positive. Une ostéosynthèse costale, idéalement précoce avant le 5e jour, est proposée en cas de risque d'épuisement respiratoire par le fait d'une respiration paradoxale.

c. Les fractures sternales

Les fractures du sternum s'accompagnent d'une douleur à la palpation à laquelle peut s'ajouter une mobilité anormale. Une respiration paradoxale associée est recherchée. Le diagnostic radiographique se fait sur le cliché du sternum de profil et sur les reconstructions sagittales du TDM thoracique. La découverte d'une fracture du sternum conduit à rechercher une contusion myocardique associée avec réalisation d'un ECG, d'une échographie trans-thoracique et d'un dosage de la troponine. Concernant la fracture du sternum elle-même, une ostéosynthèse est proposée en cas d'instabilité.

d. La rupture du diaphragme

Le diaphragme représente la paroi inférieure du thorax. Cliniquement le diagnostic de rupture diaphragmatique est suspecté devant la présence de bruits hydroaériques à l'auscultation thoracique. À la radiographie, on retrouve une ascension de la coupole diaphragmatique. Des images typiques peuvent se rencontrer comme une image gazeuse intra-thoracique ou un enroulement intra-thoracique d'une sonde naso-gastrique. La présence d'une rupture diaphragmatique signe un traumatisme sévère, et nécessite en premier lieu la recherche de lésions associées redevables d'une prise en charge première. La rupture diaphragmatique est traitée par suture chirurgicale.

3. Les traumatismes de l'appareil respiratoire

Les traumatismes respiratoires affectent les poumons ou les voies aériennes

a. Les traumatismes pulmonaires

Les traumatismes pulmonaires sont le fait de lésions par écrasement ou par effet de souffle. Ils entraînent des signes de détresse respiratoire, une polypnée et peuvent également être la source d'une hémoptysie. À l'auscultation on perçoit un syndrome de condensation avec diminution du murmure vésiculaire. Le diagnostic auscultatoire peut être plus difficile en cas de pneumo-ou hémothorax associé. Sur la radiographie du thorax prédomine un syndrome alvéolaire dont les diagnostics différentiels pourraient être une pneumopathie d'inhalation ou les signes d'une embolie graisseuse. L'évolution peut se compliquer d'un syndrome de détresse respiratoire aigüe. Le traitement de ces lésions traumatiques pulmonaires est avant tout symptomatique, la dégradation de la fonction ventilatoire pouvant nécessiter une intubation associée à la ventilation mécanique.

b. Les traumatismes de voies aériennes

Les traumatismes des voies aériennes correspondent aux ruptures de l'arbre trachéo-bronchique, qui entraînent un pneumothorax associé à un emphysème cervico-médiastinal extensif. Ces ruptures de l'arbre trachéo-bronchique se rencontrent dans les traumatismes par écrasement ou lors d'une décélération brutale. À la radiographie du thorax on observe un penumomédiastin qui fait réaliser une fibroscopie en urgence permettant de confirmer le diagnostic et de préciser la topographie de la lésion et permet d'affiner le bilan lésionnel. Ces ruptures de l'arbre trachéo-brochique constituent des urgneces chirurgicales.

4. Les traumatismes cardiovasculaires

Même un traumatisme thoracique fermé peut conduire à des lésions cardiovasculaires. En cas de traumatisme pénétrant, l'indication chirurgicale est de mise. On distingue selon les éléments lésés :

a. La rupture de l'isthme de l'aorte

La rupture de l'isthme de l'aorte se rencontre classiquement au cours d'une décélération brutale, avec des lésions à type d'étirement entre les portions fixe et libre de l'aorte. Le tableau d'une rupture grave est celui d'une détresse cardio-circulatoire. Cliniquement on retrouve une asymétrie des pouls périphériques habituellement avec une atténuation au membre supérieur droit par rapport au membre supérieur gauche. Sur la radiographie du thorax on retrouve typiquement un élargissement du médiastin au-delà de 8 cm avec une disparition du bouton aortique et une déviation de la trachée. Les circonstances du traumatisme doivent faire suspecter ce diagnostic même en l'absence d'anomalie franche sur la radiographie du thorax ce qui conduit à la réalisation d'un angioscanner qui permet de confirmer le diagnostic. En cas de lésion avérée, une prise en charge chirurgicale classique ou endovasculaire est mise en oeuvre selon le grade de l'atteinte. Les ruptures complètes restent quant à elles des indications d'urgences chirurgicales absolues.

b. Les traumatismes péricardiques

Les traumatismes du péricarde sont au mieux diagnostiqués à l'échographie trans-thoracique. Ils peuvent se compliquer d'un hémopéricarde pouvant avoir un retentissement hémodynamique par effet de compression sur les cavités droites dans le cadre d'une tamponnade, qui nécessite une ponction évacuatrice urgente.

c. La contusion myocardique

Une contusion myocardique est particulièrement à rechercher en cas de traumatisme thoracique avec fracture sternale. Les examens suivants sont à effectuer : un ECG à la recherche de troubles du rythme ou de la conduction, une échographie trans-thoracique pour apprécier la contractilité myocardique, rechercher des ruptures ou lacération et un examen enzymatique avec le dosage de la troponine, qui permet en cas d'élévation d'identifier les patients à risque de complications cardio-vasculaires.

d. Les autres lésions cardiovasculaires

D'autres lésions comme des lésions valvulaires, des ruptures de cordage voire des plaies et ruptures cardiaques peuvent se rencontrer et nécessitent alors une prise en charge spécifique urgente.

5. Les traumatismes du médiastin postérieur

- Le médiastin postérieur est une zone de passage de la filière digestive.
- Les traumatismes oesophagiens se révèlemt fréquemment par les complications engendrées par la rupture oesophagienne. Cliniquement on peut observer un emphysème cervical et la révélation se fait fréquemment par un syndrome infectieux sévère et précoce avec médiastinite et signes de diffusion systémique avec un choc septique. La radiographie du thorax peut révéler un pneumo-médiastin, plus facilement visible sur l'examen TDM. L'administration de produit de contraste intraluminal (TOGD) permet le diagnostic positif et de préciser la topographie et l'étendue de la lésion qui est une urgence chirurgicale.
- En cas de traumatisme du rachis thoracique, il convient également d'évoquer un traumatisme du canal thoracique qui peut se révéler par un chylothorax.

VII. LES TRAUMATISMES ABDOMINAUX

L'existence d'un traumatisme abdominal doit faire rechercher des lésions associées davant faire considérer le patient comme un polytraumatisé. A contrario, pour tout polytraumatisé il convient d'éliminer une lésion abdominale. Dans le cas de traumatismes abdominaux fermés, la prise en charge reste médicale de première intention, sauf en cas d'instabilité hémodynamique où la place du traitement chirurgical est à considérer.

A. Les traumatismes hépatiques

Un traumatisme hépatique est suspecté devant tout traumatisme abdominal fermé ainsi qu'en cas de plaie de l'hypochondre droit mais aussi de l'hémithorax droit et en cas de fractures des dernières côtes à droite. Lorsque l'hémo-péritoine est abondant le tableau est celui d'une instabilité hémodynamique associée à un épanchement intra-abdominal. En cas d'association du traumatisme hépatique à des signes d'angiocholite il convient de suspecter une hémobilie. Un traumatisme hépatique associe des signes biologiques d'anémie aigüe à une cytolyse hépatique. Les images évocatrices sur les radiographies simples sont la présence de fractures costales basses à droite, l'ascension de la coupole diaphragmatique droite et un hémopéritoine à l'échographie FAST. L'examen tomodensitométrique abdominal confirme et précise le diagnostic en permettant la distinction entre un hématome sous-capsulaire, une fracture hépatique, qui se traduit par une ligne hypodense, une contusion et des lésions vasculaires. La TDM permet également le bilan des lésions associées. Selon la nature de l'atteinte hépatique, le tableau peut se compliquer et prendre l'aspect d'un choc hémorragique lié à la spoliation sanguine, d'une hémobilie liée au passage de bile dans la circulation générale, de péritonite biliaire par libération de bile dans la cavité péritonéale et d'embolie gazeuse en cas de plaie atteignant les veines sus-hépatiques. La prise en charge des lésions hépatiques réserve une large place au traitement médical conservateur, qui peut être associé à un traitement radiologique interventionnel, tout au moins en l'absence d'instabilité hémodynamique. Si le traitement médical ne permet pas d'obtenir le contrôle hémodynamique, le traitement devient chirurgical et consiste en une laparotomie visant à obtenir l'hémostase. Ce traitement chirurgical repose largement sur la réalisation d'un tamponnement péri-hépatique au moyen d'une laparotomie médiane qui permet d'évacuer l'hémopéritoine en veillant à ne pas mobiliser le foie pour éviter un désamorçage et une embolie graisseuse. L'hémostase est réalisée par un packing, ce qui correspond à une compression du foie contre le diaphragme à l'aide de champs chirurgicaux mis en place dans l'espace inter-hépatorénal. Si le saignement est alors contrôlé une suture et un drainage peuvent être effectués. Si le saignement n'est pas contrôle, un 2e tamponnement péri-hépatique est effectué sans mobiliser le foie, le packing est laissé en place sans drainage avec une laparotomie écourtée qui est reprise 24 à 48 heures plus tard.

B. Les lésions pancréatiques

Les lésions pancréatiques s'observent en cas de compression du pancréas contre la face antérieur du rachis volontiers à vitesse élevée (chute à vélo contre le guidon, traumatisme par le volant). L'isthme pancréatique est touché en majorité, et des lésions duodénales sont fréquemment associées. Cliniquement, on retrouve des douleurs solaires et un tableau d'abdomen chirurgical. Sur un plan biologique, l'amylasémie et la lipasémie sont augmentées. L'échographie est assez peu contributive. La TomoDensitoMétrie, surtout si elle est réalisée précocement, permet de distinguer les hématomes des fractures et des lésions de contusion. Si une lésion du canal de Wirsung est spécifiquement évoquée, l'IRM est l'examen de choix. Les lésions pancréatiques sont susceptibles de se compliquer sous la forme d'une pancréatite aigüe nécrotico-hémorragique, et plus tardivement sous la forme de pseudo-kystes et de fistules pancréatiques. Le volet médical du traitement correspond à celui de la pancréatite aigüe. Les indications du traitement chirurgical correspondent aux plaies par arme blanche ou arme à feu, aux lésions avec instabilité hémodynamique, aux lésions canalaires et au traitement des complications. Le premier temps consiste en une exploration. En l'absence de lésion canalaire et de fracture complète du pancréas, le traitement est conservateur associant suture et drainage. En cas de lésions canalaires ou de fracture complète les possibilités conservatrices sont moindres, et peuvent nécessiter la réalisation d'une duodéno-pancréatectomie céphalique. En cas de lésion canalaire circonscrite à la tête, un traitement endoscopique peut être proposé.

C. Lésion de la rate

Une lésion splénique peut se rencontrer en cas de traumatisme abdominal fermé, plus particulièrement évoquée en cas de fractures des dernières côtes à gauche, et dans les traumatismes abdominaux ouverts principalement les plaies de l'hypochondre gauche. Une lésion de la rate doit également être éliminée en cas de plaie thoracique basse du côté gauche. Il s'ensuit un hémopéritoine abondant avec des douleurs, voire une défense de l'hypochondre gauche. La symptomatologie peut être retardée en cas de rupture secondaire d'un hématome sous-capsulaire. Biologiquement la rupture splénique s'accompagne de signes d'anémie aigüe. Les signes radiologiques évocateurs sont l'existence d'une fracture costale basse à gauche, l'ascension de la coupole diaphragmatique gauche avec à l'écho FAST un hémopéritoine. La TomoDensitoMétrie abdominale est déterminante et permet de différencier un hématome sous-capsulaire, une fracture qui correspond à une ligne hypodense, une contusion ou des lésions vasculaires du hile. Le scanner recherche également des lésions associées. Ces lésions spléniques comportent un risque de rupture secondaire jusqu'à 15 jours après le traumatisme, nécessitant une surveillance hospitalière prolongée. Les lésions spléniques peuvent se compliquer d'un choc hémorragique d'emblée ou secondaire en cas de rupture retardée. Les complications post-splénectomie doivent aussi être mentionnées et notamment le risque infectieux majoré. La prise en charge thérapeutique reste médicale pour les patients stables, une embolisation artérielle pouvant être associée. Le traitement chirurgical est indiqué en urgence pour des patients instables malgré un remplissage adapté. La splénectomie peut aussi être décidée préventivement avant la prise en charge chirurgicale de certaines lésions osseuses comme les ostéosynthèses du rachis en décubitus ventral. Dans les suites de la splénectomie, les vaccinations anti pneumococcique, anti-hémophilus, anti-méningococcique et anti-grippale sont associées à une antibioprophylaxie au long cours par oracilline.

D. Les lésions du tube digestif

Une lésion du tube digestif est aisément évoquée en cas de traumatisme abdominal ouvert, dans le cas de plaies par arme blanche ou arme à feu. Mais ces lésions du tube digestif peuvent aussi survenir dans le cas de traumatismes abdominaux fermés, plus volontiers lors de mécanismes de décélération. Le syndrome de la ceinture de sécurité associe ecchymose de la paroi abdominale, fracture vertébrale et lésion d'un organe creux intra-abdominal. Fermées, ces lésions sont souvent asymptomatiques à la phase initiale puis apparaissent une défense, des troubles du transit et un tableau infectieux. Biologiquement on retrouve classiquement un syndrome inflammatoire. Au scanner, on peut mettre en évidence un hémopéritoine sans cause évidente, un pneumopéritoine fortement évocateur de perforation d'un organe creux, un épaississement pariétal et une extravasation de produit de contraste. Le traitement d'une lésion du tube digestif est chirurgical en urgence, avec dans un premier temps une exploration de l'ensemble du tube digestif puis une suture simple ou une résection suture, avec ou sans rétablissement immédiat de la continuité selon les lésions observées.

E. Les lésions du diaphragme

Les ruptures diaphragmatiques ont déjà été envisagées avec les traumatismes thoraciques. Cliniquement l'auscultation peut retrouver des bruits hydro-aériques dans la cavité thoracique et le diagnostic est confirmé par l'examen TDM. Le traitement est chirurgical et comporte d'une part la réintégration des organes digestifs dans la cavité abdominale et la réparation pariétale. La réparation pariétale comporte la suture diphragmatique à laquelle peut être associée la mise en place d'un treillis de renforcement.

F. L'hématome rétropéritonéal

- Un hématome rétropéritonéal peut être consécutif à un traumatisme du bassin, mais aussi du rachis ainsi qu'un traumatisme rénal. Un hématome rétropéritonéal peut conduire à une importante spoliation sanguine.
- Le traitement d'un hématome rétropéritonéal est avant tout médical avec la compensation des pertes, et le recours large à l'artério-embolisation en cas de fracture du bassin. La limitation du saignement passe également par la stabilisation des lésions osseuses au bassin. En préhospitalier, la mise en place d'une ceinture pelvienne en regard des grands trochanters en cas de suspicion de fracture du bassin permet dans une certaine mesure de diminuer les pertes sanguines en limitant le volume d'expansion de la cavité pelvienne et d'obtenir ainsi un effet de tamponnement. En intra-hospitalier, le relai de cette immobilisation relative peut être pris chirurgicalement par une bride antérieure ou un clamp pelvien visant à stabiliser les lésions horizontalement et une traction dans l'axe du membre inférieur atteint visant à éviter une ascension verticale. L'effet de l'artério-embolisation est favorisé par la restitution d'un cadre osseux plus stable. En cas de persistance de l'instabilité hémodynamique après embolisation, ou si celle-ci n'est pas possible, la réalisation d'un packing pelvien a alors sa place. Le packing pelvien consiste en la mise en place de champs de tamponnement dans le petit bassin. La stabilisation osseuse définitive est elle effectuée ultérieurement, sur un patient stabilisé.

G. Les plaies abdominales

Le diagnostic de plaie est évident sauf s'il s'agit d'une porte d'entrée postérieure, ce qui rappelle l'importance de l'inspection de l'ensemble du patient, y compris de sa face postérieure. L'anamnèse précise le type d'agent vulnérant (arme à feu, arme blanche, caractère souillé ou non de l'agent vulnérant, taille, etc.). L'examen cutané complet recherche les points d'entrée et de sortie éventuelle ce qui permet de préciser le trajet de l'agent vulnérant. Le caractère pénétrant ou non de la plaie est difficilement apprécié sur les seuls éléments cliniques. La biologie recherche un syndrome inflammatoire mais celui-ci est retardé, et des arguments en faveur d'une lésion hémorragique. Un épanchement intraabdominal est recherché à l'échographie. Le scanner permet d'orienter vers l'existence de lésions intra-abdominales sur le trajet de l'agent vulnérant. Si l'ensemble du bilan clinique et d'imagerie est en faveur d'une plaie non pénétrante, une simple suture cutanée peut être effectuée. En cas de plaie pénétrante mais sans signe de choc, une exploration chirurgicale de l'ensemble du tube digestif est indiquée avec selon le type de lésion rencontrée, une suture ou une résection–suture de la lésion. En cas de plaie pénétrante associée à un choc hémodynamique le traitement est chirurgical avec une laparotomie en urgence. En cas de rupture d'un organe creux, une toilette péritonéale est associée à une antibiothérapie en plus de la réparation viscérale.

VIII. LES BRÛLURES : ÉVALUATION ET PRISE EN CHARGE À LA PHASE INITIALE ET RECHERCHE DES COMPLICATIONS

- Les brûlures représentent une pathologie fréquente estimée entre 200 000 et 400 000 cas par an en France. Parmi ceux-ci 9 000 patients ont nécessité une hospitalisation pour prise en charge de leur brûlure en 2008, les enfants de moins de 4 ans représentant un quart de ces hospitalisations.
- Lors de la prise en charge initiale d'un patient présentant une brûlure l'évaluation de la gravité de celle-ci est un élément déterminant de la prise en charge.
- Les données anamnestiques recherchent notamment l'heure de survenue et les circonstances de l'accident, certains facteurs étant aggravant comme le caractère chimique ou lié à des radiations ionisantes ainsi que la notion de blast (explosion). Le terrain est précisé, avec une gravité particulière des lésions survenant chez le petit enfant mis également en cas d'augmentation de l'âge particulièrement au-delà de 60 ans. Les antécédents et traitements en cours sont notés. Concernant la brûlure elle-même deux éléments fondamentaux sont à prendre en compte : la surface corporelle lésée et le degré de la brûlure.
- L'estimation de la surface corporelle lésée se fait en conditions d'asepsie après déshabillage complet. Le recueil fait l'objet d'un schéma daté et signé et s'accompagne de la prise de photographies. L'estimation de la surface lésée est rapportée au patient en s'aidant de la technique de la paume de la main : chez l'adulte, la surface d'une paume équivaut à 1 % de la surface corporelle totale. La règle des 9 de Wallace est applicable chez l'adulte où un segment corporel représente 9 % de la surface corporelle totale. Un segment corporel est représenté par la tête et le cou (4,5 % pour chaque face, antérieure et postérieure), la moitié (supérieure ou inférieure) d'une face (antérieure ou postérieure) du tronc, les deux faces (antérieure et postérieure) de chaque membre supérieur, une face (antérieure ou postérieure) de chaque membre inférieur, le périnée représentant 1 % de la Surface Corporelle Totale. La règle de 9 de Wallace ne s'applique pas chez l'enfant du fait d'une répartition différente des surfaces qui évolue au cours de la croissance. Les tables de Berkow fournissent la répartition des surfaces corporelles au cours de la croissance en fonction de l'âge.

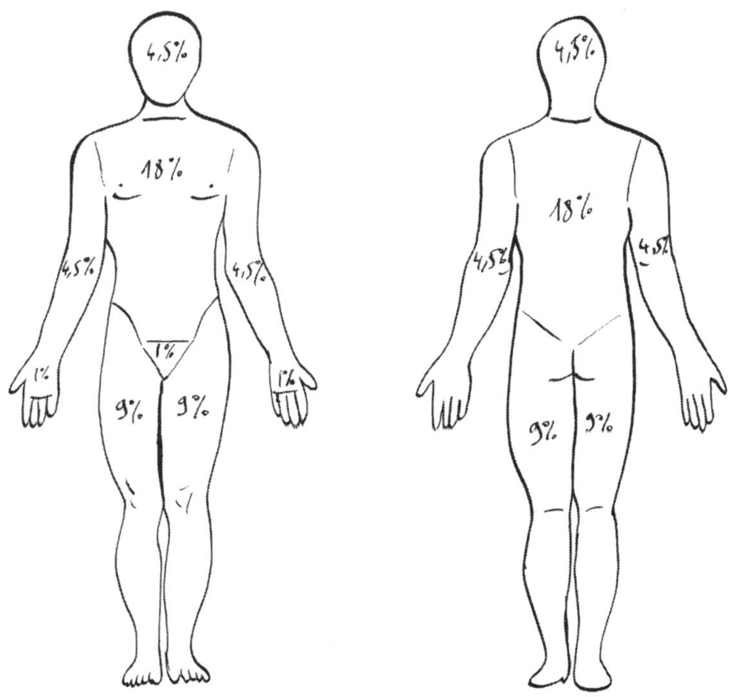

Fig. 3. Règle des 9 de Wallace.

A. Profondeur de la brûlure

Outre la surface lésée, la profondeur ou degré de la brûlure est à prendre en considération. De la profondeur de la lésion dépend la capacité de cicatrisation spontanée ou non de la brûlure.

- Le premier degré : respecte les couches profondes de l'épiderme. Il s'agit d'un érythème avec une peau rouge, chaude, douloureuse et sans décollement. La membrane basale est intacte. La cicatrisation est spontanée en quelques jours sans cicatrice.
- Le deuxième degré se décompose en 2e degré superficiel et 2e degré profond. La membrane basale est partiellement atteinte.
- Le deuxième degré superficiel correspond à une atteinte du derme superficiel. Il se présente comme un érythème douloureux avec présence de phlyctènes mais la sensibilité cutanée reste normale. La cicatrisation spontanée est obtenue en 1 à 2 semaines sans cicatrice sauf parfois chez l'enfant ou sur une peau de couleur.
- Le deuxième degré profond correspond à une atteinte atteignant le derme profond. Il se présente comme une lésion blanche plus ou moins rosée, mal vascularisée avec des phlyctènes. La sensibilité est modifiée avec présence d'une hypoesthésie. Seules les annexes épidermiques profondes (follicules pileux, glandes sébacées, glandes sudoripares) persistent. La cicatrisation spontanée est possible mais elle est longue (15 à 30 jours) et peut être remise en cause en cas de complications (infection, dénutrition) pouvant détruire les annexes épidermiques. Ces brûlures laissent persister des cicatrices indélébiles.
- Le troisième degré correspond à une destruction de la totalité de la peau (épiderme et derme) avec atteinte du tissus sous-cutané. Les téguments sont épaissis et rigides et présentent un aspect nécrotique blanc ou marron plus ou moins foncé. Il n'y a pas de phlyctènes et l'insensibilité est totale. Ces brûlures du troisième degré n'ont pas de tendance à la cicatrisation spontanée et nécessitent des greffes après excision de la nécrose.
- En cas d'atteinte des plans sous-jacents (muscles, tendons, ligaments, os, etc.) on retient le terme de carbonisation.

B. La gravité selon la localisation

- Certaines localisations sont particulièrement graves du fait d'un risque plus important de complications qu'elles engendrent. Certaines de ces complications sont précoces. Ainsi, une atteinte du cou ou de la face expose rapidement au risque d'obstruction des voies aériennes supérieures. Si la présence des voies aérodigestives supérieures permet une relative protection pulmonaire en cas de brulures thermiques, cette protection est inopérante en cas de blast pulmonaire mais aussi en cas d'intoxication associée au monoxyde de carbone ou au cyanure. L'atteinte du périnée et des organes génitaux externes exposent à un risque infectieux majeur engageant le pronostic vital. Les brûlures circulaires d'un membre entraînent un risque d'ischémie d'aval.
- Le risque de complications est également fonctionnel à moyen terme en cas d'atteinte orificielle au visage, en cas d'atteinte des mains et des zones articulaires en particulier des zones de plis de flexion avec la possible survenue de brides rétractiles limitant les amplitudes articulaires. Au niveau périnéal il existe un risque de sténoses séquellaires.
- La gravité des brûlures peut être mesurée selon l'étendue de la surface corporelle lésée, la présence de brûlures au niveau des voies respiratoires et l'âge. Les brûlures graves peuvent être définies comme suit :
  - brûlures couvrant au moins 20 % de la surface corporelle chez les enfants de moins de 5 ans ;

- brûlures couvrant au moins 30 % de la surface corporelle chez les patients âgés de plus de 5 ans ;
- présence de brûlures au niveau des voies respiratoire.

C. Particularités des brûlures selon l'étiologie

Certaines étiologies de brûlure ont une gravité ou une évolutivité propre.

- Les brûlures thermiques représentent la grande majorité des brûlures avec 90 % des cas.
- Les brûlures chimiques aboutissent généralement à des brûlures du 3e degré.

  À la brûlure elle-même s'associe un risque d'intoxication systémique.
- Les brûlures par un arc éléctrique aboutissent habituellemnt à des brûlures du 2e degré mais touchent volontiers les mains et le visage avec un risque important de brûlure oculaire.
- Les brûlures électriques vraies, entre point d'entrée et point de sortie, doivent faire rechercher des lésions profondes.
- Les radiations ionisantes ont un effet précoce sur l'épiderme et retardé sur le derme avec une destruction temporaire des follicules pileux à partir de 2 Grays et une destruction définitive de ceux-ci pour des doses atteignant 20 Grays. Pour des doses au-delà de 25 Grays une radionécrose ou radiodermite nécrotique peut se produire, avec des ulcérations plus ou moins creusantes très douloureuses dont la cicatrisation spontanée est difficilement obtenue du fait d'une mauvaise trophicité locale. Sur un mode chronique les lésions résultant d'une exposition aux radiations ionisantes peuvent évoluer vers une cancérisation, le plus souvent sous forme spino-cellulaire.

D. Évaluation de la gravité

- La gravité est déterminée par le pourcentage de surface corporelle brûlée. Une brûlure > 15 % chez l'enfant et > 30 à 35 % chez l'adulte nécessite l'hospitalisation de ce brûlé grave dans un centre de grands brûlés. Le score de Baux rend compte de l'influence de l'âge. Score de Baux = Surface Brûlée + âge. Si le score de Baux est supérieur à 50, il s'agit d'une brûlure grave. Si le score de Baux est supérieur à 100, le risque est maximal.
- Le score UBS permet d'évaluer le risque vital.

  Score UBS = Surface Brûlée + 3 × (Surface Brûlée au 3e degré).

  Si le score UBS est supérieur à 100, il s'agit d'une brûlure grave. Si le score UBS est supérieur à 150, le pronostic vital est engagé. L'existence de comorbidités (diabète, insuffisance rénale, etc.) aggrave le pronostic à score UBS équivalent.

E. Les complications des brûlures

La survenue de complications aggrave le pronostic et nécessite d'adapter la prise en charge des brûlures. Ces complications diffèrent a cours de l'évolution.

1. Les complications à la phase initiale

- Les lésions associées : un polytraumatisme, des fractures doivent être traités pour eux-même.
- La détresse respiratoire : en cas de détresse respiratoire aiguë une intubation orotrachéale immédiate s'impose. L'existence d'une voix rauque, d'un stridor, d'un wheezing évoquant un brochospasme doivent alerter et nécessitent une surveillance rapprochée ainsi qu'un dosage du monoxyde de carbone et de l'hydroxycobalamine. En cas de brûlure de la face et du cou il faut prendre en compte le risque de détresse respiratoire aiguë par œdème des voies aériennes supérieures.

- La détresse hémodynamique : l'augmentation initiale de la perméabilité capillaire expose au choc hypovolémique qui nécessite un remplissage et fait envisager le recours aux amines vasopressives.
- Les troubles du rythme : sont à rechercher plus particulièrement en cas de brûlures chimiques du fait de l'intoxication associée, et en cas de brûlure électrique.
- La rhabdomyolyse : peut être liée à la brûlure des muscles eux-mêmes, mais elle peut survenir également lors des brûlures électriques ou peut être secondaire à un décubitus prolongé. Elle nécessite la survellance biologique des CPK, ALAT, aldolases et de la myoglobinurie. En cas de brûlure circulaire d'un membre, le risque de survenue d'un syndrome compartimental doit faire pratiquer des escarrotomies de décharge au niveau des zones de nécrose.
- Les brûlures oculaires : souvent le fait de brûlures chimiques, elles nécessitent une irrigation oculaire abondante, continue et prolongée.
- L'hypothermie : elle est favorisée par l'altération du revêtement cutané et doit être combattue d'emblée du fait de ses délétères sur la coagulation notamment.

2. Après la phase initiale surviennent les complications secondaires

- Les complications infectieuses : elles sont au premier plan. Elles sont à la fois locales, gênant la cicatrisation par les effets de destruction sur les annexes cutanées, mais aussi à risque de diffusion générale.
- Les complications nutritionnelles : les processus de cicatrisation mis en jeu en cas de brûlures sont très consommateurs d'énergie et il existe un risque important de dénutrition qui est un frein à la cicatrisation. Les désordres hydro-électrolytiques doivent être corrigés.
- Les complications liées au décubitus : elles sont favorisées par l'alitement prolongé et les difficultés de mobilisation spontanée en cas de brûlures étendues ou profondes. La maladie veineuse thrombo-embolique doit être particulièrement prévenue.
- Les complications digestives. Elles sont de deux ordres : l'iléus fonctionnel est favorisé par le décubitus et nécessaire recours aux antalgiques morphiniques pour la réalisation des soins locaux ; l'ulcère de stress nécessite une prévention pharmacologique et de favoriser au maximum une alimentation entérale.
- Les complications rénales : l'insuffisance rénale aigüe fonctionnelle est favorisée par les importantes pertes hydro-électrolytiques présentes dès la phase initiale nécessitant une compensation. En cas de rhabdomyolyse cette insuffisance rénale peut être aggravée par la survenue d'une nécrose tubulaire aiguë. Le risque de survenue d'une infection urinaire nosocomiale chez ces patients alités est également majeur.
- Complications psychologiques : de nombreux facteurs y contribuent comme la longueur de la prise en charge, les douleurs en particulier lors des soins, les modifications du schéma corporel et les risques de séquelles.

3. Les brûlures exposent également aux complications tardives

- Cutanées : l'altération du revêtement cutané est source de prurit et de troubles de la sensibilité plu ou moins étendus. Il existe également une fragilité cutanée. Les cicatrices peuvent avoir une tendance hypertrophique voire chéloïde. Les rétractions sont source de brides cutanées notamment au niveau des zones de flexion. Enfin l'existence de plaies chroniques peut être la source de carcinomes cutanés.
- Articulaires : les brides cutanées favorisent la raideur articulaire qui peut aussi être liée à une atteint articulaire par la brûlure elle-même. Les attitudes vicieuses doivent être combattues dès les phases initiales de la prise en charge par les mobilisations et des postures.
- Sur un plan plus général et fonctionnel, les brûlures sont sources de handicap.

F. La prise en charge des brûlures

La prise en charge des brûlures doit débuter d'emblée, sur les lieux du traumatisme et elle est prolongée, en particulier en cas de séquelles tardives.

1. Sur les lieux du traumatisme

Il faut protéger et arrêter l'agression thermique en déshabillant le blessé et en refroidissant la brûlure avec une eau fraîche à 15 °C) pendant au moins 15 minutes. L'évaluation de la gravité se fait sur l'étendue et l'aspect des zones brulées avec appel du centre 15. La prévention de l'infection locale repose à ce stade sur des pansements occlusifs sur les zones brûlées. Le blessé est mis en condition avec pose de voie veineuse périphérique permettant de débuter le remplissage, oxygénothérapie, antalgie et monitorage du de la fréquence cardiaque, de la tension artérielle et de la saturation en O_2. Le transport médicalisé peut s'effectuer directement vers un centre de chirurgie plastique en l'absence de signes de gravité. En cas de brûlure grave, un transfert en réanimation de grands brûlés est organisé.

2. À l'arrivée à l'hôpital

- Bilan paraclinique en urgence :
  - Biologique : pour point de départ hydroélectrolytique et sanguin.
  - Numération Formule Sanguine et Plaquettes, INR, TCA, Groupage rhésus (2 déterminations) avec Recherche d'agglutinines irrégulières, Ionogramme sanguin, urémie, Créatininémie, Glycémie, Protidémie, Gaz du sang avec dosage des lactates, dosage de l'HbCO, CPK, LDH, Myoglobinémie et Myoglobinurie.
  - ECG, Radiographie du Thorax et rapidement Fibroscopie bronchique en cas d'argument pour une atteinte respiratoire.
- Traitement symptomatique :
  - Nécessite la mise en place de voie veineuse, qui est préférentiellement profonde en cas de signes de gravité et associée au sondage urinaire.
  - Puis un remplissage avec rééquilibration hydroélectrolytique est débuté, pour lequel différentes formules sont possibles. La formule d'Evans est largement répandue, avec pour les 24 premières heures : 2 ml/kg/1 % de surface brûlée (avec 50 % de colloïdes et 50 % de cristalloïdes) + besoins de base. La moitié est passée dans les 8 premières heures puis l'autre moitié sur les 16 heures suivantes avant de diminuer de moitié dans les 24 à 48 heures.
  - Prévention de l'hypothermie avec couverture et atmosphère humide.
  - Une prise en charge nutritionnelle est associée pour lutter contre l'hypercatabolisme en cas de brûlures étendues, avec instauration d'une renutrition hypercalorique entérale autant que possible et sinon parentérale.
  - Le traitement préventif des infections repose sur la réalisation des pansements en asepsie stricte. Le status de la couverture antitétanique est vérifié et si nécessaire complété. L'utilisation des voies percutanées est limité au maximum pour éviter les portes d'entrée. La mise en route d'un traitement antibiotique n'est effectuée qu'en cas d'infection avérée.
  - Le traitement antalgique est adapté à l'intensité des douleurs sans hésiter à recourir aux antalgiques de palier 3 si nécessaire.
  - Les complications liées au décubitus sont prévenues avec l'instauration d'une anticoagulation préventive, l'entretien des mobilités articulaires et le recours à des attelles de postures pour éviter les enraidissements et les rétractions cicatricielles en position vicieuse.
  - La prévention de l'ulcère de stress est assurée par un traitement inhibiteur de la pompe à protons.
  - Une prise en charge psychologique est instituée précocement, associant soutien psychologique et traitement anxiolytique.

- Des éléments particuliers de prise en charge sont spécifiques de certaines localisations de brûlures.
  - En cas de brûlure circulaire d'un membre, des incisions de décharge (escarrotomies de décharge) sont effectuées afin d'améliorer la trophicité distale et de limiter l'effet de garrot que constitue une brûlure circulaire.
  - Au niveau de la face, l'objectif est la préservation de l'ouverture des orifices.
  - En cas d'atteinte des voies aériennes supérieures, la réalisation d'une fibroscopie permet de rechercher un blast associé mais également la réalisation d'un lavage.
- Le traitement curatif de la brûlure diffère selon le caractère superficiel ou profond de la brûlure.
  - En cas de brûlure superficielle, du 1er degré ou du 2e degré superficiel, le traitement est conservateur avec une cicatrisation dirigée. Il passe par les phases de détersion puis de bourgeonnement jusqu'à l'épidermisation à l'aide pansements occlusifs gras. En cas de bourgeonnement excessif un corticotulle peut être mis en place.
  - En cas de brûlure profonde, du 2e degré profond ou du 3e degré, le traitement est chirurgicale en privilégiant l'excision-greffe précoce. Au cours de la première semaine, une excision des tissus brûlés est effectuée, puis la couverture est assurée par une greffe de tissu prélevé en zone saine. Une autogreffe tardive en peau mince peut être effectuée à la 3e semaine mais avec un risque plus élevé de rétractions tissulaires.
- Selon l'étiologie de la brûlure, une intoxication associée peut être présente et doit alors être traitée.
  - En cas d'intoxication au monoxyde de carbone le traitement repose sur l'oxygénothérapie, voire l'oxygénothérapie hyperbare.
  - En cas d'intoxication à l'acide cyanhydrique, l'administration en urgence d'hydroxycobalamine permet de réduire la toxicité du cyanure.

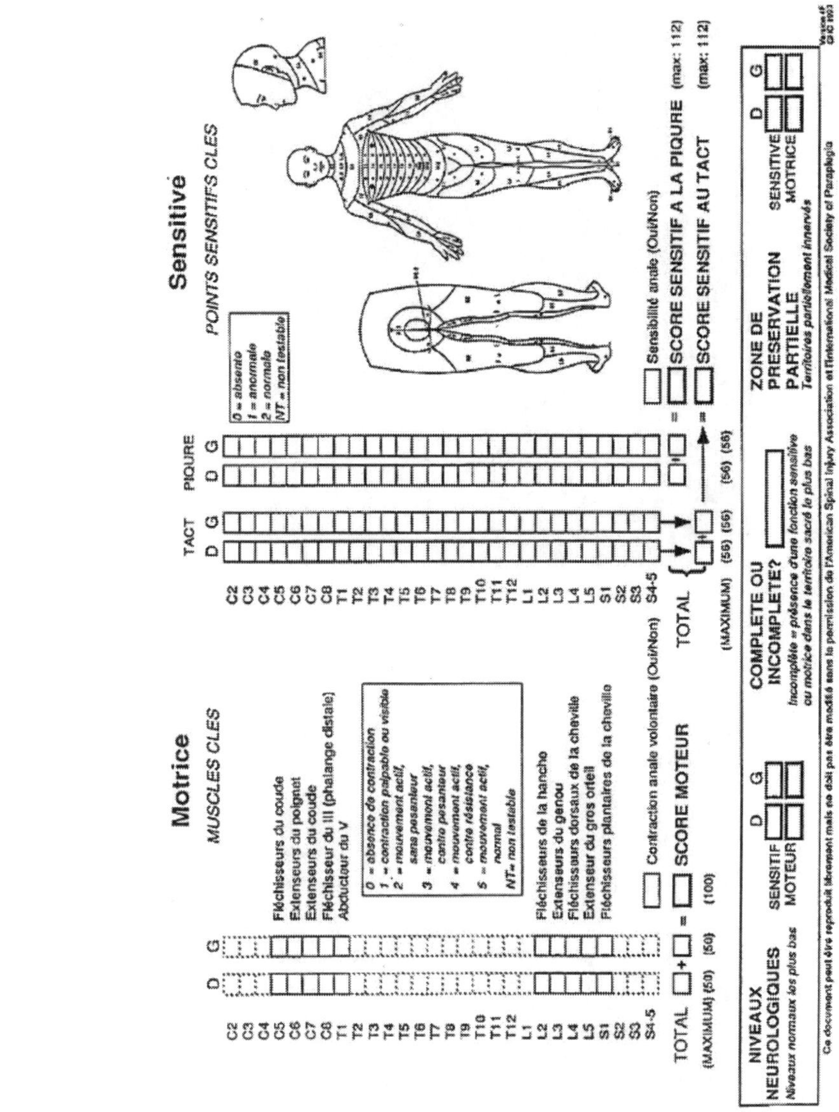

Fig. 4. Score ASIA.

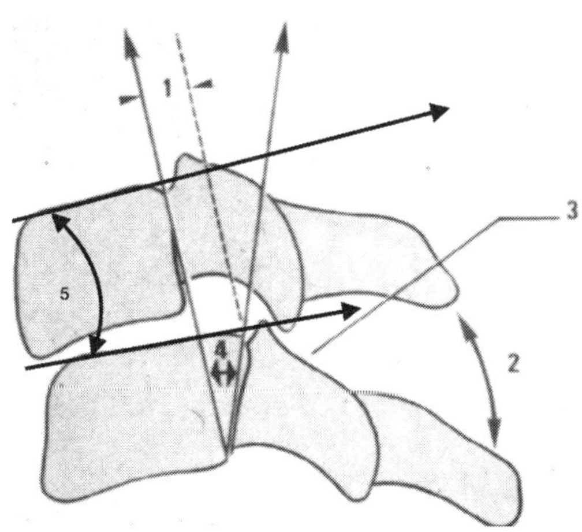

Fig. 5. Critères de gravité d'une entorse cervicale grave.

1. Antélisthésis > 3 mm.

2. Écart inter-épineux anormal.

3. Découverture articulaire > 50 %.

4. Perte du parallélisme des processus articulaires.

5. Angulation des plateaux vertébraux > 10°.

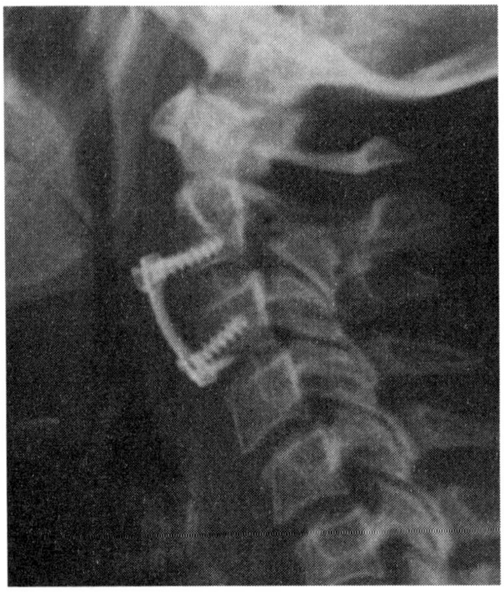

Fig. 6. Arthrodèse C2C3.

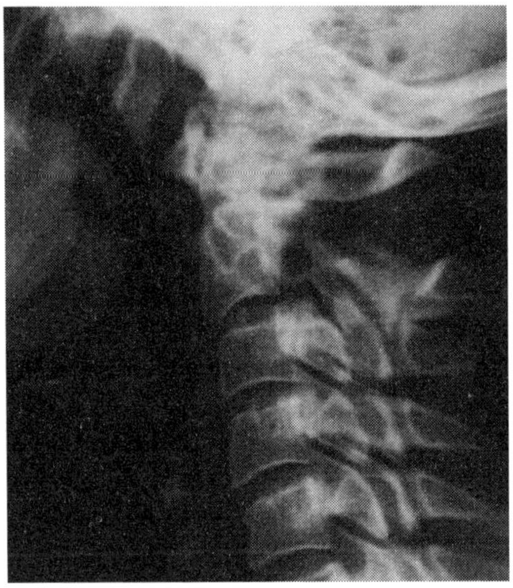

Fig. 7. Fr bipédiculaire de C2.

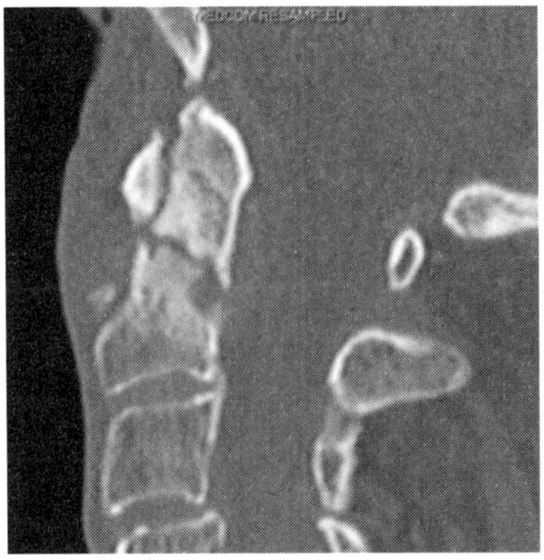

Fig. 8. Fr odontoïde TDM.

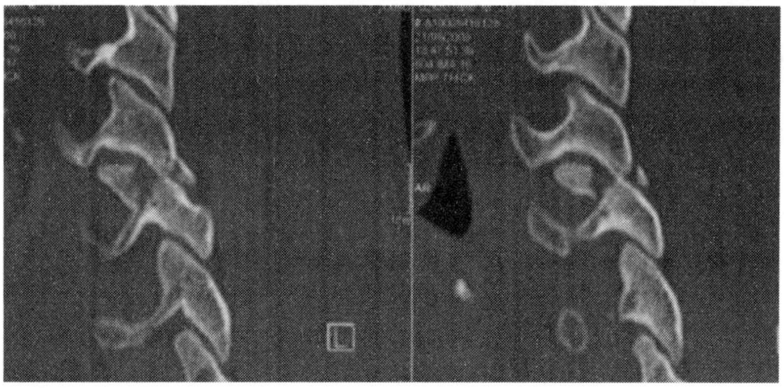

Figs. 9. Fracture rotatoire C5C6.

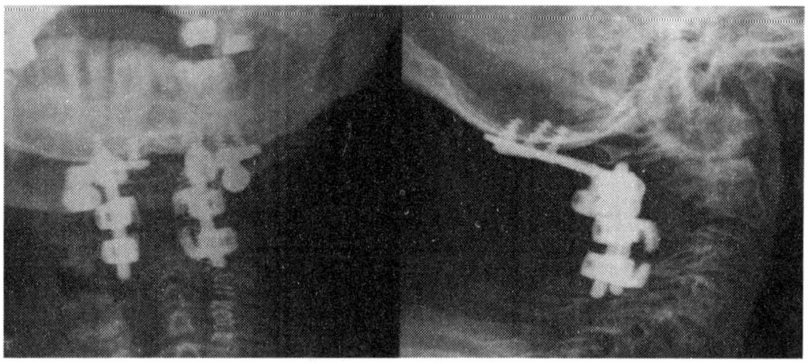

Figs. 10. Ostéosynthèse occipito cervicale.

Tableau 4. **Classification de FRANKEL.**

Grade	Évaluation sensitive et motrice
A	Déficit complet sensitif et moteur en-dessous du niveau de la lésion
B	Sensibilité partiellement conservée mais absence de fonction motrice
C	Sensibilité présente avec Déficit moteur partiel mais non utilisable par le patient
D	Fonction motrice partiellement préservée, utilisable par le patient
E	Les fonctions motrices et sensitives sont normales

Tableau 5. **Estimation des pertes sanguines en cas de fractures fermées.**

Localisation	Perte sanguine estimée (ml)
Bassin	1500 à 3000
Fémur	1000
Tibia + Fibula	500
Humérus	300
Radius + Ulna	150 à 250

Tableau 6. **Critères de Vittel : éléments de gravité lors d'un traumatisme**

Etapes d'évaluation	Critères de gravité
Variables physiologiques	• Score de Glasgow < 13 • Pression artérielle systolique < 90 mmHg • SaO_2 < 90 %
Eléments de cinétique	• Éjection du véhicule • Autre passager décédé dans le même véhicule • Chute > 6 m • Victime projetée ou écrasée • Appréciation globale (déformation du véhicule, vitesse estimée, absence de casque, absence de ceinture de sécurité) • Blast
Lésions anatomiques	• Trauma pénétrant de la tête, du cou, du thorax, de l'abdomen, du bassin, du bras ou de la cuisse • Volet thoracique • Brûlure sévère, inhalation de fumées associée • Fracas du bassin • Suspicion d'atteinte médullaire • Amputation au niveau du poignet, de la cheville ou plus proximale • Ischémie aiguë de membre
Nécessité de réanimation préhospitalière	• Ventilation assistée • Remplissage > 1000 ml de colloïdes • Recours aux catécholamines • Pantalon antichoc gonflé
Terrain	• Age > 65 ans • Insuffisance cardiaque ou coronarienne • Insuffisance respiratoire • Grossesse (2e et 3e trimestres) • Trouble de l'hémostase

Chapitre 12

Item 344

INFECTION AIGUË DES PARTIES MOLLES (ABCÈS, PANARIS, PHLEGMON DES GAINES)

Laurent OBERT

Étienne BOYER, Margaux DELORS, Damien FEUVRIER, Isabelle PLUVY, François LOISEL

UE 11. Urgences et défaillances viscérales aiguës

N° 334. Infection aiguë des parties molles (abcès, panaris, phlegmon des gaines)

OBJECTIFS

- Diagnostiquer et traiter une infection aiguë des parties molles (abcès, panaris, phlegmon des gaines).
- Identifier les situations d'urgence et celles nécessitant une hospitalisation, initier la prise en charge.

I. CE QU'IL FAUT COMPRENDRE

A. Pourquoi cette question?

Savoir diagnostiquer et traiter en temps et en heure une infection aiguë des parties molles permet d'éviter des séquelles irréparables. Si le panaris et le phlegmon sont spécifiques de la main et de son anatomie, l'abcès peut survenir à tout niveau. Savoir identifier les situations d'urgence (évolution particulière, complications, mise en jeu du pronostic vital) et celles entraînant une hospitalisation nécessite une bonne connaissance de la sémiologie. Mais cette sémiologie va varier en fonction du terrain : le patient et ses comorbidités. Le but de ce chapitre est de passer en revue l'ensemble des tableaux cliniques et surtout de savoir quelles sont les infections qui vont nécessiter une intervention chirurgicale urgente et celles qui n'en nécessiteront pas. L'infection en général, et plus spécifiquement au niveau de la main n'est pas synonyme de traitement chirurgical ou même d'antibiothérapie (automatique...). En cas d'infection (de la main ou ailleurs), le traitement chirurgical sert à réaliser l'exérèse d'une charge bactérienne, qui bien souvent correspond à l'évacuation d'une collection, des tissus infectés ou nécrotiques (abcès, panaris pulpaire, phlegmon, périonyxis évoluant mal, arthrite ou ostéite évoluée). Ce traitement chirurgical sera d'autant plus urgent (dans les heures) qu'il existe des facteurs signant une évolutivité locale ou générale du processus infectieux. Le traitement médical (soins locaux, antibiothérapie) suffit si le diagnostic est réalisé tôt.

B. Quelles sont les spécificités de la main?

Comme le visage, la main résiste bien aux infections du fait d'une riche vascularisation. Cependant les infections sont plus fréquentes au niveau de la main car, s'il existe moins de bactéries à ce niveau, il existe plus de contact. La contamination d'une plaie (plaie non suturée après 6 heures) par les germes va générer une infection (après 24 heures) grâce à la colonisation des structures voisines par ces germes (Fig. 1) :

- tissu cellulaire (cellulite), gaine synoviale (phlegmon), articulation (arthrite), os (ostéite) ;
- avec des spécificités liées à l'anatomie de la main : région péri-unguéale (périonyxis), pulpe et ses cloisons conjonctive (panaris pulpaire), gaine synoviale (phlegmon). L'extension va dépendre du rapport, inconnu, entre le type, la quantité et la virulence des germes d'une part, et les moyens de défense locaux (vascularisation) et généraux, (immunité du patient) de l'autre. À la main et au vu de ces particularités anatomique, l'infection peut très vite être cloisonnée mimant alors un abcès, poussant à la chirurgie.

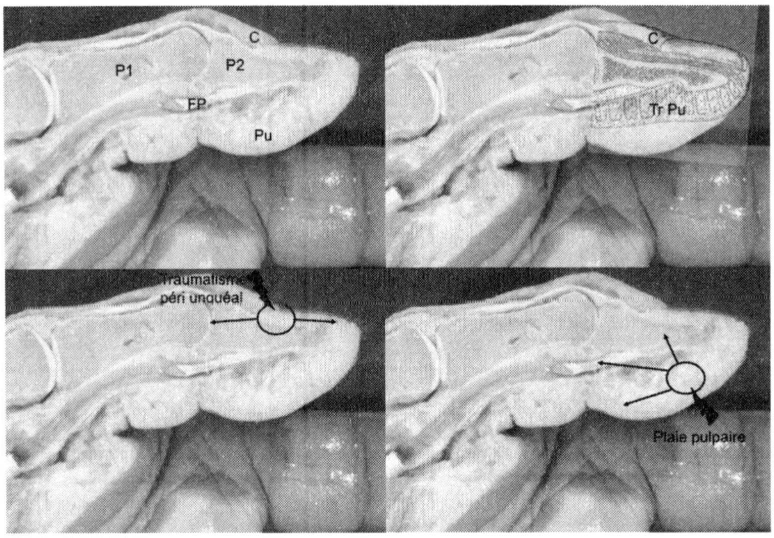

Fig. 1. Coupe sagittale de pulpe du pouce (collection laboratoire d'anatomie de la faculté de médecine et de pharmacie de Besancon). En haut : P1 : phalange proximale du pouce, P2 : phalange distale du pouce, FP : Long Fléchisseur du pouce, C : Cuticule, Pu : Tissu cellulaire pulpaire, Tr PU : travées pulpaires qui cloisonnent la pulpe. En bas : un traumatisme avec plaie péri-unguéale peut entraîner un périonyxis avec extension au niveau de la matrice unguéale et de l'articulation (arthrite). Une plaie au niveau de la pulpe peut donner un panaris pulpaire avec extension au niveau du tendon fléchisseur (phlegmon des gaines) ou de la phalange (ostéite).

C. Quels germes?

Tous les germes peuvent être retrouvés et s'associer mais si certains sont fréquents, d'autres sont rares et surviennent dans des conditions particulières : staphylocoque doré (70 %) du fait d'un portage physiologique (appendice nasal); entérobactéries (20 %); streptocoque (10 %) avec une virulence particulière du fait d'une évolution rapidement nécrotique de l'infection.

II. LES PANARIS

Le terme « panaris » est un terme général, signifiant « infection de la main » ; En pratique il est réduit, même dans l'esprit des soignants, au périonyxis.

A. Paronychie aiguë ou Périonyxis

1. Définition et diagnostic

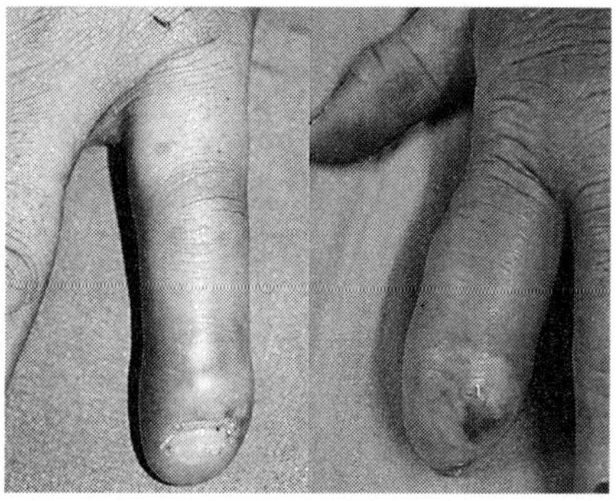

Fig. 2. D'un extrême à l'autre : périonyxis avec traces d'onychophagie à gauche, panaris au stade complications avec infection étendue aux structures voisines à droite.

- Il s'agit de panaris superficiel avec infection au niveau de l'éponychium. Ce panaris est une infection développée au niveau du repli sus-unguéal.
- Ce repli adhère à la tablette unguéale par sa face ventrale et c'est un bon moyen de défense contre la pénétration des germes au niveau du cul-de-sac unguéal.
- Cette infection est provoquée par des microtraumatismes répétés : onychophagie, soins de manucure, ongles artificiels, ou corps étranger sous l'ongle. Le plus souvent c'est un staphylocoque doré qui serait retrouvé si des prélèvements étaient réalisés.

2. Tableau clinique

Il dépend du stade évolutif : quelques jours après le traumatisme, le patient présente une tuméfaction locale érythémateuse et douloureuse au bord de l'ongle ou une sensation de cuisson : **c'est le stade phlegmasique**. À ce stade cette sensation de cuisson n'est pas pulsatile, n'entrave pas le sommeil, il n'y a aucun signe de diffusion locale, régionale ou générale. Si le panaris ne guérit pas au stade phlegmasique il évolue vers le **stade collecté** avec une douleur lancinante, pulsatile et insomniante qui correspond à la collection infectée sous tension. Il faut systématiquement rechercher des signes de diffusion locale, régionale ou générale. Ce stade est irréversible et aboutit, en l'absence de traitement chirurgical, à des complications : **c'est le stade de diffusion** et des complications locales à la peau (fistulisation), à l'os et aux articulations (arthrite et ostéo-arthrite), aux espaces celluleux et aux gaines synoviales (phlegmons) ; régionale avec lymphangite et adénite (épitrochléenne et axillaire) ; générale avec bactériémie à l'origine de frissons et fièvre.

3. Traitement

- Stade phlegmasique : parfois de résolution spontanée, le traitement à ce stade comprend des bains d'antiseptiques incolores plus ou moins associés à une antibiothérapie par voie orale pendant 48 heures et doit faire rétrocéder les symptômes.
- Stade collecté (probabiliste dirigée contre le staphylocoque) : l'indication chirurgicale est logique (attention : chez l'enfant, la matrice unguéale est très fragile et elle peut être détruite en 48 heures par l'infection bactérienne). Il faut prévenir le patient, en cas de traitement chirurgical, du risque de séquelles esthétiques ou de cicatrisation longue. Le traitement chirurgical consiste à exciser les tissus infectés, l'abord du lit de l'ongle se faisant le plus souvent par une section longitudinale de celui-ci.

4. Évolution

Si l'infection n'est pas traitée ou continue d'évoluer, elle peut aboutir à un abcès pulpaire et / ou un phlegmon. Ce périonyxis peut aussi évoluer vers un panaris en bouton de chemise (abcédation profonde reliée à la surface de la peau par un petit pertuis), nécessitant une mise à plat.

B. Panaris sous-cutané ou cellulite

1. Définition et diagnostic

C'est au niveau de la main que cette cellulite est dénommée « panaris sous-cutané » et touche le plus souvent la pulpe de la phalange distale du pouce ou des doigts longs, c'est-à-dire les zones exposées au contact ou à la prise où une blessure par piqûre est survenue. Cette porte d'entrée devra être recherchée mais contrairement au périonyxis ne sera que rarement retrouvée. Il faudra pourtant savoir en déterminer la cause et évoquer alors des facteurs favorisants. Le streptocoque béta-hémolytique du groupe A est le germe le plus souvent en cause et les toxines sécrétées peuvent entraîner une nécrose tissulaire en quelques heures (Fig. 3). En cas de staphylocoque doré, la cellulite peut être extensive.

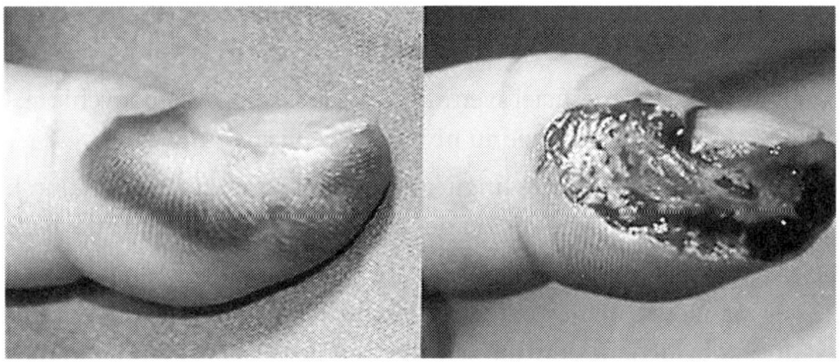

Fig. 3. Cellulite à streptocoque A : phlyctène hémorragique pathognomonique (à gauche) avec évolution en quelques heures vers la nécrose tissulaire visible après excision du toit de la bulle (tissu ne saignant pas, à droite).

2. Tableau clinique

- Le tableau clinique est évident au niveau de la peau et du tissu cellulaire sous-cutané en dehors de la main : Il s'agit d'un érythème diffus avec les signes caractéristiques de l'inflammation, l'œdème étant variable. Au niveau des doigts on retrouve une pulpe inflammatoire mais souple, avec parfois la lésion par blessure au centre de l'érythème. L'examen clinique peut retrouver une lymphangite et des adénopathies.
- Les diagnostics différentiels non infectieux à évoquer sont les dermatoses professionnelles, cosmétiques, ou médicamenteuses. Les diagnostics différentiels infectieux doivent aussi être évoqués aussi car Il ne faut pas confondre ce tableau de cellulite avec un abcès sous-cutané, un abcès profond d'une commissure ou une arthrite débutante.
- Par définition en cas de cellulite il n'y a pas encore d'abcès à ce stade et il n'y a pas de place pour la ponction à la recherche d'un germe.

3. Évolution

Cette cellulite peut s'étendre et toucher les tissus plus profonds.

4. Traitement

Une antibiothérapie probabiliste peut être prescrite en fonction du terrain, par voie orale avec une consultation de révision après deux jours de traitement. Au niveau de la main le doigt peut être immobilisé en position intrinsèque plus (flexion des articulations métacarpophalangiennes (MCP), extension des articulations interphalangiennes proximales (IPP) afin de diminuer la part de l'inflammation mécanique.

C. Cas particulier du panaris herpétique

1. Définition et diagnostic

Cette infection survient 2 à 14 jours après un contact ou une exposition. Il touche le plus souvent la phalange distale (dans les zones de toucher), mais des localisations à la main et l'avant-bras plus proximales ont été décrites. Ce sont les virus herpès 1 et herpès 2 qui sont en cause, transmis par contact avec des sécrétions orotrachéales. Une recherche de confirmation diagnostique peut être faite en prélevant le liquide des vésicules.

2. Tableau clinique

Il s'agit d'une infection douloureuse de la phalange distale, les vésicules apparaissant tardivement.

3. Évolution

- Localement, le problème est bien circonscrit. Après le 14e jour, les vésicules apparaissent, puis s'ulcèrent, avec possibilité de signes généraux (fièvre, lymphadénite et altération de l'état général). La contagion est possible tant qu'il n'existe pas de réépithélisation complète. La résolution spontanée est observée en 7 à 10 jours.
- Le panaris herpétique est souvent confondu avec un périonyxis staphylococcique, un abcès pulpaire, avec une dyshidrose ou un eczéma.

4. Traitement

Il faut absolument éviter l'intervention qui peut être à l'origine d'une extension... Le traitement par Acyclovir® a été recommandé pour éviter les récidives, ou pour diminuer l'importance des récurrences, surtout chez les patients qui présentent un Syndrome d'Immunodéficience Acquise (SIDA).

D. Cas particulier du panaris anthracoïde

Il s'agit en fait d'un furoncle puisque l'infection est toujours dorsale, autour d'un follicule pileux. L'excision est obligatoire pour évacuer les tissus nécrotiques.

E. Cas particulier du panaris abâtardi par les antibiotiques

Un panaris collecté traité à tort par antibiothérapie parfois au long cours sans excision chirurgicale a une évolution torpide avec des signes cliniques amoindris alors que le processus infectieux persiste et se développe. Localement, il existe un placard inflammatoire mal délimité avec parfois une suppuration traînante sans signes fonctionnels majeurs. Les signes de diffusion locale, régionale ou générale sont masqués par l'antibiothérapie alors qu'il peut exister des destructions osseuses radiologiques, un début de phlegmon ou des destructions unguéales.

F. Cas particulier : le panaris après morsure

- Les morsures humaines ou animales sont hautement septiques et réalisent une urgence infectieuse (Fig. 4). L'excision de la porte d'entrée et des tissus avoisinants doit être chirurgicale. Une antibiothérapie dirigée contre les germes intracellulaires (Pasteurella...) doit être systématiquement prescrite (cyclines) pour éradiquer les agents microbiens intracellulaires.
- Il existe un équivalent de morsure dans la pathologie du « donneur de coup de poing ». Un coup de poing donné dans la figure peut entraîner une plaie de la face dorsale des articulations MCP (Fig. 5). Dans un contexte de rixe, cette lésion passe inaperçue et ne pousse pas le donneur de coup de poing à consulter pour une plaie punctiforme du dos de la main. Une arthrite par inoculation directe survient dans les jours suivant le traumatisme.

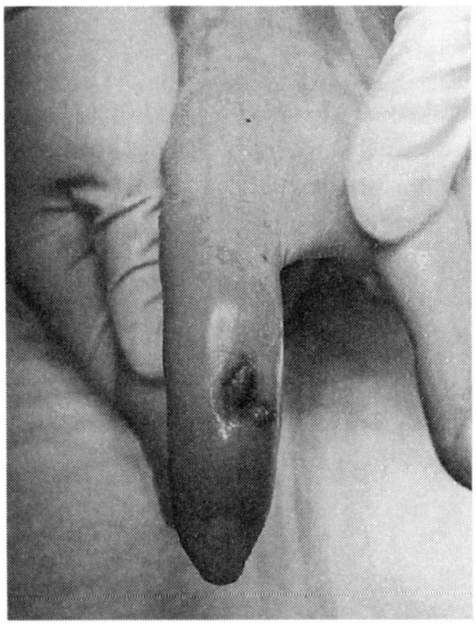

Fig. 4. Morsure humaine auto infligée qui aboutira à l'amputation chez un patient autiste.

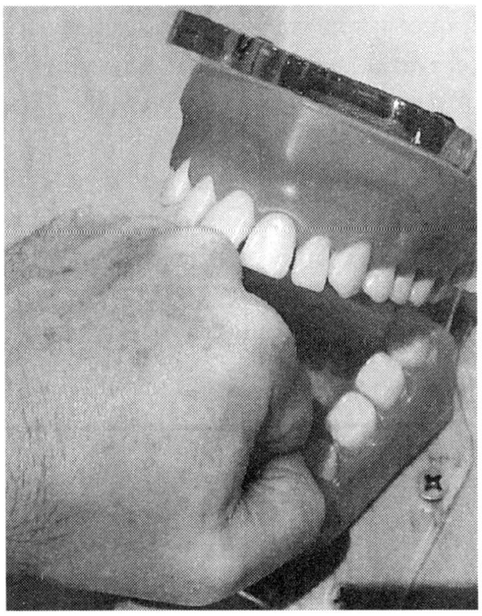

Fig. 5. Mécanisme d'inoculation d'une articulation MCP par coup de poing.

III. LES ABCÈS

A. L'abcès sous-cutané

- La survenue d'un abcès est la conséquence d'une extension d'une infection de voisinage avec cloisonnement.
- Le tableau clinique correspond à celui d'une cellulite qui aurait en son centre une zone fluctuante. Contrairement à la cellulite, la porte d'entrée est souvent retrouvée. Il y a donc une collection.
- L'abcès sous-cutané peut être ponctionné. Le traitement est d'abord chirurgical et consiste à réaliser une incision et un drainage de l'abcès, avec des prélèvements peropératoires puis adjonction d'antibiotiques. Au niveau de la main 2 tableaux cliniques sont particuliers du fait de l'anatomie. Il s'agit de l'abcès des espaces profonds et du panaris pulpaire.

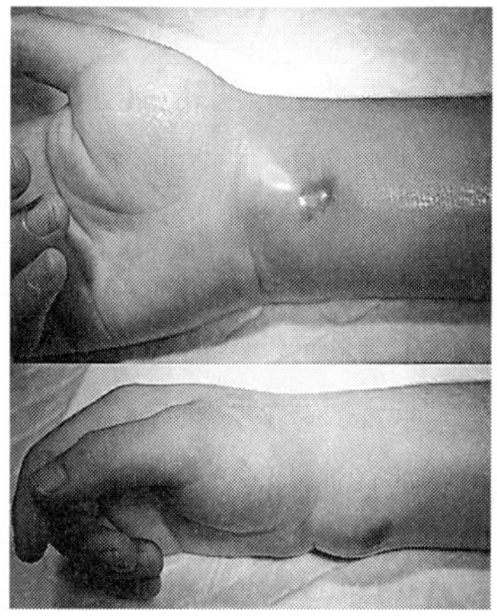

Fig. 6. Abcès au niveau de la face palmaire du poignet.

B. Abcès de la main ou Infection des espaces profonds

En cas d'abcès de la main, à la face dorsale en sous-aponévrotique, dans les éminences thénar, hypothénar, médio-palmaires et interdigitales on parlera d'infection des espaces profonds. Il s'agit dans tous les cas d'une extension d'une infection de voisinage avec abcès. Il est extrêmement difficile de faire la différence avec un abcès sous-cutané. L'échographie permettra de confirmer le diagnostic et la localisation. Le traitement est chirurgical avec abord de la zone abcédée et excision de l'abcès. Une antibiothérapie de couverture est mise en place après les prélèvements peropératoires.

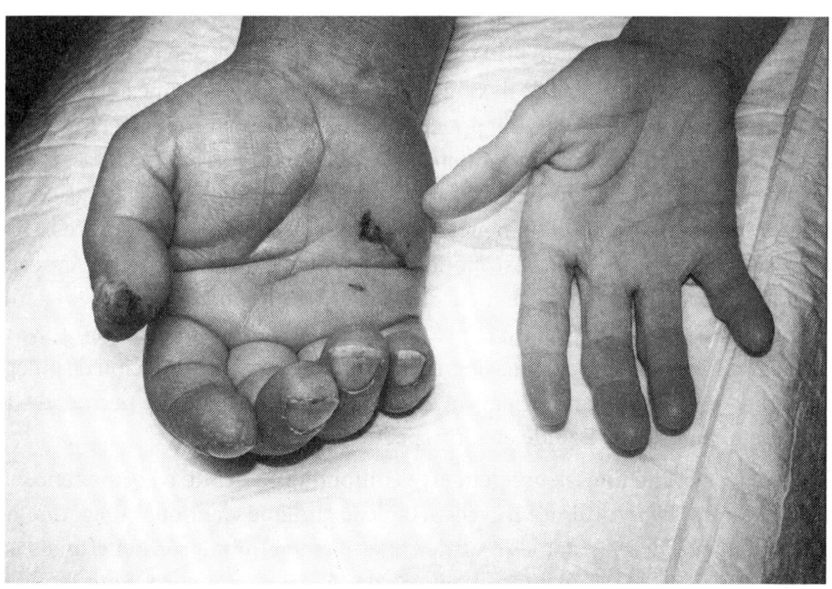

Fig. 7. Aspect d'infection des espaces profonds avec augmentation majeure du volume de la main.

C. Le panaris pulpaire (Fig. 2)

1. Définition et diagnostic

En cas d'abcès au niveau de la pulpe on parlera de panaris pulpaire. C'est parce que l'infection est localisée dans un espace confiné que l'analogie à une collection peut être faite. En effet il pourra exister une pulsatilité comme dans un abcès. Cette infection se trouve dans les espaces creux de la pulpe délimités par de fines cloisons reliant la peau pulpaire à la phalange distale (Fig. 8). Une porte d'entrée est très fréquemment retrouvée (traumatisme pénétrant).

2. Tableau clinique

Le patient présente souvent une douleur pulsatile au niveau d'un doigt douloureux et tendu au niveau de la pulpe qui est plus ou moins inflammatoire.

3. Évolution

En l'absence d'évacuation chirurgicale de cet abcès, une nécrose de la peau pulpaire peut survenir, avec ou sans extension de l'infection (phlegmon des gaines, arthrite ostéite).

4. Traitement

Le traitement chirurgical est là encore la base de la prise en charge grâce à une incision pulpaire qui est à réaliser dès qu'il existe une douleur pulsatile. Il faut éviter l'ouverture en gueule de requin qui peut compromettre la vascularisation de la peau pulpaire et préférer des incisions pulpaires en Zig Zag (de Bruner ou hémibruner) afin d'éviter des brides cicatricielles dans ces zones vouées à la préhension.

IV. LE PHLEGMON DES GAINES

A. Définition et diagnostic

Il s'agit de l'infection de la gaine des fléchisseurs : c'est la « péritonite du doigt ». Là encore le tableau clinique est la conséquence directe de la particularité anatomique des gaines synoviales. Les gaines synoviales sont des structures anatomiques qui entourent les fléchisseurs des doigts. Pour le pouce et le 5e doigt, ces gaines s'étendent du pli palmaire de flexion de l'IPD jusqu'au poignet tandis que les gaines des autres doigts longs s'arrêtent au pli de flexion des métacarpophalangiennes. Il faut savoir que les gaines synoviales radiales (du pouce), et ulnaires (de l'auriculaire) qui s'étendent jusqu'au canal carpien, communiquent entre elles dans 50 à 80 % des cas. L'infection de la gaine digitale des fléchisseurs est la conséquence de sa colonisation par des germes, à la suite d'une plaie pénétrante (objet tranchant ou morsures). Il existe aussi des cas de phlegmon postopératoire. Le plus souvent, le germe en cause est un staphylocoque doré, mais on peut retrouver des streptocoques et des bacilles. La spécificité de cette infection est la présence de liquide au sein de la gaine synoviale. L'échographie peut donc avoir également un intérêt en cas de suspicion de phlegmon : une échographie comparative par un échographiste expérimenté permet de déceler une petite quantité de liquide et son aspect.

Cette ténosynovite infectieuse peut être confondue au début avec une ténosynovite mécanique par hyperutilisation avec un tableau clinique identique : doigt douloureux légèrement fuselé, avec douleur sur le trajet de la gaine sans crochet mais aucune porte d'entrée. De la même façon, en cas de ténosynovite chronique il faut savoir évoquer une ténosynovite à mycobactérie (immunosupression, contact avec des germes aquaphiles.

B. Tableau clinique

Le diagnostic clinique est posé sur 4 signes typiques bien écrits par Kanavel : œdème digital, douleurs sur le trajet de la gaine, flessum ou crochet inconstant, douleur à l'extension passive (Fig. 8). Gosset a rapporté un signe important pour le diagnostic : la douleur au cul-de-sac des gaines des deuxième, troisième et quatrième doigts, située en projection des plis de flexion des articulations MCP. Au début, il existe surtout des signes négatifs avec un doigt qui n'est pas inflammatoire, contrairement aux autres tableaux d'infection superficielle (périonyxis, cellulite, abcès, panaris pulpaire).

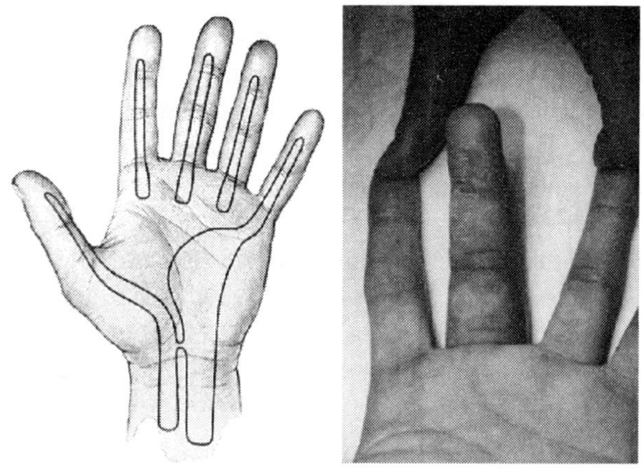

Fig. 8. À gauche : schéma des gaines des tendons fléchisseurs et leur projection au niveau cutané. À droite : aspect clinique d'un phlegmon. L'aspect érythémateux cutané est lié à l'automédication (bain à l'eau de javel).

C. Évolution

Si ce phlegmon évolue à bas bruit, ou n'est pas traité de façon adéquate, des signes inflammatoires apparaissent, avec un doigt fuselé, volumineux, érythémateux. S'il évolue encore, une nécrose tendineuse peut survenir avec fistulisation. À cause de la communication des gaines du pouce et de l'auriculaire au canal carpien, il peut y avoir une contamination d'une de ces deux gaines par l'autre. C'est le phlegmon à bascule où l'inoculation de la gaine de l'autre doigt extrême peut survenir de façon différée. L'échographie a également un intérêt en cas de suspicion de phlegmon à bascule, entre le pouce et l'auriculaire (Fig. 9).

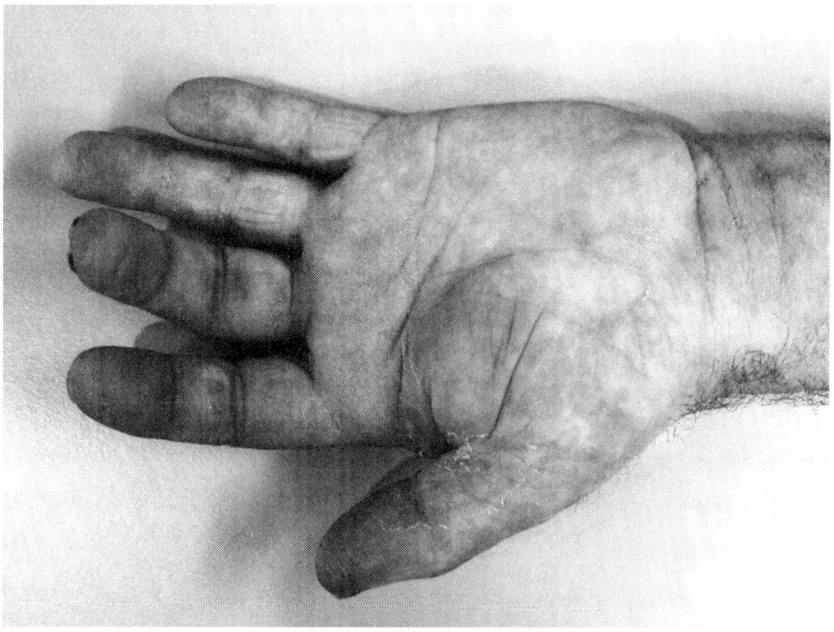

Fig. 9. Phlegmon à bascule : inoculation de la gaine du pouce qui se propage à celle du cinquième doigt 3 semaines après avec arthrite du poignet.

D. Traitement

- Le traitement du phlegmon est chirurgical et des prélèvements seront systématiquement réalisés. C'est en per opératoire que le type de traitement chirurgical est choisi en fonction de l'aspect du liquide, de l'aspect de la synoviale et l'aspect du tendon. Ces 3 paramètres permettent de classer le phlegmon en 3 stades et de choisir le traitement en fonction du stade. Cette classification de Michon modifiée par Sokolov est donc pronostique et thérapeutique.
  - Stade I : Le liquide est clair ou louche. La synoviale est hyperhémiée et le tendon est intact. À ce stade, un lavage de la gaine par ses extrémités est le traitement de choix.
  - Stade II : on retrouve un liquide trouble ou purulent. Le tendon est intact. C'est l'aspect de la synoviale qui permet de déterminer (Fig. 10).

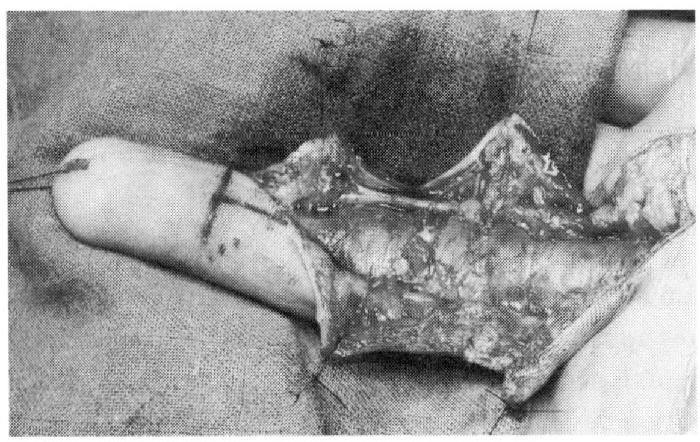

Fig. 10. Phlegmon des gaines stade 2 : la gaine est tendue et inflammatoire, remplie d'un liquide qui sera prélevé.

  - Un stade II A : La synoviale est congestive. Mais seules quelques zones de la synoviale sont pathologiques. Un lavage peut à ce stade permettre la résolution du problème.
  - Un stade II B : la synoviale est très pathologique dans son ensemble. Elle est turgescente, hypertrophique avec un aspect lie de vin. Il faut réaliser une synovectomie complète.
  - Stade III : il existe une nécrose plus ou moins étendue du tendon. À ce stade, la chirurgie est un acte de sauvetage, avec excision de tous les tissus nécrotiques (Figs. 11). Les séquelles sont constantes puisque le fléchisseur a été excisé.

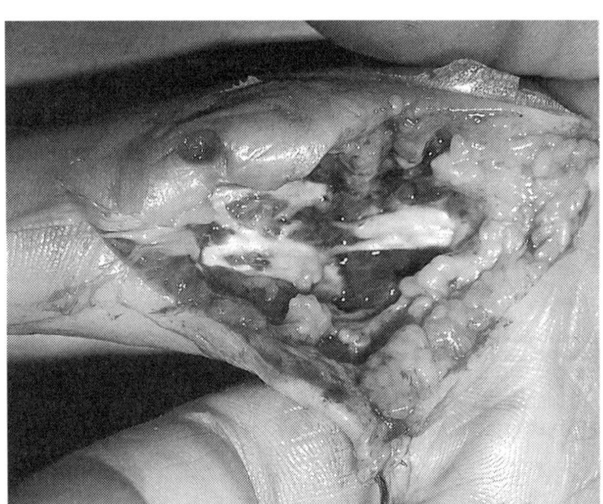

Fig. 11 a. Moignons du tendon rompu.

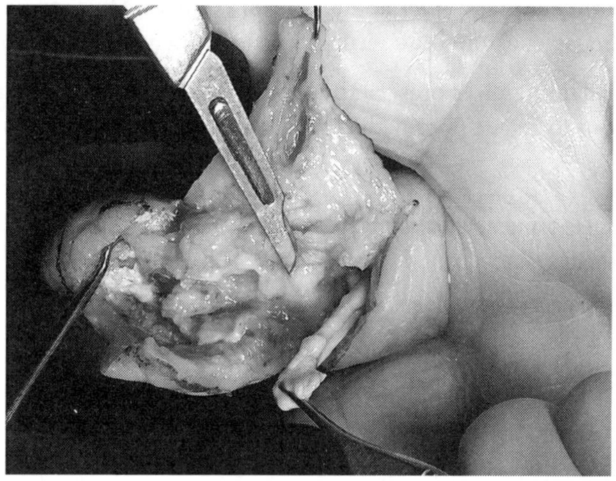

Fig. 11 b. Phlegmon des gaines stade 3 : rupture septique des tendons fléchisseurs.

➤ En postopératoire, une attelle maintient les doigts en position intrinsèque plus (flexion des articulations métacarpo-phalangiennes et extension des articulations interphalangiennes). L'antibiothérapie est en général probabiliste après les prélèvements et adaptée selon les germes. La durée et le type de l'antibiothérapie dépendent du germe, des tissus atteints et du terrain. Un phlegmon à mycobactéries peut être traité 6 à 24 mois.

V. CONCLUSION

Les panaris et les phlegmons correspondent à une infection de la main qui survient après une inoculation, le plus souvent méconnue (piqûre) qui permet aux germes de traverser la peau. L'inoculation initiale engendre une réaction inflammatoire locale et correspond au stade phlegmasique qui est réversible. Cette réaction inflammatoire locale se produit afin que les systèmes de défense de l'organisme puissent circonscrire l'infection débutante. Lorsque l'infection est limitée localement avec une poche de pus, il s'agit du stade de collection caractérisé par une sensation de douleur pulsatile. Ce stade est irréversible. Si le traitement n'est toujours pas adéquat, l'infection locale peut continuer à se propager avec une diffusion locale (ostéite, ostéoarthrite, phlegmon, etc.) régionale (lymphangite, adénite) et générale (septicémie). Le but d'un diagnostic précoce est de proposer un traitement adéquat et d'éviter des complications qui laisseront des séquelles au niveau de l'outil indispensable qu'est la main.

A. Résumés des situations urgentes : tableaux 1 à 4

Tableau 1. **Facteurs de gravité d'une infection de la main pouvant rendre l'indication chirurgicale plus rapide : avis chirurgical indispensable**

- Des signes généraux en rapport avec le problème infectieux localisé à la main (fièvre).
- Des signes locaux : une collection en formation, un aspect inflammatoire du doigt ou de la main, une atteinte ou une exposition des structures sous-jacente à la peau (tendons, os, articulations).
- Une cinétique d'évolution rapide en quelques heures ou en quelques jours.
- Un terrain avec des insuffisances ou des tares pouvant se compliquer d'une décompensation (diabète, insuffisance rénale, hémopathie, etc.).

- Une immuno-suppression (diabète, toxicomanie, SIDA) acquise par le patient (hémopathie, splénectomie) ou secondaire à un traitement (immuno suppresseurs).
- Des anti-inflammatoires prescrits au vu d'une inflammation initiale sous forme orale ou sous forme de pommade qui peut abâtardir le tableau clinique.

Tableau 2. **Lésion dont le traitement chirurgical est urgent dans les heures (séquelles fonctionnelles ou pronostic vital engagé)**

- Abcès
- Phlegmon des gaines
- Injection de liquides sous pression
- Fasciite nécrosante (Fig. 12)

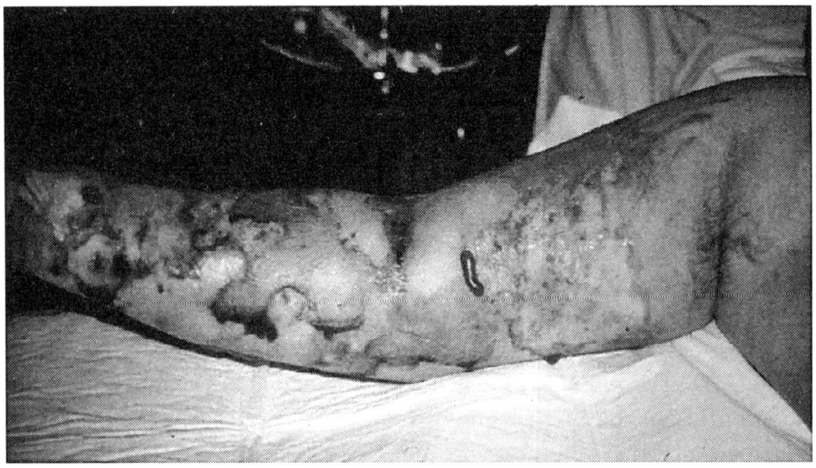

Fig. 12. La fasciite nécrosante ou dermo-hypodermite nécrosante est une urgence chirurgicale dont le diagnostic est fait en réalisant des prélèvements cutanés au centre de la bulle. L'évoquer c'est l'opérer, la mortalité avoisine les 50 %. On l'évoque devant une dermo-hypodermite associée à une instabilité hémodynamique (choc). Le terrain est immunosupprimé. À la suite d'une plaie, une puis des phlyctènes hémoragiques vont s'étendre en quelques heures vers la racine du membre avec augmentation des douleurs. Les germes responsables sécrètent des toxines expliquant le tableau clinique caractéristique (lésions cutanées bulleuses, nécrose cutanée, extension rapide, choc). Le traitement consiste en l'exérèse de la charge bactérienne contenue dans le tissu cellulaire sous cutané et les fascias. L'amputation est parfois réalisée mais elle n'est pas logique (Le muscle et l'os sont indemnes).

Tableau 3. **Lésions dont le traitement chirurgical est nécessaire dans le ou les jours suivant le diagnostic (évacuation charge bactérienne – réparation lésions) et le terrain**

- Périonyxis pulsatile
- Abcès pulpaire
- Morsure infectée (après 24 heures)
- Ostéite ou Arthrite fistulisée ou non (Fig. 13)
- Exposition d'organe noble

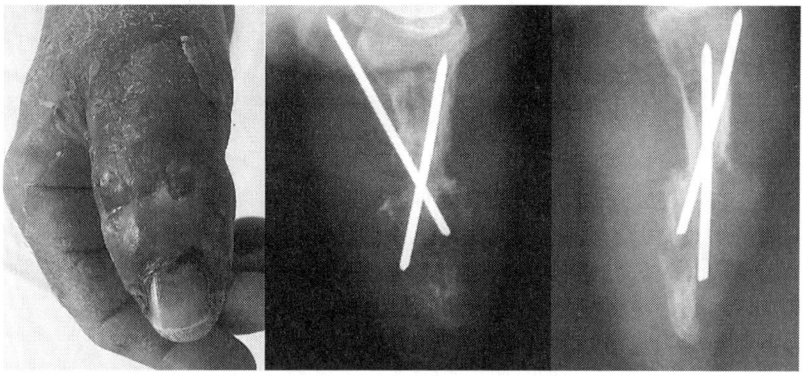

Fig. 13. Aspect clinique et radiographique de face et de profil d'une ostéoarthrite du pouce à Gram négatifs 15 jours après une fracture ouverte par tronçonneuse.

Tableau 4. **Lésions dont le traitement est médical**

- Pasteurellose
- Panaris herpétique *
- Nodule du trayeur (d'Orf)* (Fig. 14)

*** Le traitement chirurgical peut aggraver les lésions**

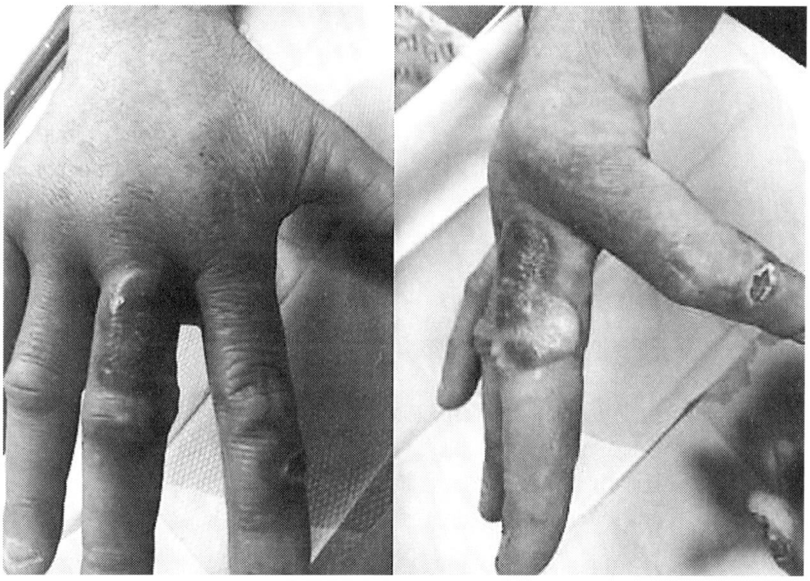

Fig. 14. Nodule d'ORF : Infection cutanée par Parapoxvirus survenant à la face dorsale des mains des trayeurs d'ovins ou de caprins.

B. Résumés des caractéristiques des panaris et du phlegmon

Tableau 5. **Points clés**

	Panaris	Phlegmon des gaines
Terrain	• Recherche : – Porte d'entrée (soins de manucure, onychophagie, morsure, piqûre septique corps étranger végétal) – Immunosuppression (diabétique, biothérapie, chimiothérapie leucopéniante), prise récente d'AINS – Signes d'extension de l'infection (lymphangite / ADP satellite + fièvre) – Vaccination anti tétanique à jour ? – Rx doigt F/P : recherche de corps étranger ++, d'ostéite, d'arthrite en fonction de la clinique	
Clinique	• 3 tableaux cliniques liés à l'évolution : – inoculation – inflammatoire (phlegmasique) – collection • Formes péri-unguéale, anthracoïde, sous-cutanée • Stade phlegmasique : douleurs modérées + signes inflammatoires • Stade collecté : douleurs permanentes pulsatiles et insomniantes + signes inflammatoires ↗	• Au début il n'y a pas d'inflammation *« la peau du ventre n'est pas rouge dans une péritonite »* • Douleur maximale au cul-de-sac proximal de la gaine : signe le diagnostic *« C'est la défense du doigt »* • 3 stades discernables uniquement AU BLOC OPÉRATOIRE : inflammatoire, purulent, nécrotique – Stade 1 : Ténosynovite Inflammatoire – Stade 2 : Ténosynovite Purulente = collectée (doigt en crochet) – Stade 3 : Ténosynovite Nécrosante (Le crochet disparaît du fait de la rupture du tendon)
Paraclinique	• Dans les formes classiques pas d'examen complémentaires mais au cas par cas éventuellement : – Radiographie en cas de suspicion de d'atteinte ostéoarticulaire (Signes généraux présents) – Echographie en cas de doute diagnostic sur les phlegmons (examen clinique discordant,etc.) – PAS de prélèvements sur la «peau», mais si un geste chirurgical est décidé ceux ci seront systématiquement réalisés	
Germe	• Staphylocoque doré méti S • Attention : si récidive de panaris ou de phlegmon chercher une résistance du germe	
Traitement	• Médical si inflammatoire (soins locaux), chirurgical urgent si collection avec excision de la porte d'entrée • Antibiothérapie fonction du terrain : extrémités de la vie, immunosuppression, porteur de valves	**Urgence** • **Toujours chirurgical :** excision de la porte d'entrée • drainage, lavage, excision de la charge bactérienne : synoviale, tissu nécrotique, tendon si stade 3
Évolution	• Diffusion si traitement tardif	• Séquelles fonctionnelles si traitement tardif (stade 2 ou 3)

Remerciements pour leur participation à l'écriture de ce chapitre à : Étienne BOYER, Margaux DELORS, Damien FEUVRIER, Isabelle PLUVY, François LOISEL : Hôpital Jean Minjoz, CHU de BESANCON, Université de Franche Comté 1.

Chapitre 13

Item 357

LÉSION PÉRI-ARTICULAIRES ET LIGAMENTAIRES DE L'ÉPAULE

Cécile NÉROT

UE 11. Urgences et défaillances viscérales aiguës

N° 357. Lésions péri-articulaires et ligamentaires de l'épaule

OBJECTIF

- Diagnostiquer une lésion péri-articulaire de l'épaule.

I. INTRODUCTION

- L'épaule est un complexe articulaire constitué de :
  - 3 articulations dites vraies :
    - gléno humérale (la principale) ;
    - acromio claviculaire ;
    - sterno claviculaire.
  - 2 plans de glissement :
    - sous acromio deltoïdien ;
    - scapulo thoracique.
- Les secteurs d'amplitudes (degrés de liberté) sont multiples et complexes justifiant un examen rigoureux et programmé. Chaque signe clinique pouvant orienter la démarche diagnostique et les demandes d'examens complémentaires en particulier dans le cadre des pathologies dégénératives. Mais cette grande mobilité utile a son pendant négatif : l'instabilité potentielle et en particulier les luxations gléno-humérales antérieures.
- L'environnement tendino-musculaire péri-articulaire (coiffe des rotateurs) est particulièrement exposé dans la cinétique de l'épaule, véritable pièce d'usure. Les lésions de la coiffe sont particulièrement fréquentes après 50 ans.

II. LUXATIONS GLÉNO-HUMÉRALES

Fréquente +++, dans 95 % des cas il s'agit d'une luxation antérieure. Ceci s'explique en partie par le caractère non congruent de l'articulation gléno-humérale (énarthrose) et le différentiel de taille entre une petite glène scapulaire presque plate et le développé de la tête humérale hémisphérique. La contention articulaire est assurée par l'appareil capsulo-ligamentaire et le labrum (bourrelet) et par les muscles périphériques.

A. Luxation antérieure aiguë de la gléno-humérale (11 % des traumatismes de l'épaule)

1. Définition

- Perte de contact entre la tête humérale qui passe en avant de la glène scapulaire entraînant (Fig. 1 a-b).

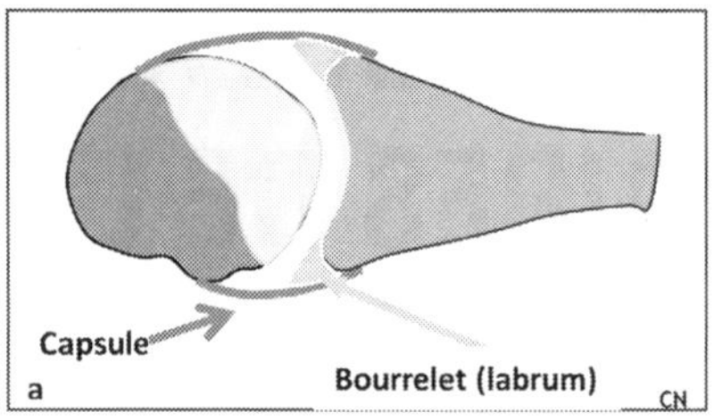

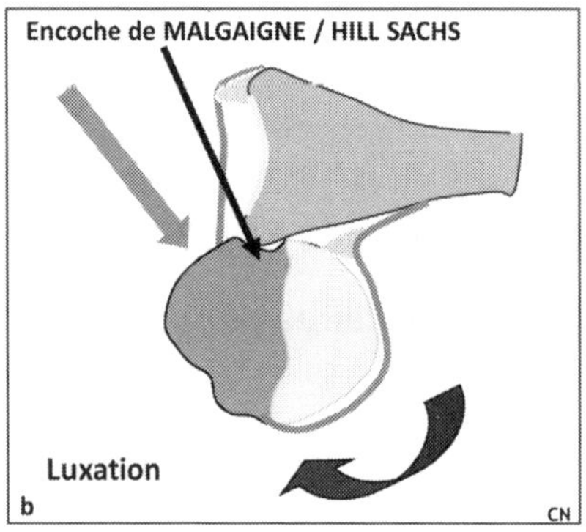

Fig. 1 a et b. Luxation antéro inférieure.
a. Anatomie en coupe axiale.
b. Lésions lors de la luxation antérieure.

  - Des lésions du complexe capsulo-labral antéro-inférieur. Lésion de Bankart, voire véritable décollement capsulo périosté de Broca et Hartman.
  - Parfois également fracture du rebord glénoïdien antéro-inférieur.
  - Très fréquemment une encoche céphalique postéro-supérieure (de profondeur variable). La tête humérale se trouvant impactée contre le rebord glénoïdien antéro-intérieur : encoche de Malgaigne ou Hill Sachs.
- Classification (Fig. 2)
  - Selon la position de la tête humérale luxée par rapport à l'apophyse coracoïde, on parlera de luxation extra, sous ou intra-coracoïdienne.

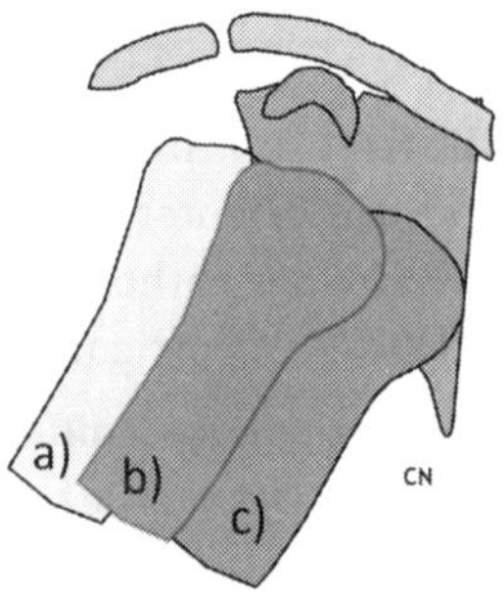

Fig. 2. Luxation Gléno Humérale Antérieure.
a. Extra.
b. Sous.
c. Intra coracoïdienne.

2. Mécanisme

- Il est indirect, il s'agit d'une chute sur la main ou sur le coude membre en rétropulsion rotation externe.
- Beaucoup plus rarement direct (chute sur le moignon de l'épaule avec impact postéro-externe).

3. Contexte

- Sujet jeune fréquemment au décours d'activité sportive.
- À part, les luxations ou subluxations sans traumatisme ou suite à un simple faux mouvement. En l'absence d'antécédent traumatique, penser à une hyperlaxité constitutionnelle.

4. Tableau clinique

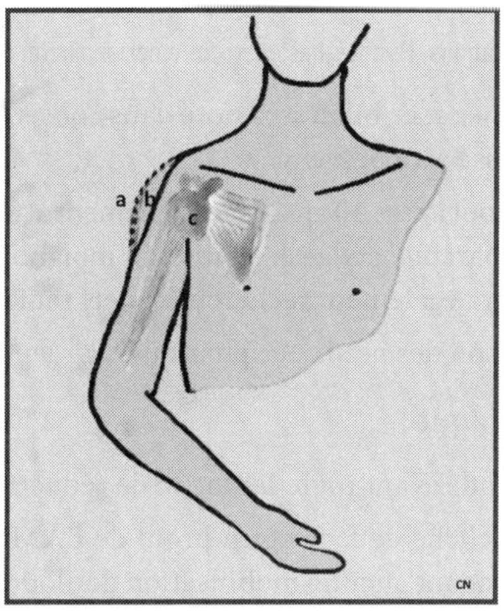

Fig. 3. Luxation antéro interne signes cliniques.
Attitude du traumatisé du Membre supérieur.
a. Coup de Hache externe = signe de l'épaulette.
b. Vacuité de l'espace sous acromial.
c. Saillie de la tête humérale sous la coracoïde.
Rotation externe non réductible.

- Le patient, très algique, se présente dans la classique attitude du traumatisé du membre supérieur (soutenant le bras lésé par le membre sain).
- Le membre est en position de légère abduction rotation externe.
- L'inspection et la palpation permettront de préciser :
  - le coup de hache externe ;
  - le signe de l'épaulette (saillie de l'acromion) ;
  - la saillie de la tête humérale en avant, dans le sillon delto pectoral ;
  - l'élargissement antéro-postérieur de l'épaule de profil.
- Signe de BERGER : irréductibilité de l'abduction rotation externe = à rechercher avec douceur.
- Pas de testing de mobilité active (douleur ++).

5. Les complications précoces

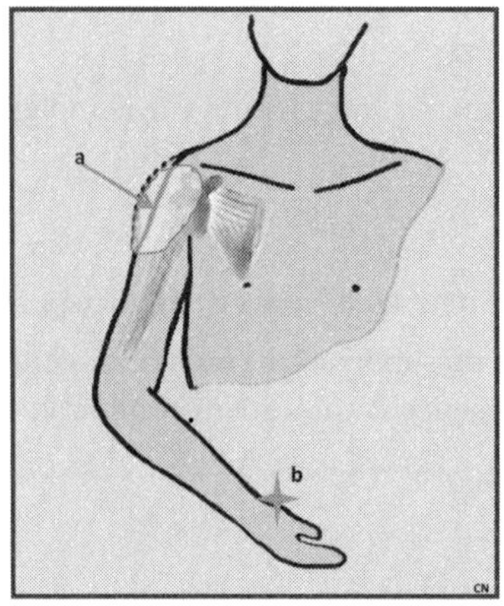

Fig. 4. Recherche complications. Hypoesthésie territoire nerf axillaire. Diminution du pouls.

Elles seront à rechercher et ce bilan sera noté dans l'observation (heure précisée). En cas d'anomalie, le blessé sera prévenu.

- Neurologique surtout après 40 ans. Essentiellement atteinte du nerf axillaire, testé par l'analyse comparative de la sensibilité du moignon de l'épaule. Une atteinte des autres nerfs sera également recherchée : nerf radial ++ voire plexus complet.
- Vasculaire. Abolition des pouls périphériques. Urgence ++.

6. Le bilan radiographique

Il sera toujours demandé avant toute tentative de réduction ++++.

- Il comportera un cliché de face et un profil de LAMY ± incidence de GARTH = clichés ne demandant aucune mobilisation douloureuse pour le patient.
- Confirmation du diagnostic avec classement possible en extra sous ou intra-coracoïdienne selon la position de la tête humérale. La diaphyse humérale se projette en abduction.
- Recherche d'un trait de fracture associé : du col huméral, du tubercule majeur, de la glène.

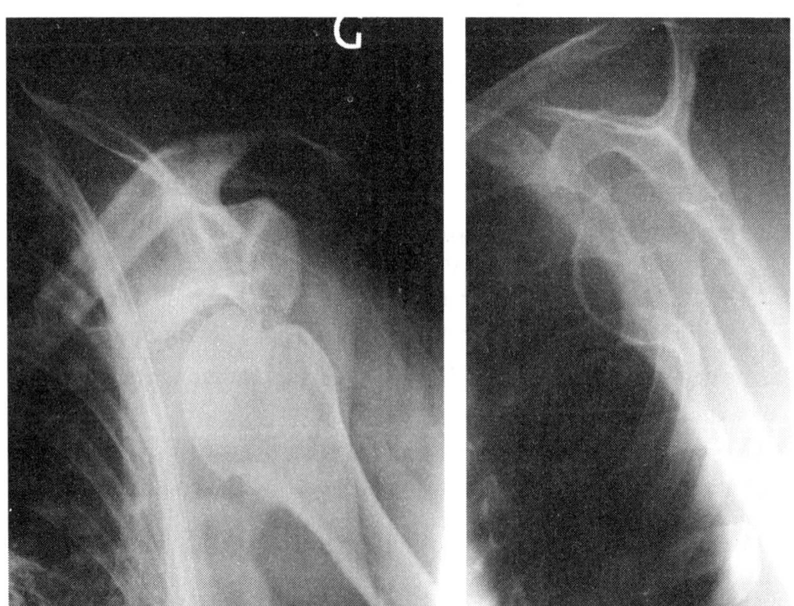

Fig. 5 a et b.

a. Face luxation + encoche.

b. P lamy Luxation.

7. La réduction

Elle doit être réalisée en urgence et en douceur ++++

- Sous sédation simple le plus souvent.
  - Manœuvre de MILCH : bras amené en rotation externe et abduction progressivement jusque 150° puis la tête humérale est repoussée et le bras est ramené en rotation médiale coude au corps.
  - Manœuvre de KOCHER ; le bras est placé en adduction puis rotation latérale.
- Mais en cas de luxation intra-coracoïdienne, de fracture associée (trait en regard du col huméral ++, fracture du trochiter) ou d'irréductibilité ou de complications, la réduction sera réalisée sous Anesthésie Générale.
- Exceptionnellement réduction à ciel ouvert en cas de fracture associée ou d'irréductibilité par incarcération (capsulaire ou bicipitale).

8. Le membre est immobilisé coude au corps (type DUJARRIER)

9. Après réduction

Sont indispensables :

- Une nouvelle évaluation clinique.
  - Signes neurologiques : apparition ou au contraire disparition de ceux notés en pré-réductionnel.
  - Signes vasculaires réapparition des pouls périphériques.
  - Ces éléments de l'examen seront notés dans l'observation clinique (heure précisée).
- Un bilan radiographique : Face, P LAMY, incidence de GARTH (incidences réalisables sans aucune mobilisation douloureuse du blessé).
- Vérifier la réduction.
- Déceler une lésion osseuse associée plus facilement visible après réduction :
  - au niveau de la glène antéro-inférieure (Fig. 6) ;

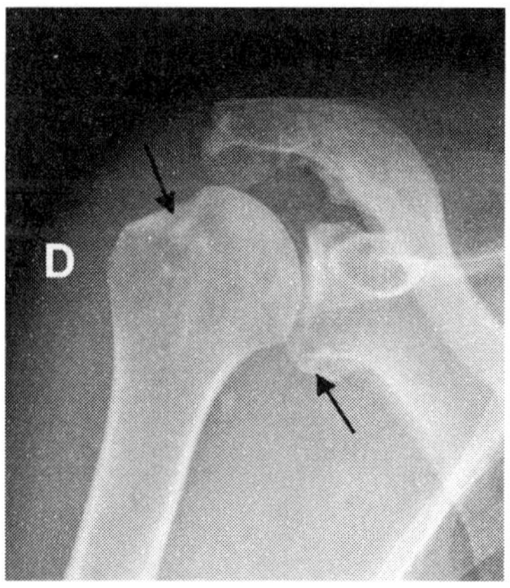

Fig. 6. Après réduction fr de glène inférieure.

  - au niveau de l'extrémité supérieure de la tête humérale : fracture du tubercule majeur, encoche postéro-supérieure de la tête humérale (encoche de MALGAIGNE ou HILL SACHS) (Fig. 7).

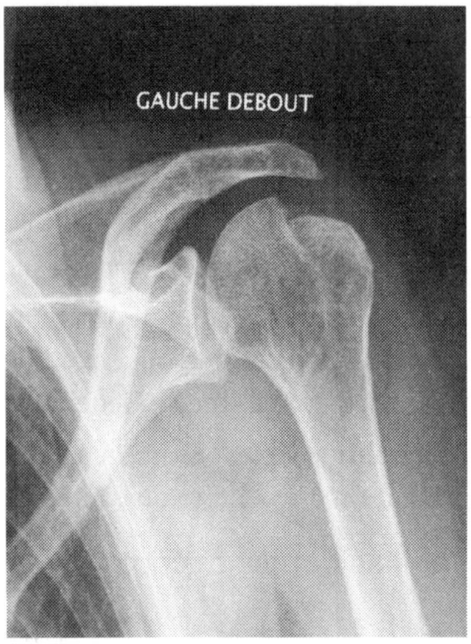

Fig. 7. Face après réduction encoche +.

- Si nécessaire (fracture associée) un bilan scanographique sera demandé.

10. La durée d'immobilisation

Elle est classiquement de 3 semaines bien qu'il n'y ait pas de consensus sur l'intérêt d'une immobilisation prolongée sauf pour les très jeunes à haut risque de récidive (jusqu'à 6 semaines). Elle sera plus courte pour les sujets d'âge mûr (risque de raideur).

11. Le suivi = indispensable (prévenir ou déceler les complications tardives +++)

- Sujet jeune. Le risque de récidive est nettement corrélé au jeune âge du patient lors du premier incident +++. Il faut donc l'en prévenir. Prévoir une rééducation pour renforcement des rotateurs internes et reprogrammation proprioceptive. Attention aux sports à risque.
- Sujet d'âge mûr. Risque de lésions associées = majoré : déficit neurologique, fracture du tubercule majeur, rupture de coiffe +++, capsulite rétractile. Importance du suivi en consultation, intensification de la rééducation, examens complémentaires (arthroscanner-coiffe, EMG-nerf axillaire).
- Sujet âgé. La luxation survient dans un contexte de rupture préalable de la coiffe des rotateurs. Risque d'impotence sévère dans les suites d'autant que l'association d'une lésion nerveuse associée n'est pas exceptionnelle.

B. Luxations antéro-inférieures récidivantes de la gléno humérale

1. Facteurs de risque

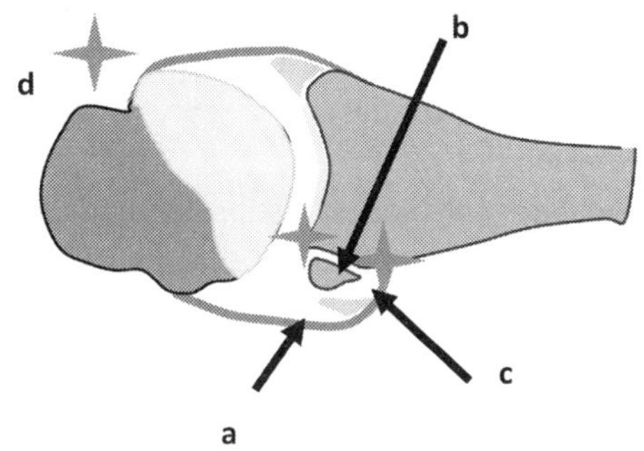

Fig. 8. Après réduction : facteurs de récidive.
a. Lésion de BANKART désinsertion du bourrelet.
b. Fracture du rebord glénoïdien antéro inférieur.
c. Décollement capsulo périosté de Broca et Hartman.
d. Encoche de Malgaigne Hil ISachs.

- Contexte :
  - âge jeune lors du premier incident +++ (facteur de risque essentiel) ;
  - sport à risque (armé contré++) ;
  - sport de haut niveau.
- Lésions anatomiques :
  - lésions associées à la première luxation :
    - Fracture de la glène antéro-inférieure = Diminution de la surface glénoïdienne ;
    - Lésions capsulo labrales étendues, BROCA et HARTMAN ;
    - Encoche de MALGAIGNE (HILL SACHS) profonde (dite engageante) ;
  - non-cicatrisation des structures capsulo-labrales ;
  - élongation globale des structures ligamentaires.

2. Évolution

- Aggravation progressive des lésions anatomiques augmentant le risque de récidive (éculement glénoïdien).
- Incidents de plus en plus fréquents et faciles pour des gestes de plus en plus simples sans traumatisme.
- Sensation d'insécurité entre les incidents de luxation.
- Sensation de bras mort dans des positions forcées (traction axiale).

3. Examen clinique

- Amplitudes articulaires (normales).
- Tests Cliniques :
  - test d'appréhension Bras en abduction + rétropulsion + rotation externe, on applique doucement une poussée d'arrière en avant sur l'extrémité supérieure de l'humérus, le patient signale une crainte de récidive (appréhension).
  - hyperabduction (signe de GAGEY) : une main bloque fermement l'acromion, l'autre place le coude en abduction maximum. Une différence par rapport au côté opposé est en faveur d'une lésion capsulo labrale inférieure.
  - sulcus sign (signe du sillon). Traction axiale verticale sur le membre, apparition d'un sillon sous acromial en faveur d'une distension capsulaire inférieure (surtout dans le cadre des hyper-laxités constitutionnelles).
  - tiroir antérieur sur patient en décubitus dorsal ou en position de procubitus) patient parfaitement détendu.

- Relocation Sign (signe de réduction) sur patient en décubitus, c'est la réduction de la tête humérale (après l'avoir amenée en subluxation) qui est perçue. Rétropulsion abduction rotation externe = subluxation puis antépulsion rotation interne (réduction). Manipulation douce ++++++.

➤ La recherche de signe d'hyperlaxité est indispensable :
- hyperextension des coudes;
- hyperextension des MCP;
- contact pouce avant-bras en flexion/inclinaison radiale du poignet;
- hyperextension des genoux;
- laxité cutanée, laxité de l'autre épaule;
- pas d'antécédent traumatique vrai chez de très jeunes patients;
- antécédent de luxations volontaires dans l'enfance.

4. Examens complémentaires

➤ Radiographies
- face 3 rotations
  - encoche visible en rotation interne surtout;
  - perte de la condensation glénoïdienne antéro-inférieure;
  - fracture de glène;
- profil de Lamy;
- profil de BERNAGEAU ou incidence de GARTH (éculement glénoïdien antéro-inférieur).

➤ Arthroscanner ++++ (ou Arthro-IRM) : évaluation des structures ostéo capsulo labrales antéro-inférieures +++ et de l'encoche céphalique postérieure (Fig. 9 a et b). Beaucoup plus rarement mise en évidence d'une désinsertion capsulaire du côté huméral : HAGL lésion (Humeral Avulsion Gléno-Humeral Ligament)

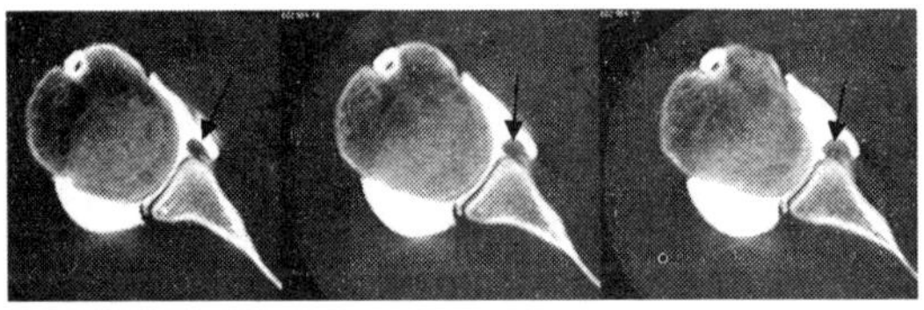

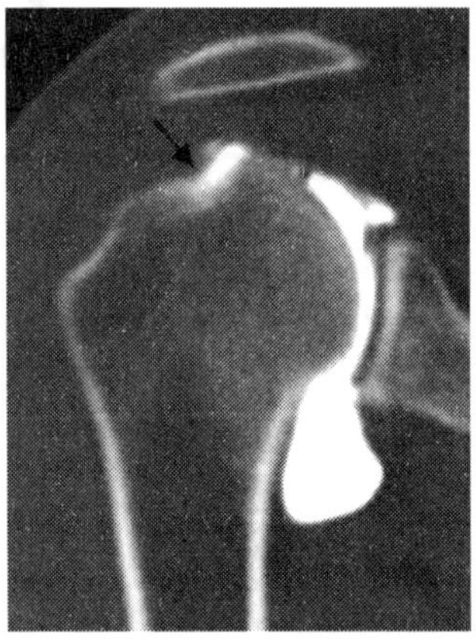

Fig. 9 a et b.
a. Arthroscanner lésions ostéo capsulo labrales antérieures.
b. Arthroscanner frontal encoche céphalique.

5. Traitement chirurgical (à ciel ouvert ou par arthroscopie)

➤ Remise en tension capsulo ligamentaire :
- Intervention de BANKART;
- Capsulorraphie antérieure (entrecroisement de lambeaux capsulaires).

➤ Butée osseuse (LATARJET) par transposition et fixation par vis en position antéro-inférieure de la partie horizontale de la coracoïde (et du coraco-biceps) + réinsertion capsulaire + effet hamac sur le subscapulaire (=triple verrouillage de PATTE).

C. Luxations Erecta

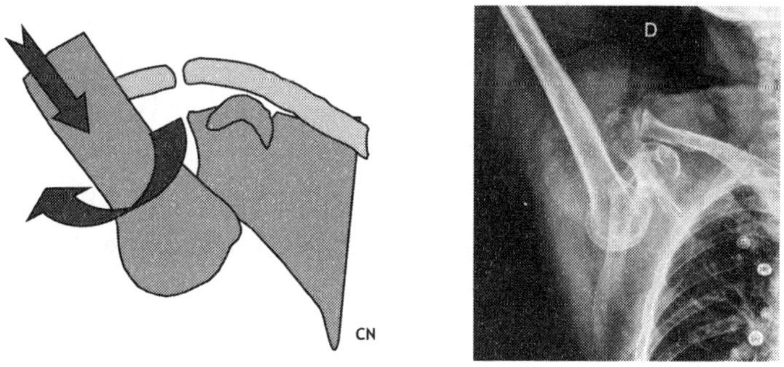

a b

Fig. 10 a et b.
a. Luxation erecta mécanisme.
b. Luxation erecta exemple.

- Rares.
- Secondaires à un traumatisme violent en abduction forcée.
- Spectaculaire, le patient arrive avec un bras en élévation rotation externe.
- Lésions capsulo ligamentaires antéro-inférieures +++.
- Risque vasculo nerveux (plexus) +++.
- Réduction urgente et sous anesthésie générale.
- Contrôle vasculaire ++ en post réductionnel.
- Risque de récidive +++ (luxations antéro-inférieures).

D. Luxation postérieure

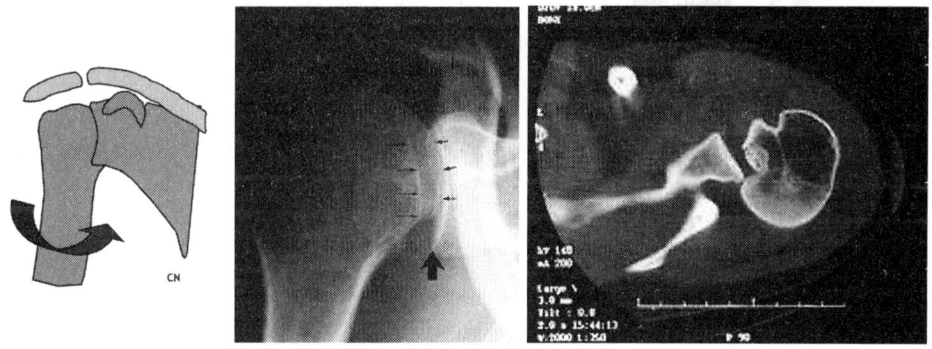

Fig. 11 a, b et c.
a. Luxation postérieure mécanisme.
b. Luxation postérieure de l'épaule Face.
c. Luxation postérieure Scanner encoche de Mc LAUGHLIN.

1. Mécanisme

La tête humérale se déplace en arrière de la glène par mouvement en rotation interne.

2. Fréquence

Elle est beaucoup plus rare que les luxations antérieures : 1 à 4 % des luxations de l'épaule.

3. Contexte

- Fréquentes au décours de crises comitiales ou d'électrocution, ou crise de délirium.
- Chercher une atteinte bilatérale ++.
- Traumatisme violent AVP sport de contact.

4. Tableau clinique

- Attitude du traumatisé du membre supérieur.
- Membre en abduction rotation interne.
- Peu de déformation de l'épaule, proéminence de l'apophyse coracoïde, comblement de la région sous acromiale externe.
- La rotation externe active et passive est impossible +++++ (pathognomonique).
- La flexion active du bras est conservée, mais le blessé ne peut placer sa main en supination lorsque son coude est en extension (s de l'aumône).

5. Bilan Radiographique

- Diagnostic positif :
  - cliché de face aspect de superposition de la tête humérale sur la cavité glénoïde = image dite en coucher de soleil (Fig. 11 b) ;
  - profil de Lamy, incidence de GARTH +++
- Lésions associées :
  - encoche céphalique antérieure de Mac LAUGHLIN (Fig. 11 c) ;
  - trait sagittal épiphyso-métaphysaire (fracture issue de l'encoche) ;
  - fr du bord postérieur de la glène (exceptionnel).

6. Bilan Scanographique

- Analyse de l'encoche et d'une possible fracture associée.
- Intérêt thérapeutique avant réduction si l'encoche paraît importante sur les clichés initiaux. Intérêt après réduction (évaluation du risque de récidive).

7. Complication

- Encore souvent méconnue +++++ c'est son risque majeur.
- Évolution vers une luxation postérieure invétérée.
- Subluxation récidivante beaucoup plus rare que pour la luxation antérieure.

8. Traitement

- Réduction sous anesthésie associant traction rotation externe et pression douce d'arrière en avant.
- Immobilisation en rotation neutre ou externe (3-4 semaines).
- En cas de luxation invétérée : réduction chirurgicale.

> **+ Cas particulier des subluxations postérieures volontaires** : elles s'inscrivent le plus souvent dans le cadre d'une hyperlaxité constitutionnelle sans notion traumatique. L'imagerie est normale. L'abstention chirurgicale est la règle.

III. DISJONCTION ACROMIO-CLAVICULAIRE

A. Rappel anatomique

- L'articulation acromio-claviculaire est une petite articulation dont les amplitudes sont faibles mais qui est sollicitée en permanence et très difficile à stabiliser de façon stricte.
- Ses moyens de stabilisation sont :
  - la capsule et les ligaments acromio-claviculaires ;
  - les ligaments coraco-claviculaires surtout (Trapezoïde et Conoïde) ;
  - la chape delto-trapézienne.

B. Mécanisme

- Fréquente ++.
- Traumatisme direct : chute sur le moignon de l'épaule (vélo, judo, rugby, etc.).

C. Examen clinique

- Érosion cutanée fréquente.
- Attitude du traumatisé du membre supérieur.
- Impotence relative du membre supérieur.
- Tuméfaction ou surélévation de l'extrémité distale de la clavicule.
- Douleur élective à la palpation de l'extrémité distale de la clavicule.
- Mobilité verticale en touche de piano.
- Mobilité antéro-postérieure.

D. Classification

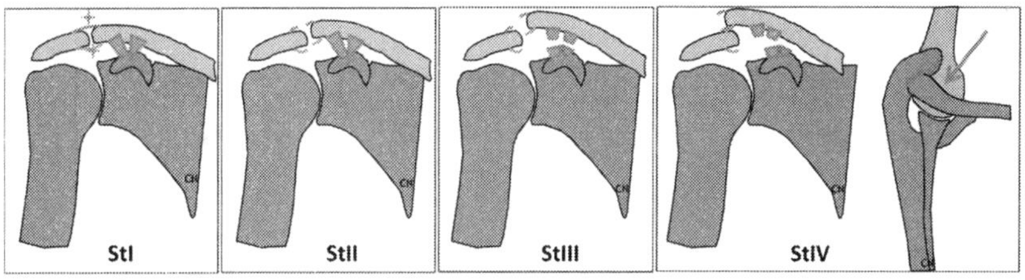

Fig. 12. Disjonction Acromio claviculaire classification.

- Selon les structures atteintes on décrit 4 stades (ROCKWOOD) :

Stade	Déformation	Touche de piano	Tiroir Antéro-postérieur	Lésions
I	Non	Non	Non	Entorse des ligts acromio-claviculaires
II	Non	Modérée	Non	Rupture des ligts acromio-claviculaires
III	Modérée	Oui	Oui	II + Rupture des Ligts coraco claviculaires
IV	Oui	Oui mais parfois fixée	Oui	III+ rupture de la chape delto trapézienne

- Le déplacement se fait vers le haut et l'arrière +++.
- Pour les lésions stades IV :
  - perforations cutanées possibles;
  - irréductibilité et absence de touche de piano si la clavicule latérale est incarcérée dans le tissu musculo périosté ou fixée au-dessus de l'acromion.

E. Lésions associées

- lésions du plexus brachial : examen neuro ++ ;
- lésions complexes de la ceinture scapulaire ± thoracique (trauma violent ++, poly traumatisme) jusqu'au syndrome omo cléido thoracique (= lésion associée de la scapula ± fractures de côtes).

F. Imagerie

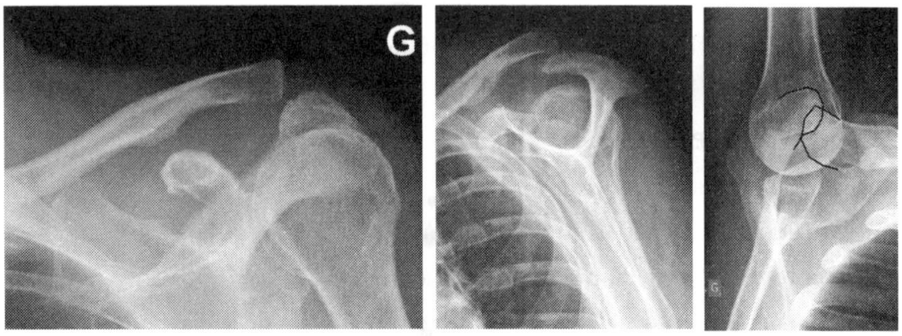

a b c

Fig. 13 a, b et c.

a. Disjonction acromio claviculaire Face.

b. Disjonction acromio claviculaire P lamy.

c. Disjonction acromio claviculaire P axillaire.

- Radiographies :
  - face centrée sur l'acromio claviculaire (décalage frontal fracture distale de la clavicule) ;
  - profil de Lamy ;
  - profil axillaire (déplacement postérieur) ;
  - en cas de doute :
    - clichés face en défilé claviculaire comparatif avec mesure de la distance coraco-claviculaire ;
    - clichés comparatifs en traction axiale (démasquer le décalage) ;
    - clichés en abduction active (réductibilité) mais rarement en urgence ;
- Scanner en cas de lésions associées.

G. Traitement

Dépend de la sévérité de l'atteinte ligamentaire et du déplacement et également de la demande fonctionnelle du patient. Un certain nombre de disjonctions non stabilisées sont bien tolérées.

- Traitement fonctionnel immobilisation antalgique coude au corps (5 à 10 J) pour les lésions Stade I ou II.
- Traitement orthopédique (St II et III) :
  - strapping mais attention aux intolérances cutanées ;
  - bandage coude au corps de type Dujarrier 21 à 30 J) pour les lésions St II ou III).
- Traitement chirurgical (St III sujet jeune et sportif, St IV). De très nombreuses techniques sont proposées :
  - pour les ligaments :
    - suture ;
    - ligamentoplastie par auto greffe tendineuse libre ;
    - ligamentoplastie artificielle coraco claviculaire ± stabilisation acromio claviculaire ;
  - stabilisation acromio-claviculaire (arthrorise) : broches, hauban, vis ;
  - fixations coraco-claviculaire par vis ou cerclage.

H. Au stade chronique

- Perte de force, aspect inesthétique, craquements.
- Tolérance clinique souvent correcte.
- Cliniquement mobilité claviculaire antéro-postérieure et verticale.

- Sensibilisation clinique par mouvement en adduction forcée et par traction axiale comparative.
- Traitement. ligamentoplastie au ligament coraco acromial (technique de WEAVER et DUNN) ou par auto greffe ou artificielle + stabilisation acromio claviculaire et/ou coraco-claviculaire.

IV. DISJONCTION STERNO-CLAVICULAIRE

A. Fréquence

Rares 3 % des traumatismes de l'épaule, avec une forme particulière de décollement épiphysaire chez l'enfant ou adolescent.

B. Mécanisme

Suite traumatisme violent en compression sur le moignon de l'épaule. Association lésion thoracique ++.

C. Déplacement

- Antérieur le plus souvent bien toléré.
- Postérieur, + grave, risques vasculaires.

D. Diagnostic

Difficile souvent tardif, Scanner > RX.

E. Traitement

Orthopédique et parfois chirurgical (prudence ++ pour les déplacements postérieurs, proximité des gros vaisseaux).

V. PATHOLOGIE DE LA COIFFE DES ROTATEURS

A. Rappel anatomique et biomécanique

- La coiffe = tendons et Muscles :
  - supra épineux abduction ;
  - infra-épineux rotation externe ;
  - teres Minor rotation externe ;
  - subscapularis rotation interne ;
  - + longue portion du biceps.
- La voûte acromio-coracoïdienne :
  - acromion ;
  - ligament acromio-coracoïdien ;
  - coracoïde.
- Plan de glissement :
  - bourse sous acromio deltoïdienne.
- Biomécanique de la coiffe :
  - centrage humérus / glène ;

- action motrice = abduction et rotations en synergie avec le Deltoïde +++ et autres « grands » = Dorsal, Rond et Pectoral (Latissimus Dorsi, Teres Major et Pectoralis Major);
- action stabilisatrice de la gléno humérale.

B. Classification des lésions

➤ Selon le type de lésion :
- tendinopathie non rompue calcifiante;
- tendinopathie non rompue non calcifiante;
- rupture partielle superficielle : profonde ou intratendineuse;
- rupture transfixiante

➤ Selon le mécanisme de la rupture :
- dégénérative (fréquence +++) par conflit sous acromial + lésions intrinsèques intra-tendineuses dégénératives sur une zone anatomiquement mal vascularisée;
- traumatique :
  - univoque sujet jeune et mécanisme en traction (subscapularis ++);
  - aggravant une lésion dégénérative sous-jacente (sujet d'âge mûr);
  - micro-traumatique.

C. Bilan clinique

➤ Interrogatoire :
- âge, terrain médical (métabolique), coté dominant, tabagisme;
- activités professionnelles ou sportives;
- antécédents traumatiques;
- mode de début progressif ou traumatique (faire préciser le mécanisme traumatique ++);
- siège et intensité de la douleur, circonstances et positions déclenchantes;
- douleur nocturne +++ ;
- crise hyperalgique.

➤ Inspection :
- morphotype (cyphose, scoliose, BMI);
- atrophie des fosses infra- et supra-épineuses (Fig. 14);

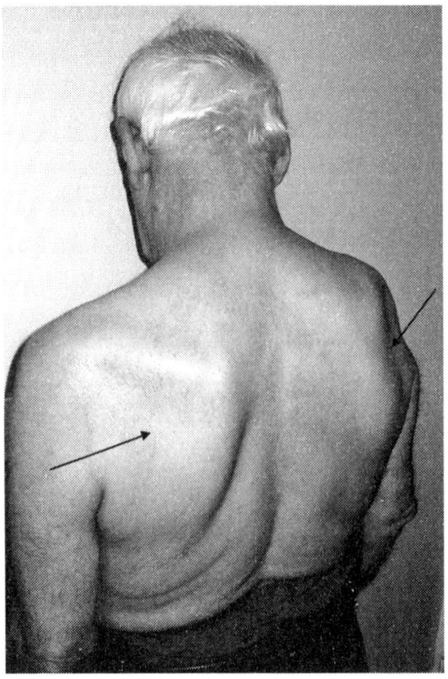

Fig. 14. Atrophie Infra épineux.

- signe de Popeye (rupture de la longue portion du biceps) (Fig. 15).

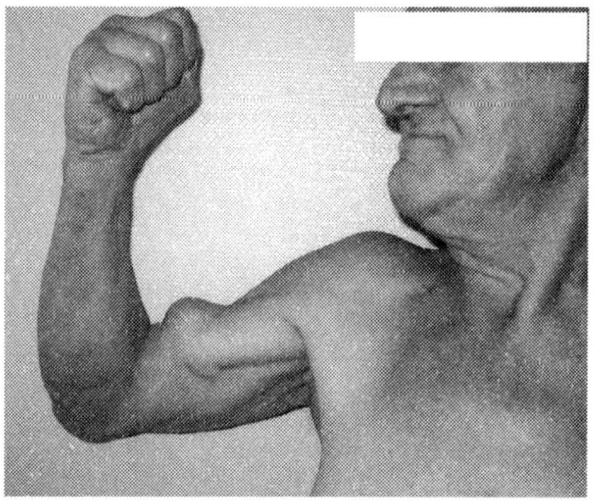

Fig. 15. Signe de Popeye.

➤ Palpation :
- sensibilise l'évaluation de l'atrophie musculaire;
- palpation des reliefs osseux (acromio claviculaire, coracoïde, coulisse bicipitale).

➤ Évaluation des amplitudes :
- passives; démasquer une raideur ++++ ou incapacité par douleur aiguë (épaule hyperalgique) ou accrochage sous acromial;
- actives :
  - élévation Antéro-Latérale (plan de l'omoplate);
  - abduction;
  - rotation Externe coude au corps (RE1), en abduction (RE2) et en antépulsion (RE3);
  - rotation Interne en abduction (RI2);
  - = amplitudes cotées en degrés;
  - position main dos dite rétropulsion-rotation interne;
  - vertébral = selon le niveau vertébral atteint par le pouce.

➤ Accrochages et conflit :
- lors du testing actif recherche d'un passage douloureux (60-120°) en élévation et/ou au contrôle du freinage en descente;
- manœuvres de conflit sous acromio deltoïdien (Fig. 16 a, b, c et d).
  - NEER, Cross Arm, YOCUM, HAWKINS.

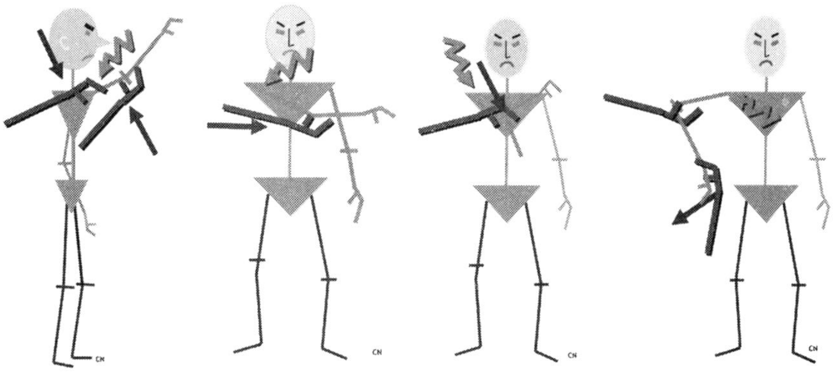

a b c d

Fig. 16 a, b, c et d.

16 a. NEER Élévation antérieure passive + compression sur l'acromion, diminue la hauteur de l'espace sous acromial = conflit antéro supérieur.

16 b. Cross Arm ADDuction horizontale passive forcée = conflit antéro interne.

16 c. YOCUM Élévation Active contre résistance. Membre en Adduction = conflit antéro interne.

16 d. HAWKINS Rotation Interne Passive sur membre en élévation antéro latérale = conflit antéro interne.

➤ Testing musculaire :
- supra-épineux :
  - JOBE (Fig. 17) élévation antéro-latérale contrée; bras en rotation interne (pouce vers le bas) positif si le patient ne peut résister à la force l'abaissement de l'examinateur;

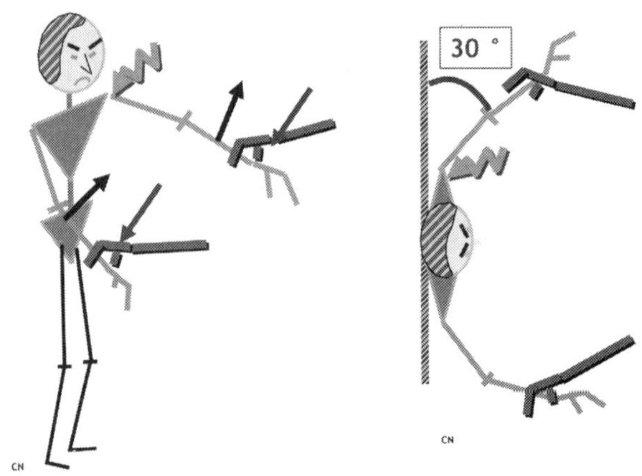

Figs. 17. Manœuvre de JOBE. Élévation Antéro latérale (Membre en Rotation Interne). Active contre résistance. Manque de force +/- douleurs = rupture du supra épineux.

- infra-épineux :
  - force contre résistance en RE1;
- infra-épineux et Teres Minor (Fig. 18 a, b et c) :
  - force contre résistance en RE2 (Manœuvre de PATTE);
  - test du portillon le bras est placé passivement en Rotation externe coude au corps, le patient ne peut le maintenir dans cette position activement et l'avant-bras tourne en rotation interne vers son abdomen;
  - signe du clairon pour porter la main à la bouche, le sujet compense le manque de rotation externe par une hyperabduction du coude la main atteignant la bouche par rotation interne et se trouvant en dessous du niveau du bras;

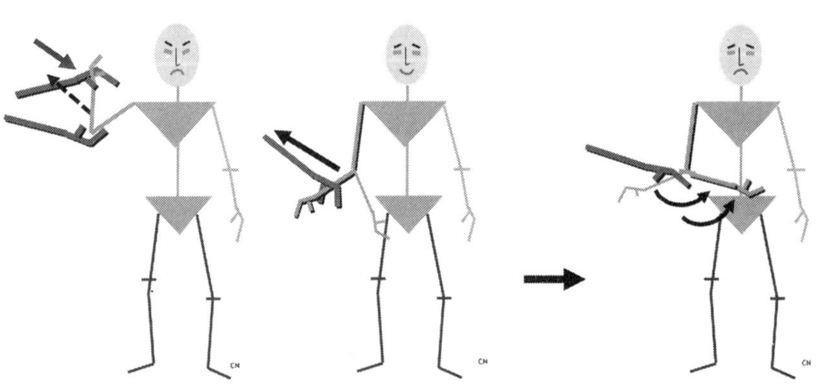

a b

Figs. 18 a et b.

18 a. PATTE. Perte de force de Rotation Externe contre résistance membre en abduction. Atteinte Infra Épineux et Teres Minor.

18 b. Signe du Portillon = déficit de la Rotation Externe isométrique.

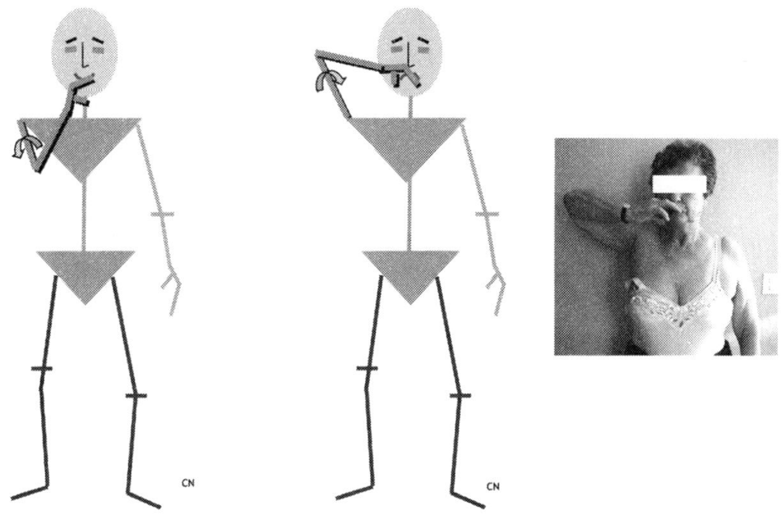

1 2 3

Figs. 18 c. Signe du Clairon.
1. Position main bouche normale.
2. et 3. Déficit ++ de la rotation externe.

- subscapulaire :
  - hyperrotation externe en (RE1) = Rupture massive ;
  - déficit (Fig. 19 a, b et c) ;
    - Lift Off Test : Actif = impossibilité de décoller la main placée au niveau de la jonction lombo-sacrée. Passif = impossibilité de maintenir la main passivement décollée par l'examinateur ;
    - Belly Press Test : main à plat sur l'abdomen positif si le patient est incapable d'avancer son coude, le poignet reste en flexion coude en arrière. Variante : testing comparatif de la force contre résistance pour le mouvement de rotation interne (le patient rapprochant sa main vers l'abdomen) ;
    - Bear Hug Test. Le membre est placé en adduction horizontale coude fléchi main au niveau de l'épaule opposée. L'examinateur place sa main sous la paume de celle du patient et lui demande d'appuyer fortement. Positif si le patient n'y arrive qu'en abaissant son coude ;

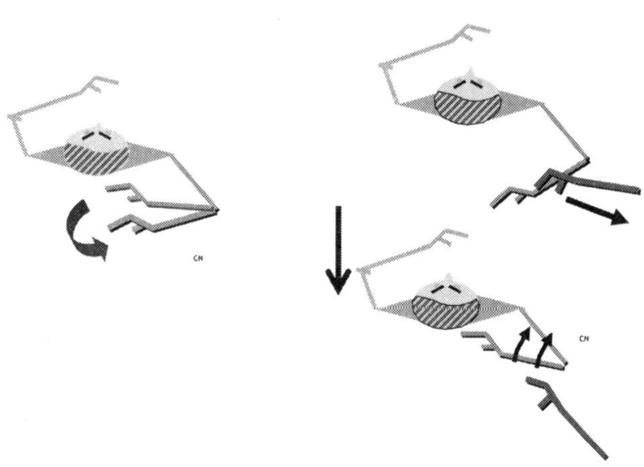

1. Actif 2. Passif

Fig. 19 a. Lift Off Test de GERBER.
1. Actif, décoller la main des lombes (si impossible Test +)
2. Passif, maintenir la main à distance des lombes après positionnement par l'examinateur (si impossible test +).

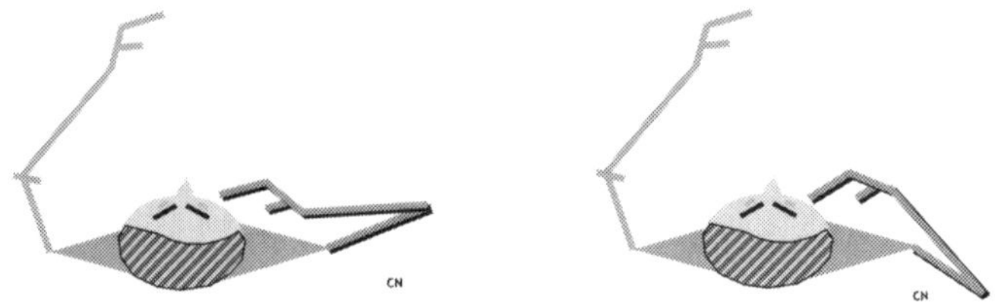

Fig. 19 b. Belly Press Test.
À gauche : Pression abdominale Normale = possible coude en antépulsin.
À droite : Pression abdominale Pathologique coude en arrière Test (+).

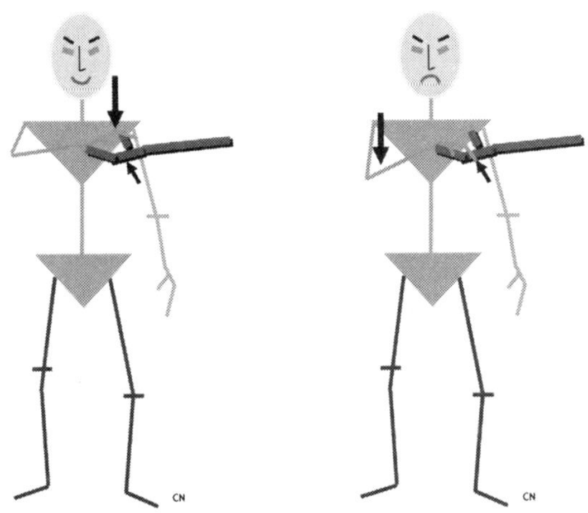

Fig. 19 c. Bear Hug Test impossibilité d'exercer une résistance de la main sans abaisser le coude. À gauche normal, à droite Test(+).

- longue portion du Biceps :
  - Palm up test ou signe de GILCREEST. (Fig. 20).

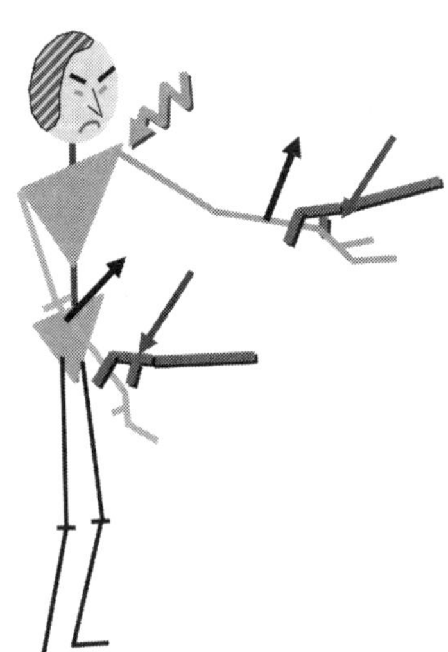

Fig. 20. GILCREEST. (Palm Up Test) élévation antéro latérale membre en supination = Douleur du Biceps.

D. Synthèse des manœuvres sensibilisées

Test	Conflit	Déficit	Siège
Impigement Test de NEER	++++	-	Antéro Supérieur
Cross Arm	+++	-	Antéro Interne
YOCUM	++++	-	Antéro Supéro Interne
HAWKINS	++++	-	Antéro supérieur
JOBE	++	++++	Supra Épineux
GILCREEST	++++	++	Long Biceps
Lift Off Test	++	++++	Subcapulaire
Belly Test	-	++++	Subscapulaire
Bear Hug Test	-	+++	Subscapulaire
PATTE	+	++++	Infra épineux, Teres Minor
Signe du Clairon	-	++++	Infra épineux, Teres Minor
Signe du Portillon	-	++++	Infra épineux, Teres Minor

Fig. 21. Synthèse des manœuvres sensibilisées.

- Mesure de la force musculaire (au peson) en élévation antéro-latérale et rotation interne.
- Synthèse :
  - de nombreux SCORES (dits objectifs) permettent d'évaluer globalement l'état de l'épaule prenant en compte les douleurs, les amplitudes articulaires, la limitation fonctionnelle et la perte de force. Le Score de CONSTANT est le plus fréquemment utilisé en Europe (sur 100 points) avec pondération selon l'âge et le sexe (en %) ;
  - pour les tests subjectifs, c'est le patient qui évalue lui-même son épaule : DASH (Disabilities of Arm, Shoulder and Hand), SSV (Subjective Shoulder Value) ;
  - au terme de l'examen : grands **tableaux cliniques :**
    - épaule raide = capsulite rétractile, algodystrophie ;
    - épaule fonctionnelle mais douloureuse = conflit simple ou calcification chronique ou rupture peu étendue ;
    - épaule déficitaire : secteur élévation antérieure, et/ou rotation externe et/ou rotation interne = Rupture de coiffe ;
    - épaule pseudo-paralytique, impotence sévère sur épaule souple. Rupture massive de coiffe ;
    - épaule hyperalgique, tableau clinique très particulier et typique de l'évolution d'une tendinopathie calcifiante avec résorption spontanée de la calcification.
- Diagnostic différentiel. La sémiologie n'est souvent pas univoque et d'autres tableaux cliniques peuvent avoir un certain nombre de signes communs avec une atteinte de la coiffe des rotateurs :
  - NCB ;
  - PARSONAGE et TURNER ;
  - paralysie du trapèze ;
  - syndrome du défilé.

E. Bilan d'imagerie

- De première intention :
- ++++ clichés standards : épaule face 3 Rotations, Profil d'omoplate dit Profil de LAMY :
  - éliminer une pathologie osseuse (tumeur) ou articulaire (arthrose gléno humérale primitive) ;
  - signes indirects conflits et lésion de coiffe :
    - condensation et géodes du trochiter ;
    - condensation et enthésophyte acromial (Fig. 22) ;
    - diminution de l'espace sous acromial ;

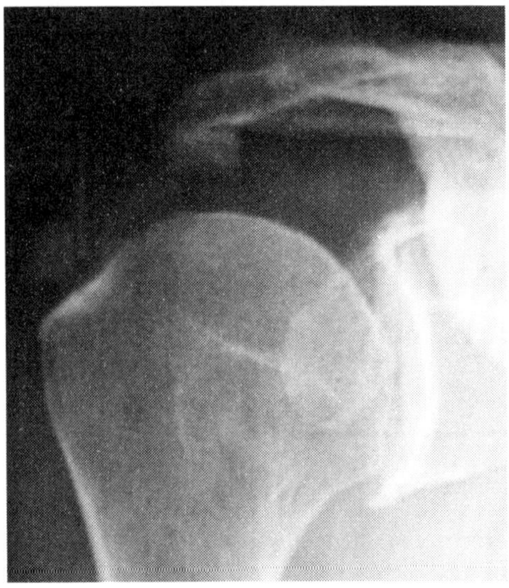

Fig. 22. Face enthésophyte Acromial.

- excentration céphalique et néoarticulation acromio humérale omarthrose secondaire à une rupture massive de coiffe = excentrée. (Fig. 23) ;

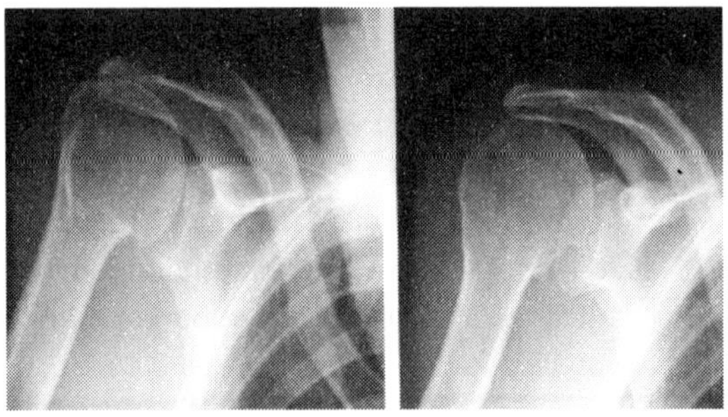

Fig. 23. Excentration céphalique.

- calcification++++ (Fig. 24) ;

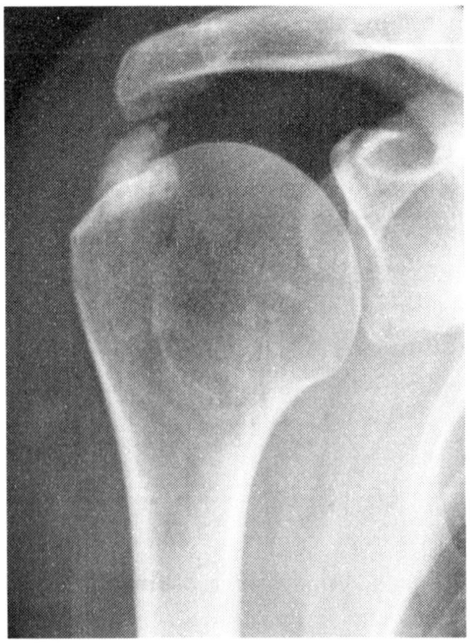

Fig. 24. Calcification.

- arthropathie Acromio-claviculaire ;

- échographie :
  - épanchement ++ ;
  - rupture transfixiante de la coiffe ;
  - biceps ;

  insuffisante pour l'indication opératoire.
- De 2e intention :
  - arthroscanner (avec fenêtres osseuses et musculaires et avec reconstructions sagittales et frontales) :
    - rupture partielle profonde ;
    - rupture transfixiante ;
      - extension frontale classification de Patte Bernageau et sagittale ;
      - trophicité, infiltration graisseuse (coupes axiales en fenêtre musculaire).
    - biceps.
  - IRM Séquences T2 et T1 (en sagittal ++) :
    - rupture superficielle ou intratendineuse ++++ (elles échappent à l'arthroscanner) ;
    - bursite sous acromiale ;
    - épanchement articulaire ;
    - rupture transfixiante (Fig. 25) ;

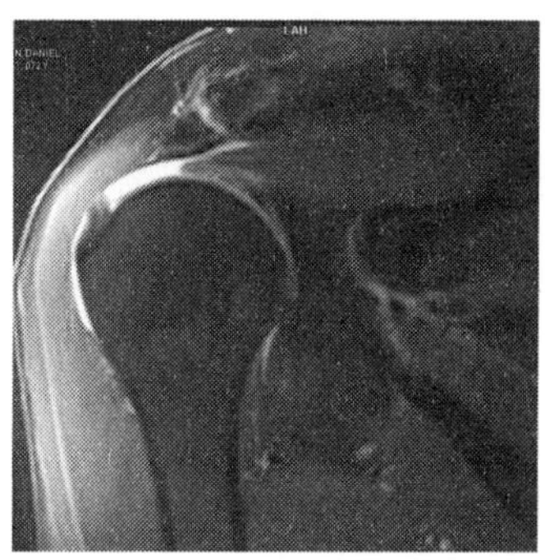

Fig. 25. IRM frontal rétraction st 2.

    - amyotrophie (Fig. 26) et dégénérescence musculaire ;

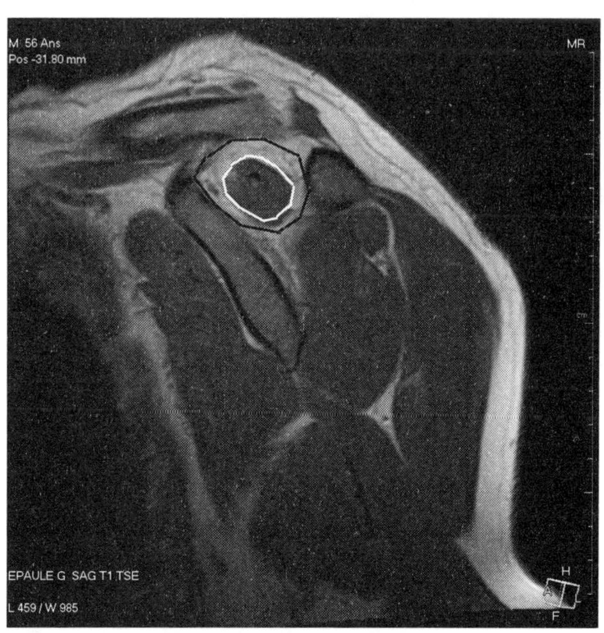

Fig. 26. IRM Sagittal T1 atrophie supra.

    - lésion associée de l'acromio-claviculaire.

F. Conduite à tenir

- Traitement médical.
  - Toujours sauf rupture traumatique vraie (subscapulaire).
  - Antalgiques et AINS ou corticoïdes per os (en cure courte).
  - Mise au repos relatif.
  - Infiltrations :
    - sous contrôle scopique ++++ ou échographique ;
    - intra articulaire ou sous acromiale ;
    - à part, la ponction, lavage, aspiration, infiltration d'une calcification.
- Rééducation et auto-rééducation +++ :
  - physiothérapie antalgique en phase douloureuse ;
  - restauration de la souplesse articulaire++++ ;
  - travail du dégagement sous acromial (décoaptation), renforcement des abaisseurs de la tête humérale.
- Traitement chirurgical / arthroscopique :
  - exérèse d'une calcification ;
  - acromioplastie exceptionnellement isolée ;
  - ténotomie ± ténodèse du biceps ;
  - réparation directe par réinsertion sur ancres ;
  - transposition musculaire (supra épineux), transfert musculaire (Latissimus Dorsi) ;
  - prothèse totale inversée pour omarthrose excentrée.

G. Épaule Douloureuse Arbre décisionnel résumé bilans et orientations thérapeutiques

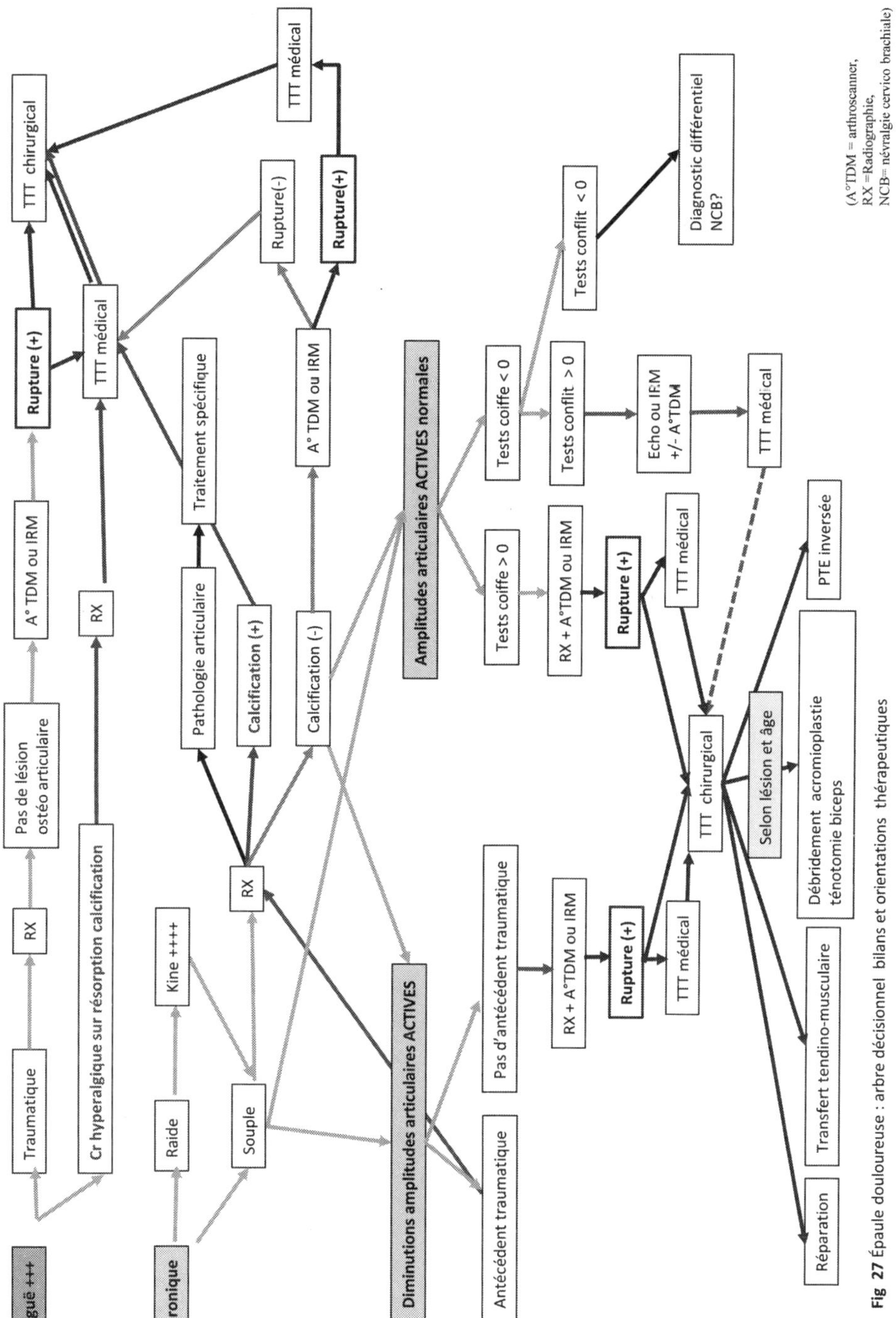

Fig. 27 Épaule douloureuse : arbre décisionnel bilans et orientations thérapeutiques.

Chapitre 14

Item 357

LÉSIONS PÉRI-ARTICULAIRES ET LIGAMENTAIRES DU GENOU

Philippe BOISRENOULT

UE 11. Urgences et défaillances viscérales aiguës

N° 357. Lésions péri-articulaires et ligamentaires du genou

OBJECTIF

- Diagnostiquer une lésion ligamentaire du genou.

OBJECTIFS PÉDAGOGIQUES

- Diagnostiquer une lésion ligamentaire du genou : les lésions ligamentaires du genou sont des lésions fréquentes dont l'incidence augmente avec la pratique sportive. Elles peuvent se présenter sous la forme de lésions aiguës en urgence avec un tableau dit d'entorse du genou. Elles peuvent également se présenter à distance de l'accident sous la forme d'une symptomatologie de douleur ou d'instabilité du genou. Leur diagnostic est essentiellement clinique. Leur prise en charge thérapeutique varie selon l'âge, la symptomatologie et la pratique sportive ou de métiers à risques.

I. ÉPIDÉMIOLOGIE

A. Fréquence

Les lésions ligamentaires du genou sont en augmentation et principalement liées à la pratique sportive. Elles peuvent survenir dans des **sports de pivot** (par ex. : **ski**, tennis, etc.) ou de **pivot-contact** (par ex. : **football**, judo, etc.). Si elles touchent préférentiellement les adolescents et les adultes jeunes, elles surviennent de plus en plus souvent chez des patients plus vieux (40 à 60 ans). En termes de fréquence, ces lésions touchent principalement le **ligament croisé antérieur** et/ou le ligament collatéral médial. Ainsi, durant la saison 2015-2016, sur 150000 lésions survenues au ski, 29 % étaient des entorses du genou et 15 % des ruptures du croisé antérieur.

II. ANATOMO-PATHOLOGIE

A. Rappels anatomiques

La stabilisation du genou est assurée de façon complémentaire par les éléments du pivot central et les formations périphériques médiales et latérales.

1. Descriptif

a. Pivot central

b. Ligament croisé antérieur (LCA)

Le LCA s'insère au tibial au bord du plateau tibial médial en avant de la corne antérieure du ménisque médial. Ses fibres ligamentaires s'orientent avec un trajet ascendant vers l'arrière et le dehors. Elles s'insèrent au fémur sur la partie postérieure de la face axiale du condyle fémoral latéral. Le ligament croisé antérieur est intra-articulaire et intra synovial.

c. Ligament croisé postérieur (LCP)

Le LCP est un ligament intra-articulaire mais extra-synovial. Il s'insère en arrière au tibial sur la surface rétro spinale. Il a un trajet ascendant vers l'avant et le dedans. Il s'insère sur la partie antérieure de la face axiale du condyle fémoral médial. C'est le plus gros ligament intra-articulaire du corps. C'est le plus gros ligament intra-articulaire du corps.

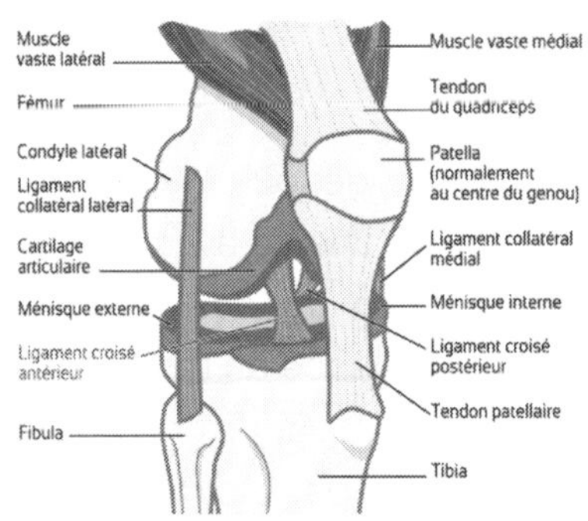

Fig. 1. Vue anatomique des ligaments croisés.

d. Formations périphériques latérales

Il s'agit d'un plan formé par des éléments ligamentaires en « cordes » et non en nappe comme en médial. De la profondeur à la superficie, on retient, le muscle poplité et son tendon intra-articulaire qui après avoir franchi le hiatus poplité s'insère dans la gouttière poplitée à la face antérieure et latérale du condyle latéral. Il est recouvert par le ligament collatéral latéral (LCL) qui s'insère de l'épicondyle latéral jusqu'à la tête de la fibula. En arrière ce plan est complété par le point d'angle postéro-latéral (PAPE), qui comporte la coque condylienne latérale et le ligament fibulo-poplité et les ligaments ménisco-tibiaux latéraux.

Deux autres stabilisateurs latéraux sont importants, ce sont le tendon d'insertion du biceps fémoral qui s'insère de part et d'autre des insertions du LCL et plus en superficie, le fascia-lata et les fibres d'insertions de ce dernier sur le fémur distal et au tibia sur le tubercule de Gerdy. Le plan postéro-latéral est en relation proche avec le nerf fibulaire commun qui est fixe dans son passage au col de la fibula.

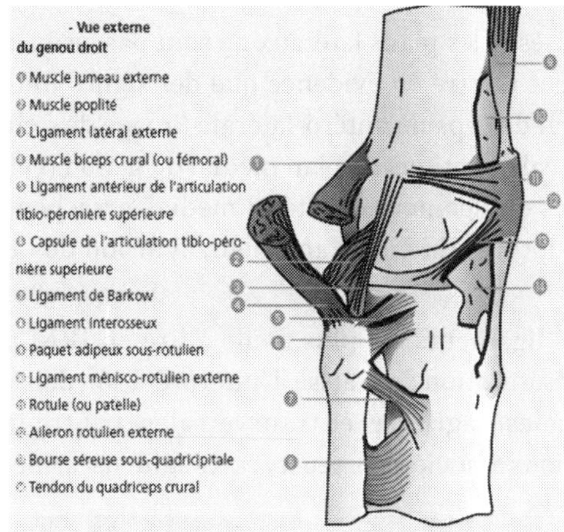

Fig. 2. Vue anatomique du plan périphérique latéral du genou.

e. Formations périphériques médiales

Elles sont formées du ligament collatéral médial et du point d'angle postéro-médial (PAPI).

Le ligament collatéral médial (LCM) est une **nappe** trapézoïdale à base antérieure tendue de l'épicondyle médial, jusqu'à l'extrémité supérieure et médiale du tibia. Il comporte deux faisceaux avec des rapports étroits avec le ménisque médial dans son segment moyen. Le ligament collatéral médial est renforcé en arrière par le PAPI (point d'angle postéro-médial), constitué de nombreux éléments dont les plus importants sont les coques condyliennes et les expansions terminales du muscle semi-membraneux.

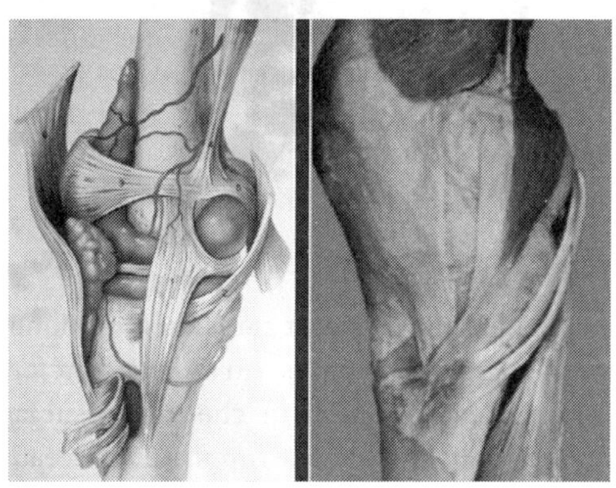

Fig. 3. Vue anatomique du plan périphérique médial du genou.

2. Anatomie Fonctionnelle

De façon schématique, le rôle des ligaments croisés est de s'opposer aux mouvements de translation ; antérieure pour le LCA, postérieure pour le LCP. Le rôle des plans latéraux est de s'opposer aux mouvements de valgus du genou pour le plan médial ; et de varus du genou, pour le plan latéral. Ce frein met en jeu les ligaments collatéraux en flexion et utilise également les formations postérieures pour des sollicitations en extension., Le plan postéro-latéral contrôle la rotation latérale du genou et le plan postéro-médial la rotation médiale du genou. Concernant les possibilités de cicatrisation, le LCP et le plan médial sont susceptibles de cicatriser après rupture. En revanche, le plan latéral n'est pas capable de cicatrisation spontanée, de même que le LCA en dehors de rares exceptions.

3. Anatomie radiologique

Les ligaments croisés et les plans latéraux ne sont pas visibles sur des radiographies simples. On ne peut mettre en évidence que des signes indirects de leur rupture : arrachement latéral de capsule antéro-latérale (image de « chips » corticale dans les ruptures du LCA, calcifications du plan médial du genou (Pelligrini-Stieda) dans les ruptures anciennes du ligament collatéral médial, arrachement de la surface rétro spinale dans les ruptures du croisé antérieur, avulsion de l'épine spinale antérieur (rupture du LCA).

L'anatomie de ces ligaments est plus facile à lire en IRM principalement sur les séquences T2 avec saturation de graisse. L'interprétation doit se fonder sur l'ensemble des coupes coronales, sagittales et transversales. L'autre intérêt de l'IRM est de rechercher des lésions associées (osseuse, cartilagineuses, méniscale, ligamentaires).

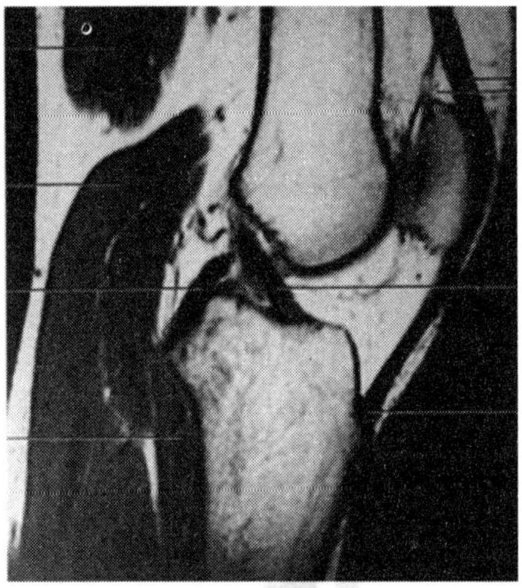

Fig. 4. Aspect normal d'un ligament croisé antérieur en IRM.

B. Mécanismes

1. Lésions ligamentaires périphériques

Les atteintes du plan latéral isolées sont rares. Il s'agit donc le plus souvent d'une atteinte du plan médial. Le mécanisme est un mouvement forcé en valgus du genou, sur un genou légèrement déverrouillé ou un choc direct sur la face latérale du genou. Ce mécanisme entraîne le plus souvent une rupture du faisceau superficiel du ligament collatéral médial, le plus souvent à son insertion fémorale mais pouvant siéger en plein corps ou au tibia.

2. Lésions antéro-médiales

Les entorses antéro-médiales associent des lésions du LCA associées à des lésions du ménisque médial et du plan médial. Dans les lésions complètes, appelées « triade malheureuse de TRILLAT », le mécanisme est un mécanisme de valgus flexion rotation externe.

3. Lésions antéro-latérales

Par rapport, au ligament collatéral latéral, elles peuvent être divisées en entorses pré-ligamentaires (sans atteinte du LCL), qui sont les plus fréquentes et les entorses rétro ligamentaires.

Les ruptures isolées du LCA sont les plus fréquentes (70 %). Le LCA peut être rompu sur tout son trajet, parfois cette rupture emporte son insertion osseuse tibiale, c'est la fracture arrachement du massif des épines tibiales. Dans les ruptures isolées du LCA, les structures périphériques ne sont pas lésées. En revanche, il existe fréquemment des ruptures de la capsule antéro-latérale du genou ou des lésions associées des ménisques.

Les mécanismes sont les mouvements extrêmes en hyperflexion, hyperextension (shoot dans le vide), rotation interne forcée ou choc direct postéro-antérieur sur le tibia.

Les entorses antéro-latérales sont rares. Elles associent une rupture du LCA et du plan latéral. Le mécanisme est un mouvement de varus rotation interne. Ce type de traumatisme met en danger le nerf fibulaire commun, qui est fixe à son passage au col de la fibula.

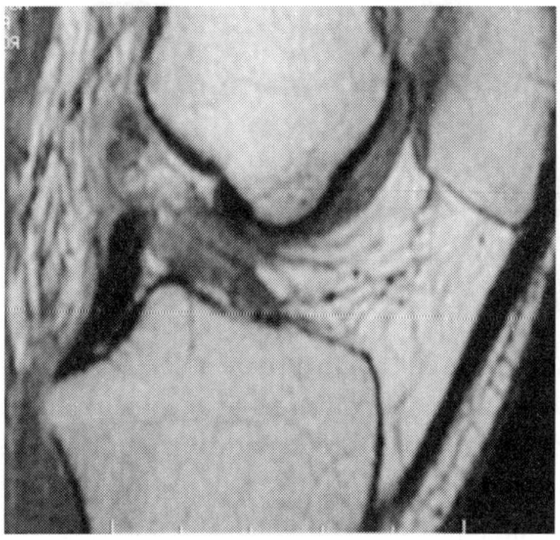

Fig. 5. Aspect IRM d'une rupture récente du LCA.

4. Lésions du LCP

Elles représentent environ 5 % des lésions ligamentaires du genou. Les lésions anatomiques sont soit une fracture avulsion de l'insertion tibiale (fracture de la surface rétro-spinale), soit une rupture des fibres ligamentaires du genou. Le mécanisme lésionnel est le plus souvent un choc direct antéro-postérieur sur l'extrémité supérieure du tibia, sur un genou fléchi à 90° (choc contre un tableau de bord).

Les lésions du LCP peuvent être isolées ou peuvent être associées à des lésions du plan latéral, avec un traumatisme genou fléchi en rotation externe. Sur un genou fléchi en rotation interne, il peut se produire une lésion du LCP et du plan médial, qui peut également survenir lors d'un mécanisme d'hyperextension et rotation externe.

5. Lésions bicroisées

Il s'agit de lésions des 2 ligaments croisés, associées à des lésions d'un ou des deux plans latéraux. Ces lésions peuvent entraîner des luxations vraies du genou ou spontanément réduites. Elles surviennent le plus souvent lors de mécanismes associant valgus flexion rotation externe pour les lésions médiales ou en varus flexion rotation interne pour les lésions latérales. Elles ont un pronostic réservé pour la fonction future du genou.

C. Conséquences

1. Lésions ligamentaires médiales isolées

L'évolution se fait le plus souvent vers la cicatrisation sans instabilité résiduelle. Elles peuvent néanmoins laisser persister des douleurs séquellaires notamment à l'insertion fémorale du LCM, avec parfois des calcifications de cette insertion. Ces lésions ne sont pas arthrogènes.

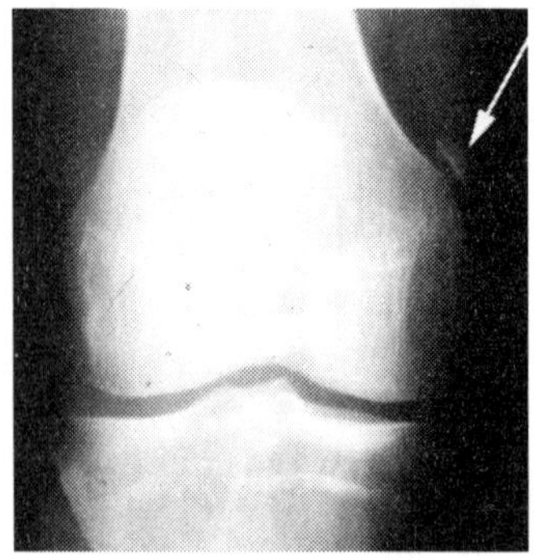

Fig. 6. Aspect radiographique d'une calcification séquellaire de Pellegrini Stieda après lésion du plan médial.

2. Lésions du LCA isolées ou combinées

- La rupture du LCA, qu'elle soit isolée ou associée à des lésions périphériques, va entraîner la persistance de mouvements anormaux du genou (laxité) mais cette laxité ne s'accompagne pas forcément d'instabilité (sensation ressentie par le patient de « lâchage » du genou).
- Il existe cliniquement :
  - une laxité antérieure avec un mouvement de tiroir antérieur sans sensation nette de blocage (arrêt mou) au test de Lachman ;
  - un éventuel ressaut en rotation externe de la jambe (jerk test), qui correspond à la subluxation rotatoire du plateau tibial latéral sous le condyle fémoral latéral ;
  - en cas de lésion latérale, il existe selon l'importance des lésions une laxité en varus flexion (lésion du LCL) ± varus extension (LCL et PAPE) et pour les lésions médiales en valgus flexion (LCM)± valgus extension (LCM et PAPI).
- Sur le long terme, cette laxité va favoriser l'apparition de lésions méniscales principalement médiales même si elles n'étaient pas présentes lors de l'accident.
- Ces lésions méniscales conduisent à des lésions cartilagineuses et au final à une arthrose du genou.
- Sur le plan fonctionnel, la laxité peut s'accompagner d'une instabilité qui entraîne une sensation d'insécurité ou de lâchage du genou empêchant la vie sportive voire quotidienne, si le patient n'est pas pris en charge.

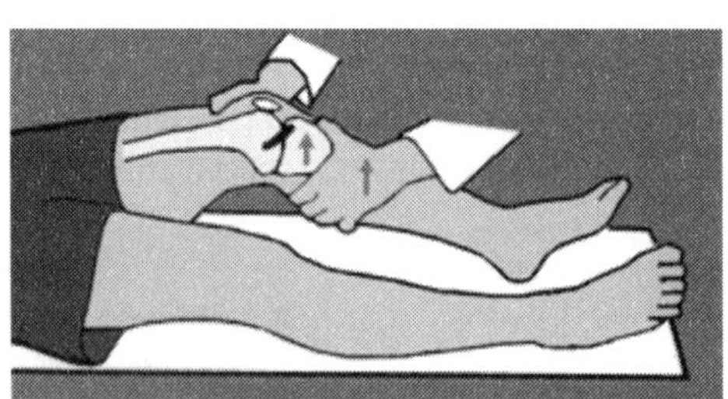

Fig. 7. Réalisation d'un test de Lachman.

3. Lésions du LCP isolés ou associées

- La lésion du LCP va entraîner une laxité résiduelle : tiroir postérieur en flexion à 70° et un aspect d'avalement de la tubérosité tibiale antérieure), et en cas de lésions associées à des laxités périphériques en valgus-flexion et/ou extension ainsi qu'en varus-flexion et/ou extension.
- Sur le long terme, la laxité postérieure va entraîner :
  - des douleurs rotuliennes, puis une arthrose fémoro-patellaire ;

- des lésions cartilagineuses fémoro-tibiales médiales puis une arthrose de ce compartiment.

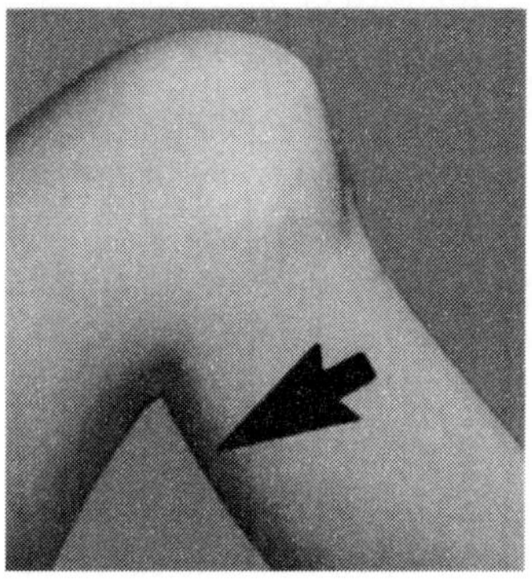

Fig. 8. Avalement de la tubérosité tibiale antérieure signant une lésion du LCP.

III. DIAGNOSTIC POSITIF

A. Bilan clinique

- Le contexte clinique de diagnostic d'une lésion ligamentaire du genou est différent selon qu'il s'agit d'une entorse aiguë, c'est-à-dire d'un genou traumatique ou d'une lésion chronique qui peut être évoquée devant un genou douloureux, méniscal ou instable.
- L'interrogatoire recherche :
  - l'existence d'antécédents orthopédiques au niveau du genou (entorse et/ou fracture) ;
  - le caractère récent (traumatique) ou chronique des troubles ;
  - l'instabilité (sensation de lâchage du genou et d'insécurité) soit dans la pratique sportive et/ou dans la vie quotidienne. Il s'agit d'un signe majeur de mauvaise tolérance de la lésion ligamentaire ;
  - la survenue d'un épanchement du genou (aigu : hémarthrose) ou chronique à l'effort ou spontané ;
  - la description d'éventuelles douleurs : facteurs déclenchants, intensité, localisation des douleurs, en demandant au patient de montrer avec un doigt le ou les points douloureux.
- L'inspection recherchera :
  - un épanchement du genou, par la recherche d'un choc rotulien ;
  - un avalement de la tubérosité tibiale antérieure sur un genou fléchi à 70° par rapport au côté contro-latéral ; traduit une lésion chronique du LCP ;
  - une marche anormale avec une bascule en varus de la jambe lors de l'appui sur la jambe lésée (lésion chronique du plan latéral).

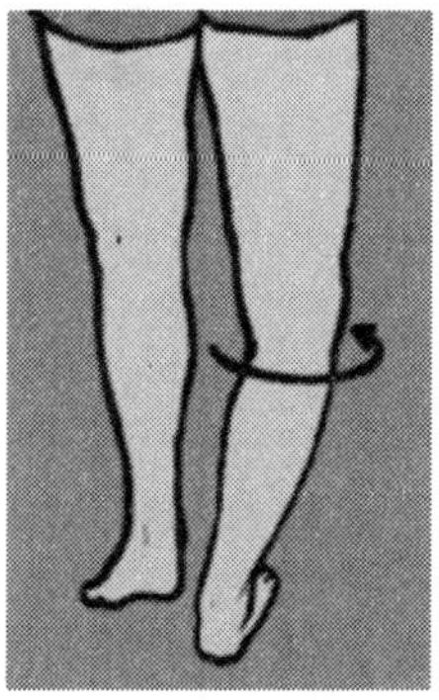

Fig. 9. Aspect de décoaptation à la marche (varus asymétrique) traduisant une lésion chronique du plan postéro-latéral.

- L'examen physique doit tester l'ensemble des ligaments après avoir vérifié en aigu, l'absence de lésion osseuse par une radiographie avant tout testing ligamentaire. Il doit être toujours comparatif et bilatéral.
- Le bilan ligamentaire comporte :
  - Pour le pivot central :
    - la recherche d'un test de Lachman : sur un genou fléchi à 20°, on exerce un mouvement de tiroir antérieur sur le tibia. En l'absence de lésion, il n'y a pas de mouvement de tiroir. Une rupture du croisé antérieur se traduit par un tiroir antérieur sans sensation d'arrêt vrai (arrêt mou). L'importance de ce tiroir se cote en + (+ pour un mouvement de à -5 mm ; ++ de 5 à 10 mm ; +++pour un mouvement de plus de 10 mm). Une sensation de tiroir antérieur avec un arrêt dur, peut traduire la réduction d'un tiroir postérieur dans le cadre d'une lésion du croisé postérieur ;
    - la recherche d'un ressaut rotatoire : sur un genou placé en rotation externe, on exerce un mouvement de flexion extension du genou. Ce test est positif s'il existe un ressaut du tibia par rapport au fémur (selon l'importance on parle d'une ébauche, d'un ressaut franc ou explosif). Le patient ressent de façon désagréable ce ressaut qui lui rappelle ses sensations d'instabilité ;
    - la recherche d'un avalement de la tubérosité tibiale antérieure : sur un genou en flexion à 70°, le tibia du côté lésé (LCP) se place spontanément en tiroir postérieur, la tubérosité tibiale n'est pas saillante comme du côté sain ;
    - tiroir postérieur entre 70 et 90° de flexion : le tiroir peut être direct ou majoré en rotation interne ou externe, selon le caractère isolé ou combinée de la lésion du LCP ;
    - recherche d'une hyperextension asymétrique : la jambe est soulevée de façon bilatérale par le gros orteil et on recherche une hyperextension asymétrique, elle signe une lésion des coques condylienne, quand elle s'associe également à une hyperrotation externe, elle signe une lésion du LCP et du plan postéro-latéral (signe de Hugston).
  - Pour les plans latéraux :
    - la recherche d'une laxité latérale en extension : elle traduit une lésion du plan latéral et du point d'angle correspondant ; (lésion médiale pour une sollicitation en valgus, lésion latérale pour une sollicitation en varus) ;
    - la recherche d'une laxité latérale en flexion à 30° : elle traduit la lésion du ligament collatéral correspondant ;
    - recherche d'une rotation latérale asymétrique en décubitus ventral (Dial test) à 30° (lésion du poplité) et à 90° lésion de l'ensemble du plan postérolatéral.

B. Bilan radiographique

Un bilan radiographique standard des deux genoux est indiqué. Il comporte la réalisation d'un cliché en charge de face, de face en schuss et de profil. Ce bilan a pour but en aigu de rechercher d'éventuelles lésions osseuses : avulsion du massif des épines antérieur et/ou postérieures, de la corticale antéro-latérale du tibia (fracture de SEGOND pathognomonique d'une rupture du LCA) ou fractures associée (rotule, condyles, plateaux tibiaux, tête de la fibula). En chronique, le bilan recherche soit des lésions osseuses passées inaperçues en urgence, soit des anomalies des interlignes articulaires (pincements asymétriques) qui traduiraient une arthrose associée.

C. Examen IRM

L'examen IRM est fondamental en aigu. Il permet par l'étude de l'ensemble des coupes de faire un bilan des lésions ligamentaires et des lésions éventuellement associées.

On utilise principalement des coupes de type T2 fat sat. Sur les coupes sagittales, on recherche au niveau de l'échancrure l'état anatomique des croisés antérieur et postérieur et on recherche des anomalies associées de l'appareil extenseur (tendon patellaire et quadricipital).

Sur les compartiments latéraux, on étudie l'état des ménisques, (lésion des segments postérieurs et recherche d'une anse de seau), et l'état de l'os spongieux (recherche d'une lésion de type contusion osseuse (bone bruise) hypersignal plus ou moins étendu dans l'os). Une contusion postérieure dans le plateau tibial externe et antérieure dans le condyle latéral, constitue un signe indirect de rupture du croisé antérieur.

Sur les coupes coronales, on étudie les croisés et leur signal, l'état méniscal et on recherche également les zones de contusion osseuses éventuelles. Ces coupes permettent surtout l'étude des ligaments latéraux.

Les coupes transversales permettent l'étude plus fine du plan postéro-latéral et celle des ligaments latéraux.

Sur une lésion chronique, l'aspect des croisés peut être faussement rassurante, sauf si le LCA a disparu (aspect d'échancrure vide). L'IRM est surtout intéressante pour diagnostiquer des lésions méniscales ou cartilagineuses associées.

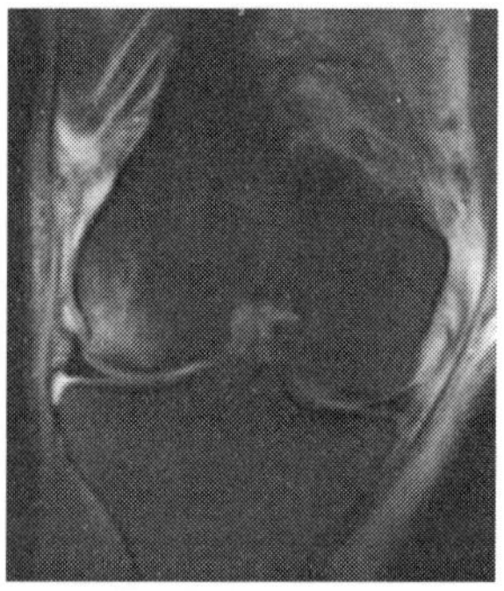

Fig. 10. Aspect typique de bone bruise associée à une lésion du LCA.

IV. FORMES CLINIQUES

Le diagnostic clinique peut être affirmé par l'examen clinique qui permet d'affirmer le type de lésion ligamentaire (Tableau 1).

Tableau 1. **Lésions ligamentaires en fonction des données du testing du genou (lésions ligamentaires livre du CFCOT)**

	Lachman	Avalement de la TTA	Tiroir postérieur à 70°	Laxité en valgus flexion	Laxité en valgus extension	Laxité en varus flexion	Laxité en varus extension	Hugston test	Dial test	Marche en varus (uniquement en chronique)
Lésion du LCM	–	–	–	+ à +++	–	–	–	–	–	–
Lésion du LCL (rare)	–	–	–	–	–	+ à ++	–	–	–	–
LCA isolé	+ à +++	–	–	–	–	–	–	–	–	–
LCP isolé	+ (arrêt dur)	+ à +++	+ à +++	–	–	–	–	– à +	–	–
LCA + plan médial	+ à +++	–	–	+ à ++	–	–	–	–	–	–
LCA + lésion postéro-médiale	+ à +++	–	–	+ à +++	+ à+++	–	–	–	–	–
LCA+ plan postéro-latéral	+ à +++	–	–	–	–	+ à +++	+ à+++	+ à +++	30/90+	+ en chronique
LCP+ plan postéromédial	+ arrêt dur	+	+	+ à ++	+ à +++	–	–	–	–	–
LCP +plan postérolatéral	+ arrêt dur	+	+	–	–	+ à +++	+ à +++	+ à +++	30/90+	+ en chronique

V. TRAITEMENT

A. Les principes du traitement

Le but du traitement est de rétablir la fonction du genou en permettant la récupération de la stabilité du genou dans la vie courante et sportive et d'essayer de limiter les risques secondaires de survenue d'une arthrose.

1. Traitement médical

Le traitement médical a pour but de soulager les conséquences douloureuses de ces lésions. Il est basé sur un traitement antalgique et anti-inflammatoire non stéroïdien. Une mise au repos sportif associé à une immobilisation genou en extension est nécessaire (attelle amovible de genou et béquillage). La reprise immédiate de l'appui est possible en fonction de l'intensité des douleurs.

2. Traitement orthopédique

Il consiste dans un traitement non chirurgical des lésions, qui va associer une immobilisation stricte ou relative durant la phase de cicatrisation ligamentaire qui dure 6 semaines et une rééducation secondaire pour récupérer les amplitudes articulaires, un équilibre musculaire et la proprioception pour limiter les risques d'instabilité secondaire.

3. Traitement chirurgical : principes généraux

Il peut être conservateur, avec une réparation chirurgicale des ligaments lésés ou il peut s'agir d'une reconstruction de ces ligaments par une ligamentoplastie réalisée en utilisant majoritairement des ligaments du genou atteint ou du genou contro-latéral, en fonction du nombre de ligaments atteints et des antécédents du patient. Lors du traitement chirurgical, toutes les lésions doivent être traitées et notamment les lésions méniscales associées qui doivent bénéficier aussi souvent que possible d'une réparation et non d'une méniscectomie. Après chirurgie, les suites sont variables selon le geste effectué et une rééducation prolongée est nécessaire. Une lésion ligamentaire du genou impose un repos sportif de trois mois minimum pour les lésions les plus bénignes et parfois supérieur à un an dans les lésions les plus graves (luxation du genou). La reprise de sport de compétition après lésion du croisé antérieur se fait en moyenne entre 6 et 9 mois respectivement pour les sports de pivots et de pivot contact.

B. Les indications

1. Les urgences chirurgicales

- Elles sont rares ; ce sont les luxations vraies du genou (luxées au moment de la prise en charge ou spontanément réduites). Pour ces dernières, l'existence d'une laxité importante (« trop belle laxité »), de troubles associés à une entorse (paralysie du nerf fibulaire commun) doivent être des signes de suspicion par rapport à ces lésions. En cas de luxation, la réduction est une urgence vraie. Elle est en règle facile sous anesthésie ou sédation. L'immobilisation initiale se fait dans une attelle amovible de genou pour les lésions stables et dans une genouillère en résine en extension pour les lésions les moins stables. La fréquence des lésions vasculaires associées doit conduire à effectuer un bilan par angioscanner en urgence, pour éliminer une lésion de l'artère poplitée. En urgence relative, une IRM du genou doit compléter le bilan des lésions ligamentaires et articulaires associées (appareil extenseur, ménisque, cartilage). Une fois le bilan effectué, un traitement chirurgical de l'ensemble des lésions ligamentaires est effectué en milieu spécialisé idéalement entre 15 et 21 jours. En cas de lésion ouverte, le parage et le lavage des plaies sont une urgence vraie, associée à une antibiothérapie probabiliste comme dans une fracture ouverte et à la vérification de la vaccination antitétanique. En cas de lésion neurologique, seul l'examen neurologique doit être noté à la prise en charge initiale sans conduire à une prise en charge chirurgicale en urgence.

- Les autres urgences chirurgicales sont les entorses graves à formes osseuses (avulsion du massif des épines antérieur ou postérieur) qui doivent conduire à leur reposition chirurgicale en urgence ou en urgence différée. La réparation doit secondairement être protégée par une rééducation adaptée et une immobilisation par attelle pendant environ 6 semaines.

2. Les lésions périphériques isolées

Les lésions du plan latéral sont exceptionnelles. Les lésions du plan médial sans laxité en extension ou sans autre lésion ligamentaire, sont susceptibles de cicatriser. Elles doivent donc être traitées par la mise au repos, avec une immobilisation par une attelle en extension pour 3 semaines puis relayé par une attelle articulée empêchant les mouvements de rotation du genou pendant 3 semaines. La rééducation est débutée de façon immédiate pour éviter une amyotrophie du quadriceps puis pour favoriser la récupération de la proprioception. L'appui est possible dans les lésions isolées du ligament collatéral médial, non permis en cas d'atteinte associée du PAPI et ceux pour 6 semaines.

3. Les lésions du ligament croisé antérieur

- Les lésions du croisé antérieur ne sont jamais une urgence en dehors de l'association à une lésion ligamentaire grave périphérique (lésion associée en varus extension ou valgus extension) ou à une lésion méniscale de type anse de seau. Dans ces cas, un traitement à 21 jours du traumatisme est idéal. Dans les autres cas, et notamment dans les lésions isolées, le traitement chirurgical ne sera jamais envisagé avant le troisième mois. En cas de lésion isolée, l'immobilisation par attelle n'est pas obligatoire (elle peut être mise en place par précaution jusqu'à la réalisation d'une IRM, mais doit être de courte durée (favorisant raideur et amyotrophie), et en association à un traitement à visée antalgique et anti-inflammatoire (palier I à II et AINS), une rééducation est rapidement débutée après les premiers jours.
- Les indications chirurgicales sont alors fondées sur l'âge au traumatisme, les lésions associées notamment méniscales ; la pratique et le désir sportif et l'âge du patient.
- Les indications de reconstruction sont plus fréquentes chez les patients jeunes (moins de 26 ans), et/ou avec un désir sportif ou niveau sportif important et/ou présentant une lésion méniscale (qui doit être traitée dans le même temps).
- Chez les autres patients, la reconstruction ne sera proposée qu'en cas d'instabilité clinique considérée comme gênante.
- Les indications ont été résumées dans des recommandations de la HAS.

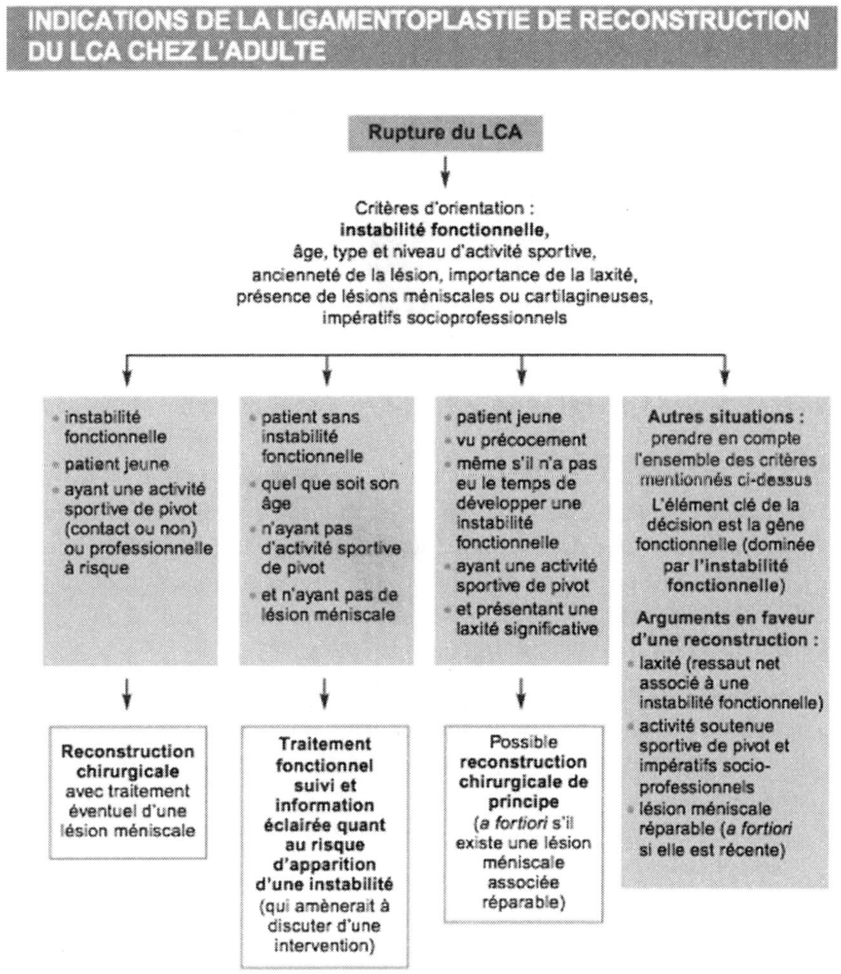

Fig. 11. Recommandation de la HAS pour la prise en charge des lésions du LCA.

4. Les lésions du ligament croisé postérieur

- Les lésions isolées du croisé postérieur sont le plus souvent traitées orthopédiquement avec une immobilisation et une rééducation visant à renforcer le quadriceps sans sollicitation des ischio-jambiers. Ce traitement orthopédique permet une tolérance souvent prolongée des lésions du croisé postérieur après une phase d'adaptation de un an à 18 mois. Néanmoins, l'existence de lésions périphériques associées notamment en varus-extension et valgus flexion, doit conduire à un traitement chirurgical par ligamentoplastie de l'ensemble des lésions ligamentaires. Cette chirurgie doit être idéalement proposée aux alentours de J15 à J21. Au-delà, ses résultats sont moins favorables. La chirurgie en aigu du LCP est le seul cas ou un tuteur synthétique peut être associé pour le traitement d'une lésion ligamentaire du genou.
- En aigu comme en chronique, il s'agit d'une chirurgie difficile et spécialisée.

VI. ÉVOLUTION

A. Favorable

1. Après traitement orthopédique et rééducation

Après la rééducation, l'évolution favorable se fait vers la récupération d'une mobilité complète et l'absence d'instabilité clinique dans la vie courante et au sport. Une réévaluation est effectuée en règle à partir du troisième mois post-traumatique. La reprise du travail est liée aux contraintes physiques ou de déplacement. La reprise des sports se fait en règle en entraînement entre troisième mois (sports en ligne) et 6 mois (sports en pivot). En cas d'apparition d'un épisode d'instabilité secondaire sans lésion associée, la reprise de la rééducation permet de retrouver un état fonctionnel satisfaisant.

2. Après traitement chirurgical

- En cas de ligamentoplastie, la reprise de l'appui est le plus souvent immédiate, sauf en cas de lésion du LCP et/ou des plans périphériques où l'appui est différé à la 6e semaine. Le port d'une attelle n'est pas systématique sauf en cas de lésion du LCP ou des plans latéraux associés. Elle est de 6 semaines dans les lésions médiales et de 3 mois dans les lésions latérales.
- L'évolution se fait vers une récupération qui doit être progressive des mobilités articulaires pour éviter une distension des transplants et une déformation plastique irréversible de ceux-ci et une récupération de la stabilité du genou après la rééducation musculaire. La reprise des sports est variable selon le sport pratiqué et leur niveau. L'arrêt de travail varie selon le métier pratiqué (sédentaire ou manuel et les contraintes de déplacements).

B. Complications

1. Immédiates

Les complications sont rares :

- décompensation de tares;
- complications liées à l'anesthésie loco-régionale ou générale;
- complications per-opératoires (blessure vasculaire, blessure d'une branche nerveuse);
- complications liées au déplacement initial : ischémie de jambe par lésion poplitée en cas de luxation même spontanément réduite dans 5 à 10 % des cas.

2. Secondaires

- Infection :
  - rare, mais grave;
  - doit conduire à une prise en charge en urgence;
  - elle est l'apanage des lésions ouvertes ou des lésions traitées chirurgicalement.
- Raideur post-traumatique :
  - elle est liée soit à la gravité des lésions ligamentaires et associées (contusions osseuses étendues sources de douleurs); soit à la prise en charge thérapeutique (absence de rééducation initiale ou rééducation trop agressive);
  - elle peut également être liée à une chirurgie trop précoce (cf. *supra*) ou à une malposition des transplants ligamentaires;
  - une prise en charge chirurgicale spécifique par mobilisation sous anesthésie générale (avant la 6e semaine) ou de façon préférentielle par arthrolyse arthroscopique (à partir du troisième mois post-opératoire) peut être nécessaire en l'absence d'amélioration par une rééducation bien conduite.

3. Tardives

- Syndrome algodystrophique ou syndrome douloureux régional complexe de type I
  - Sa prévalence varie de 0,5 à 5 %.
  - Œdème, chaleur, douleur, enraidissement du genou.
  - Les signes radiographiques sont retardés et la scintigraphie n'est souvent pas nécessaire.
  - Le traitement est mal codifié (modification des protocoles de rééducation, traitement antalgique adapté éventuellement en Centre de la Douleur), l'évolution est prolongée (18 mois à 2 ans) et laisse fréquemment des séquelles (douleurs résiduelles, défaut de mobilité).
- L'échec de la plastie
  - Il s'agit de la réapparition secondaire d'une instabilité du genou et/ou de l'apparition de lésions méniscales. Il s'agit de l'inefficacité de la plastie soit par mauvais positionnement (erreur technique) ou non intégration avec absence de ligamentisation (défaut biologique d'intégration).
- La rupture secondaire de la plastie
  - Une plastie ligamentaire même bien réalisée est susceptible de se rompre en cas de nouvel accident similaire à celui pouvant causer une rupture d'un examen natif. Cela peut conduire à la nécessité d'une plastie itérative.
- L'arthrose secondaire
  - Les séries actuelles de ligamentoplastie (LCA) montrent une diminution du nombre de lésions méniscales secondaires mais ne permettent pas d'affirmer de façon absolue que la ligamentoplastie permet d'éviter les risques d'arthrose secondaire. L'indication doit donc être posée pour des raisons fonctionnelles mais pas dans un but de prophylaxie de l'arthrose secondaire.

VII. EN CONCLUSION

- 1. Les lésions ligamentaires du genou sont fréquentes et variables dans leur symptomatologie et gravité.
- 2. L'examen clinique est essentiel pour le diagnostic, l'IRM confirme le diagnostic et recherche des lésions associées notamment méniscales.
- 3. Le traitement de ces lésions n'est pas univoque et dépend des associations lésionnelles, du terrain et des pratiques professionnelles et sportives.

Synthèse

1. Statut du patient

- ❐ Âge, activité professionnelle et sportive, antécédents médicaux
- ❐ Mécanisme du traumatisme, heure du traumatisme, heure du dernier repas

2. Recherche de complications immédiates

- ❐ Vasculaire
- ❐ Nerveuse

3. Bilan radiographique du genou de face, profil et FP à 30°

- ❐ Élimine ou affirme une lésion associée osseuse;
- ❐ Élimine ou affirme une forme osseuse de lésion du pivot central (lésion du massif des épines antérieur (LCA) ou postérieur (LCP)) ;
- ❐ Élimine ou affirme une forme osseuse de lésion du plan latéral (avulsion de la tête de la fibula complète ou partielle)
- ❐ Élimine ou affirme des signes indirects de rupture du croisé antérieur (fracture avulsion de la corticale antéro-latérale tibiale : fracture de SEGOND pathognomonique d'une rupture du LCA)

4. Bilan clinique par testing après élimination d'une lésion osseuse fracturaire par la radiographie

- ❐ Bilan systématique comparatif des laxités permettant de faire le diagnostic clinique de la lésion ligamentaire;

5. Bilan préopératoire en cas d'urgence (luxation du genou)

- ❐ Immobilisation du genou par attelle amovible
- ❐ Laisser à jeun
- ❐ Voie veineuse périphérique
- ❐ Antalgiques
- ❐ ECG, Bilan d'hémostase, ± radiographie thoracique
- ❐ Avis orthopédiste
- ❐ Consultation d'anesthésie
- ❐ Réduction en urgence d'une luxation du genou
- ❐ Recherche avant après réduction d'anomalies des pouls
- ❐ Angioscanner systématique sauf en cas d'ischémie dès la prise en charge (revascularisation par chirurgien vasculaire en urgence)

6. Examen IRM

- ❐ Systématique, en urgence différée, fait le bilan des lésions ligamentaires et des lésions associées éventuelles;

7. Traitement

- ❒ Réduction en urgence des luxations vraies puis immobilisation
- ❒ Revascularisation des lésions vasculaire en ischémie
- ❒ Parage lavage suture des lésions ouvertes
- ❒ Traitement chirurgical entre J15 et J21 des lésions multi-ligamentaires réduites,
- ❒ Traitement secondaire par ligamentoplastie (3 mois minimum) après rééducation autres lésions du pivot central (selon âge, instabilité et activité sportive et professionnelle
- ❒ Rééducation prolongée et reprise du sport retardée et adaptée

8. Mesures associées

- ❒ Traitement antalgique à la demande (palier II)
- ❒ Arrêt de travail variable selon les lésions et traitement proposé
- ❒ Rédaction d'un certificat médical initial descriptif

9. Surveillance

- ❒ Immédiate : absence de complication (raideur, infection si chirurgie, syndrome douloureux complexe régional)
- ❒ Absence de récidive des symptômes après chirurgie : spontanée par échec de la prise en charge, ou post-traumatique rerupture de la plastie.

Chapitre 15

Item 357

LÉSIONS PÉRI-ARTICULAIRES ET LIGAMENTAIRES DU GENOU

Philippe BOISRENOULT

UE 11. Urgences et défaillances viscérales aiguës

N° 357. Lésions péri-articulaires et ligamentaires du genou

OBJECTIF

- Diagnostiquer une lésion méniscale du genou.

OBJECTIFS PÉDAGOGIQUES

➥ Diagnostiquer une lésion méniscale : les lésions méniscales sont des lésions fréquentes chez l'adulte. Elles peuvent être de nature dégénérative, traumatique ou congénitale. Leur diagnostic a été facilité par l'utilisation de l'imagerie IRM. Il faut néanmoins, s'assurer de la concordance entre la symptomatologie clinique et les constatations de l'imagerie avant de proposer une prise en charge chirurgicale. Selon le type et la nature des lésions, le traitement chirurgical peut être conservateur ou non.

I. ÉPIDÉMIOLOGIE

A. Fréquence

Les lésions méniscales sont fréquentes. Néanmoins, seules les lésions méniscales symptomatiques doivent être traitées et non les lésions méniscales de découverte fortuites sur une IRM du genou effectuée dans le cadre du bilan d'une autre lésion. Ces lésions asymptomatiques ont une incidence estimée pouvant aller jusqu'à 20 % après 35 ans dans la littérature.

B. Âge : elles peuvent survenir à tout âge

Ces lésions du fait de la multiplicité de leur origine de survenue peuvent survenir à tout âge, même si elles sont plus fréquentes sur le plan symptomatique chez des patients adultes entre 30 et 50 ans.

II. ANATOMO-PATHOLOGIE

A. Rappels anatomiques

1. Descriptif

Le genou comporte deux ménisques : un latéral et un médial. Chaque ménisque comporte deux insertions osseuses (antérieure et postérieure) que l'on appelle racine ou corne méniscale. La partie libre de chaque ménisque est divisée en trois segments : antérieur, moyen et postérieur. Le ménisque est attaché en périphérie à la capsule articulaire sauf pour le ménisque latéral en regard du hiatus poplité, où il est dépourvu d'attache. Le ménisque latéral est en forme de O et le ménisque médial de C. Les ménisques entretiennent des rapports de proximité avec les ligaments croisés du genou.

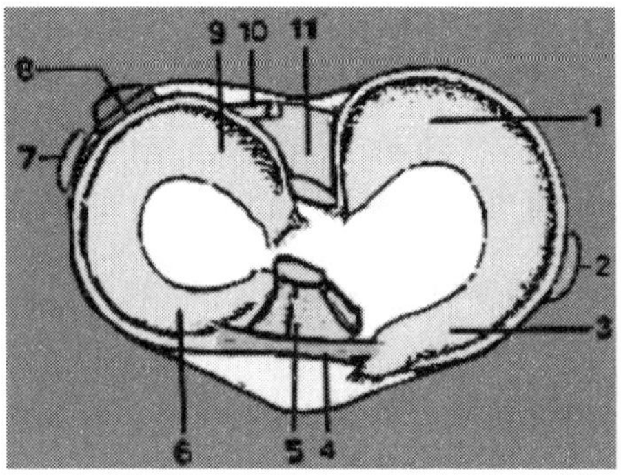

Fig. 1. Vue supérieure d'un genou montrant les rapports anatomie des ménisques.
1. Corne postérieure du ménisque interne.
2. Ligament collatéral médial.
3. Corne antérieure du ménisque médial.
4. Ligament jugal.
5. Ligament croisé antérieur.
6. Corne antérieure du ménisque latéral.
7. Ligament collatéral latéral.
8. Hiatus poplité.
9. Corne postérieure du ménisque externe.
10. Ligament ménisco-fémoral.
11. Ligament croisé postérieur.

2. Anatomie Fonctionnelle

- Les ménisques sont des fibrocartilages qui permettent d'augmenter la congruence des surfaces articulaires du fémur et du tibia. Les ménisques et plus particulièrement le ménisque latéral sont mobiles et améliorent la congruence des surfaces articulaire notamment dans les mouvements du genou en translation et rotation. Sur le plan mécanique, ils peuvent être considérés comme des « amortisseurs du genou » et des freins secondaires aux mouvements de tiroir. Pour les deux ménisques, la corne et le segment postérieur des ménisques sont les éléments les plus importants sur le plan fonctionnel. L'absence anatomique ou fonctionnelle d'un ménisque va augmenter les contraintes sur l'articulation et favoriser la survenue d'une arthrose secondaire.
- Sur le plan anatomique, le ménisque est une structure que l'on peut diviser en trois zones, une zone de jonction ménisco-synoviale (jonction à la capsule) qui est vascularisée et définie comme une zone dite « rouge-rouge ». Une zone de transition entre cette zone vascularisée et le bord libre du ménisque dite zone « rouge-blanche » et enfin une zone non vascularisée périphérique dite « blanche-blanche ». Les deux premières zones sont accessibles à une réparation chirurgicale.

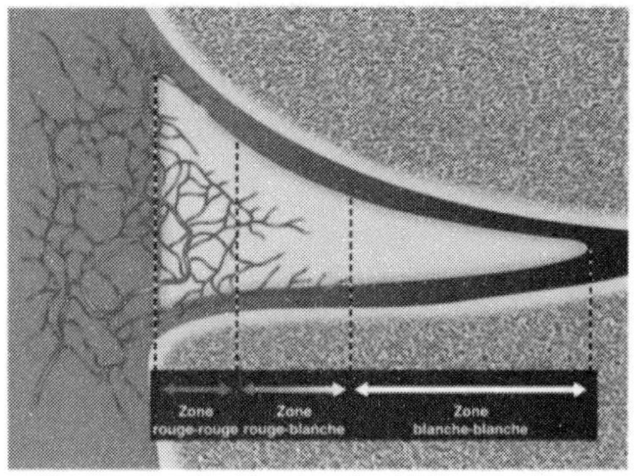

Fig. 2. Vue d'un ménisque, montrant les trois zones de vascularisation.

3. Anatomie radiologique

- Sur le bilan radiologique standard, un ménisque sain n'est pas visible. Il ne le devient qu'en cas de dépôt de cristaux calciques dans le ménisque (en cas de ménisco-calcose ou de chondrocalcinose).
- Les deux examens susceptibles de mettre en évidence les ménisques sont l'arthroscanner et l'IRM. Du fait, de son caractère non invasif, l'IRM est privilégiée pour la pathologie méniscale.
- En IRM, l'aspect normal d'un ménisque est celle d'une structure triangulaire, noire, homogène sans hypersignal en son sein, avec une structure périphérique de signal intermédiaire.

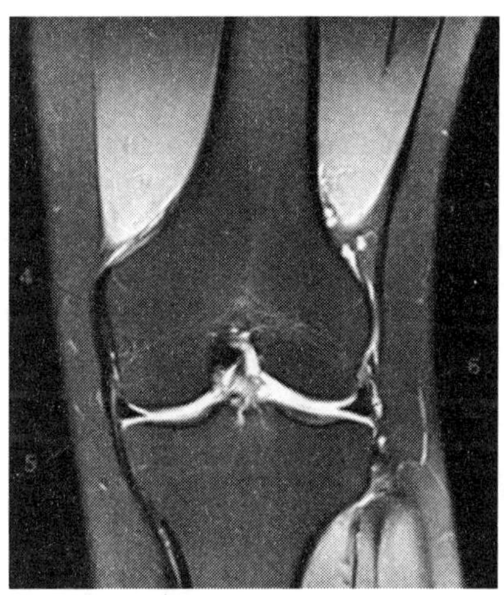

Fig. 3. Aspect normal d'un ménisque en IRM de face.

B. Mécanismes

La survenue d'une lésion méniscale est liée à des excès de contraintes mécaniques sur le ménisque atteint. Il peut s'agir de contraintes répétées dans les lésions dites dégénératives, où il existe un « vieillissement » du ménisque qui de façon progressive perd ses propriétés mécaniques. Ces sollicitations mécaniques répétées aboutissent alors, à des lésions plus ou moins complexes des ménisques. Même si ces lésions surviennent dans les suites de sollicitations répétées, leur expression clinique peut être une symptomatologie progressive ou brutale, d'aspect pseudo-aiguë. Les lésions traumatiques vraies surviennent-elles de façon brutale. Il s'agit d'une « fracture » du ménisque. Le traumatisme peut entraîner une lésion isolée du ménisque ou associé à des lésions ligamentaires, notamment des ligaments croisés. Les lésions congénitales, quant à elles, deviennent symptomatiques de façon en règle progressive et s'expriment le plus souvent à l'adolescence ou chez des adultes jeunes.

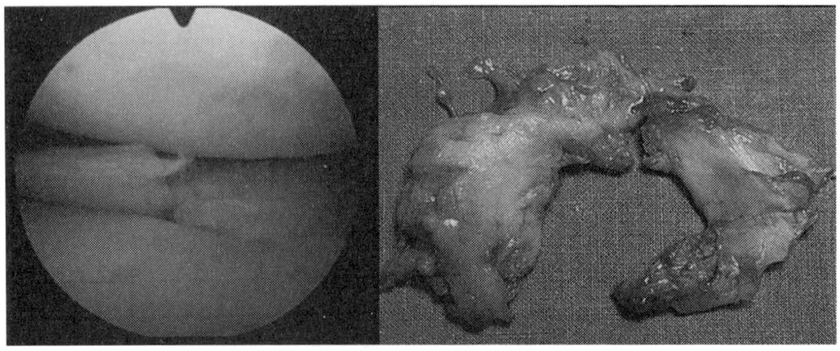

Fig. 4. Aspect de lésion méniscale dégénérative.

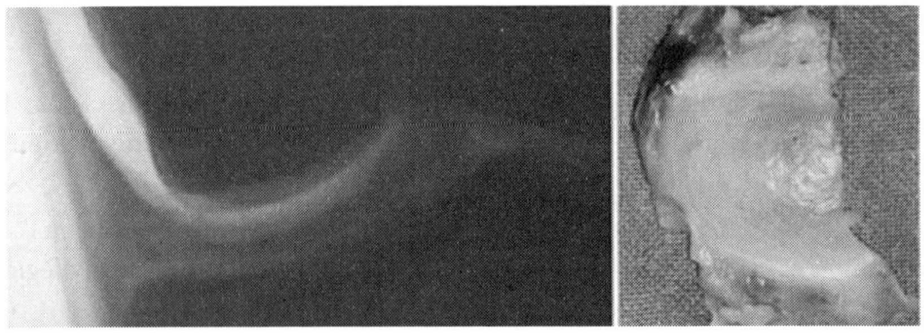

Fig. 5. Aspect d'un ménisque discoïde.

C. Classification

1. Lésions méniscales dégénératives

Les lésions méniscales dégénératives surviennent chez des patients adultes et s'expriment cliniquement en règle à partir de 30 à 35 ans. Elles touchent de façon préférentielle le segment postérieur et moyen du ménisque médial. Elles peuvent se présenter comme un dérangement interne du genou ou de façon plus brutale par un blocage méniscal vrai. Elles peuvent être décrites en utilisant la classification de BOYER et DORFMANN. Elles peuvent être isolées où s'associer à une arthrose du genou.

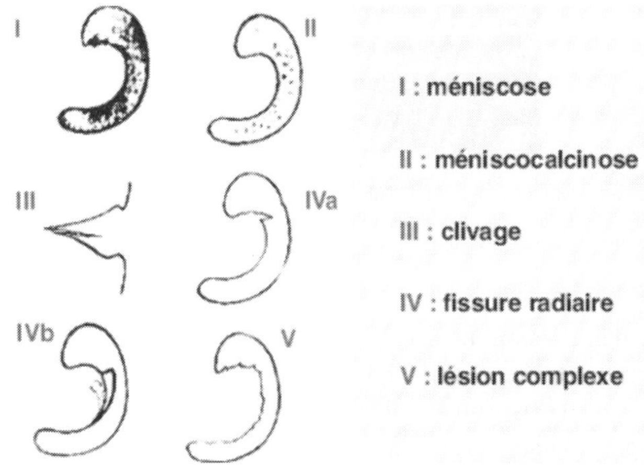

Fig. 6. Classification de DORFMANN et BOYER.

2. Lésions traumatiques

Ces lésions sont le plus souvent situées en périphérie du ménisque survenant à la jonction ménisco-synoviale ou en zone rouge-blanche. Il s'agit alors de lésions verticales. Ces lésions sont le plus souvent situées sur le segment postérieur mais peuvent s'étendre vers les segments moyens et antérieurs, réalisant alors une lésion dite en anse de seau. À la lésion verticale, peut se rajouter une lésion radiale, sectionnant le ménisque de son bord libre jusqu'à son insertion périphérique. Au niveau des cornes méniscales, peuvent survenir des lésions soit verticales, soit radiaires soit de désinsertion osseuse du ménisque qui sont appelées lésion des racines méniscales.

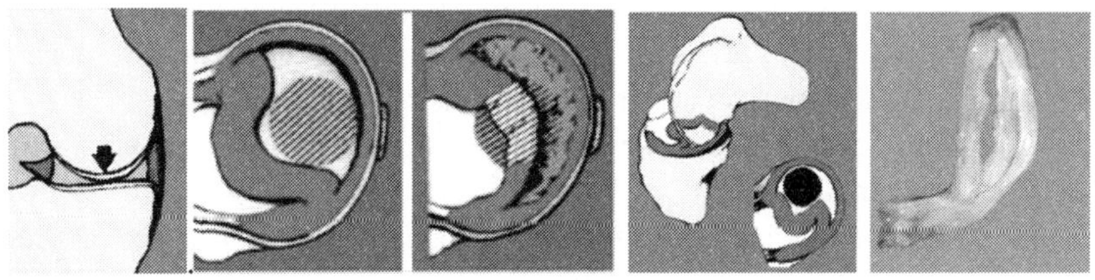

Fig. 7. Image d'une anse de seau méniscale.

3. Lésions congénitales

a. Ménisques discoïdes

Les ménisques discoïdes sont liés à la persistance du ménisque dans sa forme embryonnaire, qui recouvre alors la totalité du plateau tibial. Les ménisques discoïdes sont classés en fonction de leur forme complète ou incomplète. Sur le plan clinique, ils peuvent s'associer à des déchirures de leur insertion périphérique.

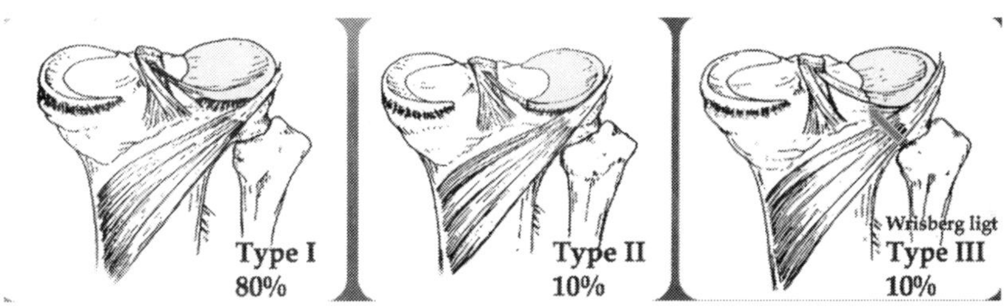

Fig. 8. Classification des ménisques discoïdes (Type I, un ménisque discoïde complet ; Type II un ménisque discoïde incomplet ; Type III un ménisque discoïde complet instable par absence du ligament ménisco-tibial postérieur [*Wrisberg-ligament type*]).

b. Lésions méniscales horizontales du sujet jeune

Les lésions horizontales du sujet jeune (avant 35 ans) sont des lésions intraméniscales qui s'étendent dans l'épaisseur du ménisque à partir de leur insertion ménisco-synoviale. Il n'existe en règle pas d'ouverture intra-articulaire. Ces lésions s'associent de façon régulière avec des kystes en périphérie.

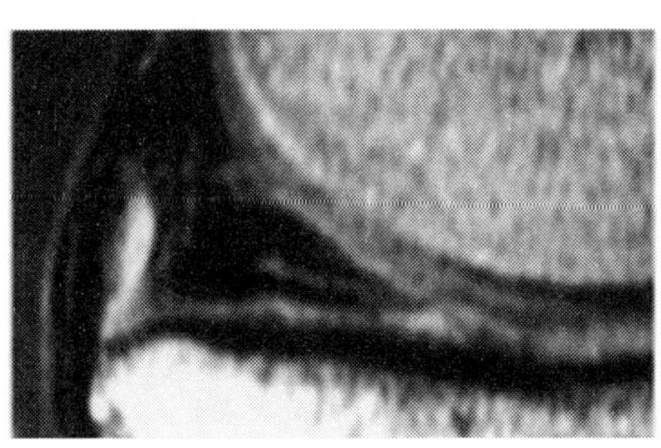

Fig. 9. Exemple de lésion méniscale horizontale.

III. DIAGNOSTIC POSITIF : LÉSION MÉNISCALE DÉGÉNÉRATIVE

A. Bilan clinique

- Le tableau clinique d'une lésion méniscale dégénérative est en règle celui d'une douleur du genou, le plus souvent médiale.
- L'interrogatoire recherche :
  - l'existence d'antécédents orthopédiques (entorse, fracture) au niveau du genou ou d'antécédents rhumatologiques ;
  - le mode de survenue des douleurs, progressive ou brutale ;
  - leur type : Il s'agit le plus souvent d'une douleur mécanique, diurne survenant à la marche ou lors d'efforts sportifs ;
  - l'association avec un épanchement du genou décrit comme un gonflement du genou à l'effort ;
  - la description du site de la douleur, le patient montre la face interne de son genou ou sa partie postéro-médiale ;
  - la description d'une douleur brutale survenant en se relevant d'une position accroupie, ou lors d'un mouvement de torsion en charge, associé à un blocage clinique de l'extension (flexion possible du genou mais extension impossible) est pathognomonique d'un blocage méniscal.
- L'inspection recherchera :
  - un épanchement du genou, par la recherche d'un choc rotulien ;
  - il peut exister un flessum du genou modéré persistant, et dans certain cas chronique une amyotrophie modérée du quadriceps ;
  - en cas de kyste méniscal, il peut exister une tuméfaction visible sur l'interligne du genou ;

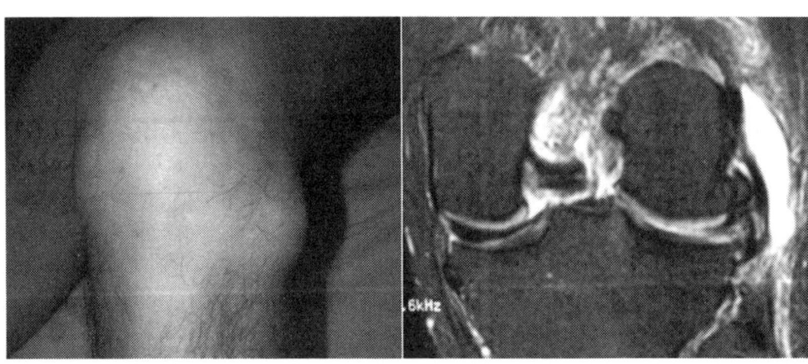

Fig. 10. Exemple de présentation d'un kyste méniscal.

- L'examen physique recherche :
  - une limitation douloureuse des mobilités notamment en flexion ; Un flessum asymétrique en décubitus ventral (signe de GENETY) est évocateur ;
  - la palpation de l'interligne articulaire, recherche une douleur notamment à la partie postéro-médiale du genou. (Une douleur sur le plateau tibial et non l'interligne oriente plus vers une lésion arthrosique) ;
  - la présence d'un Grinding-test : sur le patient en décubitus ventral, sur le genou fléchi à 90°, l'examinateur exerce une pression axiale, dans l'axe du tibia associées à des mouvements de rotation externe du pied. Le déclenchement d'une douleur dans la région médiale du genou évoque une lésion méniscale ;
  - le signe de Mac-Murray : il s'agit d'un ressaut perçu, associé à des douleurs lors d'un mouvement combiné de flexion forcée associé à des manœuvres de rotation en décubitus dorsal.
- L'examen du genou doit être complet pour dépister une lésion associée ligamentaire et/ou fémoro-patellaire.

B. Bilan radiographique

Un bilan radiographique standard des deux genoux est indiqué. Il comporte la réalisation d'un cliché en charge de face, de face en schuss et de profil. Ce bilan recherche la normalité des interlignes articulaires ou des signes d'arthrose fémoro-tibiale et/ou fémoro-patellaire, débutante une asymétrie de la hauteur des interlignes ou avérée du genou.

C. Examen IRM

L'examen IRM recherche un hypersignal inter-méniscal atteignant la surface articulaire. Seule ce type de lésion, dite de grade 3 signe une lésion méniscale potentiellement symptomatique. Un hypersignal arrondi (grade 1), ou linéaire restant purement intra-méniscal (grade 2) ne sont pas des lésions méniscales pouvant expliquer des symptômes méniscaux. Un ménisque d'aspect extru (plus en rapport avec les surfaces cartilagineuses tibiales et fémorale) traduit en dehors des rares lésions traumatiques des racines méniscales, une arthrose tibio-fémorale, qui contre indique le traitement chirurgical de la lésion méniscale. L'analyse de l'IRM doit évaluer l'ensemble des autres structures de l'articulation (cartilage, ligaments, os sous-chondral).

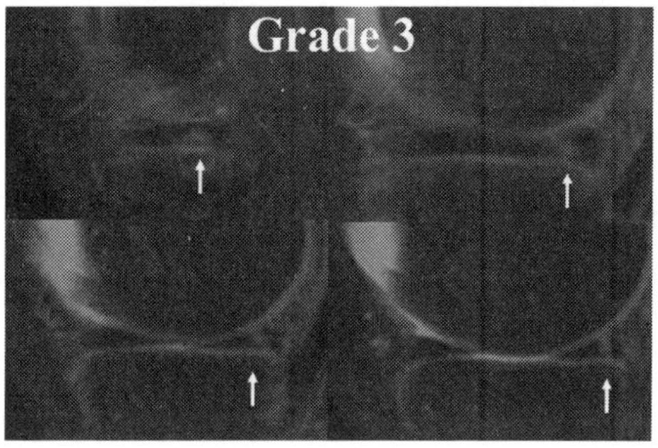

Fig. 11. Exemple d'une lésion méniscale grade 3 médiale.

D. Lésions associées

Au décours de ce bilan clinique et radiographique, il faut pouvoir déterminer si la lésion méniscale est isolée ou associée à une lésion ligamentaire ou arthrosique.

IV. FORMES CLINIQUES

Les lésions méniscales peuvent se présenter de façon aiguë, chronique ou plus ou moins symptomatiques dans le cadre d'une lésion traumatique.

A. Lésions méniscales aiguës : le blocage méniscal

Le tableau est celui d'une impossibilité d'extension de la jambe sur la cuisse, alors que la flexion même douloureuse reste possible. La douleur est soit localisée sur le compartiment atteint soit plus diffuse. Il est parfois possible par des mouvements doux de flexion extension et de rotation du genou de lever le blocage avec une sensation de ressaut perçu par le patient. Cette réduction n'est pas toujours possible. Cette impossibilité de réduction ne doit pas conduire à un geste chirurgical en urgence.

B. Les lésions méniscales chroniques ou subaiguë

Le tableau est le plus fréquent. C'est celui de douleurs d'horaires mécaniques touchant le compartiment atteint. Ces douleurs sont de survenue progressive ou parfois plus brutale dans les suites d'un mouvement de flexion puis relèvement. Ces douleurs sont reproductibles à l'examen clinique.

C. Les lésions méniscales de découvertes « fortuites »

Les lésions méniscales peuvent être découvertes sur une IRM effectuée pour une autre lésion, alors que les symptômes méniscaux ne sont pas au premier plan. Si les lésions méniscales sont découvertes dans le cadre d'un bilan d'une lésion ligamentaire de type lésion du croisé antérieur, il faut prendre en compte ces lésions méniscales dans la planification thérapeutique, compte tenu de la fréquence de l'association lésionnelle. En revanche, devant la découverte d'une lésion méniscale à l'IRM dans le cadre du bilan d'une douleur de genou, il faut exiger la présence de symptômes cliniques cohérents du fait de la fréquence des lésions méniscales non symptomatiques, ne nécessitant pas de traitement spécifique, au-delà de 30 ans.

V. TRAITEMENT

A. Les principes du traitement

Le but du traitement est de rétablir la fonction du genou en limitant les risques secondaires de survenue d'une arthrose.

1. Traitement médical

Le traitement médical a pour but de soulager les conséquences douloureuses de ces lésions. Il est basé sur un traitement antalgique et anti-inflammatoire non stéroïdiens. Une mise au repos sportif sans immobilisation stricte doit être proposée. Toutes les lésions méniscales ne nécessitent pas de traitement chirurgical.

2. Traitement chirurgical

- Le traitement chirurgical peut comporter plusieurs types de gestes :
  - l'ablation du tissu méniscal pathologique en ôtant tout le tissu pathologique en respectant en règle le mur méniscal ; il s'agit d'une méniscectomie. Ce type de chirurgie doit actuellement être effectué sous arthroscopie ;
  - la réparation d'une lésion traumatique : elle consiste en un avivement des deux berges de la lésion méniscale, pour permettre sa cicatrisation puis une réparation par des sutures qui peuvent être effectuées sous contrôle arthroscopique ou à ciel ouvert ;
  - la ménisco-plastie : il s'agit d'une méniscectomie centrale d'une lésion de type discoïde qui vise à rétablir la forme et le volume d'un ménisque « normal ».
- En dehors des sutures méniscales, où l'appui peut ne pas être autorisé pendant 6 semaines, l'appui est en règle repris dans les suites immédiates de la chirurgie. La mobilisation du genou est autorisée initialement jusqu'à 90° pendant 15 jours puis libre. En post-opératoire, le traitement doit comporter un traitement antalgique et anti-inflammatoire associé à un traitement anticoagulant à visée préventif (sauf antécédent spécifique).

3. Indications

a. Les lésions méniscales dégénératives

➤ Leur prise en charge a été codifiée par des recommandations de la HAS. Une indication opératoire ne doit être posée devant :
- une concordance de la clinique et de l'imagerie ;
- une absence de lésion arthrosique associée ;
- une durée d'évolution des troubles de 6 mois (en dehors d'un blocage aigu).

➤ Si ces critères sont respectés, une méniscectomie arthroscopique de la lésion méniscale peut être proposée. Elle doit ôter tout le tissu pathologique et instable. Le reste du ménisque et le ménisque contro-latéral ne doivent pas être traités.

➤ Si ces critères ne sont pas respectés, un traitement médical où chirurgical des lésions arthrosiques selon leur stade et l'importance des lésions doit être alors envisagée.

PRISE EN CHARGE D'UNE LÉSION MÉNISCALE TRAUMATIQUE

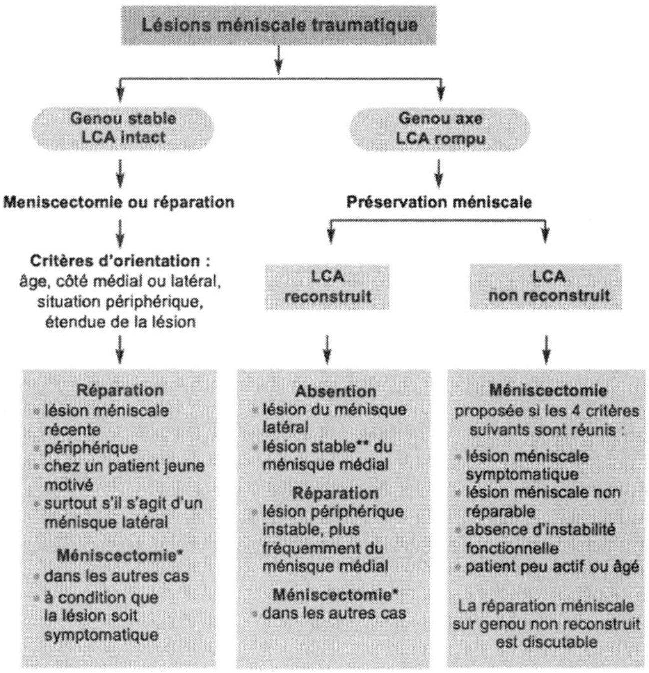

* La plus partielle possible.

** Une lésion méniscale est dite stable lorsqu'à la traction du crochet palpeur sous arthroscopie, elle ne dépasse pas le pôle inférieur du condyle fémoral.

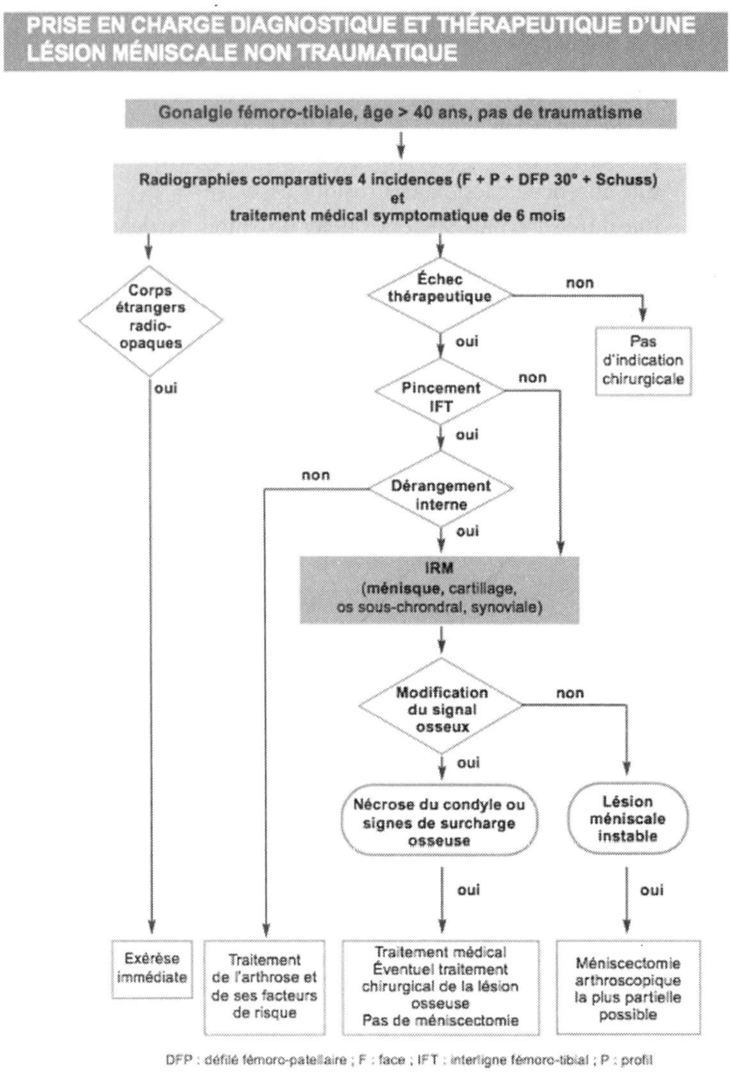

Fig. 12. Recommandations de la HAS : prise en charge d'une lésion méniscale traumatique et non-traumatique.

b. Les lésions méniscales traumatiques

- Leur prise en charge doit privilégier la préservation du ménisque par des techniques de réparation par suture sous arthroscopie ou dans certains cas à ciel ouvert, notamment chez les patients de moins de 35 ans.
- L'existence d'une lésion associée des ligaments croisés doit être prise en compte, car non traitée, il s'agit d'une cause d'échec de la réparation méniscale.
- Dans ce contexte, où une reconstruction du croisé antérieur est réalisée, la réparation doit concerner de façon systématique toutes les lésions médiales. En latéral, la réparation est moins systématique et dépend de l'étendue de la lésion méniscale.
- L'existence d'une lésion ancienne, ou l'aspect de la lésion lors de l'arthroscopie peuvent conduire à la réalisation d'une méniscectomie de nécessité.

c. Les lésions méniscales congénitales

- Le traitement des lésions congénitales, a pour but de redonner au ménisque, la forme d'un ménisque normal et de réparer les lésions périphériques éventuellement associées. Il s'agit d'un geste dit de ménisco-plastie, dont le but est de réduire la taille du tissu méniscal, il est associé à un geste de suture périphérique si nécessaire.
- Les lésions périphériques horizontales intra-méniscales du sujet jeune relèvent d'une suture à ciel ouvert, avec excision du kyste éventuel.

VI. ÉVOLUTION

A. Favorable

1. Après méniscectomie

Après méniscectomie, l'évolution favorable se fait vers la disparition assez rapide des douleurs et la récupération d'une mobilité complète. L'épanchement post-opératoire doit disparaître dans le mois suivant la chirurgie. Le patient perçoit une amélioration de son état dans un délai moyen de 3 mois. La reprise du travail est liée aux contraintes physiques ou de déplacement. La reprise des sports se fait en règle à partir du troisième mois.

2. Après réparation

La durée de cicatrisation d'un ménisque est de 6 semaines sur le plan histologique. Néanmoins, en cas de suture isolée, un délai moyen de 3 à 6 mois doit être proposé avant la reprise des activités sportives, selon leur type. En cas de réparation associée à une lésion ligamentaire, la reprise des sports est conditionnée par celle liées à la ligamentoplastie (sport en ligne à 3 mois, pivots en entraînement à 6 mois, compétition à 9 mois).

B. Complications

1. Immédiates

Les complications sont rares :

- décompensation de tares ;
- complications liées à l'anesthésie locorégionale ou générale ;
- complications per-opératoires (blessure vasculaire, blessure d'une branche nerveuse notamment du nerf saphène médial).

2. Secondaires

- Infection :
  - rare, mais grave ;
  - doit conduire à une prise en charge en urgence.
- Raideur post-opératoire :
  - elle est liée à des troubles de la rééducation ou à une immobilisation inappropriée.

3. Tardives

- Syndrome algodystrophique ou syndrome douloureux régional complexe de type I
  - sa prévalence varie de 0,5 à 5 % ;
  - œdème, chaleur, douleur, enraidissement du genou ;
  - les signes radiographiques sont retardés et la scintigraphie n'est souvent pas nécessaire ;
  - il n'existe pas de traitement codifié. Les tendances sont actuellement une prise en charge rapide par une rééducation adaptée infra-douloureuse, un traitement par vitamine C poursuivi pendant 1,5 mois et l'adaptation du traitement antalgique peut limiter la durée évolutive.
- L'échec de suture : il s'agit de la non-disparition ou de la réapparition de douleurs sur le compartiment opéré. Le bilan doit comporter un bilan d'imagerie le plus souvent par arthroscanner. La fréquence est de 15 %. Le traitement est le plus souvent une méniscectomie qu'une réparation itérative.

- La chondrolyse rapide : il s'agit d'une évolution rapidement défavorable avec apparition de lésions chondrales sous la forme d'un pincement radiologique rapide de l'interligne concerné. Il s'associe cliniquement à des douleurs et à un épanchement invalidant. Il est plus fréquent au ménisque latéral. Le traitement est initialement médical associant une mise au repos de l'articulation et un traitement médical antalgique.

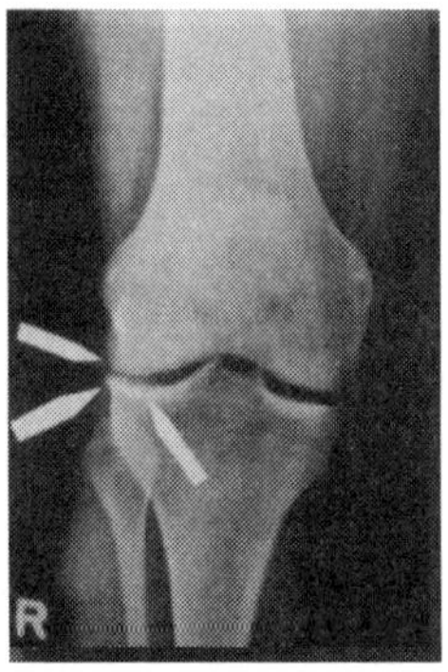

Fig. 13. Chondrolyse rapide après méniscectomie latérale.

- Le syndrome post-méniscectomie : il s'agit de la persistance de douleurs du compartiment opéré, associée à des épanchements articulaires. Il doit conduire à une mise au repos de l'articulation et à un traitement antalgique et anti-inflammatoire. Des gestes complémentaires spécialisés peuvent être discutés si les douleurs persistent plus de 6 mois.
- Arthrose : c'est la complication redoutée des méniscectomies. L'incidence est d'environ 22 % au ménisque médial et de 38 % au ménisque latéral. Elle est initialement radiologique puis clinique. Elle doit conduire à une prise en charge selon les règles d'une arthrose du genou.

VII. EN CONCLUSION

- 1. Les lésions méniscales sont fréquentes, un traitement ne doit être proposé qu'aux seules lésions cliniquement symptomatiques.
- 2. Un bilan clinique et d'imagerie soigneux doit permettre de faire le diagnostic des lésions associées et notamment arthrosiques du genou, qui modifient les règles de prise en charge;
- 3. Le traitement chirurgical des lésions méniscales bénéficie d'une fausse réputation de bénignité. Aucune méniscectomie sur une lésion cliniquement asymptomatique ne doit être proposée.

Synthèse

1. Statut du patient

- ❒ Âge, activité, sports, antécédents médicaux et locaux
- ❒ Type de présentation aiguë, chronique
- ❒ Présence et concordance des symptômes cliniques
- ❒ Recherche de lésions associées (arthrose, lésion ligamentaire)

2. Recherche de complications immédiates

- ❒ Blocage méniscal

3. Bilan radiographique comparatif des deux genoux en charge de face, profil, face en schuss, fémoro-patellaire à 30°

- ❒ Éliminent ou affirment une asymétrie des interlignes articulaires
- ❒ Éliminent ou affirment une arthrose radiologique

4. Bilan IRM (après réalisation d'un bilan radiologique standard)

- ❒ Affirment la lésion méniscale
- ❒ Permettent de décrire son siège, son type, son étendue
- ❒ Recherche des lésions associées
- ❒ Arthrose (anomalies cartilagineuses, œdème sous chondral, extrusion méniscale)
- ❒ Ligamentaire (croisé antérieur, et postérieur, ligaments collatéraux)

5. Traitement

- ❒ Uniquement des lésions dégénératives symptomatiques ou dans le cadre d'une atteinte ligamentaire associée
- ❒ Respect d'un délai d'évolution
- ❒ Traitement arthroscopique le plus souvent
- ❒ Méniscectomie partielle des lésions dégénératives symptomatiques ou traumatiques irréparables
- ❒ Réparation des lésions traumatiques
- ❒ Ménisco-plastie des lésions congénitales
- ❒ Indications de suture à ciel ouvert dans les lésions horizontales du sujet jeune
- ❒ L'anse de seau n'est pas une urgence chirurgicale vraie

6. Mesures associées

- ❒ Traitement antalgique à la demande (palier I ou II) et anti-inflammatoire
- ❒ Repos sportif pendant la durée d'évolution
- ❒ Arrêt de travail si nécessaire de 4 à 12 semaines (à adapter)
- ❒ Rédaction d'un certificat médical initial descriptif en cas de lésion traumatique

7. Surveillance

- ❒ Absence de complications locales ou générales (infection, syndrome douloureux complexe régional)
- ❒ Recherche du retentissement local (radiographies à 6 semaines pour dépister une altération cartilagineuse ; chondrolyse rapide)
- ❒ Prévenir de l'incidence de l'arthrose secondaire (22 % en médial et 38 % en latéral)

Chapitre 16

Item 357

LÉSIONS PÉRI-ARTICULAIRES ET LIGAMENTAIRES DE LA CHEVILLE

Julien BERHOUET

UE 11. Urgences et défaillances viscérales aiguës

N° 357. Lésions péri-articulaires et ligamentaires de la cheville

OBJECITF

- Diagnostiquer une lésion ligamentaire de la cheville.

I. ÉPIDÉMIOLOGIE

A. Fréquence

Il s'agit d'un problème de santé publique puisque c'est l'urgence traumatique la plus fréquente en France (6 000 cas par jour). C'est un spectre lésionnel allant de la bénignité à la gravité qui touche une population jeune et active et menace, en cas d'erreur diagnostique le pronostic à moyen et long terme de l'articulation de la cheville.

B. Âge : Jeune, sportif

C'est un accident de la vie quotidienne ou un accident sportif du sujet jeune (18 à 55 ans). Elles représentent 16 à 21 % des lésions traumatiques survenant lors de la pratique sportive. Les entorses de cheville du sujet âgé de plus de 60 ans sont rarissimes et doivent faire rechercher de principe une fracture malléolaire.

II. ANATOMO-PATHOLOGIE

A. Anatomie descriptive

- Le complexe ligamentaire de la cheville peut être assimilé à anneau peritalaire comportant 3 étages (Fig. 1) :
  - un étage supramalléolaire comportant la syndesmose tibiofibulaire ;
  - un étage malléolaire comportant les ligaments talofibulaires antérieur (LTFA) et postérieur en latéral et le ligament tibiotalaire en médial (faisceau profond du ligament collatéral médial) ;
  - un étage sous-malléolaire comportant le ligament calcanéofibulaire (LCF) en latéral et le ligament tibiocalcanéen (faisceau superficiel du ligament collatéral médial).

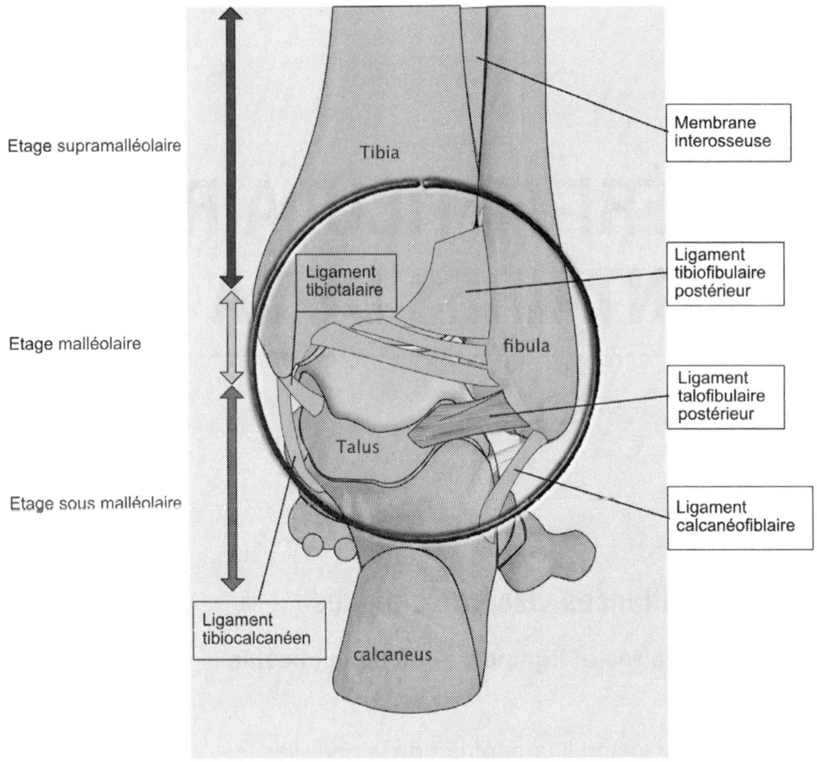

Fig. 1. Anneau ligamentaire péritalaire sur une vue postérieure de la cheville.

- À ces stabilisateurs passifs sont associés des stabilisateurs actifs que sont principalement les tendons court et long fibulaire (éverseurs) et le tendon tibial postérieur (inverseur).

B. Anatomie pathologique

L'entorse est une lésion anatomique du ligament. Elle comporte 3 stades.

- Un stade 1, dit bénin : la contusion. Il s'agit d'un simple étirement ligamentaire, la déformation a été élastique sans lésion macroscopiquement visible du ligament. Il peut y avoir un gonflement et une douleur locale mais il n'y a ni déficit fonctionnel ni instabilité objective.
- Un stade 2, dit de moyenne gravité : la distension. Le ligament comporte une lésion en continuité à type de déformation plastique, sa longueur est accrue engendrant une instabilité articulaire. Il y a généralement des signes locaux sous forme d'un gonflement et d'une douleur élective. Il peut exister une limitation de la mobilité articulaire qui est due principalement à la douleur. Une ecchymose survient du fait de la déchirure lors de la distension de petites veinules entourant le ligament. Elle est d'apparition retardée tout comme le déficit fonctionnel.
- Un stade 3, dit grave : la rupture ligamentaire. Il existe une rupture du ligament engendrant une laxité articulaire et un déficit fonctionnel immédiat. L'importance du déplacement s'accompagne parfois d'une subluxation articulaire et d'un hématome précoce du fait de la déchirure des artérioles intra et péri-ligamentaires.

C. Physiopathologie

1. Les ligaments latéraux

- Le point faible du complexe ligamentaire de la cheville est le carrefour malléolaire latéral. Le maillon faible de ce carrefour est le LTFA.

- Le LTFA est en porte à faux le pied est en inversion : équin de cheville + varus du talon + supination du pied. Comme la plupart des entorses surviennent en inversion c'est le ligament le plus fréquemment lésé (Fig. 2). Deux tiers des entorses de la cheville concernent le LTFA isolément. Si le traumatisme est plus important ou que la composante de varus prédomine, le LCF peut également être lésé. Ces lésions combinées LTFA + LCF sont observées dans 20 % des cas.
- Les facteurs exposants aux entorses latérales sont :
  - les déformations du pied en varus-équin ;
  - les atteintes ligamentaires : séquelles d'entorses, déficits proprioceptifs, hyperlaxité ;
  - les déficits des muscles éverseurs : lésions des tendons fibulaires, maladie de Charcot-Marie et Tooth.

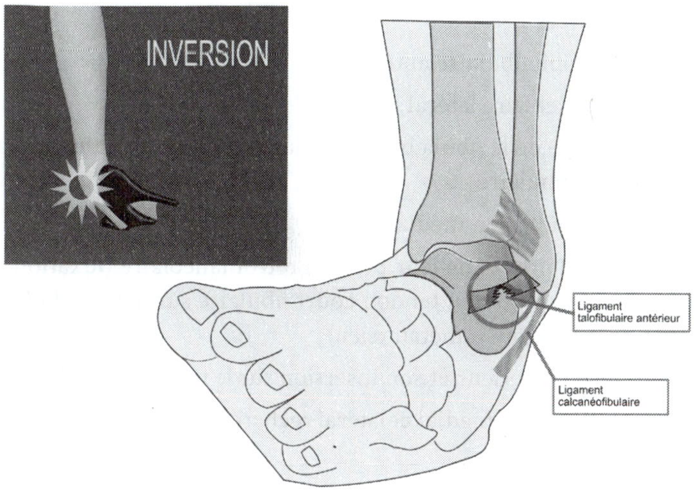

Fig. 2. Rupture du ligament talofibulaire antérieur lors d'un traumatisme en inversion.

2. Les ligaments médiaux

Ils sont exceptionnellement atteints isolément. Leurs lésions surviennent soit dans le cadre d'un traumatisme violant engendrant une fracture malléolaire latérale (équivalent bimalléolaire), soit dans le cadre d'un pied plat valgus préexistant par rupture chronique du tendon tibial postérieur (pied plat stade IV).

III. DIAGNOSTIC POSITIF

A. Examen clinique

1. Interrogatoire

- L'anamnèse va permettre d'évaluer l'énergie incidente et le mécanisme du traumatisme. Le mécanisme le plus fréquent est l'INVERSION.
- Les signes de gravités de l'entorse sont recherchés :
  - le craquement audible ou la sensation de « déboîtement » de l'articulation lors du traumatisme ;
  - l'impotence fonctionnelle totale, immédiate et persistante rendant l'appui du pied au sol impossible ;
  - un hématome (œuf de pigeon) malléolaire latéral survenant précocement dans l'heure qui suit le traumatisme ;
- l'âge du (ou de la) patient(e) ;
- les antécédents : antécédents d'entorse, comorbidités, profession, activités sportives.

2. Inspection

L'inspection recherche :

- un hématome (œuf de pigeon) et/ou une ecchymose dont la localisation désigne le lieu de la lésion ;
- une déformation du pied (pied creux) ou une amyotrophie des muscles intrinsèques plantaires ;
- des troubles trophiques signant une comorbidité ;
- la capacité du patient à faire 4 pas en plein appui dans l'heure qui suit le traumatisme.

3. Palpation

La palpation douce des reliefs osseux, des tendons et des ligaments accessibles à la palpation permet de parfaire le diagnostic et d'écarter les diagnostics différentiels et les lésions associées :

- la syndesmose tibiofibulaire antérieure ;
- le LTFA, prémalléolaire latéral ;
- le CFL à la pointe de la fibula bien que plus difficilement palpable car recouvert par les tendons fibulaire ;
- le ligament deltoïdien en médial ;
- les tendons fibulaires dans leur portion retromalléolaire (luxation des tendons fibulaires) et l'insertion du tendon court fibulaire sur la base du 5e métatarsien (fracture de la base du 5e métatarsien) ;
- le tendon tibial postérieur et son insertion sur le tubercule de l'os naviculaire ;
- les reliefs malléolaires médial et latéral recherchant une fracture ou un arrachement osseux associé.

B. Imagerie

1. Indications des radiographies standards

Elles sont prescrites en présence d'au moins un des critères d'Ottawa (conférence de consensus 1995) à la recherche d'une lésion associée ou d'un diagnostic différentiel :

- âge < 18 ans ou > 55 ans ;
- douleur à la palpation des malléoles médiale ou latérale sur 6 centimètres ;
- douleur à la palpation de la base du 5e métatarsien ou de l'os naviculaire ;
- impossibilité de faire 4 pas en plein appui.

2. Incidences

- L'objectif est de visualiser l'interligne articulaire sur deux incidences perpendiculaires ainsi que les pièces osseuses adjacentes pouvant avoir été touchées par le traumatisme.
- Une incidence de cheville de face en rotation médiale de 20° dite « de mortaise » permettant de placer les deux malléoles perpendiculaires au rayon incident (Fig. 3).

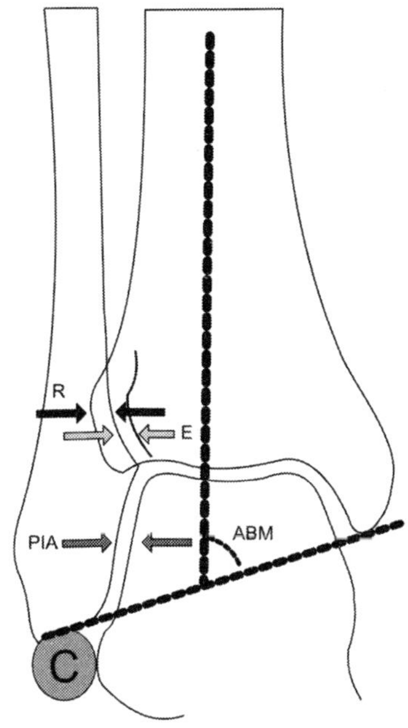

Fig. 3. Anatomie radiologique normale sur une incidence de mortaise.

Légende : R, recouvrement tibio-fibulaire > 1 mm (flèches noires) ; E, espace claire < 6 mm (flèches grises) ; PIA, parallélisme de l'interligne articulaire ; ABM, angle bimalléolaire (ligne en pointillés).

- Une incidence de cheville de profil englobant le calcanéum et le Lisfranc latéral (4e et 5e métatarsiens).

3. Analyse radiographique

En cas d'entorse isolée les radiographies sont normales. L'objectif est donc d'y rechercher des lésions associées ou un diagnostic différentiel concordant avec l'examen clinique.

a. Sur l'incidence de mortaise

- On vérifie le parallélisme de l'interligne articulaire à la recherche d'un bâillement articulaire latéralisé.
- On recherche une fracture ostéochondrale du dôme du talus qui doit faire prescrire un scanner de la cheville du fait de son traitement spécifique.
- On recherche des diastasis dans les espaces talomalléolaire médial qu'au niveau de la syndesmose tibiofibulaire signant une ouverture de la pince bimalléolaire et donc de la syndesmose tibiofibulaire. Le recouvrement tibiofibulaire doit être supérieur à 1 mm sur l'incidence de mortaise (6 mm ou 42 % de la largeur de la fibula mesurée 1 cm au-dessus de l'interligne sur une incidence de cheville de face stricte). L'espace talo-malléolaire médial doit être inférieur à 4 mm.
- On vérifie l'intégrité du cintre talofibulaire et celle du tubercule latéral du talus.
- On recherche des arrachements ostéopériostés en regard des insertions ligamentaires ainsi que des fractures des malléolaires peu déplacées notamment chez les sujets âgés.
- On mesure l'angle bimalléolaire est de l'ordre de 12° par rapport à l'axe mécanique du tibia. L'axe bimalléolaire est oblique avec une malléole latérale plus basse et postérieure que la malléole médiale.

b. Sur un cliché de profil

- On recherche une hémarthrose par le refoulement de la ligne graisseuse capsulaire convexe sur le versant antérieur de l'articulation. Cela doit faire évoquer une fracture ostéochondrale associée du talus et faire prescrire un scanner de la cheville.

- On vérifie le parallélisme de l'interligne articulaire de la cheville, de Chopart et de Lisfranc.
- On recherche un arrachement ostéopériosté de la malléole postérieure.
- On analyse les contours osseux du naviculaire et du 5e métatarsien.

4. Les clichés dynamiques

Ils n'ont pas d'indication en urgence. Ils font partie du bilan de l'instabilité chronique et permettent d'objectiver une laxité différentielle en varus et tiroir antérieurs forcés sur ces clichés bilatéraux et comparatifs.

5. L'échographie

Examen d'avenir car permet pour les appareils les plus simples d'affirmer la gravité de l'entorse en faisant le diagnostic d'une hémarthrose de la cheville. Les appareils plus élaborés permettent de visualiser la rupture ligamentaire et son étendue. Actuellement peu développé dans les services d'urgences du fait d'une absence de disponibilité, elle devrait se développer permettant au clinicien d'intégrer une « réalité augmentée » à son examen clinique.

6. Imageries en coupes

Scanner, arthroscanner ou IRM sont prescrits :

- à la recherche de fracture ostéochondrales du dôme du talus ou des malléoles en cas d'hémarthrose ;
- afin d'analyser la taille et/ou le déplacement d'une fracture ostéochondrale visible à la radiographie afin de décider entre un traitement orthopédique ou chirurgicale ;
- à la recherche d'une fracture du tubercule latéral du talus passée inaperçue et diagnostiquée à tort entorse latérale alors qu'il s'agissait d'un traumatisme en éversion forcée (réception de saut, snowboard).

IV. DIAGNOSTICS DIFFÉRENTIELS

Il s'agit des lésions recherchées par critères d'Ottawa :

- fracture des malléoles ;
- fracture arrachement de la base du 5e métatarsien (insertion du tendon court fibulaire) ;
- fracture arrachement du tubercule du naviculaire (insertion directe du tendon tibial postérieur) ;
- luxation des tendons fibulaires reproduite en éversion active contrariée faisant saillir les tendons sur le versant latéral de la malléole fibulaire ;
- les ruptures tendineuses et principalement les ruptures du tendon calcanéen et les ruptures du tendon tibial postérieur qui peuvent survenir lors d'un faux pas interprété à tort comme une entorse ;
- les entorses des articulations de voisinage : talonaviculaire, talocalcanéenne ou calcanéocuboïdienne.

V. ÉVOLUTION ET PRONOSTIC

- Les formes bénignes sont d'évolution et de pronostic favorable. La cicatrisation ligamentaire se fait en 6 semaines et ne laisse peu ou pas de séquelles sous réserve d'une rééducation proprioceptive bien conduite.
- Les formes de moyenne gravité requièrent un traitement orthopédique associant contention et rééducation. Elles peuvent laisser des séquelles à type de laxité

articulaire et donc d'instabilité si la lésion ligamentaire n'est pas compensée par un renforcement des muscles éverseurs (pour le cas du LTFA). Elles nécessitent une rééducation plus prolongée.

- Les formes graves requièrent une immobilisation par botte (cf.; surveillance d'un malade sous plâtre) pendant 6 semaines puis une rééducation similaire aux formes de moyenne gravité.
- Le pronostic est principalement lié aux complications aiguës que sont les fractures chondrales ou ostéochondrales du dôme du talus qui engendrent un dérangement articulaire et une arthrose précoce de cheville du fait d'une usure à 3e corps.
- Les complications à moyen terme sont :
  - les complications thromboemboliques;
  - le syndrome algoneurodystrophique;
  - les complications des immobilisations plâtrées;
  - l'instabilité chronique latérale de cheville compliquant 10 à 30 % des entorses graves ou négligées;
  - l'arthrose de cheville sur instabilité chronique.

VI. NOTIONS THÉRAPEUTIQUES

Bien que ne faisant pas partie des objectifs pédagogiques elles se doivent d'être évoquées car elles participent de l'information préopératoire et du pronostic dont le patient et sa famille doivent être informés.

A. Le traitement symptomatique

- Il est réservé aux entorses bénignes dont le traitement est symptomatique.
- Il comporte :
  - le protocole *RICE* (*Rest, Ice, Compression, Elevation*) pendant 3 jours associant :
    - *Rest* : repos, appui autorisé en fonction de la douleur, déambulation limitée soulagée par des cannes;
    - *Ice* : glaçage précoce, 4 fois par jour;
    - *Compression* : contention veineuse par bandes élastiques permettant de limiter l'œdème;
    - *Elevation* : surélévation de la cheville au niveau du cœur permettant de prévenir la formation d'œdème;
  - une thromboprophylaxie (et sa surveillance) est prescrite si le patient ne parvient pas à prendre appui sur son pied ou en cas de facteurs de risque de thrombose veineuse;
  - la reprise d'appui sous couvert d'une contention veineuse ou d'un strapping pendant 7 jours;
  - la reprise du sport en fonction des douleurs.

B. Le traitement fonctionnel

- Il est prescrit en cas d'entorse de moyenne gravité. Soit immédiatement soit lors de la réévaluation à 3-7 jours de protocole *RICE* lorsque l'évaluation initiale n'a pas permis de porter un diagnostic précis.
- Il comporte :
  - une contention :
    - *Strapping :* efficace à condition qu'il soit refait régulièrement par le kinésithérapeute;

    - *Orthèse stabilisatrice* : efficace à condition qu'elle soit ajustée en fonction de l'œdème et qu'elle soit portée pendant au moins 21 jours dans une chaussure stabilisant le pied, repos, appui autorisé en fonction de la douleur, déambulation limitée.
- une thromboprophylaxie (et sa surveillance) est prescrite si le patient ne parvient pas à prendre appui sur son pied ou en cas de facteurs de risque de thrombose veineuse ;
- une rééducation pendant 6 semaines avec travail de proprioception ;
- la reprise du sport à 6 semaines sous couvert d'un *strapping* ou d'une chevillère souple.

C. Le traitement orthopédique

➤ Il est prescrit en cas d'entorses graves ou compliquées d'une fracture.

➤ Il comporte :

- une immobilisation par botte plâtrée ou en résine pendant 6 semaines :
    - sans appui en cas de fracture associée notamment en cas de fracture ostéochondrale du talus ;
    - avec appui en l'absence de douleur en cas d'entorse simple ou associée à un arrachement osseux ;
    - une thromboprophylaxie (et sa surveillance) est prescrite.
- une rééducation pendant 6 semaines avec travail de proprioception ;
- la reprise du sport à 12 semaines sous couvert d'un *strapping* ou d'une chevillère souple.

D. Le traitement chirurgical

Il comporte deux types d'intervention :

➤ la suture des lésions ligamentaires et/ou la réinsertion des ligaments si la trophicité des tissus et l'importance des lésions le permettent. Il est exceptionnellement réalisé en aiguë mais trouve sa place en chronique ou en cas d'instabilité persistante malgré la rééducation ;

➤ les ligamentoplasties qui consistent en la reconstruction des ligaments lésés à partir du d'autogreffe (périoste, retinaculum, tendon) ou d'allogreffes tendineuses. Elles visent à reconstruire les ligaments rompus et dégénérés que ne peuvent pas être simplement suturés ou réinsérés. Elles relèvent du traitement de l'instabilité chronique de cheville.

Chapitre 17

Item 357

LÉSIONS PÉRI-ARTICULAIRES ET LIGAMENTAIRES DE LA CHEVILLE

Julien BERHOUET

UE 11. Urgences et défaillances viscérales aiguës

N° 357. Lésions péri-articulaires et ligamentaires de la cheville

OBJECTIF

- Diagnostiquer une fracture bi-malléolaire.

I. ÉPIDÉMIOLOGIE

A. Fréquence

Il s'agit d'une fracture fréquente, la plus fréquente après l'extrémité distale du radius et l'extrémité proximale du fémur.

B. Âge

Nous retrouvons 2 pics de fréquence d'âge :

- le patient âgé de plus de 60 ans qui chute de sa hauteur avec un traumatisme en torsion qui engendre une fracture du fait de sa fragilité osseuse (les entorses de cheville du sujet âgé sont rarissimes). Le pronostic est lié aux comorbidités du patient ;
- le sujet jeune qui présente une fracture du fait de l'importante énergie incidente (accident de la voie publique, chute d'un lieu élevé, sport violent). Le traumatisme osseux s'accompagne alors de lésions chondrales et d'un traumatisme des parties molles qui peuvent menacer le pronostic à court et long terme.

II. ANATOMO-PATHOLOGIE

A. Anatomie descriptive

Le complexe articulaire de la cheville peut être assimilé à un tenon et une mortaise. Le tenon serait le corps du talus. La mortaise est constituée des deux malléoles (latérale et médiale) et du pilon tibial. Le tibia et la fibula sont unis par la syndesmose et la membrane interosseuse. La mortaise assure la stabilité de la cheville dans le plan frontal sous réserve de la stabilité des moyens d'union ligamentaires entre tibia, fibula et talus. Ce complexe articulaire s'étend à la jambe et peut être divisé en 3 étages de distal en proximal (Fig. 1) :

- un étage malléolaire, infra-syndesmotique comportant les malléoles et les ligaments collatéraux ;
- un étage syndesmotique comportant la syndesmose tibio-fibulaire et ses ligaments : le ligament tibio-fibulaires antérieur et le ligament tibio-fibulaire postérieur qui unissent la fibula au tibia à hauteur de la syndesmose ;
- un étage supra-syndesmotique comportant le tibia et la fibula unis par la membrane inter-osseuse.

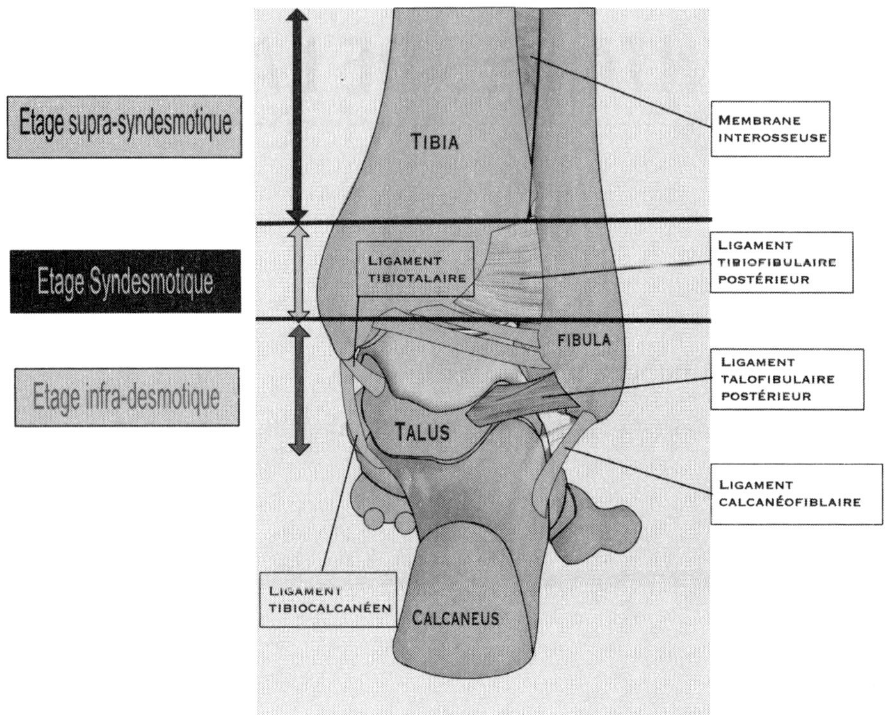

Fig. 1. Anatomie fonctionnelle sur une vue postérieure de la cheville.

À ces stabilisateurs frontaux, on peut associer des moyens de stabilisation sagittaux que sont les ligaments collatéraux et la congruence articulaire de la cheville. L'aspect recouvrant du segment postérieur du pilon tibial l'a fait assimiler à une malléole par E. Destot. Ainsi a émergé le concept de 3e malléole ou malléole postérieure.

B. Anatomie pathologique

1. Physiopathologie

- Les fractures bimalléolaires sont un spectre lésionnel touchant : les ligaments collatéraux, les malléoles, la syndesmose, la fibula et la membrane interosseuse. Afin de faire le diagnostic lésionnel de ces atteintes osseuses et ligamentaires il est indispensable d'en comprendre le mécanisme.
- Il existe trois principaux types de mécanismes lésionnels :
  - l'inversion (Fig. 2) : flexion plantaire de cheville + varus/adduction du talon + supination du pied ;
  - l'éversion (Fig. 3) : flexion dorsale de cheville + valgus/abduction du talon + pronation du pied ;
  - la rotation externe (Fig. 4).

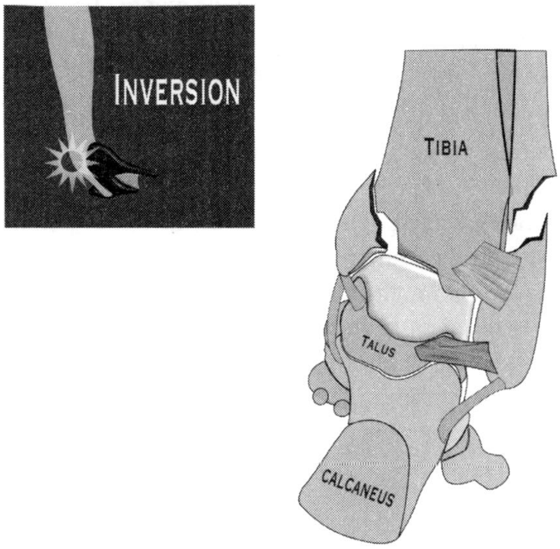

Fig. 2. Traumatisme en inversion.

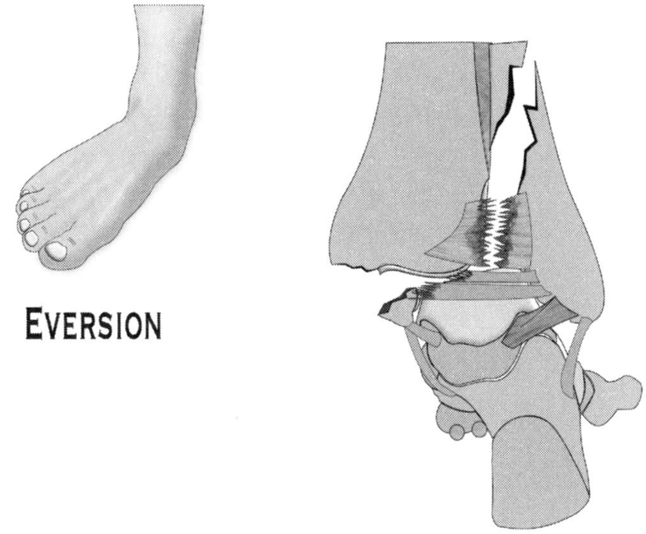

Fig. 3. Traumatisme en éversion.

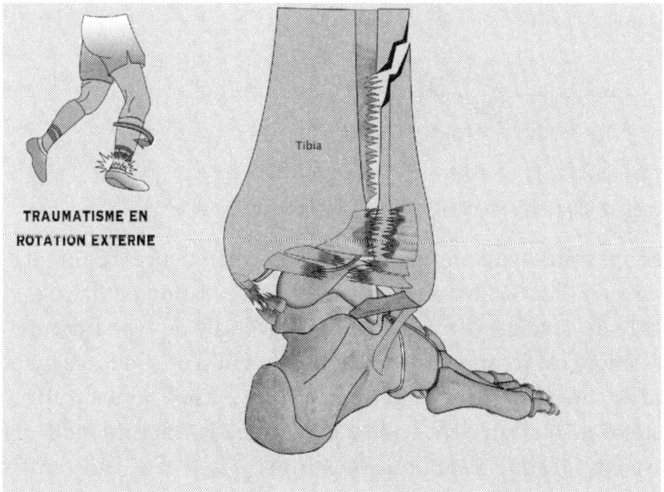

Fig. 4. Traumatisme en rotation externe.

- À cela, il faut associer l'atteinte tissulaire qui fera la lésion osseuse ou ligamentaire. Par exemple, en cas d'entorse du ligament collatéral médial, il n'y a pas de fracture de la malléole médiale, pour autant la déstabilisation de la cheville est réelle, on parle alors d'un « équivalent bimalléolaire ».
- L'anatomie pathologique renseigne elle aussi sur le type de traumatisme. Les traits de fracture transversaux résultent d'un mécanisme en distraction, la lésion siège dans la convexité de la déformation et touche l'os ainsi que les parties molles qui l'entourent. Inversement, les mécanismes en compression résultent d'un agent vulnérant (ici, le talus) qui fracture le fragment malléolaire en le « séparant » selon un trait de fracture longitudinal siégeant dans la concavité de la déformation et touche l'os mais laisse habituellement le périoste en continuité. Enfin, un trait oblique sur la malléole fibulaire situé à hauteur ou en amont de la syndesmose résulte d'un traumatisme axial en rotation externe au cours duquel la malléole latérale, solidaire du talus par les ligaments collatéraux emporte la fibula qui rompt les ligaments de la syndesmose puis la fibula.

2. Classifications

Plusieurs classifications existent. Elles reposent presque toutes sur le niveau lésionnel fibulaire et notamment l'atteinte (ou non) de la syndesmose :

- les lésions infra-syndesmotiques ou sous-tuberculaires résultent principalement d'un mécanisme en inversion (Fig. 5). Le trait de fracture-distraction fibulaire est transversal, la syndesmose est respectée et le trait tibial est longitudinal de type fracture-séparation. La fracture-enfoncement, si elle survient siège sur le versant médial du pilon tibial;

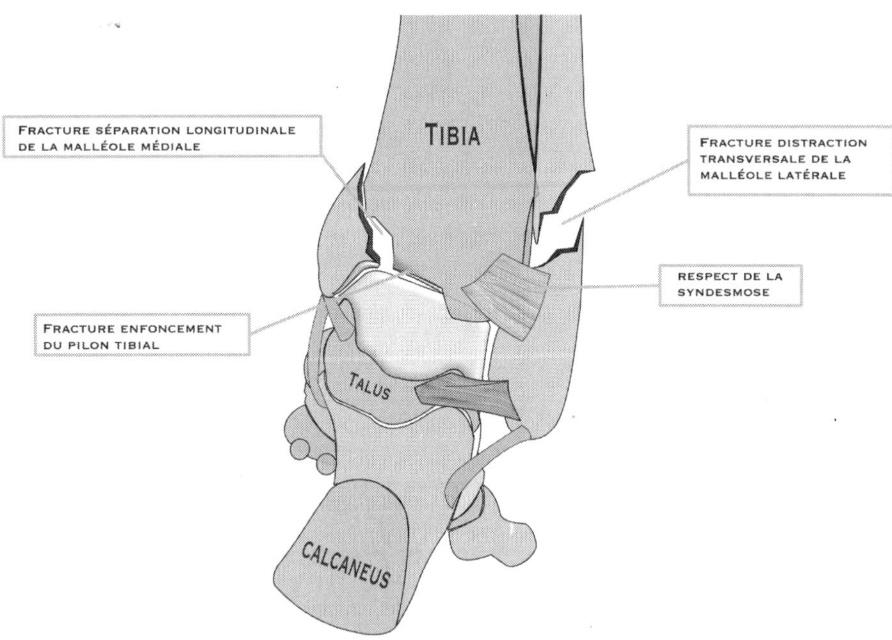

Fig. 5. Fracture infra-syndesmotique ou sous-tuberculaire en inversion.

- les lésions trans-syndesmotiques ou inter-tuberculaires résultent d'un mécanisme en éversion (Fig. 6). Le trait de la fracture-séparation fibulaire est longitudinal, la fracture de la malléole médiale est transversale de type fracture-distraction. La syndesmose est fréquemment atteinte du fait d'une entorse associée des tibiofibulaires antérieur et/ou postérieur. Si une entorse grave (rupture) du ligament collatéral médial survient en lieu et place de la fracture malléolaire médiale on parle alors « d'équivalent bimalléolaire » ;

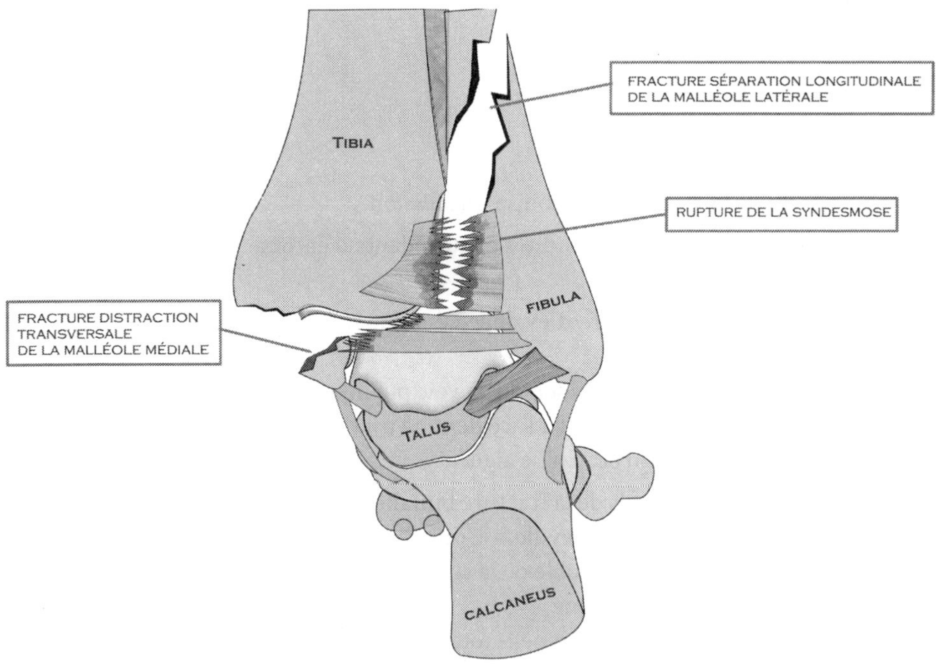

Fig. 6. Fracture trans-syndesmotique ou inter-tuberculaire en éversion.

- les lésions supra-syndesmotiques ou sus-tuberculaires résultent d'un mécanisme en rotation externe (Fig. 7). Il existe un diastasis tibiofibulaire au niveau de la syndesmose du fait de la rupture des ligaments tibiofibulaires et la membrane interosseuse. La fibula présente une fracture oblique courte fréquemment comminutive du fait d'un mécanisme en torsion axiale. La malléole médiale peut être fracturée mais est fréquemment respectée du fait d'une rupture du ligament collatéral médial. On parle alors « d'équivalent bimalléolaire ». La hauteur du trait de fracture fibulaire est corrélée à la longueur de la déchirure de la membrane interosseuse. En cas de lésion haute de la fibula au tiers proximal de jambe, on parle de fracture de Maisonneuve.

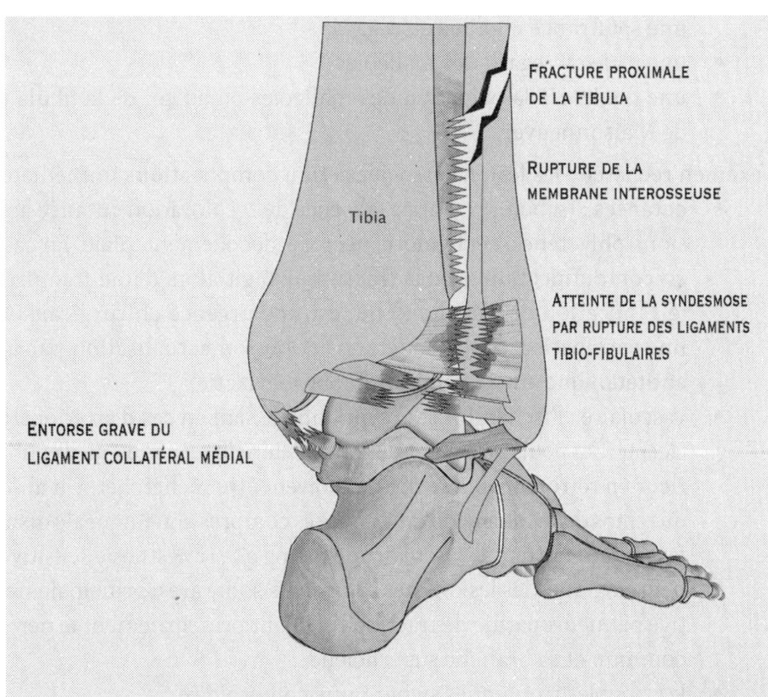

Fig. 7. Fracture équivalent bimalléolaire supra-syndesmotique ou sus-tuberculaire en rotation externe.

III. DIAGNOSTIC

A. Examen clinique

1. Interrogatoire

- L'âge du(de la) patient(e) et son(sa) profession.
- Les antécédents et comorbidités : antécédents d'entorse, diabète, artériopathie, neuropathie.
- L'anamnèse va permettre d'évaluer l'énergie incidente, le mécanisme du traumatisme et son contexte :
  - du faux pas à l'accident de la voie publique à haute énergie ;
  - de l'accident sportif à l'accident de travail ;
  - l'intoxication éthylique aiguë.
- Les signes fonctionnels de la fracture bimalléolaire sont parfois similaires à ceux d'une entorse grave de la cheville, à la différence qu'ils touchent les deux malléoles :
  - le craquement audible ou la sensation de « déboîtement » de l'articulation lors du traumatisme ;
  - l'impotence fonctionnelle totale, immédiate et persistante rendant l'appui du pied au sol impossible ;
  - un hématome des deux malléoles survenant précocement dans l'heure qui suit le traumatisme.
- Le suivi d'un traitement anticoagulant, l'heure du dernier repas sont notés dans l'optique du traitement chirurgical en urgence.

2. Examen physique

- L'examen s'emploie à identifier les signes physiques en faveur d'une fracture bimalléolaire :
  - une déformation de la cheville qui doit être corrigée par traction douce du talon dans l'axe de la jambe permettant d'aligner la fracture, de réduire la luxation associée et de levée l'ischémie ou la souffrance des parties molles ;
  - une saillie de la malléole médiale sous la peau fréquemment associée à une souffrance cutanée en regard ;
  - une plaie en regard des malléoles ;
  - une douleur à la palpation des malléoles ou au col de la fibula (fracture de Maisonneuve) ;
- l'examen recherche les lésions associées et/ou complications immédiates :
  - cutanées : Ischémie cutanée (absence de recoloration cutanée après pression), phlyctènes, ecchymose, nécrose, décollement, plaie. En cas de plaie en communication avec la fracture il s'agit alors d'une fracture ouverte (classification de Cauchoix) qui est une urgence chirurgicale et impose une vaccination contre le tétanos et/ou son actualisation par un sérum antitétanique ainsi qu'une antibioprophylactie ;
  - vasculaire : l'ischémie est exceptionnelle sauf en cas d'artériopathie sous-jacente. Les pouls périphériques tibial antérieur au dos du pied et tibial postérieur en retromalléolaire médial doivent être rechercher. Un allongement du temps de recoloration cutané après compression unguéale distale est en faveur d'une atteinte vasculaire de même que l'anesthésie sensitive distale ;
  - neurologique : les lésions neurologiques sont rares, principalement sensitive par neuropathie de traction touchant principalement le nerf fibulaire commun et sa branche superficielle ;
  - les troubles trophiques signant une comorbidité ;
  - la décompensation d'une comorbidité comme le diabète ;
  - la présence des lésions associées en cas de polytraumatisme

B. Imagerie

Elle est réalisée après immobilisation de la cheville dans une attelle radio transparente et réduction d'une luxation de cheville en cas d'aspect clinique de fracture luxation.

1. Incidences standards

- L'objectif est de visualiser l'interligne articulaire sur deux incidences perpendiculaires ainsi que les pièces osseuses adjacentes pouvant avoir été touchées par le traumatisme :
  - une incidence de cheville de face ;
  - une incidence de cheville de profil englobant le calcanéum et l'interligne de Lisfranc latérale (4e et 5e métatarsiens) ;
  - une incidence de jambe de face et profil en cas de douleur diaphysaire de la fibula à la recherche d'une fracture de Maisonneuve.
- Une radiographie de thorax sera réalisée dans le même temps chez les patients de plus de 60 ans ou présentant une pathologie cardiopulmonaire connue.

2. Analyse radiographique

- L'analyse des clichés permet de faire le diagnostic des fractures en décrivant leurs localisations par rapport à la syndesmose et au pilon tibial, leurs orientations (longitudinale/verticale, oblique, transversale-horizontale) et leur type (simple ou complexe/comminutive). Elle permet d'identifier les lésions osseuses associées et les complications immédiates. Elle permet de classer la fracture et de faire l'hypothèse des lésions ligamentaires associées (Fig. 8).

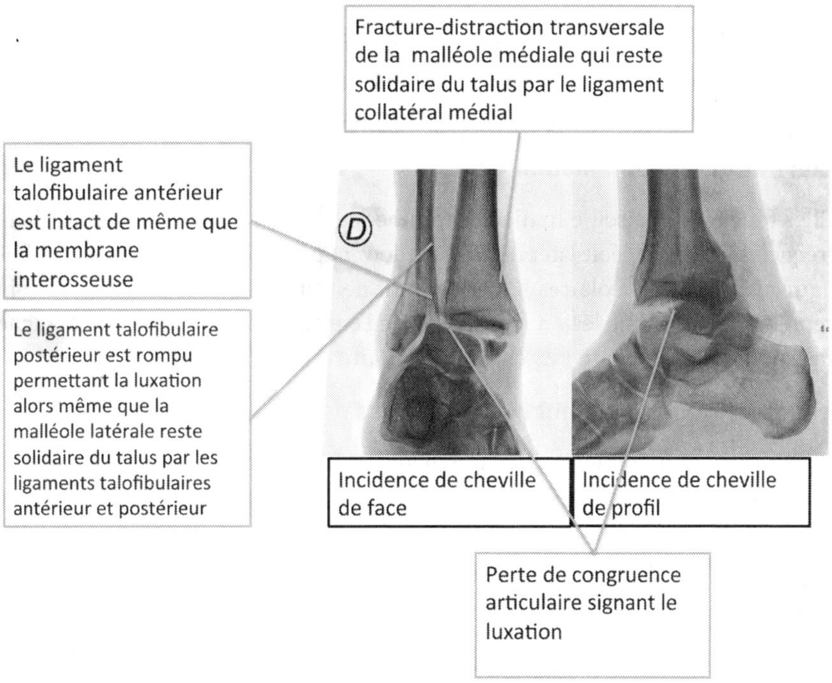

Fig. 8. Radiographies d'une fracture-luxation postérieure trans-syndesmotique ou inter-tuberculaire en éversion.

- Les complications immédiates à rechercher sont :
  - la luxation : perte de congruence totale entre le pilon tibial et le corps du talus. Elle peut être antérieure (le talus est antérieur au pilon tibial) ou postérieure ;
  - la fracture associée de la malléole postérieure fréquemment associée à la luxation postérieure du talus. On parle alors de fracture trimalléolaire ;
  - la subluxation : perte de congruence articulaire partielle avec bâillement médial ou latéral orientant vers une lésion ligamentaire associée ;

- la fracture ostéochondrale du dôme du talus qui doit faire prescrire un scanner de la cheville ;
- la fracture-enfoncement du pilon tibial par impaction du talus au voisinage du trait malléolaire vertical qui doit faire prescrire un scanner de la cheville ;
- un diastasis tibiofibulaire au niveau de la syndesmose signant une rupture des ligaments tibiofibulaires. Le recouvrement tibiofibulaire doit être supérieur à 6 mm ou 42 % de la largeur de la fibula mesurée 1 cm au-dessus de l'interligne sur une incidence de cheville de face stricte ;
- un diastasis talomalléolaire médial signant une rupture du ligament collatéral médial (équivalent bimalléolaire) et parfois son incarcération dans l'articulation. L'espace talo-malléolaire médial doit être inférieur à 4 mm ;
- une fracture du tubercule de Tillaux correspondant à l'arrachement de l'insertion tibiale du ligament tibiofibulaire antérieur.

3. Imagerie en coupe

Le scanner est prescrit en urgence ou après stabilisation de la fracture afin de mieux explorer les lésions associées que sont :

- les fractures ostéochondrales du dôme du talus ;
- les fractures du pilon tibial comme par exemple la fracture de la malléole postérieure dont l'importance peut faire classer ce que l'on croyait être une fracture bi ou trimalléolaire en fracture du pilon tibial et requiert un traitement spécifique.

C. Les formes cliniques

Les fractures bimalléolaires sont un spectre lésionnel touchant : les ligaments collatéraux, les malléoles, la syndesmose, la fibula et la membrane interosseuse. Il apparaît dès lors logique que de nombreuses formes cliniques existent en fonction de l'atteinte de telle ou telle structure et de leurs associations.

1. Les fractures unimalléolaires

Elles touchent une seule malléole, comme leur nom l'indique. Elles touchent plus fréquemment la malléole latérale. Elles ne doivent pas être confondues avec les fractures équivalentes bimalléolaires. Elles peuvent ne toucher que la pointe de la fibula et représenter alors une lésion frontière avec l'entorse grave latérale par arrachement des insertions des ligaments calcanéofibulaire et talofibulaire antérieur.

2. Les fractures équivalent bimalléolaires

Elles associent une fracture de la malléole latérale-fibulaire avec une entorse grave du ligament collatéral médial. Elles résultent d'un mécanisme en rotation externe-éversion du pied. La fracture de la fibula est habituellement suprasyndesmotique-sustubérositaire du fait d'une entorse grave du ligament tibiofibulaire antérieur. Elle est associée à une déchirure de la membrane interosseuse à la hauteur de laquelle elle est corrélée. Une fracture haute de la fibula située au niveau du col peut faire parler de fracture de Maisonneuve bien que cette dénomination soit classiquement attribuée à une fracture de la malléole médiale-tibiale. La complication aiguë est l'incarcération du ligament collatéral médial entre le talus et la malléole médiale-tibiale à l'origine d'un diastasis talomalléolaire médiale et de l'impossibilité de réduire la fracture malléolaire latérale.

3. La fracture de Maisonneuve

Elle associe une fracture de la malléole médiale à une fracture du col de la fibula. Elle n'est possible qu'après la rupture du ligament tibiofibulaire antérieur et de la membrane interosseuse sur toute sa hauteur. Il s'agit donc là d'une lésion de la cheville étendue à la jambe qui justifie une stabilisation tibiofibulaire spécifique lors de sa prise en charge chirurgicale.

4. Les fractures trimalléolaires

Elles touchent les deux malléoles tibiale et fibulaire ainsi que la malléole postérieure de Destot. Il s'agit en fait d'un abus de langage car la fracture de cette « malléole postérieure » n'est autre qu'une fracture marginale postérieure du pilon tibiale et peut donc être classée comme une forme mineure partielle de fracture du pilon tibial. Elles sont fréquemment associées à une luxation postérieure de cheville.

IV. ÉVOLUTION ET PRONOSTIC

Les fractures bimalléolaires sont des urgences chirurgicales dont l'évolution et le pronostic sont corrélés aux lésions associées et complications aiguës d'où l'importance de leurs diagnostics dans l'information délivrée au patient et/ou à sa famille lors de leur prise en charge.

A. Complications aiguës

1. Ouverture cutanée

Il s'agit de la mise en communication de la fracture avec l'extérieur. Il s'agit dès lors d'une fracture ouverte (voir d'une fracture luxation ouverte) qui est un facteur de mauvais pronostic car elle expose le patient aux risques de pseudarthrose et d'arthrite bactérienne. L'ouverture cutanée et les lésions associées des parties molles doivent être évaluées (cf. classification de Cauchoix ou Gustilo) de même que le degré de contamination de la plaie. Il s'agit d'une urgence chirurgicale qui requiert de vérifier la vaccination antitétanique, de réaliser une antibioprophylaxie ainsi qu'un lavage et parage chirurgical associés à la stabilisation de la fracture en elle-même.

2. La luxation de la cheville

Il s'agit de la perte de congruence totale et permanente entre talus et pilon tibial. Elle survient fréquemment en cas de fracture trimalléolaire. Il s'agit d'une extrême urgence thérapeutique du fait de la souffrance vasculo-nerveuse et cutanée qui y est associée. Elle impose la réduction par traction douce sur le talon dans l'axe de la jambe sans attendre son diagnostic radiographique. Son caractère irréductible signe l'incarcération d'une structure anatomique dans l'articulation et justifie d'une chirurgie en urgence.

3. Ischémie aiguë

Il s'agit de l'interruption de la vascularisation du pied en aval de la fracture. Elle doit être recherchée dans un contexte de fracture-luxation ou de fracture en grand déplacement. Elle associe à la symptomatologie de la fracture bimalléolaire la triade douleur, pâleur, absence de pouls et paralysie sensitivomotrice du pied (*pain, palor, pulselessness and paralysis* en anglais). Elle justifie d'une imagerie vasculaire complémentaire qui doit être réalisée sur table opératoire pour ne pas retarder la prise en charge chirurgicale en extrême urgence. La prise en charge est pluridisciplinaire. Le risque d'amputation est réel.

4. Les lésions tendineuses ou ligamentaires associées

Elles sont d'autant plus graves qu'elles sont passées inaperçues lors de la prise en charge initiale. Elles touchent les plans ligamentaires collatéraux, la syndesmose et la membrane interosseuse mais aussi les tendons extrinsèques comme par exemple le tendon tibial postérieur. L'absence de traitement initial de ces lésions expose le patient aux complications secondaires.

5. Les fractures ostéochondrales associées

Elles sont deux types. Les fractures ostéochondrales du dôme du talus qui doivent être identifiées pour être fixées par vissage direct. Les fractures-enfoncements du pilon tibial par impaction du talus au voisinage du trait malléolaire vertical qui doivent être identifiées pour être relevées, greffées et fixées au risque de laisser persister une incongruence articulaire. Ces lésions associées sont parmi les plus arthrogènes si elles sont négligées.

6. La nécrose cutanée et/ou l'infection des voies d'abords

Elles compliquent les fractures ouvertes et les abords chirurgicaux chez les patients présentant une artériopathie et/ou un diabète. Elles requièrent un traitement spécifique, parfois chirurgical. Elles sont graves et exposent le patient au risque d'une amputation secondaire.

B. Les complications secondaires

Elles compliquent le traitement initial de la fracture. Elles doivent être expliquées au patient et/ou sa famille. Les complications principales sont :

- l'arthrite septique : en cas de fracture ouverte ou compliquant l'abord chirurgical (infection nosocomiale). Elle requiert une nouvelle intervention chirurgicale qui permet d'effectuer des prélèvements tissulaires profonds pour identifier le/les germes en cause et adapter l'antibiothérapie probabiliste ainsi qu'un parage des tissus nécrotique et/ou infectés et un lavage articulaire éventuellement associé à l'ablation du matériel d'ostéosynthèse interne et la mise en place d'une fixation externe;
- déplacement secondaire. Le mode de stabilisation de la fracture est insuffisant et un déplacement survient. Ce peut être le cas d'un traitement orthopédique, mais aussi d'une ostéosynthèse légère (vis) n'ayant pas pris en compte l'importance de l'instabilité ligamentaire associée (équivalent bimalléolaire) ou plus simplement du fait d'un patient non observant ayant repris l'appui précocement. Une nouvelle intervention est alors nécessaire pour réduire le déplacement et augmenter la rigidité de la fixation;
- la phlébite et l'embolie pulmonaire compliquent l'immobilisation sans appui et sont habituellement prévenues par la prescription d'une prophylaxie thrombo-embolique par héparines de bas poids moléculaire à doses préventives jusqu'à reprise du plein appui;
- l'algoneurodystrophie ou syndrome douloureux régional complexe correspond à une atteinte régionale du système nerveux autonome engendrant une réaction paradoxale à la douleur. Les douleurs sont permanentes à recrudescence et majoration nocturnes. Elles sont associées à des troubles trophiques : érythème, cyanose, transpiration excessive. Il s'agit d'un diagnostic d'élimination après avoir écarté une complication infectieuse. Son traitement est encore à l'heure actuelle principalement symptomatique;
- le retard de consolidation et/ou la pseudarthrose. Ils sont fréquents en cas de fractures ouvertes, de lésions associées dévascularisantes ou de comorbidité (artériopathie, diabète). Le retard de consolidation correspond à une consolidation que survient après 3 mois. La pseudarthrose correspond à l'absence de consolidation spontanée. Elle est habituellement diagnostiquée devant l'absence de consolidation osseuse à 6 mois de la fracture et requiert un traitement chirurgical spécifique si elle est mal tolérée;
- la raideur articulaire. Elle correspond à la diminution des secteurs de mobilité articulaire de la cheville. Cette raideur est habituellement corrélée à l'importance du traumatisme initial et aux troubles trophiques préexistants ou émaillant le

traitement. Elle est d'autant plus mal tolérée qu'il existe un équin (perte de flexion dorsale de la cheville) ;

- le cal vicieux. Il correspond à la consolidation des fractures en position non anatomique (vicieuses) du fait d'une mauvaise réduction initiale ou de la survenue d'un déplacement secondaire. Il expose le patient à une arthrose secondaire précoce. Il justifie d'un traitement chirurgical par ostéotomie(s) s'il est mal supporté ou si le patient est jeune avant que n'apparaisse une arthrose de cheville ;
- l'arthrose de cheville. Elle est dite post-traumatique. Elle est favorisée par l'importance des lésions chondrales initiales (traumatisme à haute énergie, arthrite septique de cheville) ainsi que par l'existence d'une instabilité ligamentaire et/ou d'un cal vicieux.

V. NOTIONS THÉRAPEUTIQUES

Bien que ne faisant pas partie des objectifs pédagogiques elles se doivent d'être évoquées car elles participent de l'information préopératoire et du pronostic dont le patient et sa famille doivent être informés.

A. Généralités

- Il s'agit d'une urgence chirurgicale qui requiert habituellement une réduction chirurgicale et une stabilisation par fixation interne réalisée au bloc opératoire. L'urgence est à la réduction et la stabilisation de la fracture et/ou de la luxation. Le retard à la prise en charge chirurgicale d'une fracture réduite et stabilisée par une contention externe (attelle, botte plâtrée) expose néanmoins le patient à une perte de chance si l'importance et l'évolutivité des lésions cutanée rendaient l'abord chirurgical impossible.
- La présence d'une fracture luxation de la cheville est une extrême urgence thérapeutique du fait de la souffrance vasculo-nerveuse et cutanée qui y est associée. Elle impose la réduction par traction douce sur le talon dans l'axe de la jambe sous antalgiques adaptés sans attendre son diagnostic radiographique.
- En dehors de ce contexte d'extrême urgence, la cheville est immobilisée dans une attelle radiotransparente et le patient est hospitalisé afin d'être préparé pour une intervention chirurgicale en urgence. Une voie veineuse périphérique est positionnée permettant l'administration d'antalgiques par voie parentérale. Les traitements anticoagulants curatifs sont interrompus. Le patient est laissé à jeun. La vaccination antitétanique est vérifiée et actualisée si besoin. Une antibiothérapie probabiliste et parentérale est débutée en cas de fracture ouverte. Une information médicale est délivrée au patient afin qu'il puisse donner son consentement éclairé au traitement chirurgical. Une consultation de préanesthésie est réalisée par l'équipe d'anesthésie.

B. Le traitement chirurgical

- Il s'agit du traitement de référence des fractures bimalléolaires. Il comporte la réduction des fractures et leur stabilisation par un matériel interne (ostéosynthèse par vis, plaque vissée, hauban, broches) avec pour but de maintenir la réduction des fractures et de l'articulation jusqu'à survenue de la consolidation osseuse. Ces manœuvres sont habituellement réalisées par abord direct des fractures. Les lésions ligamentaires associées peuvent justifier d'un traitement spécifique comme la réalisation d'une syndesmodèse en cas de lésions instables des ligaments tibiofibulaires et de la membrane interosseuse. L'importance des lésions locales peut amener à réaliser une fixation percutanée (traitement chirurgical à foyer fermé) ou externe (fixateur externe).

- Les avantages sont la qualité de la réduction articulaire et la stabilité de la fixation des fractures permettant une rééducation précoce limitant la raideur articulaire post-traumatique. Il ne permet cependant habituellement pas de se soustraire à une immobilisation et/ou à une mise en décharge du membre inférieur pour une durée de l'ordre de 6 semaines. Les risques sont ceux de l'anesthésie et de la chirurgie et plus particulièrement : saignements, infection du site opératoire, trouble de la cicatrisation et de la consolidation osseuse. Ils sont majorés par l'importance des lésions locales et par les comorbidités du patient allant jusqu'à contre-indiquer le traitement chirurgical.

C. Le traitement orthopédique

Il se nourrit des contre-indications locales ou générales du traitement chirurgical par abord direct. Il est donc actuellement réservé aux patients fragiles avec lésions cutanées interdisant l'abord chirurgical et/ou aux fractures stables non déplacées. Il requiert une antalgie adaptée et/ou une anesthésie « légère ». Il ne nécessite pas d'ouverture cutanée. Il ne permet pas une réduction optimale de la fracture. Il expose à un risque majoré de déplacement secondaire nécessitant une surveillance radiographique plus fréquente de la contention de la fracture qui est classiquement réalisée par un plâtre cruropédieux relayé par une botte pour une période globale de 3 mois.

D. Les suites

- Quel que soit le traitement choisi, les suites justifient :
  - d'un traitement antalgique de pallier I ou II ;
  - d'une période de décharge du membre inférieur blessé de l'ordre de 6 semaines ;
  - d'une prophylaxie thromboembolique ;
  - d'une immobilisation « plâtrée » justifiant d'une surveillance (cf. surveillance d'un malade sous plâtre) ;
  - d'un suivi radiographie recherchant un déplacement secondaire et les signes de la consolidation osseuse ;
  - d'une rééducation à la marche une fois la consolidation obtenue ;
  - d'un arrêt de travail.
- En cas de traitement chirurgical par abord direct, l'ablation des sutures est réalisée à cicatrisation cutanée. L'ablation du matériel d'ostéosynthèse en place est proposée au patient et discutée avec lui passé la première année postopératoire ou plus tôt après consolidation osseuse en cas de gêne.

Chapitre 18

Item 358

PROTHÈSES ET OSTÉOSYNTHÈSES

Étienne CAVAIGNAC

UE 11. Urgences et défaillances viscérales aiguës

N° 358. Prothèses et ostéosynthèses

OBJECTIFS

- Connaître les principales complications et les principes du suivi des prothèses articulaires et des ostéosynthèses.
- Connaître la consolidation osseuse normale et pathologique.

Le nombre de prothèses articulaires implantées ne va cesser d'augmenter dans les années à venir. Avec l'augmentation de ce nombre, il y aura de facto une augmentation du nombre de complications. Le suivi normal et les complications des prothèses articulaires doivent donc être connus par tous les médecins qui seront forcément confrontés dans leur carrière à des patients porteurs d'une prothèse articulaire ou d'une ostéosynthèse.

I. CONSOLIDATION OSSEUSE

A. Processus normal

La consolidation osseuse est un phénomène physiologique long débutant dès les premiers instants après la fracture. Il s'agit d'une succession de phénomènes dans laquelle tous les acteurs locaux ont un rôle (extrémité osseuse, vaisseau, moelle osseuse, périoste). Plusieurs phases peuvent être distinguées.

1. Phase 1 : Phase inflammatoire

Le transfert d'énergie ayant causé la fracture entraîne une rupture vasculaire centromédullaire ainsi qu'au niveau du périoste et des tissus avoisinants. Il se crée un **hématome et une réaction inflammatoire locale** entraînant une vasodilatation locale et une extravasation de plasma. La zone est colonisée par des monocytes qui se transforment en macrophages pour résorber les débris et les extrémités osseuses. Dans le même temps, des cellules mésenchymateuses pluripotentes migrent dans la zone, celles-ci ont un fort pouvoir angiogène et ostéogène, elles permettent la formation d'une trame protéique qui est le premier pont d'union entre les deux fragments osseux. Cet ensemble de réaction forme le **tissu de granulation.**

2. Phase 2 : Phase de prolifération

Elle débute dès le 2e jour et se poursuit pendant 3 semaines. Au niveau de l'hématome et du tissu de granulation, les cellules mésenchymateuses se transforment en chondroblaste qui fabriquent un **cal fibro-cartilagineux ou cal mou**. Celui-ci va s'ossifier progressivement à partir de la 4e semaine. En parallèle au niveau du périoste, des ostéoblastes fabriquent un cal périosté par ossification de type intramembranaire.

3. Phase 3 : Remodelage

Le pont d'abord cartilagineux puis osseux ainsi formé est de plus en plus stable. Les contraintes en compression et en traction guident le remodelage osseux, les zones sous contraintes vont s'ossifier alors que les autres se résorbent. **Le cal est radiologiquement visible à partir de J30**. Le remodelage de celui-ci jusqu'à sa forme définitive peut durer 18 à 24 mois.

B. Facteurs influençant la consolidation

Les facteurs influençant la consolidation sont liés au malade, à la fracture et au traitement.

1. Liés au Malade

L'**âge** entraîne une diminution des capacités physiologiques et donc une plus grande difficulté à la consolidation osseuse. Le **tabac** par diminution de la néovascularisation est un facteur limitant de la consolidation. Par ailleurs des troubles métaboliques comme le diabète ont une influence néfaste sur la consolidation.

2. Liés à la fracture

Un traumatisme à haute énergie entraîne des lésions majeures des tissus mous diminuant les capacités de consolidation osseuse. Un trait de fracture transversal permettra une mise en compression du foyer de fracture favorisant sa consolidation à la différence d'un trait de fracture oblique. Par ailleurs, une **fracture ouverte** est un facteur péjoratif de consolidation (fuite de l'hématome et risque infectieux augmenté).

3. Liés au traitement

Une immobilisation non satisfaisante ralentit la consolidation osseuse. De même, un écart inter-fragmentaire trop important ou l'incarcération de tissu mou diminue la consolidation osseuse.

C. Consolidation pathologique

Les anomalies de la consolidation osseuse se divisent en : consolidation en mauvaise position (cal vicieux) ou absence de consolidation.

1. Cal vicieux

Il s'agit de la **consolidation d'un os dans une position non anatomique**. Cette anomalie peut survenir dans les trois plans de l'espace : trouble d'angulation, de rotation ou raccourcissement. Le cal vicieux est secondaire à un défaut de réduction initiale ou un déplacement secondaire. Sa tolérance dépend de l'importance de la désaxation et de sa localisation. Il peut être corrigé par une ostéotomie de réaxation.

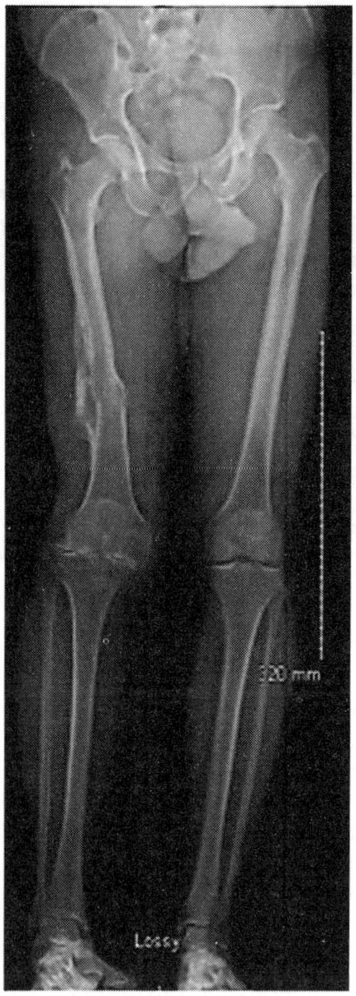

Fig. 1. Télémétrie des membres inférieurs mettant en évidence un cal vicieux du fémur droit.
Noter par ailleurs la répercussion du cal vicieux sur le genou atteint d'une gonarthrose de stade avancé.

2. Absence de consolidation

- On définit l'absence de consolidation au-delà de 6 mois après la fracture par le terme de **pseudarthrose**. Une absence de consolidation après un délai suffisant (deux fois le délai normal soit en général 3 mois) et avant 6 mois est nommé **retard de consolidation.**
- **Tout retard de la consolidation doit faire suspecter une cause infectieuse.**

3. Pseudarthrose

- Clinique : douleurs à l'appui, mobilité persistante du foyer de fracture.
- Paraclinique : Imagerie radio ou TDM : persistance de la solution de continuité en regard de la zone fracturée.
- Classification :
  - **La pseudarthrose est dite septique si une cause infectieuse est à l'origine de l'absence de consolidation**. Une symptomatologie clinique de type infectieuse peut être retrouvée mais son absence ne garantit pas que la pseudarthrose soit aseptique. Les examens paracliniques devront s'attacher à rechercher une origine septique dans tous les cas.
  - On parle de pseudarthrose **atrophique** quand il y a une absence de cal osseux (Fig. 2). Ce phénomène est retrouvé en cas d'absence de vascularisation suite par exemple à un dépériostage trop agressif lors de la chirurgie ou un écart inter-fragmentaire trop important.

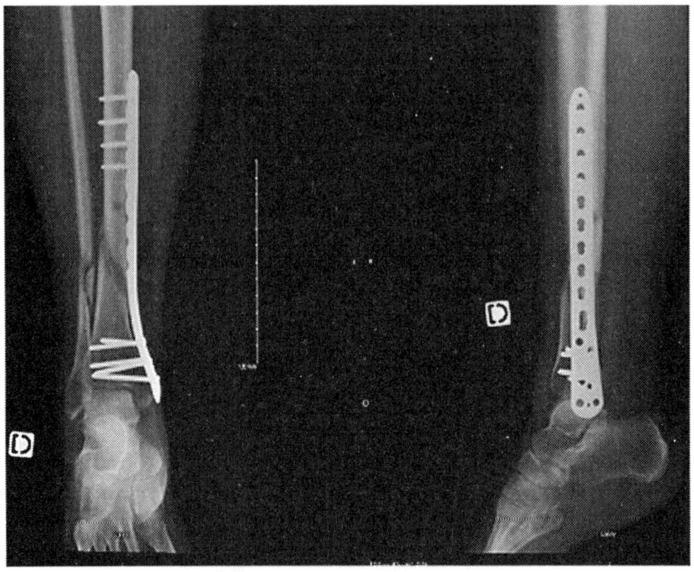

Fig. 2. Radiographie de la jambe droite face et profil mettant en évidence une pseudarthrose atrophique probablement liée à un écart inter-fragmentaire trop important.

- On parle de pseudarthrose **hypertrophique** quand il y a un élargissement des extrémités osseuses par appositions périostées. Il existe une image radiologique en patte d'éléphant (Fig. 3). Il y a une impossibilité aux cals osseux de fusionner.

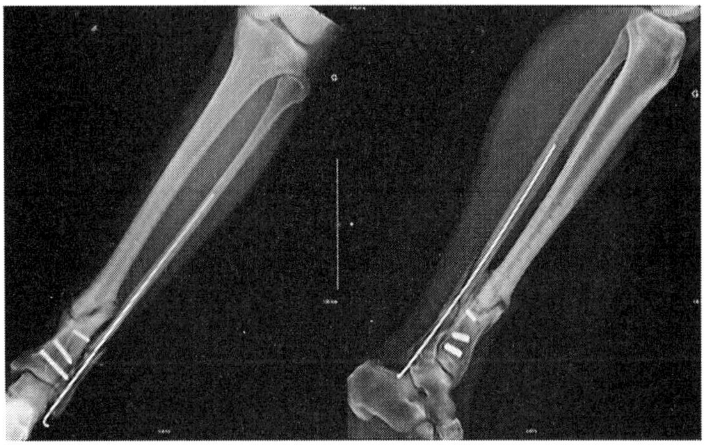

Fig. 3. Radiographie de la jambe gauche mettant en évidence une pseudarthrose hypertrophique du tibia et de la fibula. Noter l'aspect en patte d'éléphant.

➤ Traitement :
- En cas de lésion infectieuse, la prise en charge est **médicochirurgicale** avec exérèse des tissus infectés, changement de l'ostéosynthèse et reconstruction osseuse (greffe) le tout sous une couverture **antibiotique probabiliste puis secondairement adaptée au germe retrouvé dans les prélèvements per-opératoires**.
- En cas de pseudarthrose aseptique, il faut dans un premier temps s'attacher à déterminer la cause de la pathologie. Les facteurs affectant la consolidation (cf. *supra*) doivent être pris en compte pour garantir une prise en charge optimale, par exemple un arrêt de l'intoxication tabagique est capital dans la prévision d'une reprise chirurgicale. Le traitement chirurgical va consister en une modification de l'ostéosynthèse (après analyse des causes de l'échec) et un apport de tissu osseux par autogreffe.

II. OSTÉOSYNTHÈSE

A. Objectif

- L'ostéosynthèse a pour objectif d'assurer une **contention interne après réduction** de la fracture tout en permettant une mobilisation rapide du membre opéré en libérant les articulations sus et sous-jacentes.
- La réduction du foyer de fracture peut être effectuée à **foyer ouvert** s'il existe un abord chirurgical pour avoir une manipulation directe des fragments ou à **foyer fermé** si le foyer n'est pas abordé c'est-à-dire que la réduction est obtenue par manœuvres externes (traction sur table orthopédique par exemple).

B. Classification

La contention du foyer de fracture doit être assez stable pour permettre une consolidation optimale. On distingue trois types d'ostéosynthèse.

1. Ostéosynthèse latéro-corticale par plaque

Il s'agit d'une ostéosynthèse utilisant une plaque et des vis mises en place par un abord du foyer de fracture. Elle permet une réduction la plus anatomique possible ainsi que la mise en place d'un matériel rigide. Par contre, il est nécessaire de réaliser un déperiostage et le foyer de fracture est ouvert entraînant la fuite de l'hématome périfracturaire.

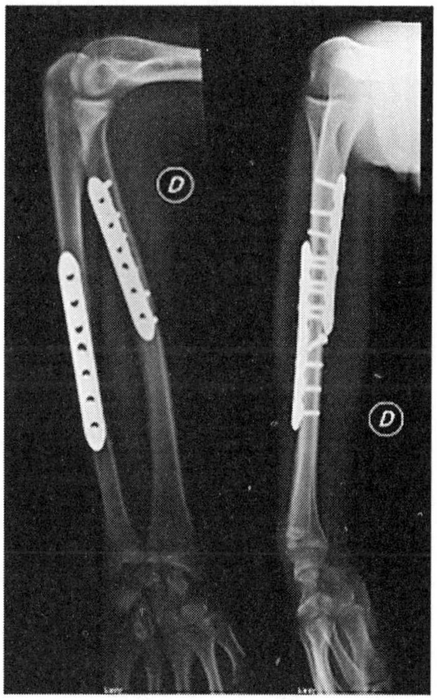

Fig. 4. Radiographie de l'avant-bras droit. Ostéosynthèse par plaque d'une fracture des deux os de l'avant-bras.

2. Ostéosynthèse centromédullaire par clou

La réduction est obtenue sur table orthopédique par manœuvres externes puis un clou centromédullaire est inséré dans la cavité médullaire, la stabilité en rotation est obtenue en verrouillant le clou avec des vis mises en place de manière percutanée. Le foyer de fracture n'est pas abordé ce qui permet d'éviter la fuite de l'hématome périfracturaire.

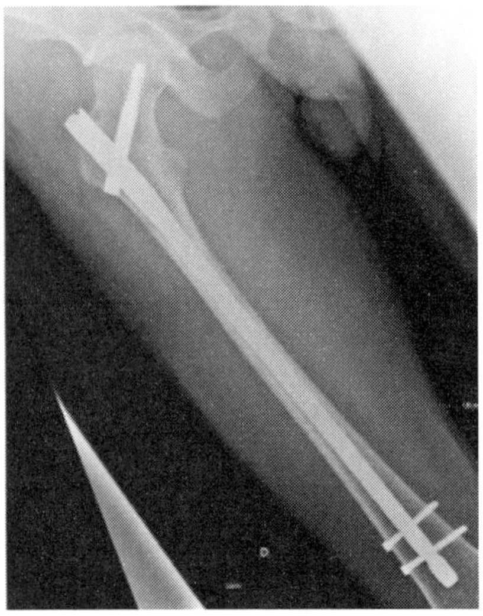

Fig. 5. Radiographie du fémur droit. Ostéosynthèse d'une fracture sous trochantérienne par un clou centromédullaire. Noter le verrouillage de celui-ci par des vis à chaque extrémité.

3. Ostéosynthèse par fixateur externe

Ce type d'ostéosynthèse est indiqué dans les fractures largement ouvertes ou chez les patients dont l'état général ne permet pas une ostéosynthèse définitive. C'est généralement un traitement d'attente. Il s'agit d'assurer une stabilité du site fracturaire par un système rigide non implanté dans le membre mais fixé à des fiches qui elles sont insérées dans l'os de part et d'autre du site fracturaire.

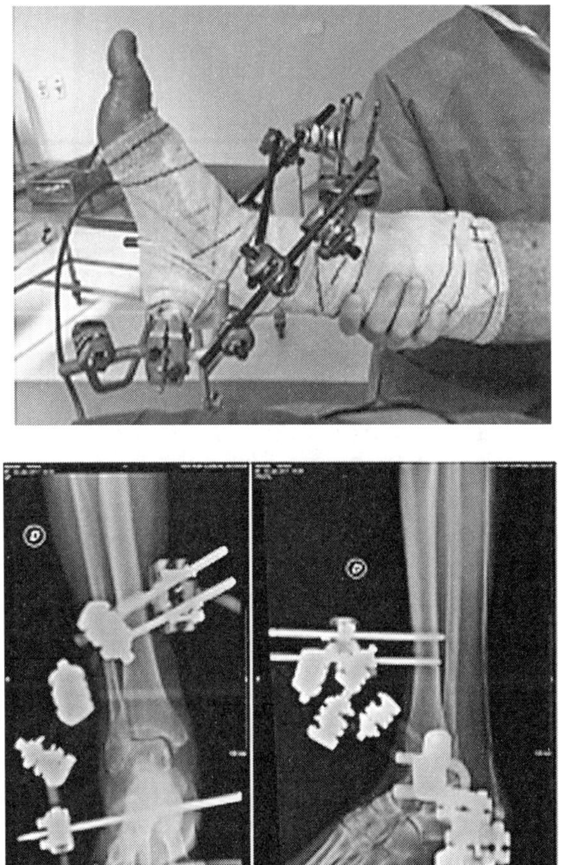

Fig. 6. Photo à gauche et radiographie face et profil de la cheville gauche. Ostéosynthèse d'une fracture ouverte bimalléolaire par fixateur externe.

C. Surveillance

La surveillance dans les suites post-opératoires doit être régulière. L'objectif et de s'assurer que toutes les étapes se déroulent sans problème particulier.

1. Post-opératoire immédiat

- Le pansement doit être refait de manière régulière par une infirmière à domicile jusqu'à cicatrisation complète.
- Le suivi doit s'attarder sur les **signes généraux** (douleur, fièvre), les **constantes** (notamment la température) et surtout **l'aspect local**. Une attention toute particulière doit être portée à la cicatrice. Tout incident cicatriciel doit être contrôlé par le chirurgien. Les signes infectieux doivent être recherchés : douleur exacerbée, chaleur locale, rougeur, déhiscence de la cicatrice, écoulement, abcès, etc.). La thrombose veineuse profonde doit être recherchée en cas d'exacerbation des douleurs (perte du ballant du mollet, signe de Homans). De même, une recrudescence de douleur post-opératoire qui est non calmée par les antalgiques doit faire suspecter un syndrome des loges.
- Le bilan radiologique post-opératoire immédiat vérifie la bonne position du matériel, la qualité de la réduction et l'absence de déplacement secondaire.

2. Consultation de contrôle

- Les consultations de contrôle doivent être organisées de manière régulière pour vérifier l'absence de complication. La première peut être réalisée vers J7 puis J21, etc.
- L'examen clinique recherchera aussi des signes généraux pouvant témoigner d'un processus infectieux. L'aspect de la cicatrice et l'examen physique du membre sont capitaux toujours à la recherche de complications précoces.
- Le bilan radiographique recherchera un déplacement secondaire ainsi que les premiers signes de cal osseux visible dès le 30e jour post-opératoire.
- Les consultations suivantes auront le même objectif. Plus on s'éloignera de la date de la chirurgie plus on s'attendra à avoir une une symptomatologie clinique de moins en moins parlante avec notamment une reprise d'appui sans douleur ainsi que des signes radiographiques de consolidation osseuse (disparition de la solution de continuité, ossification du cal).

D. Complications

1. Précoce

- **Thrombose veineuse profonde** (cf. chapitre spécifique)
- **Déplacement secondaire**
  - Lié à un défaut de rigidité du montage ou à un os de mauvaise qualité. Il y a une perte de la réduction initialement réalisée due à une contention inefficace. Cette complication nécessite fréquemment une reprise chirurgicale.
- **Infection du site opératoire**
  - Il s'agit de la complication la plus redoutée. Il existe deux voies possibles de contamination : hématogène ou locale.
  - Il est rare que les infections post-opératoires précoces soient d'origine hématogène. Les infections locales débutent souvent par un **incident cicatriciel** qui devient la porte d'entrée à une infection profonde sur matériel, il y a une **inoculation directe**. En cas d'infection aiguë, le tableau infectieux (fièvre, douleur, chaleur, incident cicatriciel, abcès) est souvent retrouvé ce qui n'est pas toujours le cas en cas d'infection chronique avec des germes peu virulents. La **prise en charge est médico-chirurgicale** associant un lavage précoce ± changement du matériel d'ostéosynthèse et

une antibiothérapie probabiliste puis adaptée au germe retrouvé lors des prélèvements profonds.

- **Syndrome de loge post-opératoire**
  - Il s'agit d'un **œdème post-traumatique** à l'origine d'une hyperpression dans les loges aponévrotiques inextensibles de jambe, qui s'oppose au retour veineux. Les conséquences sont une ischémie tissulaire.
  - Les facteurs de risques mis en évidence sont une fracture fermée, un traumatisme violent, une fracture déplacée, un enclouage centro-médullaire, une fracture du 1/3 supérieur de la jambe, la présence d'un plâtre trop serré.
  - Un intervalle libre de 24 heures entre le traumatisme et l'apparition du syndrome peut être retrouvé.
  - Les signes fonctionnels présentés sont :
    - des douleurs à type de brûlures ;
    - une jambe gonflée ;
    - une tension douloureuse des masses musculaires ;
    - un déficit sensitivo-moteur de la loge ischémie (SPE au niveau antéro-externe) ;
    - une hypoesthésie de la 1re commissure par compression du nerf fibulaire profond (signe pathognomonique ++).
  - La présence des pouls périphériques et la chaleur des extrémités éliminent une lésion vasculaire.
  - La prise en charge repose sur **une aponévrotomie de décharge en urgence**. Aucun examen complémentaire ne doit retarder ce geste.

2. À distance

- **Pseudarthrose septique ou non** (cf. *supra*).
- **Cal vicieux** (cf. *supra*).
- **Syndrome douloureux régional complexe de type 1 ou algodystrophie** (cf. question spécifique).

E. Ablation matériel ?

L'ablation du matériel d'ostéosynthèse n'a rien d'obligatoire. Celui-ci doit être enlevé s'il crée une gêne, perturbe la fonction du membre ou est infecté. L'ablation du matériel d'ostéosynthèse ne se conçoit que si la consolidation osseuse est complète. Par exemple après une ostéosynthèse par clou centromédullaire du tibia, le matériel pourra être retiré au bout de 18 mois.

III. PROTHÈSE

- L'arthroplastie d'une articulation consiste en son remplacement total ou partiel (Fig. 7). On parle de traitement non conservateur. Il s'agit d'une des interventions les plus pratiquées en France chaque année. Les indications principales des prothèses articulaires sont :
  - arthrose primitive et secondaire quand les traitements médicaux et conservateurs sont dépassés ;
  - traumatologie : Fracture à risque de nécrose secondaire ou fracture articulaire avec une comminution trop importante chez un sujet âgé.

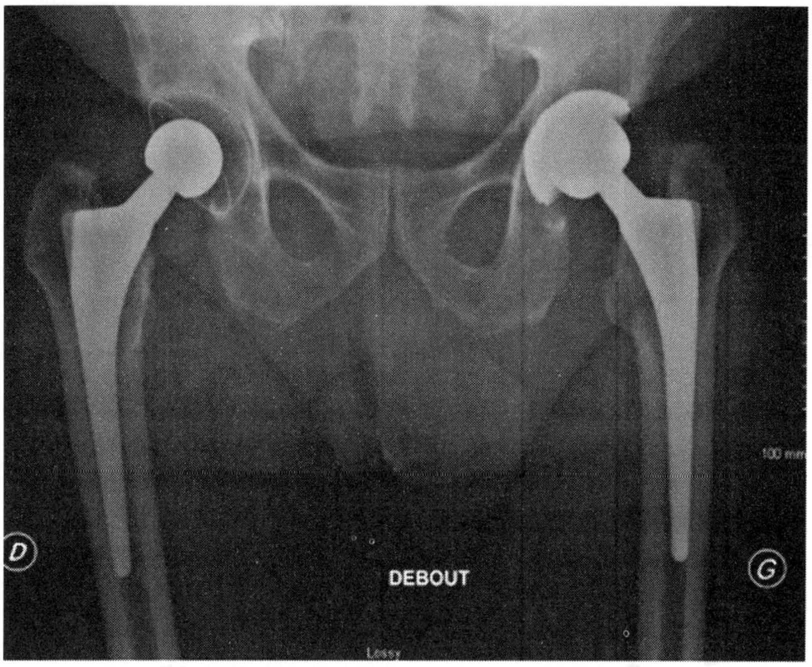

Fig. 7. Radiographie du bassin de face. Aspect radiographie sans anomalie de 2 PTH à 4 et 5 ans de recul. Noter l'absence de liséré, d'ostéolyse ou d'usure (les têtes fémorales sont parfaitement centrées).

- Les deux types de prothèses articulaires les plus posés sont les prothèses totales de hanche (170 000/an en France) et les prothèses totales de genou (100 000/an). Le taux de survie des prothèses de hanche à 10 ans de recul est d'environ 98 % et celui des prothèses de genou est d'environ 94 % à 10 ans.
- Les prothèses articulaires sont généralement composées de pièces dites fixes scellées ou impactées dans les os. Il existe des pièces de connexion entre les deux composants qui forment le couple de frottement. Ces pièces interagissent l'une avec l'autre et c'est à ce niveau que le phénomène d'usure se produit. Les pièces de connexion sont aussi appelées pièces mobiles car elles peuvent être changées sans avoir à desceller les pièces fixes.

A. Surveillance

- La surveillance doit être régulière dans les suites d'une prothèse articulaire. Il s'agit d'un travail **multidisciplinaire** dans lequel sera impliquée l'équipe chirurgicale, le médecin traitant, l'infirmière et le kinésithérapeute. Chacun pourra alerter le chirurgien en cas de complications postopératoires.
- L'examen clinique est la pierre angulaire de la surveillance. En premier lieu seront recherchés des signes infectieux (fièvre, douleur, rougeur locale, épanchement articulaire, déhiscence de la cicatrice, abcès, écoulement). La fonction de l'articulation sera mesurée par des scores fonctionnels ainsi que la mesure des mobilités articulaires.
- Les examens d'imagerie rechercheront une anomalie de scellement de la prothèse : liseré périprothétique et ostéolyse. (Fig. 8) La surveillance sera basée sur analyse radiographique standard régulière (évolution des liserés) et en cas de lésion douteuse il pourra être réalisé un examen complémentaire tel qu'une TDM en séquence MARS (diminuant les interférences métalliques liées à la prothèse) (Fig. 9).

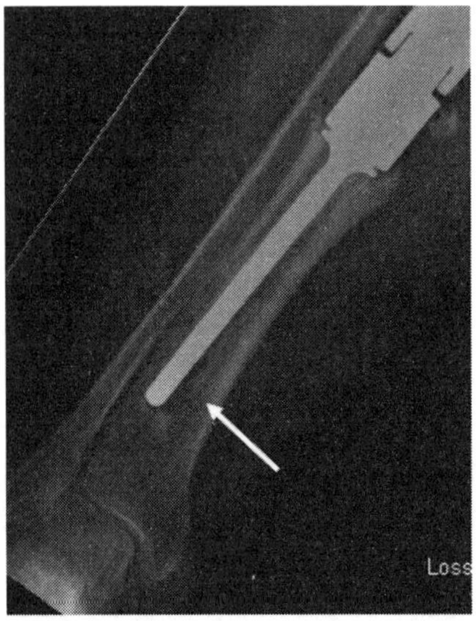

Fig. 8. Radiographie zoomée sur la tige tibiale d'une prothèse massive du genou. Noter (flèche blanche) le liséré périprothétique témoignant d'un descellement de l'implant.

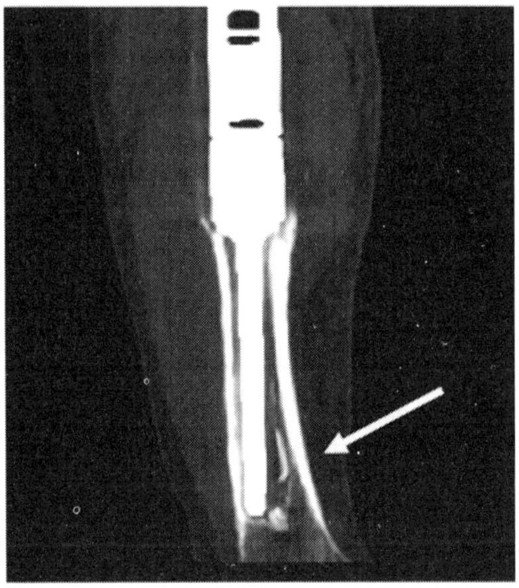

Fig. 9. TDM en séquence MARS du même patient que la Fig. 8. On note (en blanc) la zone de liséré correspondant à l'ostéolyse périprothétique. Le TDM permet d'apprécier la zone de descellement sur l'ensemble de la tige.

- La fréquence de consultation de contrôle sera variable la première année. Par exemple, nous revoyons les PTG au 45e jour postopératoire et à 3 Mois. **L'HAS recommande un suivi annuel pendant 5 ans puis biannuel après.**

B. Complications

1. Infection articulaire sur prothèse ou arthrite infectieuse

- **Il s'agit de la complication la plus redoutée. Il convient dans un premier temps de définir certains termes.**
  - Une infection précoce est définie comme une infection dont la symptomatologie d'évolution a débuté depuis moins de 4 semaines.
  - Une **infection chronique** a une symptomatologie évoluant depuis plus de 4 semaines.

- Une **infection hématogène** est une infection dont l'origine n'est pas dans l'articulation symptomatique. L'arthrite est secondaire à une dissémination secondaire.
- On parle d'infection du site opératoire quand on suppose une origine directe de l'arthrite secondaire à une contamination locale par inoculation directe. Celle-ci peut être secondaire à un **incident cicatricielle.**
- Une **infection nosocomiale** est une infection contractée dans un établissement de santé. Une infection est dite nosocomiale ou hospitalière, si elle est absente lors de l'admission du patient à l'hôpital et qu'elle se déclare au minimum 48 heures après l'admission.
- Le délai de 48 heures s'allonge jusqu'à 30 jours dans le cas d'infections de site opératoire, et jusqu'à un an s'il y a mise en place de matériel prothétique. Autrement dit, toute infection survenant sur une cicatrice chirurgicale dans l'année suivant l'opération, même si le patient est sorti de l'hôpital, peut être considérée comme nosocomiale.
- Ces termes peuvent être utilisés conjointement, l'un n'exclut pas les autres. On peut avoir une infection précoce ou tardive du site opératoire qui sera différent d'une infection précoce ou tardive hématogène. Dans les deux cas, elle peut être nosocomiale.

➤ **Examen clinique et paraclinique**

- Des signes généraux infectieux (fièvre, frissons asthénie), une température élevée, un aspect local inquiétant (Fig. 10) (rouge, chaud, déhiscence cicatrice, écoulement de pus, abcès, fistule) seront des arguments orientant fortement vers le diagnostic.

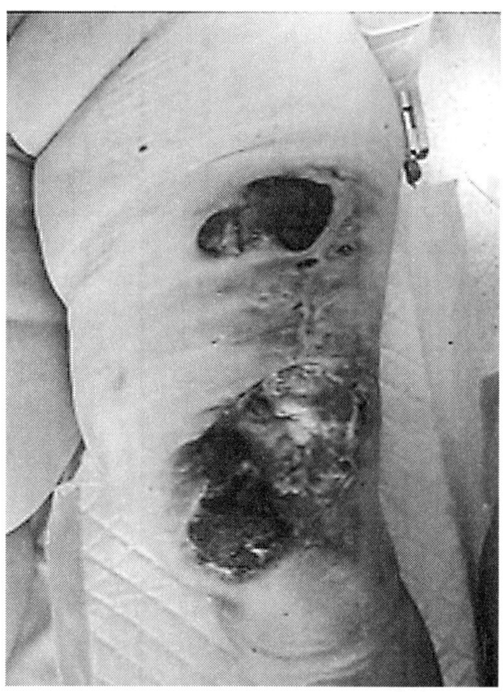

Fig. 10. Photographie d'une cuisse gauche. Évolution catastrophique d'une PTG avec nécrose cicatricielle, écoulement, fistule et abcès.

- Les examens paracliniques pour établir le diagnostic positif seront biologiques. Le bilan sanguin (NFS, VS, CRP) permettra d'orienter le diagnostic en cas de leucocytose augmenté associé à une augmentation de la VS et de la CRP. Une ponction articulaire pourra apporter des informations précises : aspect macroscopique (purulent), analyse cytologique et bactériologique. Cependant une ponction ne retrouvant pas de germe (c'est-à-dire une ponction négative) n'élimine pas pour autant le diagnostic d'infection.

- Le bilan d'imagerie est assez peu contributif pour établir le diagnostic d'une arthrite septique précoce. Les signes radiologiques (appositions périostées, ostéolyse, descellement) apparaissent en cas d'évolution chronique.

> **Prise en charge**

- La prise en charge est **médico-chirurgicale**, elle doit être décidée lors de réunion de concertation pluridisciplinaire.
- La prise en charge médicale sera centrée sur une **antibiothérapie d'abord probabiliste puis secondairement adapté** au résultat des analyses bactériologiques. L'antibiothérapie sera réalisée après les prélèvements profonds sauf en cas d'urgence vitale (choc septique).
- Les modalités chirurgicales sont multiples. Un lavage associé avec un changement des pièces mobiles est la thérapeutique la moins agressive. Le changement de la prothèse peut être indiqué, celui peut se faire en un ou deux temps chirurgicaux. C'est-à-dire que l'on peut réaliser l'ablation de la prothèse et la repose d'une nouvelle prothèse durant la même session opératoire, ou alors on divise en deux temps en mettant en place après l'ablation de la prothèse un espaceur en ciment biologique avant de faire la repose dans un second temps.
- Les indications thérapeutiques ne sont pas standardisées dans la plupart des cas ou plutôt ne sont pas universellement standardisées. Les décisions doivent être prises lors de **RCP sur les infections ostéoarticulaires.** Les choix seront affaire d'école et d'habitude notamment pour le choix entre un changement en un ou deux temps. La prise en charge des infections profondes précoces de genou ou de hanche a fait l'objet d'une recommandation HAS (*http://www.has-sante.fr/portail/upload/docs/application/pdf/201403/rbp_synthese_prothese_infectee.pdf*).

2. Usure

Les particules du couple de frottement qui sont émises par la prothèse lors des mouvements entraînent une réaction inflammatoire qui peut conduire à une ostéolyse périprothétique pouvant conduire au descellement de la prothèse. L'usure en elle-même n'est pas douloureuse mais son évolution qui peut entraîner une ostéolyse ainsi qu'un descellement des implants peut créer une douleur et une diminution de fonction. La surveillance régulière notamment radiologique a pour but de rechercher une usure de la prothèse.

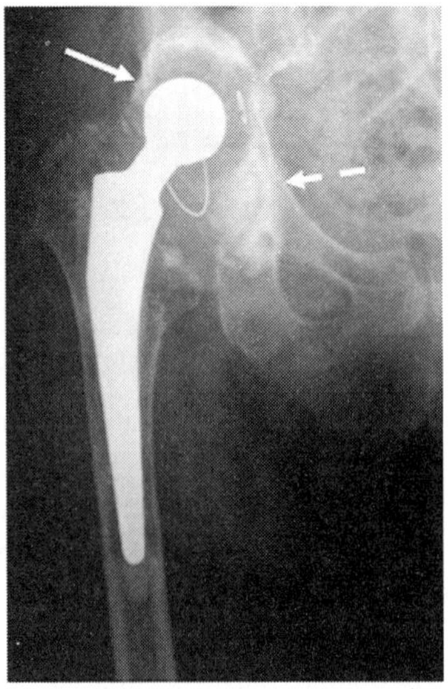

Fig. 11. Radiographie hanche gauche de Face. Usure de la partie acétabulaire de cette PTH.
Noter que la tête fémorale n'est plus centrée dans la partie acétabulaire (flèche pleine). Par ailleurs, on peut noter une ostéolyse périprothétique acétabulaire importante avec migration en proximal de l'implant (flèche en pointillé montre emplacement initial de la prothèse).

3. Descellement

Il s'agit de la faillite de la fixation de la prothèse à l'os. Au bilan d'imagerie, on peut mettre en évidence un **liseré périprothétique** ainsi qu'une ostéolyse. Cette complication nécessite un changement des implants.

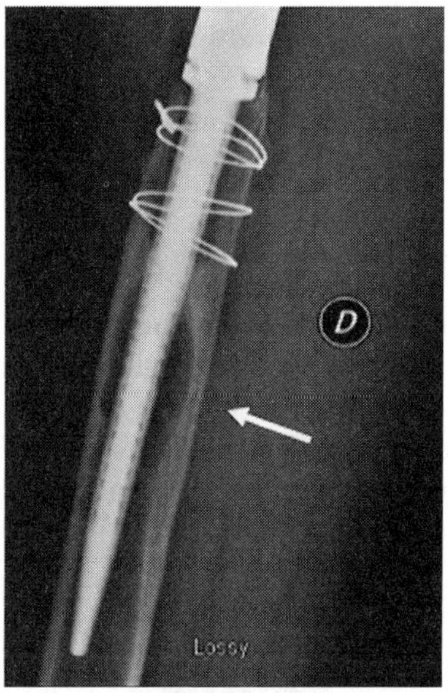

Fig. 12. Radiographie zoomée sur la tige fémorale d'une prothèse de hanche. Noter (flèche blanche) le liseré périprothétique.

4. Luxation

Il s'agit de la perte de contact entre les implants. La prothèse de hanche est la prothèse articulaire le plus souvent touchée par cette complication. Les causes peuvent être multiples : infection, mouvement luxant, erreur de positionnement des implants. Le traitement est la réduction sous anesthésie générale en urgence. En cas de récidive, un bilan complémentaire d'imagerie (TDM) doit être réalisé pour vérifier l'absence d'infection et le positionnement des implants. Une instabilité prothétique va conduire à un changement de prothèse.

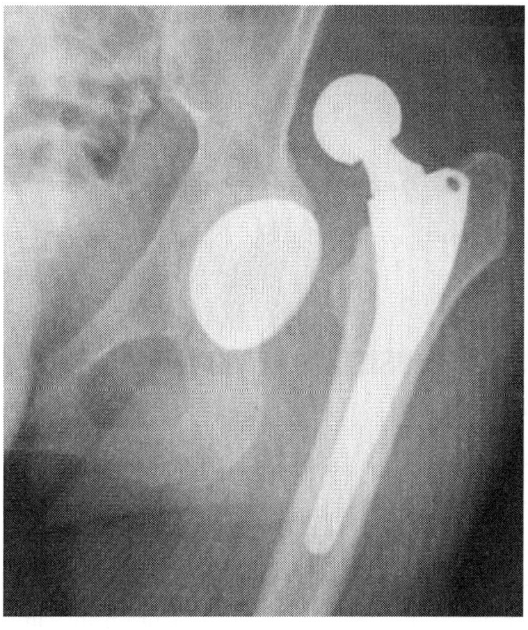

Fig. 13. Radiographie de la hanche gauche de face. Luxation de prothèse de hanche. il y a une perte de contact entre les deux parties de la prothèse.

5. Inégalité de longueur des membres inférieurs

Complications généralement secondaires à une prothèse totale de hanche. Il s'agit de la première cause de litige entre patient et chirurgien.

6. Raideur

La raideur correspond à une **limitation fixée et permanente des amplitudes articulaires**. Il s'agit d'une complication plus souvent rencontrée après les PTG. Elle peut conduire à une nouvelle intervention chirurgicale. En fonction du délai après la chirurgie et de l'importance de la raideur il peut être proposé une mobilisation sous anesthésie générale, une arthrolyse ou un changement de la prothèse.

7. Fracture sur prothèse

Il s'agit d'une pathologie de plus en plus fréquente du fait de l'augmentation du nombre de prothèses implantées et de l'augmentation des activités physiques chez les seniors. Les patients présentent une fracture en regard d'une des pièces de la prothèse. Le traitement de cette pathologie est chirurgical. Soit la prothèse est encore scellée et le capital osseux suffisant pour permettre une ostéosynthèse, soit il faut réaliser un changement de prothèse.

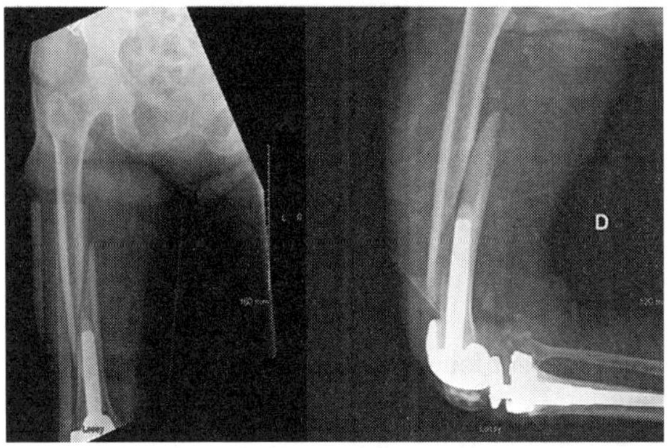

Fig. 14. Radiographie du fémur droit de face et profil. Fracture du fémur en regard d'une prothèse de genou. La prothèse ne semble pas descellée (pas de liseré) et le capital osseux permet d'envisager une ostéosynthèse.

8. Rupture d'implant

Il s'agit d'une complication exceptionnelle durant laquelle l'implant se casse. Elle doit faire l'objet d'un changement prothétique ainsi que d'une déclaration de matériovigilance.

9. Thrombose veineuse profonde et embolie pulmonaire

(Cf. question spécifique.)

IV. EN CONCLUSION, PLUSIEURS NOTIONS MÉRITENT D'ÊTRE RAPPELÉES

- La consolidation osseuse est un phénomène complexe dans lequel de multiples facteurs rentrent en jeu.
- La prise en charge **d'une prothèse infectée est médico-chirurgicale**. Les décisions doivent être prises lors de réunion de **concertation pluridisciplinaire.**
- En cas de suspicion d'infection, aucun traitement antibiotique ne doit être donné avant réalisation de prélèvements profonds.
- Toute évolution anormale d'une chirurgie doit faire évoquer en premier lieu une **complication infectieuse**

Synthèse

1. **Consolidation osseuse**
   - phases : 1) inflammatoire, 2) prolifération, 3) remodelage
   - Au-delà de 6 mois : absence de consolidation = pseudarthrose
   - Facteurs influençants : liés à fracture, liés au traitement, liés au patient (tabac +++)
2. **Ostéosynthèse**
   - Objectif : réduction anatomique, mobilisation précoce
   - Classification : latérocortical (plaque = à foyer ouvert), centromédullaire (clou = à foyer fermé), fixateur externe
   - Complication :
     - infection : première à évoquer
     - défaut de consolidation : retard de consolidation, pseudarthrose, cal vicieux
3. **Prothèse**
   - Surveillance
     - rythme régulier, multidisciplinaire
     - annuel pendant 5 ans puis biannuel après
   - Complication
     - infection : la première à rechercher en cas de problème
       - prise en charge multidisciplinaire
       - recommandations HAS pour infection précoce
     - mécanique : usure, descellement, luxation, rupture implant
     - inégalité de longueur
4. **Ne pas oublier la prise en charge thromboembolique**
5. **TOUTE SUITE INHABITUELLE DE CHIRURGIE ORTHOPÉDIQUE DOIT FAIRE ÉVOQUER UNE INFECTION**

Chapitre 19

Item 359

FRACTURES DE L'EXTRÉMITÉ SUPÉRIEURE DU FÉMUR

Laurent GALOIS

UE 11. Urgences et défaillances viscérales aiguës

Item 359. Fractures de l'extrémité supérieure du fémur

OBJECTIFS

- Diagnostiquer une fracture de l'extrémité supérieure du fémur
- En connaître les implications sur l'autonomie du patient

I. DÉFINITION

- Les fractures de l'extrémité supérieure du fémur (FESF) sont des fractures fréquentes, de l'ordre de 50 000 cas par an, touchant préférentiellement la population âgée avec une forte prédominance féminine (ostéoporose, longévité supérieure aux hommes). Chez les sujets âgés, elles sont à l'origine d'une surmortalité. Les traumatismes sont le plus souvent à basse énergie chez ces patients âgés. Chez le sujet jeune, ces fractures surviennent à l'occasion de traumatismes à haute énergie (chute de lieu élevé, accident de la voie publique).
- Ces fractures regroupent 2 entités différentes : les fractures du col fémoral ou fractures cervicales d'une part, et les fractures du massif trochantérien ou fractures trochantériennes d'autre part. Les conditions vasculaires et mécaniques différentes expliquent les modalités de prise en charge différente de ces 2 types de FESF. Si le massif trochantérien est richement vascularisé et ne demande qu'à consolider après ostéosynthèse, ce n'est pas le cas des fractures cervicales qui pour des raisons de précarité de vascularisation sont exposées à la nécrose et à la pseudarthrose.

II. RAPPEL ANATOMIQUE

- La zone cervicale s'étend de la base de la tête fémorale à la limite de la zone d'encroûtement cartilagineux jusqu'à la ligne inter-trochantérienne sur laquelle s'insère la capsule. La zone trochantérienne s'étend de la ligne inter-trochantérienne à 5 centimètres au-dessous du petit trochanter dans la région de la jonction métaphyso-diaphysaire supérieure (Fig. 1).

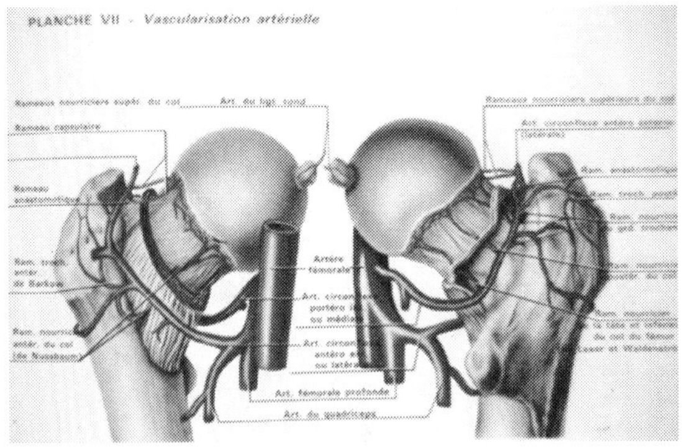

Fig. 1. Cercle artériel au niveau de l'extrémité supérieure du fémur.

- L'anatomie de ces régions permet de mieux comprendre les différences entre les fractures cervicales et les fractures trochantériennes.

A. Les fractures cervicales

- Le trait passe par la zone cervicale.
- La zone cervicale est intra-articulaire ; le col est formé d'un os cortical dense ; les forces de cisaillement prédominent dans cette région sur les forces de compression ; la vascularisation de la tête fémorale est assurée par les vaisseaux endo-médullaires, l'artère du ligament rond et les vaisseaux capsulaires issus du cercle circonflexe antérieur et postérieur dont l'artère principale est l'artère polaire supérieure qui pénètre dans la capsule au niveau de la fossette digitale et chemine le long de la partie supérieure de la capsule avant de pénétrer dans la tête fémorale à sa partie supérieure dans la zone d'encroûtement cartilagineux.
- La consolidation des fractures de cette région est longue, quatre mois en moyenne.
- La nature de l'os cortical, la prédominance des forces de cisaillement, expliquent la fréquence des retards de consolidation et des pseudarthroses.
- La précarité de la vascularisation après fracture du col du fémur qui entraîne une interruption de la vascularisation endo-médullaire explique la fréquence des complications à type de nécrose ischémique de la tête fémorale.

B. Les fractures trochantériennes

- Le trochanter est extra articulaire, composé essentiellement d'os spongieux ; cette région reçoit essentiellement des forces de compression ; la vascularisation est riche.
- Les fractures trochantériennes consolident en moyenne en une quarantaine de jours.
- Elles se compliquent essentiellement de cals vicieux.

III. MÉCANISMES LÉSIONNELS ET TERRAIN

- Les fractures de l'extrémité supérieure du fémur peuvent survenir par des mécanismes à haute ou à basse énergie.
- Les mécanismes à haute énergie surviennent lors d'accidents de la circulation, le plus
- souvent par syndrome du tableau de bord. Les forces violentes de compression sont transmises depuis le tableau de bord par le genou et le fémur jusqu'à l'extrémité supérieure du fémur.
- Ces fractures peuvent également survenir par des mécanismes à basse énergie, par exemple une simple chute de sa hauteur sur un os pathologique. Ces fractures sont le plus souvent l'apanage des sujets âgés qui ont un os ostéoporotique et beaucoup

plus rarement, des sujets plus jeunes ayant des troubles du métabolisme osseux ou des tumeurs primitives ou secondaires.

- Le sujet âgé est le terrain de prédilection. La F.E.P.F. survient après une chute domestique particulièrement fréquente à cet âge souvent après un malaise cardiaque (trouble du rythme), un accident vasculaire cérébral mineur et transitoire, un malaise hypoglycémique ou tout simplement un faux pas favorisé par le manque d'agilité, la mauvaise vue.
- Les chutes sont fréquentes chez la personne âgée : 1/3 des plus de 65 ans feraient au moins une chute par an ; cinq pour cent des chutes s'accompagnent de fractures : poignet, humérus proximal, branche ischio-pubienne et fémur proximal sont les localisations exclusives chez la personne âgée.
- La perte progressive du capital osseux est un phénomène physiologique qui débute tôt et accélère à la ménopause. L'ostéoporose entraîne une diminution de masse minérale de l'os. Ceci se traduit par une porosité accrue des corticales et une disparition des travées spongieuses cervico-céphaliques donc une plus grande fragilité. Dans certains cas, il semble même que la fracture soit spontanée et puisse précéder la chute. L'ostéoporose est multi-factorielle : hormonale (ostéopénie oestrogénique ménopausique, hyperparathyroïdie sénile) alimentaire (insuffisance en vitamine D, diminution apport calcique), sédentarité.
- Dans ces tranches d'âge, les défaillances organiques ou comorbidités présentés antérieurement à la fracture vont expliquer sa gravité. Elles sont présentes chez 50 à 65 % des patients :
  - troubles cardio-respiratoires : hypertension, infarctus, troubles du rythme ;
  - troubles neurologiques : sénilité, séquelle d'hémiplégie, Parkinson ;
  - troubles vasculaires : artério-sclérose, insuffisance veineuse ;
  - diabète.
- Ces troubles organiques expliquent la mortalité post-opératoire importante, soit environ 25 à 30 %. Il s'agit en fait d'une surmortalité c'est-à-dire, une augmentation du taux habituel de décès connus pour la tranche d'âge considérée. Cette surmortalité s'étale sur 1 à 2 ans qui suivent le traumatisme. Ses facteurs sont l'âge, le sexe (surmortalité masculine), les pathologies pré-existantes (en particulier cardio-vasculaire et démence sénile).

IV. DIAGNOSTIC

Le diagnostic est clinique et repose sur l'analyse des radiographies du bassin et de la hanche de face et de profil réalisées devant une douleur de la hanche consécutive à une chute.

A. Diagnostic clinique

La clinique est commune aux fractures cervicales et aux fractures trochantériennes. Le malade, à la suite d'une chute de sa hauteur ou d'un accident de la circulation, se plaint d'une douleur de l'aine avec impotence fonctionnelle du membre inférieur concerné (le malade ne peut décoller le talon du lit) ; il se présente dans une position typique, raccourcissement du membre, rotation externe, adduction (le bord externe du pied repose sur le plan de la table) (Fig. 2).

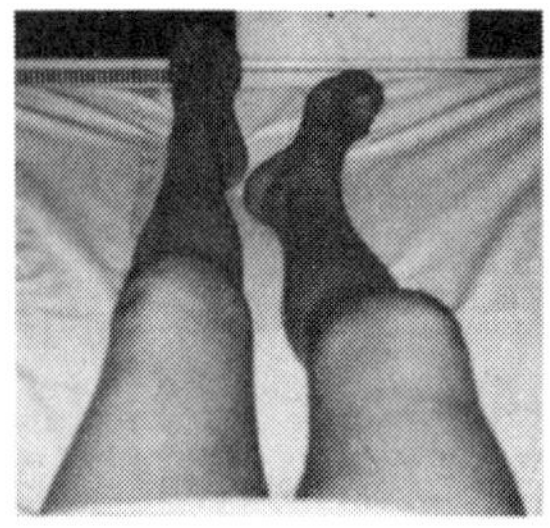

Fig. 2. Déformation du membre inférieur en raccourcissement, adduction, rotation externe.

Il existe des variantes à cette position en fonction de certains types de traits de fracture notamment cervicale, dont il faudra tenir compte. Par exemple, la fracture cervicale en coxa valga (Garden 1) où l'impotence fonctionnelle peut être partielle (la patiente peut encore se mobiliser) et les douleurs plus limitées. Dans cette situation, le membre en adduction, allongement, rotation indifférente.

Il convient à ce stade de contrôler l'absence de complications immédiates vasculaires et/ou nerveuses par la prise des pouls périphériques, l'examen de la sensibilité du membre et de sa motricité. Cependant, les complications vasculaires et nerveuses sont exceptionnelles dans ce type de fracture.

On cherchera à évaluer le degré d'autonomie de patients grâce au score de PARKER (marche oui/non (3 pts), avec ou sans aide technique (3 pts), domicile/extérieur/courses (1/2/3 pts) pour un maximum de 9 points chez les patients autonomes).

B. Diagnostic radiologique

Deux clichés sont indispensables à la fois pour affirmer le diagnostic de fracture de l'extrémité supérieure du fémur et en évaluer les facteurs pronostics. Bien que réalisées dans les conditions des urgences, ces radiographies doivent être techniquement bien faites.

- Radiographie de face en rotation interne de 10° du membre inférieur : ce cliché permet de faire une vraie face du col qui est anatomiquement en antéversion de 10 à 20°.
- Un cliché de profil : cliché de profil dit « profil chirurgical » ou « profil inguinal » ou « profil d'Arcelin. »

C. Classification des fractures

1. Les fractures cervicales

- Les fractures cervicales sont classées selon la localisation du trait de fracture (Delbet), selon l'obliquité du trait (Pauwels) et selon le déplacement (Garden).
- Le trait de fracture peut être : sous-capital (A), trans-cervical (B) ou basi-cervical (C) (Fig. 3).

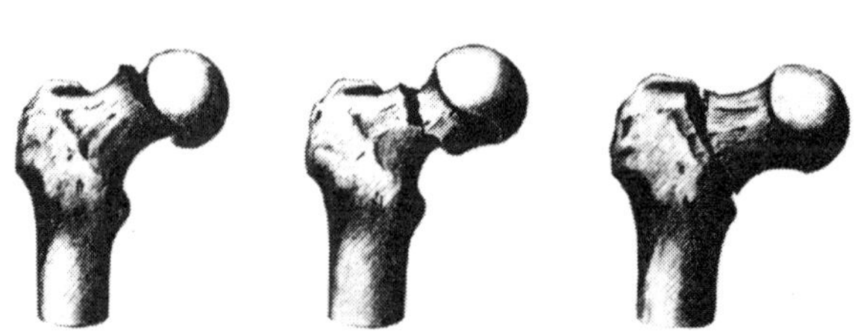

A B C

Fig. 3. Classification des fractures cervicales selon la localisation du trait.

- Le trait de fracture peut être plus ou moins vertical ou horizontal. Plus le trait est vertical, plus la fracture est instable car les forces lors de la mise en charge sont essentiellement en cisaillement favorisant le déplacement de la fracture et sa non consolidation ou pseudarthrose. Plus le trait est horizontal, plus les forces sont en compression favorisant la consolidation osseuse. La classification de Pauwels analyse sur la radiographie de face l'orientation du trait de fracture (Figure 4). Il existe 3 types :

- **Type 1** : le trait est proche de l'horizontale (< 30°): le foyer fracturaire est le siège d'efforts prédominants de compression (relative stabilité fracturaire) ;
- **Type 2** : le trait est perpendiculaire à l'axe du col (50°): les efforts en compression sont moindres, ceux de cisaillement au niveau du foyer sont plus importants ;
- **Type 3** : le trait est verticalisé (> 70°): les contraintes en cisaillements sont majeures et le risque de pseudarthrose élevé.

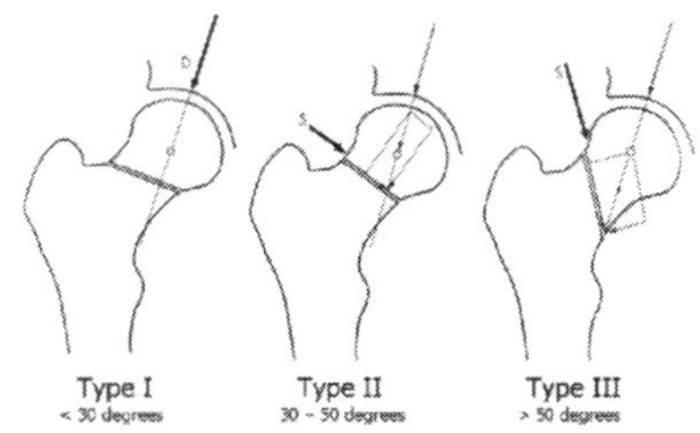

Fig. 4. Classification des fractures cervicales selon la verticalité du trait (Pauwels).

➤ La fracture peut être plus ou moins déplacée en valgus ou varus, engrénée ou désengrénée. Plus le déplacement est important plus le risque de lésions vasculaires augmente, et plus le risque d'ostéonécrose de la tête fémorale est accru. C'est la classification de Garden (Figure 5). Cette classification est une classification anatomo-radiologique basée sur l'analyse des travées osseuses du col fémoral sur une radiographie du bassin de face. Il existe 4 types :

- **Type I** : fracture avec impaction du col, engrenée et déplacée en valgus : le col est raccourci et la capsule est détendue ; le risque de rupture de l'artère est faible ;
- **Type II** : fracture non déplacée ; le risque de rupture de la capsule est nul et le risque de lésion de l'artère est faible : cependant, le risque de nécrose n'est pas nul puisqu'il est évalué à 20 % en raison de la présence de l'hématome intra-articulaire qui crée une tension ;
- **Type III** : fracture déplacée en varus avec conservation d'une charnière interne, la capsule est mise en tension, partiellement déchirée mais résiste ; le risque de rupture de l'artère est important avec un risque de nécrose de l'ordre de 50 % ;
- **Type IV** : fracture déplacée en varus, avec perte de contact au niveau de la charnière interne ; la capsule est rompue, le risque de nécrose est élevé de l'ordre de 70 %.

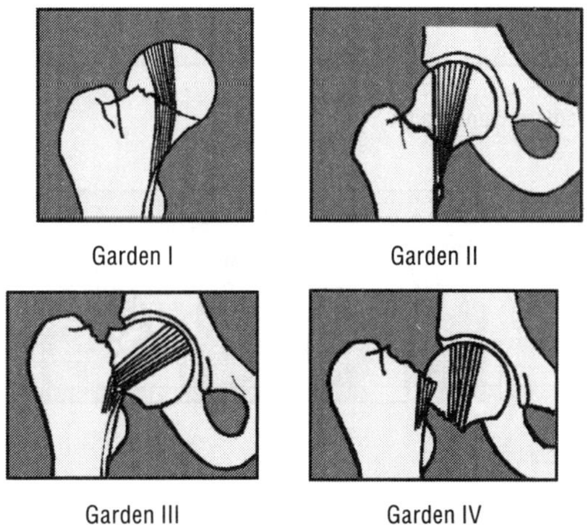

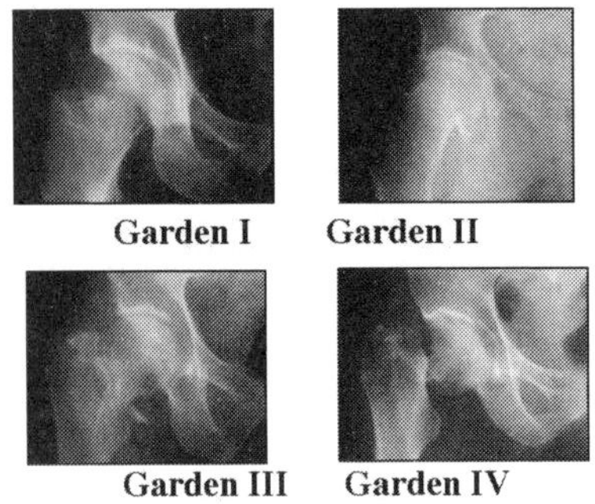

Fig. 5. Classification des fractures cervicales selon le déplacement (Garden).

2. Les fractures du massif trochantérien

➤ Les fractures trochantériennes sont classées selon la situation du trait de fracture : cervico-trochantérienne, per-trochantériennes, trochantéro-diaphysaire, sous-trochantérienne (Figs. 6).

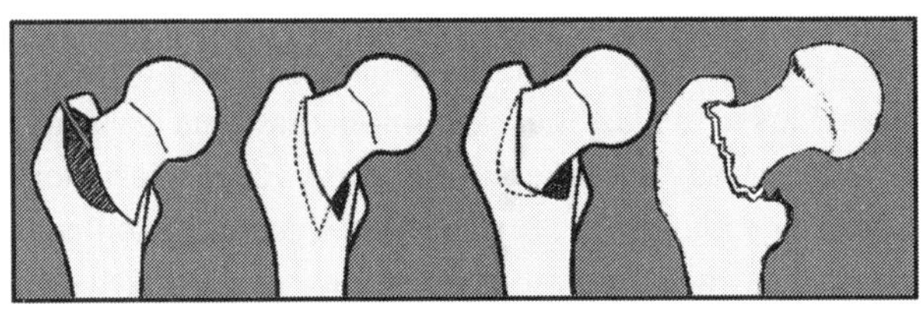

Fractures cervico-trochantériennes.

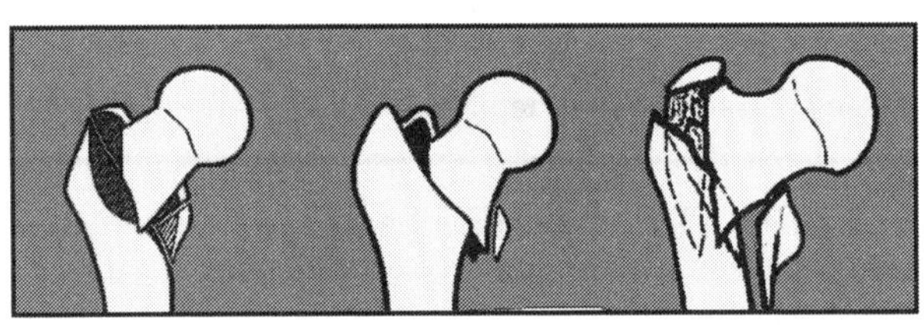

Fractures per-trochantériennes complexes.

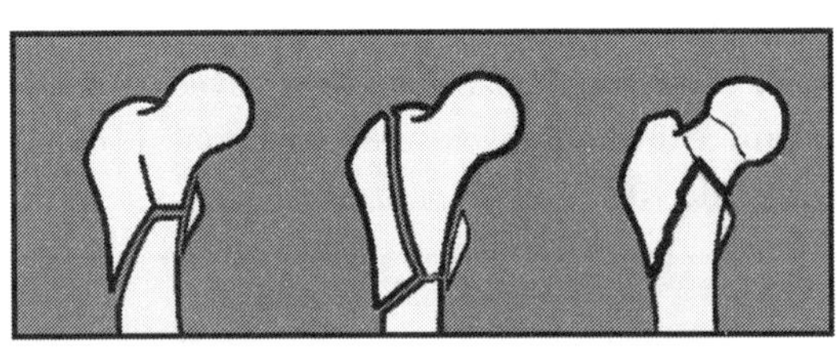

Fractures trochantéro-diaphysaires.

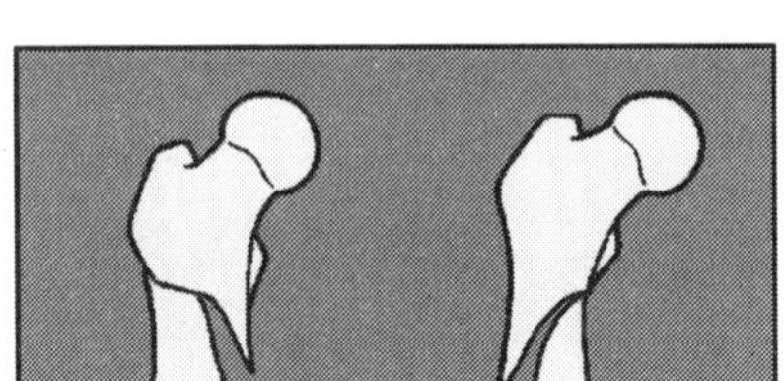

Fractures sous-trochantériennes.

Figs. 6. Classification des fractures du massif trochantérien.

- L'élément essentiel à analyser est la stabilité de la fracture. Le point commun des fractures instables, est la fracture avec détachement du petit trochanter. La perte de la console d'appui interne entraîne une instabilité de l'ensemble de la fracture. Les formes les plus instables, sont celles à 4 fragments : la tête fémorale, la métaphyse fémorale, le petit trochanter, et le grand trochanter.

V. TRAITEMENT

Il dépend de l'âge du patient et du type de fracture. Le geste opératoire ne doit pas forcément être réalisé en urgence mais plutôt en urgence différée. Les personnes qui présentent des fractures de l'extrémité supérieure du fémur sont souvent âgées ; il est recommandé de faire un bilan médical complet et une préparation à l'anesthésie ; le geste opératoire peut être réalisé dans les 48 heures qui suivent la fracture.

A. Traitement d'attente

Il est nécessaire de réaliser une mise en traction du membre inférieur pour lutter contre la douleur responsable du choc (le deuxième facteur de choc est l'hypovolémie). La traction peut être trans-tibiale par une broche ou traction collée à la jambe en fonction des habitudes et de l'état cutané. La traction doit être trans-tibiale pour laisser une articulation entre un éventuel point d'entrée infectieux (la broche dans le tibia) et le foyer chirurgical (l'extrémité supérieure du fémur). Le malade doit être « nursé » pendant l'attente pour prévenir les complications du décubitus qui commencent dès le premier jour (voir chapitre « complications »).

B. Traitement des fractures cervicales

1. Le but

- Redonner aux personnes âgées une fonction la plus rapide possible.
- Chercher à conserver la tête fémorale par tous les moyens chez les sujets jeunes.

2. Les moyens

a. Traitement orthopédique

Le traitement orthopédique des fractures cervicales ne s'envisage plus aujourd'hui qu'en attente d'un traitement chirurgical. En effet, traiter par mise en traction et décubitus une fracture cervicale, nécessiterait des mois d'hospitalisation avec un risque de complication décubitus même chez les sujets jeunes.

b. Ostéosynthèse

Les fractures cervicales peuvent être réduites sur table orthopédique par des manoeuvres adaptées, le plus souvent traction – rotation interne – adduction, et ostéosynthésées par des vis ou une vis-plaque. Les vis peuvent être placées en per cutané mais sont moins stables qu'une vis plaque. Les vis plaques possèdent une prise par vis ou lame dans la tête fémorale et le col et un appui par plaque vissée à la face externe de l'extrémité supérieure du fémur.

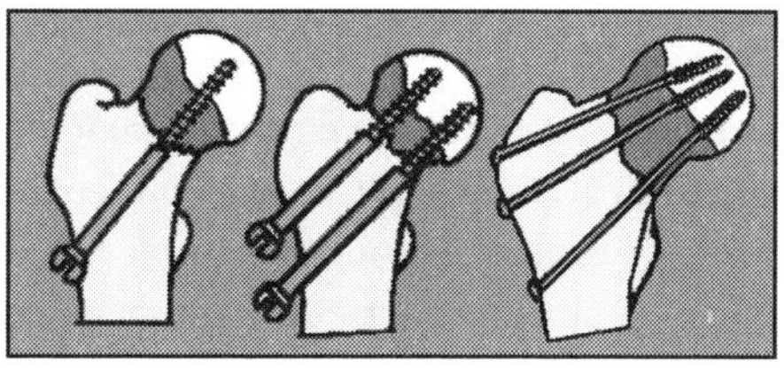

Fig. 7. Vissage de fractures cervicales.

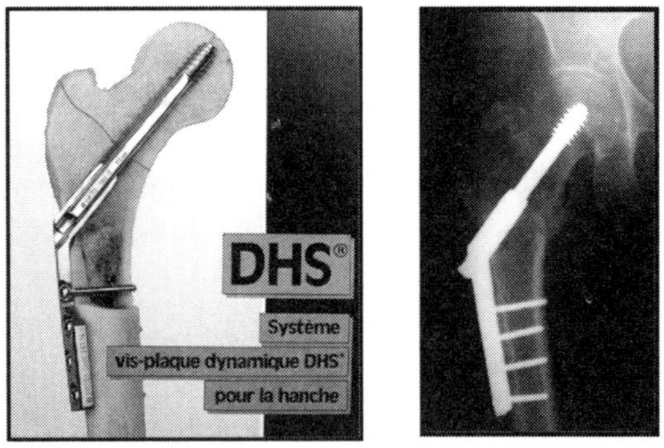

Fig. 8. Ostéosynthèse d'une fracture cervicale par vis-plaque.

c. Prothèse céphalique

Il est possible de remplacer par une prothèse uniquement la tête fémorale. Le modèle de base de ce type de prothèse est la prothèse dite de Moore, du nom de son concepteur. Il s'agit d'une prothèse uniquement encastrée, non fixée par du ciment de stabilisation et dont la tête est d'un diamètre identique à celui de la tête fémorale réséquée. Ces modèles de prothèse donnent une excellente stabilité pour une intervention chirurgicale peu traumatisante. Cependant, au bout de quelques années de marche, la prothèse devient douloureuse par usure de l'acétabulum. Ces modèles de prothèse sont à réserver aux personnes âgées avec un faible périmètre de marche.

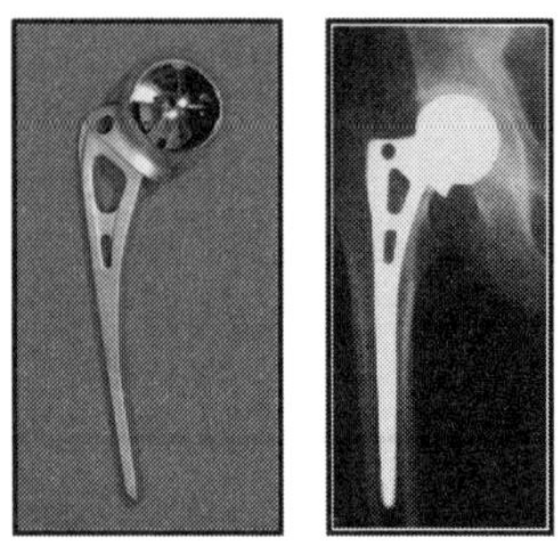

Fig. 9. Prothèse céphalique.

d. Prothèse intermédiaire

Une tête à double glissement (une petite tête dans une grosse tête) améliore la stabilité de l'implant, et diminue les risques d'usure de l'acétabulum.

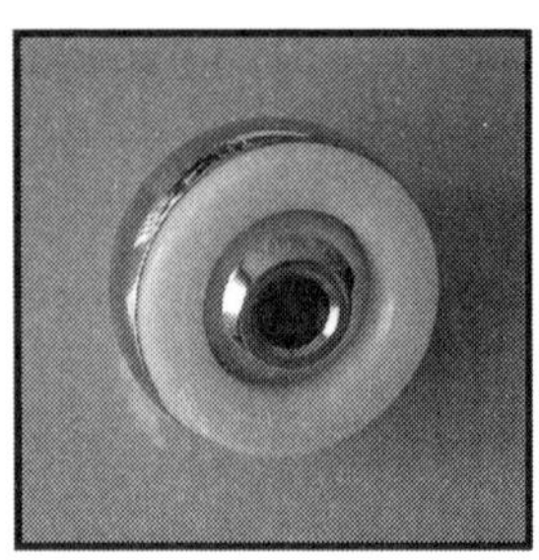

Fig. 10. Tête à double glissement d'une prothèse intermédiaire.

e. Prothèse totale de hanche

Elle comprend une pièce acétabulaire et une pièce fémorale. Elle peut être fixée par du ciment chirurgical ou être posée sans ciment, simplement impactée, la colonisation osseuse de la prothèse permettant de la fixer ; ces derniers modèles ont en effet un type de surface particulier, microporeux, obtenu par sablage, éventuellement recouvert d'hydroxyapatite qui permet de guider la colonisation osseuse. Le résultat d'une prothèse totale de hanche est souvent excellent avec la reprise d'une fonction normale ; la longévité peut être estimée aujourd'hui entre 15 et 30 ans. Cependant, il existe des risques (voir chapitre « complications des prothèses »).

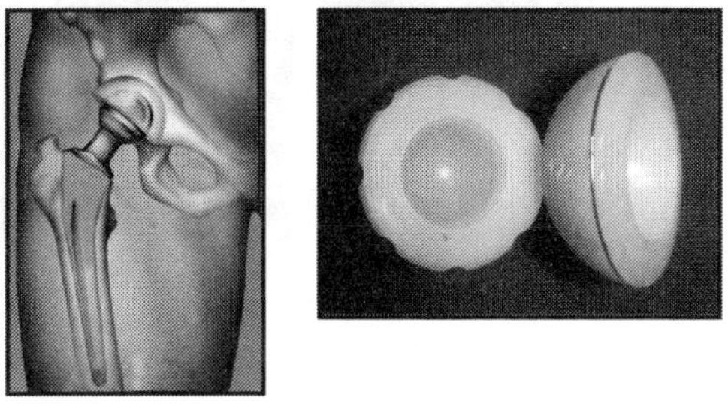

Fig. 11. Prothèse totale de hanche : 1 tige fémorale + 1 implant acétabulaire.

3. Indications

- Lorsque le sujet est très âgé (> 80 ans) avec d'importants facteurs de risque, la pose d'une prothèse céphalique ou intermédiaire est indiquée ;
- Lorsque le sujet est jeune (< 50 ans) avec un bon état général, la conservation de la tête fémorale est indiquée, l'objectif étant d'éviter de mettre une prothèse de hanche à cet âge ; en cas de complications à type de nécrose de la tête fémorale ou de pseudarthrose, une prothèse de hanche sera secondairement discutée ;
- Lorsque le sujet est entre 50 et 80 ans, c'est le type de fracture céphalique et l'état général du patient qui va guider le choix entre chirurgie conservatrice ou chirurgie prothétique :
  - fracture Garden 1 ou 2 : vissage ;
  - fracture Garden 3 , Pauwels 1 ou 2 : vissage versus prothèse ;
  - fracture Garden 3, Pauwels 3, ou fracture Garden 4 : prothèse.

C. Traitement des fractures du massif trochantérien

1. Les buts

- Permettre la mise au fauteuil rapide du patient pour éviter les complications du décubitus ;
- Favoriser la consolidation de la fracture en évitant les cals vicieux.

2. Les moyens

a. Traitement orthopédique

Comme pour les fractures cervicales, le traitement orthopédique est un traitement d'attente, sauf si la patient présente des contre-indications à la chirurgie.

b. Ostéosynthèse

Après réduction de la fracture sur table orthopédique, l'ostéosynthèse est réalisée par un système de vis-plaque ou lame-plaque, ou clou fémoral proximal (clou gamma) verrouillé.

c. Prothèse trochantérienne

Des modèle particuliers de prothèse de hanche permettent de remplacer la tête du fémur, le col, et une partie de la zone trochantérienne fracturée ; ce sont des prothèses massives de reconstruction.

3. Les indications

L'indication est pratiquement dans tous les cas, une réduction de la fracture associée à une ostéosynthèse. Dans de rares cas (arthrose associée ou fracture particulièrement instable), une prothèse pourra être utilisée.

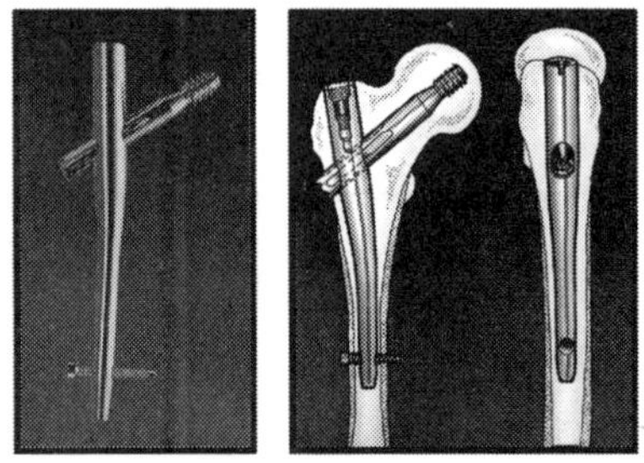

Fig. 12. Ostéosynthèse d'une fracture per-trochantérienne.

VI. COMPLICATIONS

A. Générales

La morbi-mortalité liée à ces fractures est loin d'être négligeable. Il convient donc de ne pas banaliser cette fracture lors des informations données à la famille de ces patients. Le risque de perte d'autonomie est réel et doit être évalué. L'évolution peut se faire vers la décompensation de tares pré-existantes (cardio-vasculaires, respiratoires, rénale, métaboliques, etc.) et les complications de décubitus (thrombophlébite, embolie pulmonaire, infection respiratoire, infection urinaires, escarres cutanées). Le traitement préventif thrombo-embolique est indispensable dès la prise en charge initiale. L'objectif du traitement chirurgical est donc de remettre rapidement les patients debout ou au moins au fauteuil pour limiter le risque de décompensation et de complications liées au décubitus.

B. Liées à la fracture

Les complications secondaires sont différentes selon la nature de la fracture initiale. En effet, les **conditions mécaniques** sont différentes entre la région cervicale et la région trochantérienne. Ainsi, les contraintes mécaniques tendent à séparer les fragments au niveau cervical alors qu'elles tendent à les impacter au niveau trochantérien. Par ailleurs, les **conditions vasculaires** sont également différentes avec une vulnérabilité de la vascularisation au niveau du col ce qui n'est pas le cas au niveau trochantérien.

1. Les fractures cervicales

a. Pseudarthrose du col du fémur

Si au bout de 3 mois, la fracture du col du fémur n'est pas consolidée, il s'agit d'un retard de consolidation. Si elle n'est pas consolidée au bout de 6 mois, il s'agit d'une pseudarthrose. Elle est favorisée par un trait de fracture plutôt vertical (Pauwels 3) et/ou une ostéosynthèse insuffisamment stable. Le traitement repose sur une ostéotomie de valgisation trochantérienne pour horizontaliser le trait de fracture et favoriser les forces en compression chez le sujet jeune, ou une prothèse de hanche chez le sujet plus âgé.

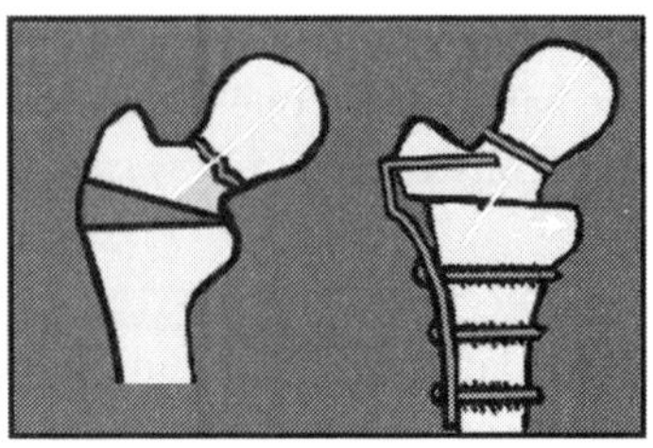

Fig. 13. Ostéotomie de correction pour pseudarthrose du col du fémur.

b. Ostéonécrose de la tête fémorale

Elle se traduit cliniquement par l'apparition, à distance du traitement de la fracture, d'une douleur diurne et nocturne intense. La nécrose peut être au stade de début, diagnostiquée par la scintigraphie osseuse ou l'IRM. L'IRM est souvent contre-indiqué en cas de matériel métallique présent dans le fémur. Au stade d'effondrement sous-chondral, la tête fémorale s'effondre. Le diagnostic est alors facilement fait sur des radiographies de la hanche. La solution chirurgicale est alors, quel que soit l'âge, une prothèse totale de hanche.

2. Les fractures trochantériennes

La complication principale des fractures trochantériennes est le cal vicieux. Il s'agit le plus souvent d'un cal vicieux en varus, raccourcissement et rotation externe. Cependant, ce type de cal vicieux compensé par une chaussure orthopédique, permet à une personne âgée de rester autonome. C'est chez les sujets jeunes qu'il convient d'éviter le plus possible l'apparition de ces cals vicieux pour retrouver une fonction normale ainsi que la reprise d'une profession mettant en jeu les membres inférieurs. Il est ainsi bon de différer la remise en charge des formes les plus instables jusqu'à apparition d'un cal osseux de consolidation radiovisible, c'est-à-dire vers la fin du premier mois post-opératoire. Le traitement d'une importante pseudarthrose chez un sujet jeune peut être une ostéotomie trochantérienne de réorientation.

VII. CONCLUSION

Les fractures de l'extrémité supérieure du fémur par leur fréquence et leurs conséquences constituent un problème de santé publique important. Leur prévention est un axe de santé public majeur. La prévention du risque de chutes, le renforcement du terrain squelettique par mesures hygiéno-diététiques, médicamenteuses (traitement de l'ostéoporose), l'amélioration des conditions d'habitat (éviction des causes de chute au domicile), etc. sont autant de mesures visant à diminuer leur fréquence.

EXEMPLES

- Fracture pertrochantérienne gauche / ostéosynthèse par clou centro-médullaire

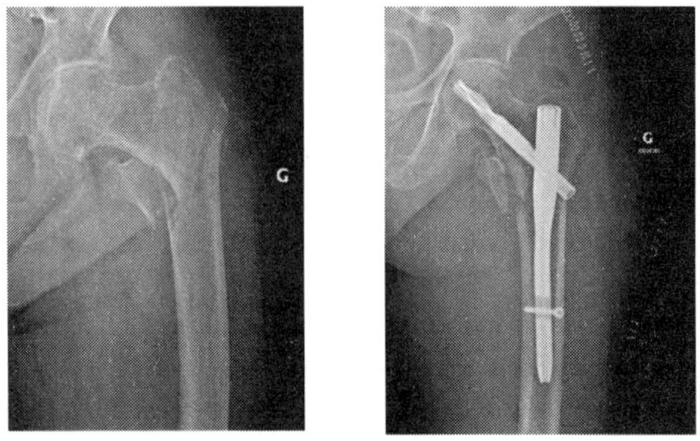

- Fracture per-trochantérienne / ostéosynthèse par vis-plaque en compression

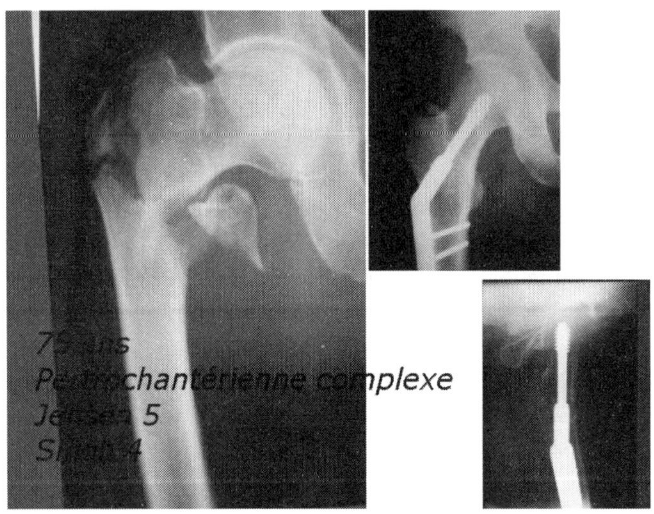

- Fracture Garden 1 / triple vissage

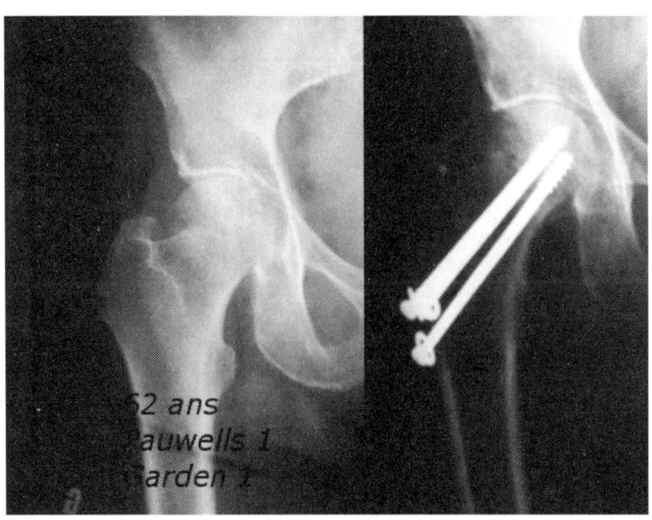

- Fracture Garden 3 / prothèse intermédiaire

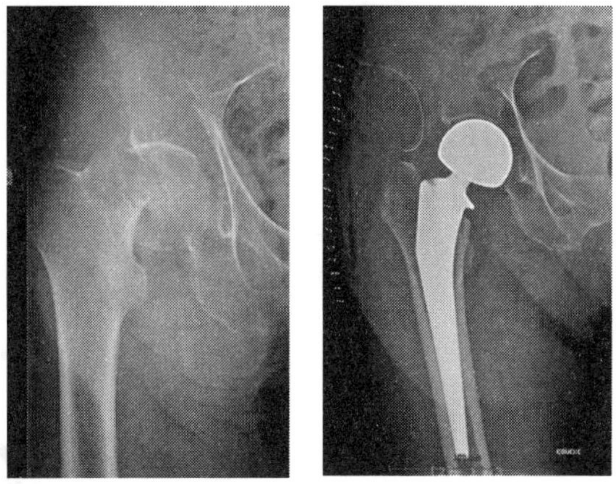

- Fracture Garden 4 / prothèse totale de hanche

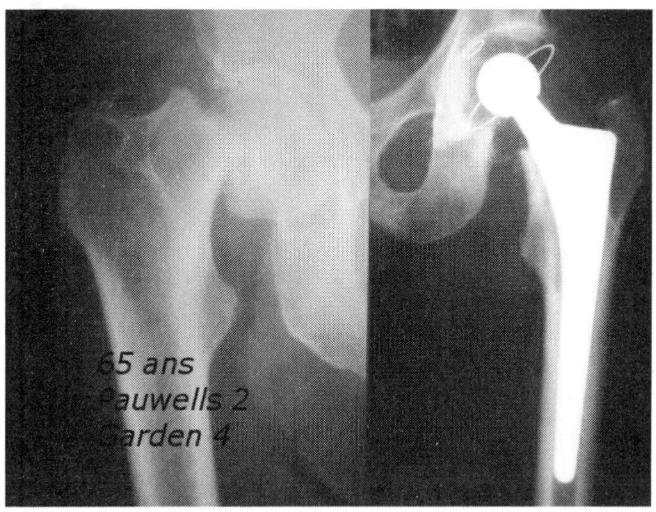

Chapitre 20

Item 359

FRACTURES DE L'EXTRÉMITÉ INFÉRIEURE DU RADIUS

Pierre MANSAT, Stéphanie DELCLAUX

UE 11. Urgences et défaillances viscérales aiguës

N° 359. Fractures fréquentes de l'adulte et du sujet âgé

OBJECTIF

- Diagnostiquer une fracture de l'extrémité inférieure du radius.

Les fractures de l'extrémité distale du radius sont des fractures intéressant essentiellement la **métaphyse** mais pouvant aussi concerner **l'épiphyse distale**. L'épiphyse distale est articulaire avec la tête de l'ulna et la première rangée du carpe (scaphoïde et lunatum).

Il faut opposer les fractures **extra-articulaires** qui sont l'apanage du sujet âgé et qui succèdent le plus souvent à un traumatisme à basse énergie, des fractures **articulaires** complexes touchant plus volontiers le sujet jeune et résultant d'un traumatisme à haute énergie. Ce sont bien évidemment ces fractures qui sont les plus difficiles à traiter et qui justifient une prise en charge plus précise. Il existe en effet un parallélisme entre la qualité de la réduction anatomique et le résultat fonctionnel.

I. ÉPIDÉMIOLOGIE

A. Fréquence

Il s'agit de la lésion la plus **fréquente** des lésions osseuses traumatiques devant les fractures de l'extrémité proximale du fémur. Il s'agit de la deuxième localisation fracturaire liée à l'**ostéoporose** après le rachis.

B. Âge : 2 pics de fréquence

Jusqu'à 40 ans, l'incidence annuelle des fractures du radius distal est plus élevée chez les hommes ; au-delà de cet âge, il se produit une augmentation linéaire de leur incidence **chez la femme**.

II. ANATOMO-PATHOLOGIE

A. Rappels anatomiques

1. Descriptif

- L'extrémité distale du radius possède une structure hétérogène avec des corticales palmaires et médiales épaisses, et des **corticales dorsale et latérale qui sont minces** en aval de la partie proximale de la styloïde radiale. L'épiphyse radiale est constituée de **tissu spongieux**. La jonction entre la zone épiphysaire et diaphysaire est un point de faiblesse expliquant la fréquence des fractures **métaphysaires** chez le sujet âgé.
- La surface articulaire de l'épiphyse radiale est une surface biconcave répondant au lunatum et au scaphoïde. L'extrémité distale de l'ulna et l'articulation radio-ulnaire distale font parties intégrantes de l'articulation du poignet.

2. Anatomie radiologique

- Sur une radiographie de face :
  - la surface articulaire du radius ou glène radiale présente un **angle d'inclinaison moyen de 25°;**
  - la tête de l'ulna est plus courte de 2 mm par rapport au radius : ceci définit un **index radio-ulnaire distal de -2 mm;**
  - la ligne entre la styloïde radiale et la styloïde ulnaire ou **ligne bi-styloïdienne est de l'ordre de 15°.**
- Sur un cliché de profil :
  - la glène inférieure du radius présente une **antéversion entre 10 et 12°.**

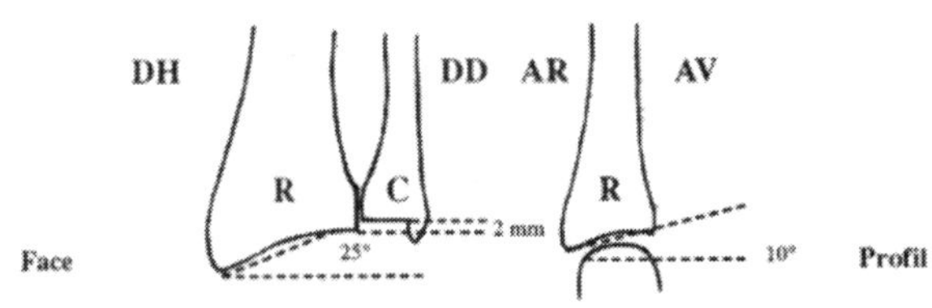

Fig. 1. La surface articulaire de l'extrémité distale du radius (de face et de profil).

- Tout traumatisme du poignet nécessite donc un bilan radiographique analysant précisément :
  - l'épiphyse radiale (les traits de fracture, les déplacements);
  - l'extrémité distale de l'ulna;
  - l'articulation radio-ulnaire distale;
  - la recherche de lésions associées.

B. Mécanismes

Mécanisme	Fractures articulaires extra-articulaires
• Compression-Extension • Fracture à déplacement dorsal (Postérieur)	• T frontal, T sagittal Pouteau-Colles • Fracture en croix Gérard-Marchant • Comminutive • Cunéenne externe
• Compression-Flexion • Fracture à déplacement palmaire (Antérieur)	• Marginale antérieure Goyrand-Smith • comminutive

Fig. 2. Mécanismes lésionnels des fractures de l'extrémité distale du radius.

Dans la grande majorité des cas, le mécanisme fracturaire correspond à une chute au sol sur la main, le poignet en **hyper-extension** et beaucoup plus rarement en flexion. Ce traumatisme est à l'origine d'une fracture métaphysaire avec une **comminution dorsale** dans les fractures en hyper-extension et/ou palmaire dans les fractures en hyper-flexion. Le trait irradié en avant ou en arrière est quant à lui beaucoup plus simple. Cette comminution est responsable de l'instabilité du foyer fracturaire. Plus l'énergie cinétique et la compression sont importantes, plus grande est la comminution.

C. Classification

1. Fractures extra-articulaires

- **Les fractures à déplacement postérieur ou dorsal** sont les plus fréquentes : c'est la classique **fracture de Pouteau-Colles** survenant essentiellement chez les patients les plus âgés. Elles répondent à un mécanisme en compression-extension le déplacement est caractérisé par trois éléments :
  - **bascule postérieure** de fragments épiphysaires qui orientent la surface articulaire d'avant en arrière ;
  - **ascension par impaction de l'épiphyse** dans le fragment proximal avec raccourcissement du radius ;
  - **tassement externe** qui se traduit par une horizontalisation de la ligne bi-styloïdienne.

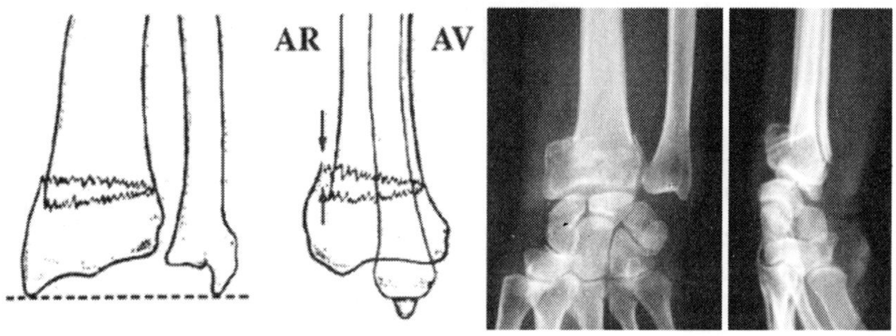

Fig. 3. Fracture à déplacement postérieur type Pouteau-Colles.

- Il existe dans ce cas particulier un tassement et une comminution qui est dorsale avec un trait irradié plus simple antérieur.
- **Les fractures à déplacement antérieur** : le déplacement est inverse de la fracture précédente : la comminution prédomine au niveau de la corticale antérieure elles répondent aux fractures de Goyrand-Smith. Il s'agit d'un mécanisme en compression-flexion.

2. Fractures articulaires

- On définit des fractures articulaires à trait simple :
  - **les fractures cunéennes externes**, le trait de fracture emporte la styloïde radiale et l'énergie fracturaire s'épuise dans le carpe. Il faudra rechercher systématiquement à l'occasion de ces fractures une lésion ligamentaire intra-carpienne notamment une lésion scapho-lunaire ++ ;
  - **Les fractures marginales postérieures ;**
  - **les fractures marginales antérieures.**
- Les fractures articulaires complexes où le carpe vient fracturer l'épiphyse inférieure en trois fragments, elle s'associe toujours à une fracture métaphysaire. On définit ainsi un fragment postéro-médial à un fragment antéro-médial et un fragment latéral (cunéen externe).

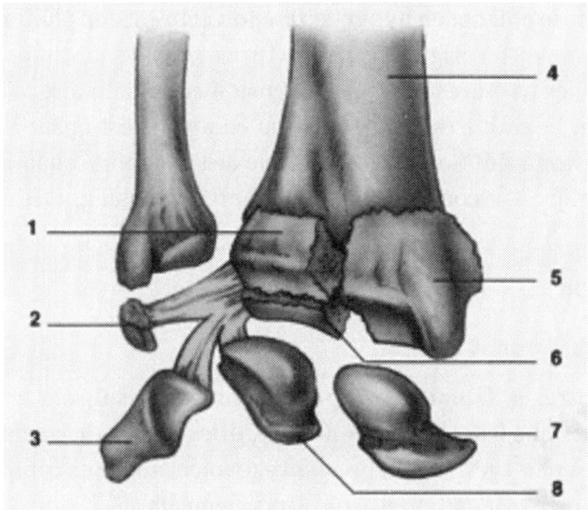

Fig. 4. Fracture articulaire complexe.

(1 : fragment antéro-médial ; 2 : styloïde ulnaire ; 3 : triquétrum ; 4 : métaphyse radiale ; 5 : fragment cunéen externe ; 6 : fragment postéro-médial ; 7 : scaphoïde ; 8 : lunatum)

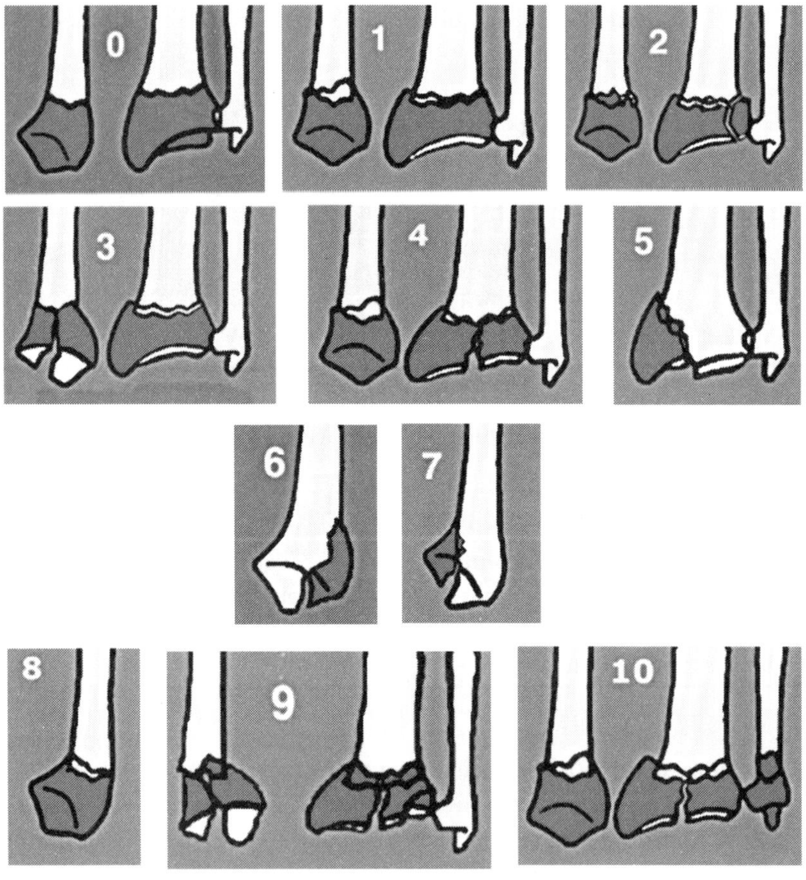

Fig. 5. Classification des fractures de l'extrémité distale du radius (CASTAING modifiée par KAPANDJI).

(0 : fracture extra-articulaire non déplacée ; 1 : fracture extra-articulaire à déplacement dorsal ou de Pouteau-Colles ; 2 : fracture extra-articulaire à refend articulaire à déplacement dorsal et comminution dorsale ; 3 : fracture extra-articulaire à refend articulaire en T frontal ; 4 : fracture extra-articulaire à refend articulaire en T sagittal ; 5 : fracture articulaire simple cunéenne externe ; 6 : fracture articulaire simple marginale postérieure ; 7 : fracture articulaire simple marginale antérieure ; 8 : fracture extra-articulaire à déplacement palmaire de Goyrand-Smith ; 9 : fracture extra-articulaire à refend articulaire en croix comminutive ; 10 : fracture extra-articulaire à refend articulaire en T sagittal avec fracture de l'ulna).

III. DIAGNOSTIC POSITIF : FRACTURE EXTRA-ARTICULAIRE À BASCULE DORSALE OU FRACTURE DE POUTEAU-COLLES

A. Bilan clinique

- Le tableau clinique de la fracture de l'extrémité distale du radius est caractéristique et le diagnostic est le plus souvent évident dès l'inspection. Les patients soutiennent leur membre traumatisé douloureux. Il est primordial de faire préciser le mécanisme fracturaire.
- L'interrogatoire recherche :
  - l'existence de tares éventuelles pouvant contre-indiquer un éventuel geste opératoire ou la prise de médications (anticoagulant ++) ;
  - il faut apprécier l'activité du patient et préciser le côté dominant;
  - l'heure de l'accident et l'horaire du dernier repas doivent être précisés.
- L'inspection recherchera :
  - une déformation caractéristique de face « en baïonnette » par translation latérale, externe du fragment épiphysaire ;
  - une déformation de profil « en dos de fourchette » pour des fractures en compression extension.

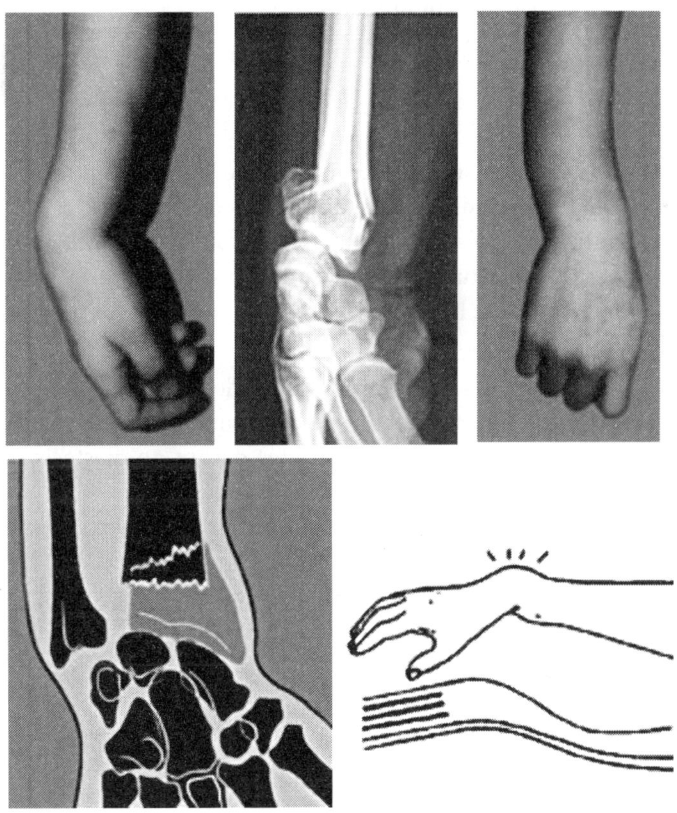

Fig. 6. Aspect en « dos de fourchette » sur le profil en « baïonnette » de face des fractures à déplacement postérieur.

  - un œdème est constant ;
  - parfois une ecchymose témoigne du saignement ;
  - ce diagnostic évident peut-être méconnu dans une fracture non déplacée et la palpation dans ces cas-là retrouve une douleur exquise métaphysaire orientant le diagnostic ;
  - L'impotence fonctionnelle du poignet est totale.
- Le bilan initial doit rechercher des complications immédiates :
  - vasculaire (prise des pouls radial et ulnaire);
  - cutanée (fracture ouverte ou fermée);

  - neurologique notamment une compression du nerf médian par l'hématome à l'intérieur du canal carpien ou par le déplacement antérieur de la fracture (évaluation de la sensibilité au niveau de la face palmaire du pouce, de l'index et du majeur);
  - tendineuse par incarcération du tendon du long extenseur du pouce dans le foyer de fracture (perte de l'extension active de l'inter-phalangienne du pouce).

B. Bilan radiographique

- Un bilan radiographique complet du poignet comportant deux ou trois incidences (face, profil, plus ou moins 3/4) est indispensable au diagnostic.
- Le bilan peut être complété dans les fractures articulaires par un examen tomodensitométrique pour préciser, les différents traits de fracture, les rapports articulaires, et les lésions associées.
- Il faut préciser :
  - le trait de fracture, simple, transversal, métaphysaire ;
  - le caractère articulaire ou extra-articulaire de la fracture ;
  - le caractère déplacé ou non ;
  - le sens du déplacement ;
  - l'existence d'une comminution ;
  - l'existence de lésions associées.

C. Lésions associées

- Celles-ci concernent essentiellement la tête de l'ulna, il faut rechercher :
  - une luxation radio-ulnaire distale ;
  - une fracture de la styloïde ulnaire (fracture extra-articulaire à déplacement dorsal avec fracture de la styloïde de l'ulna = fracture de Gérard-Marchant) ;
  - une fracture de la tête de l'ulna.
- Il faut également rechercher :
  - une fracture des os du carpe (scaphoïde, lunatum, etc.) ;
  - une lésion ligamentaire intra-carpienne et notamment une lésion du ligament scapho-lunaire suspectée devant un diastasis scapho-lunaire associée à une fracture cunéenne externe ;
  - une lésion ligamentaire radio-carpienne devant des signes d'arrachement osseux sur le cliché de profil.
- Au décours de ce bilan radiographique il faut définir **des critères de gravité** :
  - fractures articulaires ;
  - lésions associées ;
  - les formes compliquées ;
  - fractures à priori instables devant :
    - importance de la comminution dorsale ;
    - fracture associée de l'ulna ;
    - âge > 60 ans ;
    - bascule dorsale > 20° ;
    - atteinte articulaire.

IV. FORMES CLINIQUES

A. Les fractures à déplacement postérieur

1. Fractures sus-articulaires

- Fracture-arrachement de la styloïde ulnaire (2/3 des cas) ou fracture de GERARD-MARCHAND :
  - témoigne parfois de l'arrachement de l'insertion osseuse du **ligament triangulaire** ;
  - sans conséquence fonctionnelle ultérieure en l'absence d'instabilité radio-ulnaire distale.
- Fracture plus rare du col de l'ulna dans les déplacements importants de l'épiphyse radiale.

2. Fractures articulaires

- Fractures à haute énergie : nécessite le plus souvent un **bilan tomodensitométrique** ;
- fractures simples – fractures cunéennes externes avec un trait simple oblique, de face, en haut et en dehors (recherche systématique d'une lésion associée du ligament scapho-lunaire +++) ;
- fractures complexes comminutives.

B. Les fractures à déplacement antérieur

1. Fractures sus-articulaires

Fracture de GOYRAND-SMITH

- déformation du poignet en **ventre de fourchette** ;
- bascule **antérieure** de l'épiphyse qui accentue l'antéversion normale de la glène radiale ;
- trait oblique en haut et en avant ;
- tassement antéro-latéral ;
- **comminution antérieure** avec absence d'engrènement.

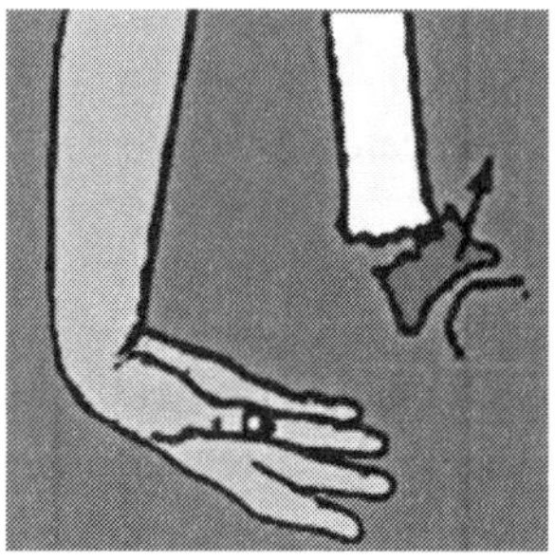

Fig. 7. Fracture extra-articulaire à déplacement antérieur.

2. Fractures articulaires

- Fracture marginale antérieure
- Fracture-luxation marginale antérieure
  - trait de fracture simple oblique en bas et en arrière détache la marge antérieure du radius ;
  - déplacement en haut et en avant, voire luxation antérieure du carpe.

V. TRAITEMENT

- Le but du traitement est de **réduire** les fractures déplacées, et de **stabiliser** cette réduction, soit par un traitement orthopédique si la réduction est stable, soit par une méthode chirurgicale si la réduction est instable.
- Il existe 3 méthodes chirurgicales qui peuvent être associées : les broches, les plaques vissées, et le fixateur externe. Le traitement peut être complété par un comblement par greffe osseuse ou un substitut osseux.

A. La réduction

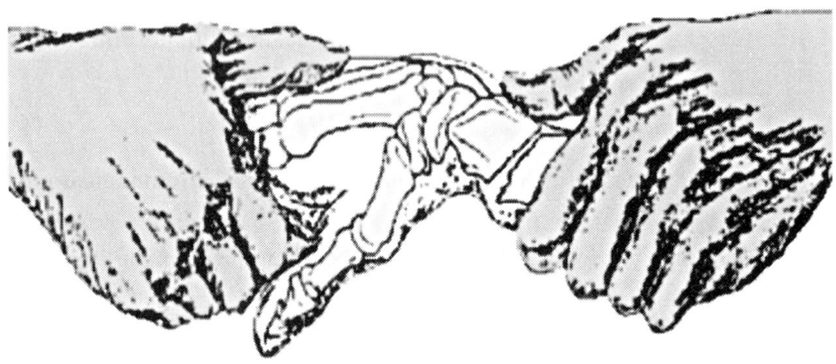

Fig. 8. Manœuvres de réduction d'une fracture de Pouteau-Colles.

- Elle est réalisée le plus souvent sous anesthésie loco-régionale, parfois sous anesthésie générale. Les manœuvres de réduction doivent être adaptées au type de fracture, l'élément constant reste une traction forte et prolongée dans l'axe du 2e et du 3e doigt. Il s'associe régulièrement une manœuvre d'inclinaison ulnaire et une flexion palmaire pour les fractures à déplacement postérieur et une extension dorsale pour les fractures à déplacement antérieur. La réduction doit être réalisée sous contrôle scopique à l'amplificateur de brillance.
- La réduction doit restituer une anatomie proche de la normale, en vérifiant que les **quatre critères** suivants soient validés :
  - rétablissement de la ligne bi-styloïdienne (angle 15°) ;
  - index radio-ulnaire distal (-2 mm) ;
  - orientation de la glène radiale en bas et en avant (10 à 12°) ;
  - alignement des corticales.

B. La contention

Plusieurs méthodes thérapeutiques permettent le maintien de cette réduction.

1. La contention par plâtre ou résine

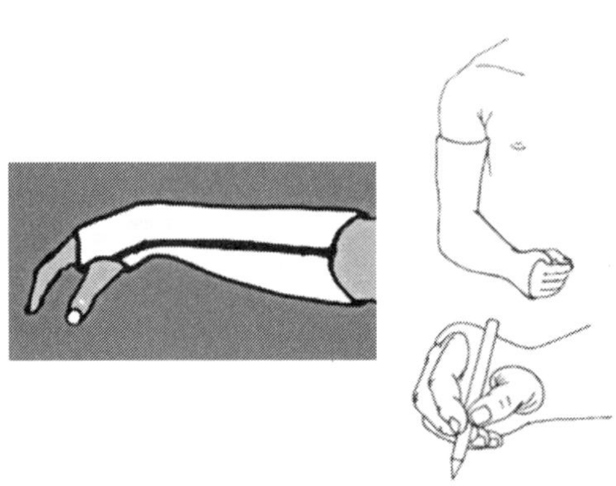

Fig. 9. Immobilisation du poignet.

- La contention est effectuée par une **manchette pendant 6 semaines :** elle limite le risque de déplacement secondaire et permet la cicatrisation d'éventuelles lésions capsulo-ligamentaires associées. Il n'est justifié d'immobiliser le coude (brachio-antibrachio-palmaire) que pour protéger les lésions capsulo-ligamentaires radio-ulnaire distales, ou une synthèse souvent précaire de l'extrémité distale de l'ulna.
- La contention doit être fendue s'il est réalisé à proximité du traumatisme ou ménagé un espace suffisamment important pour ne pas être compressif au niveau du pli du coude s'il s'agit d'un plâtre brachio-antibrachio-palmaire. Ce plâtre est confectionné en position de stabilité de maintien de la fracture soit en position neutre soit en flexion palmaire et légère inclinaison ulnaire.
- Une surveillance clinique et radiographique hebdomadaire durant les 3 premières semaines, puis à la 6e semaine : J2, J8, J15, J21, J45.

2. Les méthodes chirurgicales

- **Ostéosynthèse par broche** : embrochage direct stabilisant les fragments entre eux ou intra-focal (Kapandji). Il s'agit d'un embrochage percutané dans le foyer de fracture permettant à la fois la réduction par le mouvement des broches sur les fragments fracturés mais aussi la stabilisation. Le maintien de ces systèmes d'embrochage est directement lié à l'ostéoporose et au degré de comminution fracturaire ; une immobilisation complémentaire est habituellement nécessaire ; Une surveillance clinique et radiographique est effectuée à J15 et J45. Les broches sont habituellement enlevées à J45 lorsque la consolidation de la fracture est confirmée.

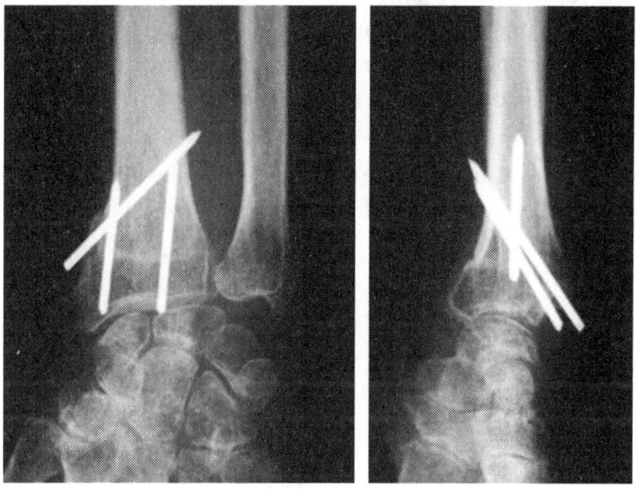

Fig. 10. Stabilisation par broches intra-focales selon la technique de Kapandji.

- **Ostéosynthèse par plaques antérieures vissées** appliquées dans la concavité du radius ; c'est la méthode de choix pour le traitement des fractures marginales antérieures et des fractures métaphysaires à bascule palmaire ; cependant, elles sont également utilisées pour traiter les fractures à déplacement dorsal ; l'intérêt réside dans la possibilité de contrôler de visu la réduction anatomique de la corticale antérieure, facteur essentiel de stabilité des fractures du radius distal. La possibilité de solidarisation des vis à la plaque avec des vis verrouillées offre à l'ostéosynthèse antérieure une stabilité supplémentaire malgré la comminution de la fracture ou l'extension articulaire. Une surveillance clinique et radiographique est effectuée à J15 et J45. Les plaques sont laissées en place si elles sont bien tolérées, d'autant plus que le patient est âgé.

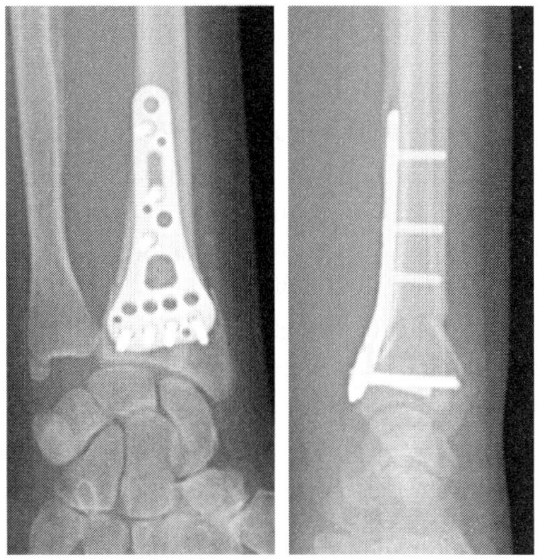

Fig. 11. Stabilisation par une plaque antérieure.

- **Ostéosynthèse par plaque postérieure ou dorsale :** elles sont associées à plus de complications que les plaques antérieures, et elles nécessitent un abord dorsal extensif qui est un facteur d'enraidissement;
- **Fixateur externe :** il ne doit pas être utilisé isolément, car une traction excessive favorise la survenue d'une algodystrophie; il doit être considéré comme le moyen de protection d'une ostéosynthèse directe, qu'il s'agisse d'un embrochage percutané ou d'une ostéosynthèse par plaque; le fixateur externe permet de neutraliser les contraintes en compression exercées sur l'extrémité distale du radius par les muscles de l'avant-bras. Il est laissé en place entre 4 et 6 semaines.
- Ces ostéosynthèses peuvent être associées entre elles afin d'en accroître la stabilité ou être complétée par une greffe cortico-spongieuse voire de l'os artificiel.

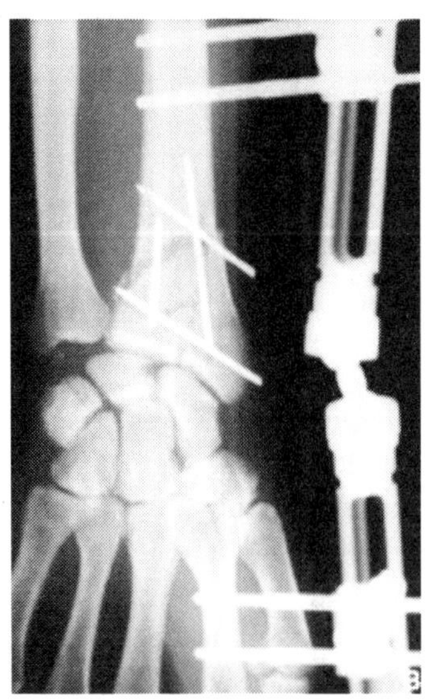

Fig. 12. Stabilisation par fixateur externe associé à des broches.

C. Indications

Plusieurs éléments vont dicter l'attitude thérapeutique :

- l'âge du patient;
- sa demande fonctionnelle;
- le type anatomique de la fracture;

- la réductibilité;
- la comminution fracturaire.

1. Les fractures extra-articulaires

- Non déplacées :
  - traitement orthopédique.
- Déplacées et stables après réduction :
  - traitement orthopédique.
- Déplacées et instables après réduction :
  - déplacement antérieur présentant une comminution antérieure auront une plaque antérieure;
  - déplacement postérieur bénéficieront le plus souvent de système d'embrochage si la fracture n'est pas trop comminutive mais aussi d'une plaque antérieure si la comminution dorsale contre-indique l'usage de broches.
- Chez les patients très âgés ayant une demande fonctionnelle faible, un traitement orthopédique peut tout à fait se concevoir même si la fracture est instable.

2. Les fractures articulaires

- Non déplacées :
  - traitement orthopédique.
- Déplacées, réduites de manière anatomique et stables après réduction :
  - traitement orthopédique.
- Déplacées, ou mal réduite ou instables après réduction :
  - lorsqu'il existe un refend articulaire, en l'absence comminution et une stabilité après réduction, elles peuvent être considérées comme une fracture extra-articulaire et donc bénéficier des mêmes méthodes thérapeutiques;
  - les fractures instables associeront quant à elles plusieurs méthodes thérapeutiques : plaques antérieures majoritairement, ou fixation externe complétée par un système de broches. Cette ostéosynthèse peut être complétée pour accroître la stabilité d'une greffe cortico-spongieuse.

VI. ÉVOLUTION

A. Favorable

- Le délai de consolidation habituel est de **6 SEMAINES.**
- Les facteurs de MAUVAIS PRONOSTIC sont :
  - locaux :
    - comminution importante (risque de déplacement secondaire);
    - nombre de fragments élevés (difficultés pour l'ostéosynthèse);
    - trait de fracture articulaire (risque d'arthrose secondaire);
    - lésions associées : instabilité radio-ulnaire distale (limitation de la prono-supination), ouverture cutanée (retard de consolidation, infection);
  - généraux :
    - âge élevé;
    - patient polytraumatisé.

B. Complications

1. Immédiates

Les complications associées aux fractures du radius distal sont rapportées avec une prévalence de **20 à 30 % des cas**. Elles sont plus fréquentes dans les fractures articulaires.

- Cutanées :
  - rare – 3 à 4 % des fractures opérées.
- Lésions associées.
- Décompensation de tares.
- Complications liées à l'anesthésie loco-régionale ou générale.
- Complications per-opératoires (section tendineuse, section d'une branche nerveuse).

2. Secondaires

- Syndrome des loges :
  - rare, mais grave ;
  - traumatisme à haute énergie +++ ;
  - touche le plus souvent le compartiment palmaire de l'avant-bras et les loges de la main.
- Déplacement sous plâtre :
  - observé essentiellement les 3 premières semaines ;
  - lié au défaut de stabilité de la réduction.
- Enraidissement des doigts :
  - surtout au niveau des articulations métacarpo-phalangiennes ;
  - lié à l'œdème post-traumatique et aux troubles vasomoteurs associés.
- Syndrome du canal carpien :
  - parfois précoce ;
  - peut s'observer après tout type de fracture, même sans déplacement ;
  - lié à l'œdème post-traumatique, à l'hématome diffusant dans le canal carpien ou à l'importance du déplacement initial.

3. Tardives

- Syndrome algodystrophique ou syndrome douloureux régional complexe de type I :
  - sa prévalence varie de 15 à 35 % ;
  - œdème, chaleur, douleur, enraidissement du poignet et des doigts, parfois atteinte de l'épaule ;
  - les signes radiographiques sont retardés et la scintigraphie n'est souvent pas nécessaire ;
  - un traitement préventif par vitamine C institué le jour de la fracture et poursuivi pendant 1,5 mois diminue le risque de développer une algodystrophie.
- Cals vicieux
  - résultent d'une réduction insuffisante ou d'un déplacement secondaire avec consolidation de la fracture en mauvaise position ;
  - peut être extra-articulaire ou articulaire, radio-carpienne ou radio-ulnaire distale ;
  - retentissement sur la symptomatologie douloureuse, la mobilité, et la force de la préhension ;
  - reproduction d'une déformation du poignet.

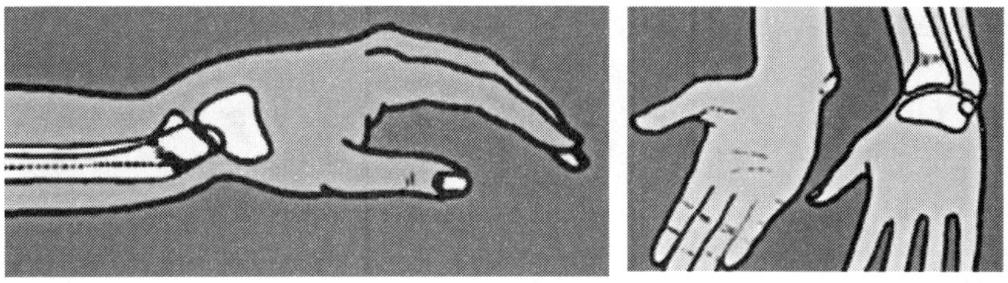

Fig. 13. Cal vicieux en extension sus-articulaire.

- Arthrose :
  - est liée à une atteinte articulaire ;
  - est directement corrélée à la qualité de la réduction ;
  - retentit de manière inconstante sur la fonction.

VII. EN CONCLUSION, PLUSIEURS NOTIONS MÉRITENT D'ÊTRE RAPPELÉES

- 1. La corrélation étroite qu'il existe entre le **résultat fonctionnel et la qualité de la réduction** : la restauration de l'anatomie est le gage d'une bonne fonction. Il faut donc être particulièrement exigeant sur la qualité de cette réduction.
- 2. **Les séquelles** sont liées à l'instabilité de la fracture après réduction. Il faut donc exercer une surveillance régulière radiographique et clinique et ne pas hésiter à reprendre chirurgicalement une fracture déplacée secondairement.
- 3. **Les lésions associées** sont fréquentes notamment au niveau de l'articulation radio-ulnaire distale et des ligaments intra-carpiens.

Synthèse

1. Statut du patient

- ❒ Âge, activité, dominance, antécédents médicaux
- ❒ Mécanisme du traumatisme, heure du traumatisme, heure du dernier repas

2. Recherche de complications immédiates

- ❒ Cutanée
- ❒ Vasculaire
- ❒ Nerveuse
- ❒ Tendineuse

3. Bilan radiographique du poignet de face et de profil

- ❒ le trait de fracture, simple, transversal, métaphysaire
- ❒ le caractère articulaire ou extra-articulaire de la fracture
- ❒ le caractère déplacé ou non
- ❒ le sens du déplacement
- ❒ l'existence d'une comminution
- ❒ l'existence de lésions associées

4. Bilan préopératoire

- ❒ Immobilisation du poignet par attelle amovible
- ❒ Laisser à jeun
- ❒ Voie veineuse périphérique
- ❒ Antalgiques
- ❒ ECG, Bilan d'hémostase, ± radiographie thoracique
- ❒ Avis orthopédiste
- ❒ Consultation d'anesthésie

5. Traitement

- ❒ Réduction sous anesthésie loco-régionale ou générale
- ❒ Contrôle scopique par amplificateur de brillance
- ❒ Stable – traitement orthopédique
- ❒ Instable – traitement chirurgical
- ❒ Immobilisation post-opératoire

6. Mesures associées

- ❒ Traitement antalgique à la demande (palier II)
- ❒ Arrêt de travail si nécessaire de 6 semaines (à adapter)
- ❒ Rédaction d'un certificat médical initial descriptif

7. Surveillance

- ❒ Immédiate : récupération de la sensibilité de la main, et de la vascularisation des doigts
- ❒ À J15 : ablation des points et radiographie de contrôle
- ❒ À J45 : radiographie de contrôle et ablation éventuelle des broches

Chapitre 21

Item 361

SURVEILLANCE D'UN MALADE SOUS PLÂTRE

Jean-Christophe BEL

UE 11. Urgences et défaillances viscérales aiguës

N° 361. Surveillance d'un malade sous plâtre

OBJECTIFS

- Diagnostiquer une complication.
- Identifier les situations d'urgence et planifier leur prise en charge.

I. INTRODUCTION

- La mise en place d'une immobilisation externe est un geste médical qui requiert souvent la participation d'un auxiliaire médical ou d'un étudiant; néanmoins le médecin en assume toute la responsabilité.
- Les appareils d'immobilisation externe sont désignés par le terme générique de «plâtre», sans préjuger de leur composition, historiquement en plâtre de Paris; actuellement des matériaux plastiques, des résines, etc. tendent à remplacer le plâtre pour réaliser l'immobilisation.
- À tout moment des complications, parfois graves, peuvent survenir. Elles sont le plus souvent évitables par la prévention et par une attention prolongée.
- La surveillance d'un patient sous plâtre commence dès la confection correcte et la mise en place de la contention plâtrée et se termine bien après l'ablation de celle-ci.
- Il faudra d'abord dépister et traiter les complications liées à la pathologie sous-jacente et à son traitement mais également les conséquences non désirées de la contention plâtrée. Face au moindre problème toute procrastination est interdite.

II. LES PRINCIPES DE CONFECTION CORRECTE D'UNE CONTENTION PLÂTRÉE

- Une contention plâtrée a pour but de maintenir sans danger une articulation ou un segment de squelette jusqu'à consolidation des lésions. La surveillance de la contention plâtrée commence par la surveillance de la confection proprement dite et le respect de règles bien établies pour un traitement efficace et non dangereux.
- L'immobilisation est réalisée :
  - directement, sans réduction d'une fracture ou selon après réduction d'une fracture par manœuvre externe sans ouvrir le foyer de fracture : on réalise un « traitement orthopédique » au moyen d'un plâtre. (Idem on réalise un « traitement orthopédique » d'immobilisation d'une entorse ou d'une luxation après sa réduction) ;
  - en complément d'un « traitement chirurgical » c'est-à-dire après la réduction puis l'ostéosynthèse d'une fracture réalisée à foyer ouvert complété par une immobilisation plâtrée.
- 2 grands types d'immobilisation des membres sont réalisés :
  - le « plâtre circulaire » entourant le membre (Fig. 1) ;

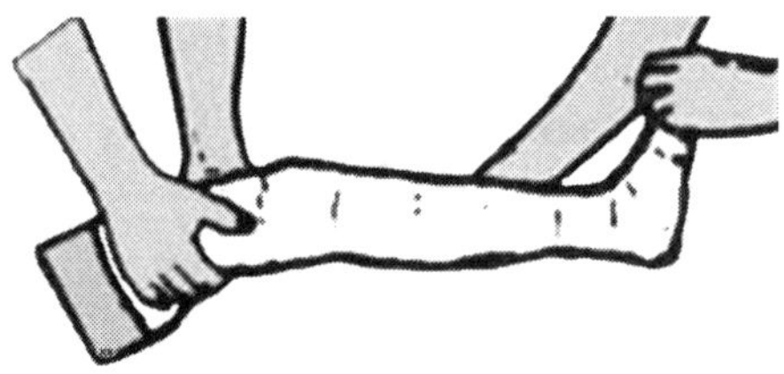

Fig. 1. Plâtre circulaire.

  - la « gouttière plâtrée » entourant en général la moitié postérieure du membre (« Gouttière Plâtrée Postérieure » [GPP] réalisée soit directement soit indirectement en ne gardant lors de sa confection que la moitié postérieure d'un plâtre circulaire coupé immédiatement en bivalve. Cette gouttière est maintenue en place sur le membre à immobiliser par une bande de gaze autour d'elle qui ne doit pas serrer (Fig. 2).

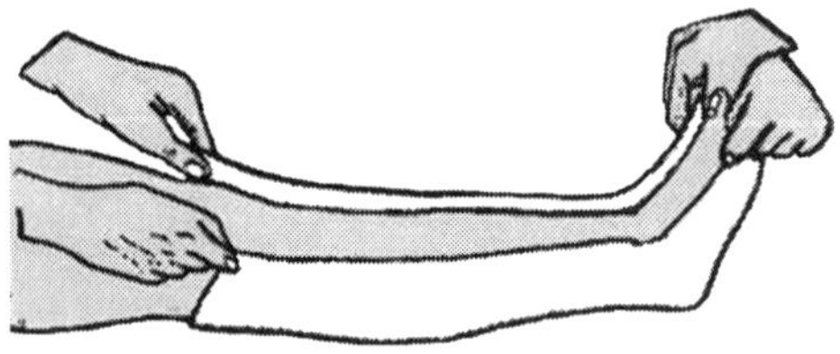

Fig. 2. Gouttière plâtrée.

- L'étendue de l'immobilisation :
  - pour immobiliser une fracture, la contention doit prendre en principe les articulations sus- et sous-jacentes à la fracture : par exemple pour une fracture de jambe, un plâtre cruro-pédieux depuis la cuisse jusqu'au pied pour immobiliser le genou et la cheville (Fig. 13) ;

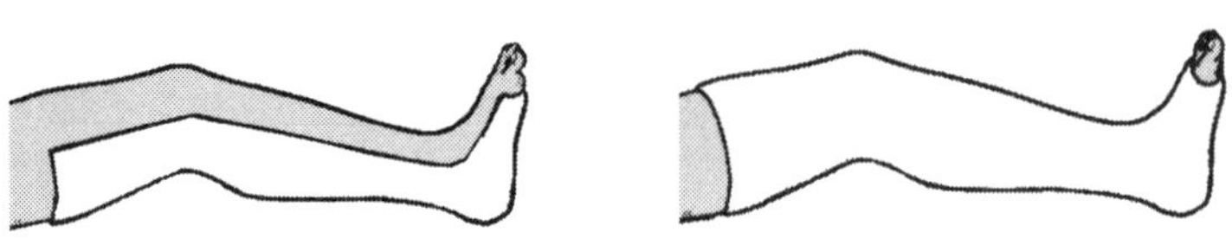

Fig. 13. Gouttière et plâtre circulaire cruro-pédieux.

- de même pour immobiliser une articulation, la contention doit prendre en principe les pièces osseuses sus- et sous-jacentes : par exemple pour immobiliser une luxation du coude réduite, une gouttière plâtrée brachio-antébrachio-palmaire depuis le bras jusqu'à la main pour immobiliser le coude (Fig. 9) ;

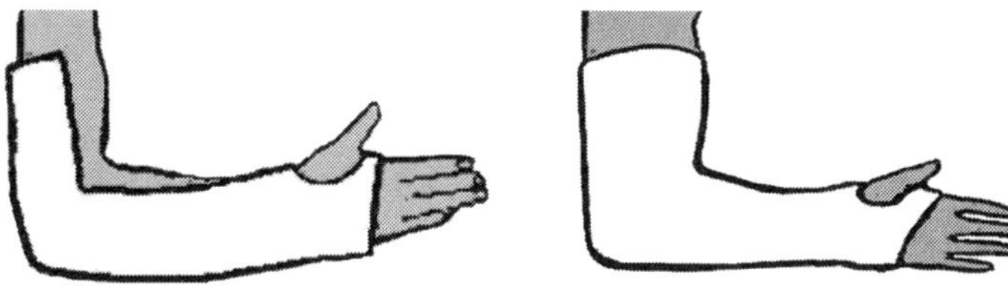

Fig. 9. Gouttière et plâtre circulaire brachio-antébrachio-palmaire.

- il faut sauf exception, laisser libres les doigts et les orteils, pour permettre leur mobilisation et surveiller leur sensibilité et leur mobilité.

■ La position d'immobilisation du membre :
  - est bien précisée avant de commencer la confection du plâtre et ne doit plus être modifiée. Elle doit maintenir le membre en position de fonction en proscrivant les positions extrêmes (par exemple pas de flexion du coude supérieure à 90°), c'est-à-dire :
    - au membre supérieur : coude à 90° de flexion, pro-supination intermédiaire et poignet en extension neutre, pouce en opposition ;
    - au membre inférieur : genou à 10° de flexion, cheville à 90° par rapport au squelette jambier, lutte contre le varus de l'arrière pied ;
  - en revanche, en orthopédie pédiatrique le plus souvent, des positions différentes en raison de la stabilité du foyer de fracture peuvent être provisoirement réalisées pour quelques semaines, relayées rapidement par une position plus physiologique. (Il en est de même pour des « plâtres correcteurs » de déformations, qui sont réalisés successivement durant quelques semaines pour corriger progressivement une déformation) ;

■ La réalisation du plâtre proprement dit :
  - les bagues et les anneaux doivent être retirés et tout pansement circulaire sous un plâtre doit être proscrit ;
  - on enfile sur la peau lavée et séchée un jersey tubulaire (« stockinette ») de taille adaptée, sans plis ;
  - on rembourre par du coton cardé ou de la ouate synthétique en protégeant :
    - les zones saillantes potentiellement dangereuses : au membre supérieur : épicondyles latéral et médial, olécrane, styloïde ulnaire ; au membre inférieur : tête fibulaire, tubérosité tibiale antérieure, malléoles ;
    - les zones richement vascularisées ou innervées : au membre supérieur : pli du coude et artère humérale et nerf médian, gouttière épitrochléenne et nerf ulnaire, face antérieure du poignet et nerf médian ; au membre inférieur : creux poplité, face postérieure de la fibula et nerf fibulaire commun) ;
  - certains ne rembourrent jamais, préférant mouler plus étroitement le plâtre ;
  - les bandes plâtrées sont appliquées sans tension mais sans pli, en insistant en épaisseur sur les zones soumises à des contraintes (pied, articulations) ;
  - la confection définitive n'est finie qu'une fois la dessiccation complète obtenue. Un plâtre abandonné trop tôt, humide en cours de dessiccation se fissure et prend une position vicieuse. Par ailleurs la solidité définitive de l'appareil plâtré n'est pas acquise avant 36 à 48 heures, après quelques heures pour les immobilisations en résine.

- la fente du plâtre : si un plâtre circulaire est réalisé immédiatement après un traumatisme aigu pour un traitement orthopédique ou en complément d'une chirurgie d'ostéosynthèse interne, il doit être fendu immédiatement d'une extrémité à l'autre, jusqu'au jersey – pour être sûr de ne pas laisser une bride compressive – et l'on écarte légèrement les deux berges du plâtre pour permettre l'expansion de l'œdème cause de compression ; c'est pour cette raison que la confection d'une gouttière (attelle) est la règle immédiatement après un traumatisme (Figs. 3 ; 4 ; 9 ; 13).

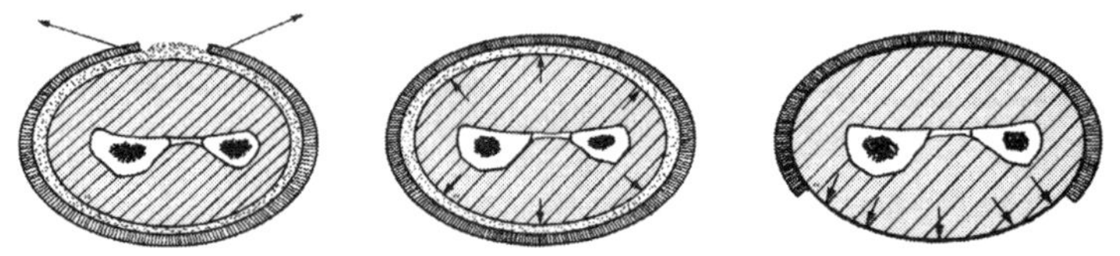

Fig. 3. Expansion après écartement du plâtre circulaire ou dans une attelle.

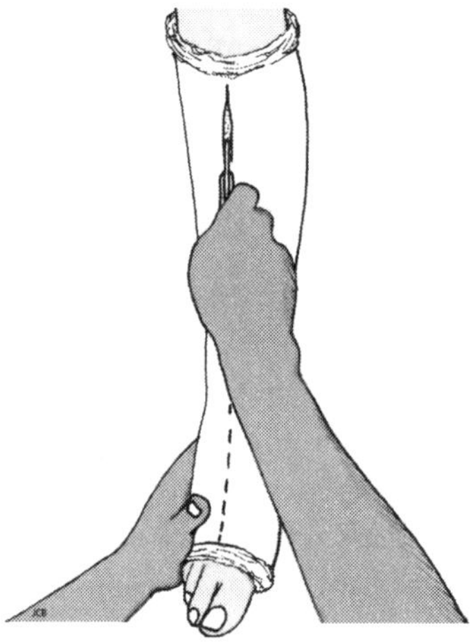

Fig. 4. Fente d'emblée d'un plâtre circulaire.

- Vérification immédiate du plâtre après sa confection :
  - vérification des extrémités du plâtre : Vérifier qu'elles ne soient pas trop coupantes et qu'elles n'appuient pas sur la peau ; sinon il faut les éverser et non les recouper car cela déstabiliserait le plâtre ;
  - vérification que le plâtre n'est pas trop serré, c'est-à-dire vérifier la mobilité et sensibilité des doigts et des orteils et de la circulation : Vérifier que les orteils et les doigts peuvent s'étendre complètement, qu'ils ont une sensibilité normale, que la circulation périphérique est bonne qu'ils ont une couleur et une circulation normales (Fig. 5) ;

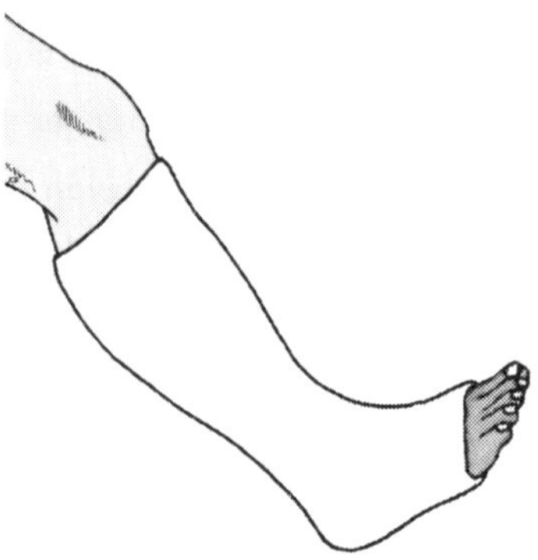

Fig. 5. Plâtre trop serré et congestion veineuse.

- vérification de la longueur du plâtre qui ne doit pas gêner le mouvement de flexion des métacarpo-phalangiennes ou du genou (Fig. 6), ni inversement avoir des appuis trop courts source de souffrance cutanée, c'est-à-dire un appui complet sur la diaphyse ulnaire et sur la tubérosité tibiale antérieure (Fig. 7);

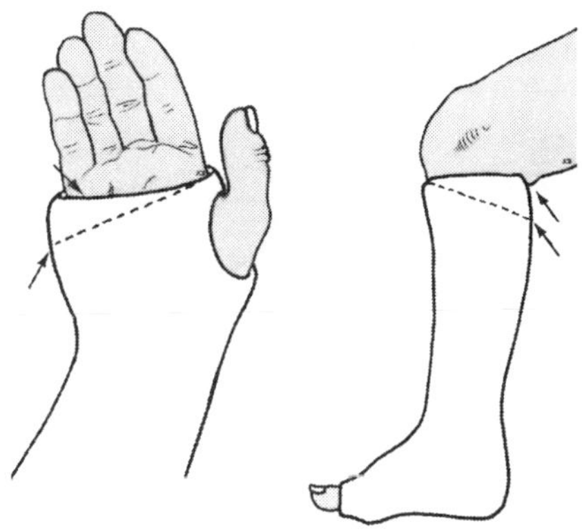

Fig. 6. Plâtres trop longs.

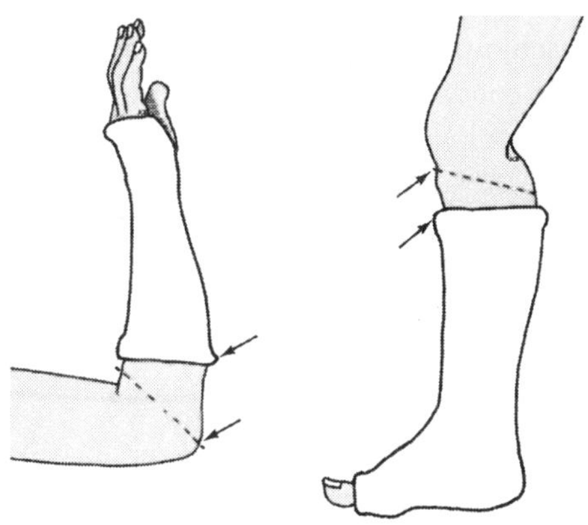

Fig. 7. Plâtres trop courts.

- les retouches doivent être limitées aux extrémités et à un éventuel renforcement de l'épaisseur du plâtre; si l'immobilisation n'est pas correcte le plâtre doit être refait immédiatement.

■ Vérification par un contrôle radiographique de face et de profil du segment osseux concerné pour s'assurer de la qualité du geste réalisé (c'est-à-dire que la réduction est correcte), de la position correcte d'immobilisation et de la qualité de l'immobilisation (sur la radiographie un espace clair trop important entre le membre et le plâtre traduit un plâtre trop lâche).

III. LES PRINCIPAUX PLÂTRES RÉALISÉS

A. Au membre supérieur

- « Thoraco-brachial » : appuie sur le thorax, le bras et l'avant-bras pour l'immobilisation de l'épaule ou de l'humérus (Fig. 8).

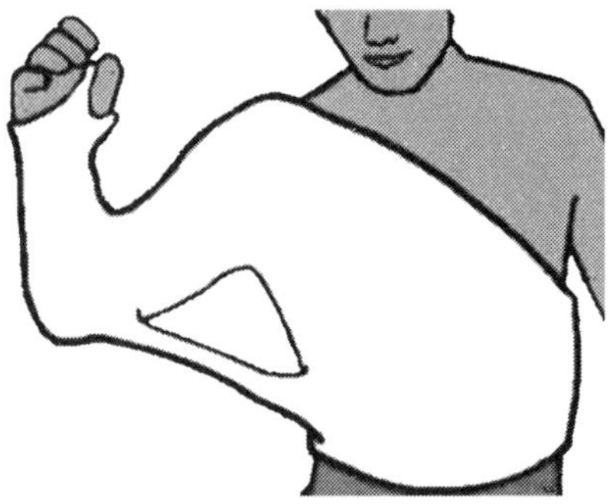

Fig. 8. Plâtre thoraco-brachial.

- « Brachio-anté-brachio-palmaire » : prend le bras, le coude et l'avant-bras pour l'immobilisation du coude (Fig. 9).

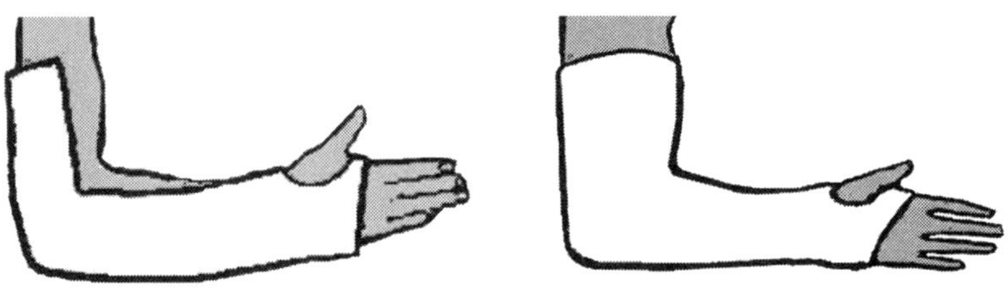

Fig. 9. Gouttière et plâtre circulaire brachio-antébrachio-palmaire.

- « Plâtre pendant » : plâtre spécial entrepris pour les fractures de la diaphyse humérale. Son rôle n'est pas de contenir directement le foyer de fracture. Le poids proprement dit du « plâtre pendant » agit en position debout ou assise par un effet de traction qui aligne les segments osseux et maintient la réduction. Pour maintenir cet effet lorsque le patient est couché, on réalise une légère traction sur le « plâtre pendant » par une ficelle au bout de laquelle est appliqué un poids de 1 kg à 2 kg dans l'axe de l'humérus sur le plan du lit (Fig. 11).

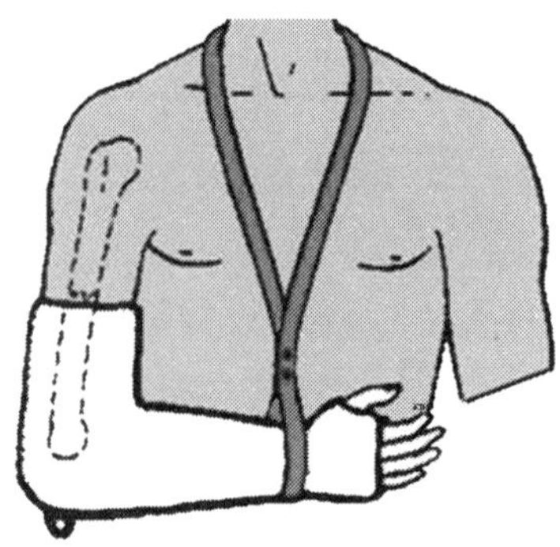

Fig. 11. Plâtre pendant.

- « Anté-brachio-palmaire » (« manchette plâtrée ») : prend l'avant-bras et le poignet, mais libère les articulations métacarpo-phalangiennes (Fig. 10).

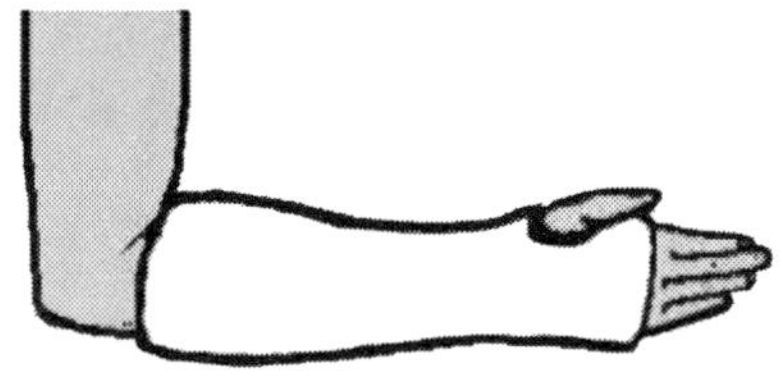

Fig. 10. Manchette plâtrée.

B. Au membre inférieur

- « Pelvi-Dorso-Pédieux » (« PDP ») : appuie sur le pelvis et sur tout le membre inférieur, pour l'immobilisation de la hanche et de la partie proximale du fémur. Le bermuda plâtré immobilise les deux hanches, l'hémi-bermuda plâtré limite l'immobilisation à une seule hanche (Fig. 12).

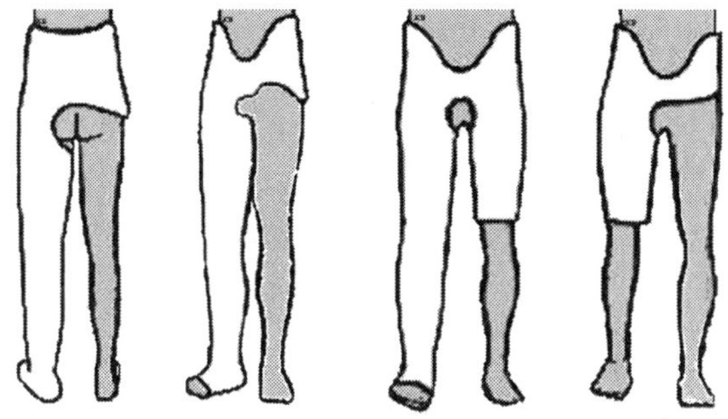

Fig. 12. Plâtre pelvi-dorso-pédieux et bermuda plâtré.

- « Cruro-pédieux » : prend cuisse, genou, cheville (Fig. 13).

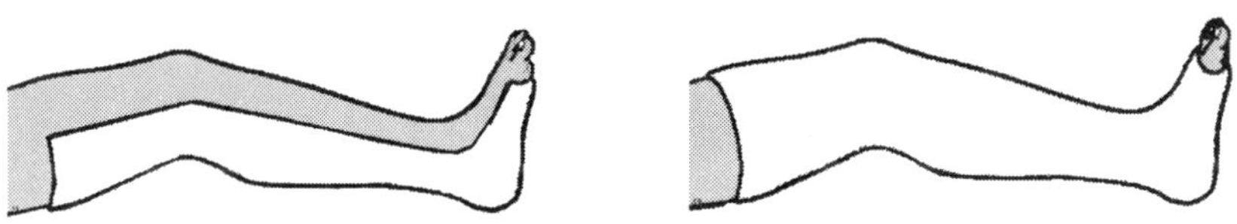

Fig. 13. Gouttière et plâtre circulaire cruro-pédieux.

- « Cruro-sus-malléolaire » (« genouillère ») : appuie sur la patella, s'arrête au-dessus de la cheville (Fig. 14).

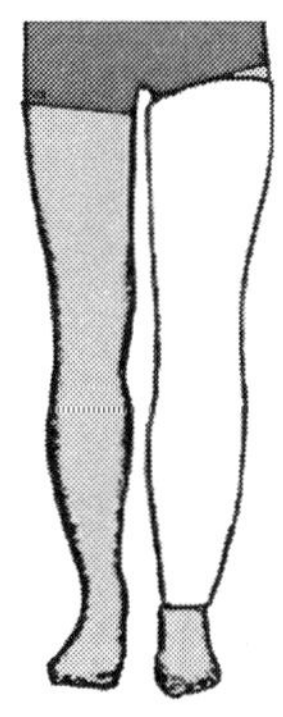

Fig. 14. Plâtre cruro-sus-mallléolaire.

- « Botte » : appuie sur la tubérosité tibiale antérieure, les malléoles, immobilise la cheville. Le plâtre doit remonter au-dessus de la tête de la fibula et non la dégager, car le nerf fibulaire commun passe en dessous au niveau du col et serait alors traumatisé. Quand il s'agit d'une « botte de marche », l'appui est autorisé (Fig. 15).

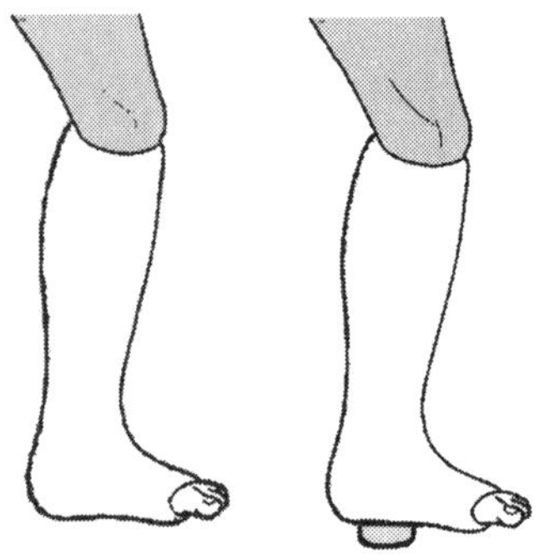

Fig. 15. Botte plâtrée et botte de marche.

- « Plâtre de Sarmiento » : utilisé pour les fractures de la diaphyse tibiale. La méthode de Sarmiento consiste en une immobilisation compressive circulaire du seul segment fracturé. La mobilisation articulaire sus- et sous-jacente est précoce et l'appui transforme les contraintes appliquées à la périphérie du segment fracturé en force compressive favorable à l'ostéogenèse ; elle est entreprise en général après 21 jours en relais précoce des autres plâtres ; le risque de déplacement de la fracture est important (Fig. 16).

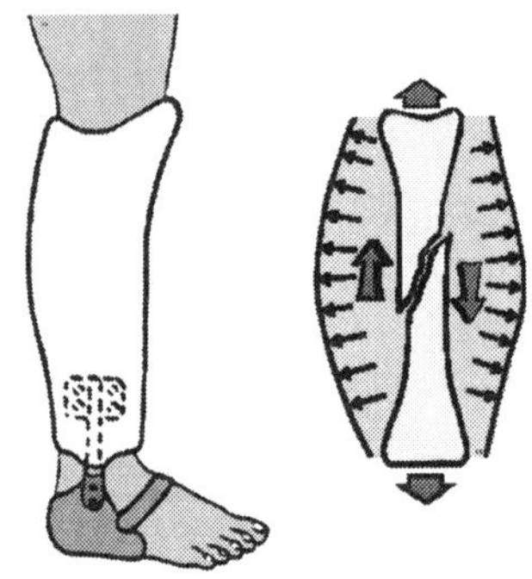

Fig. 16. Plâtre de jambe de Sarmiento.

C. Au rachis

- « Plâtre de Boehler » (« corset ») : appuie en avant sur le sternum et en arrière sur le sacrum et les épines iliaques postéro-supérieures (points d'appui à bien protéger) pour l'immobilisation du rachis dorsal et lombaire. Il ne doit être réalisé qu'après récupération du transit intestinal c'est-à-dire généralement trois à quatre jours après la fracture vertébrale ou la chirurgie du rachis. Il est fenêtré pour permettre l'expansion gastrique. La longueur du corset devra permettre une flexion libre des hanches et une marche normale (Fig. 17).

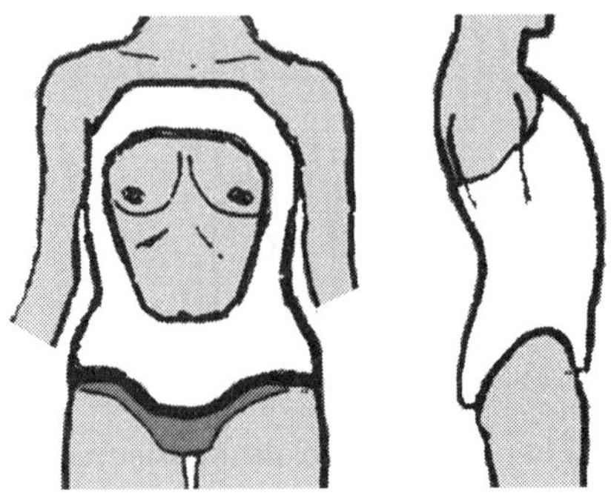

Fig. 17. Plâtre de Boehler.

- « Minerve » : idem au corset de Boehler avec appuis complémentaires en avant sur le menton et le front et en arrière sur l'occiput pour l'immobilisation du rachis cervical, dorsal et lombaire (Fig. 18).

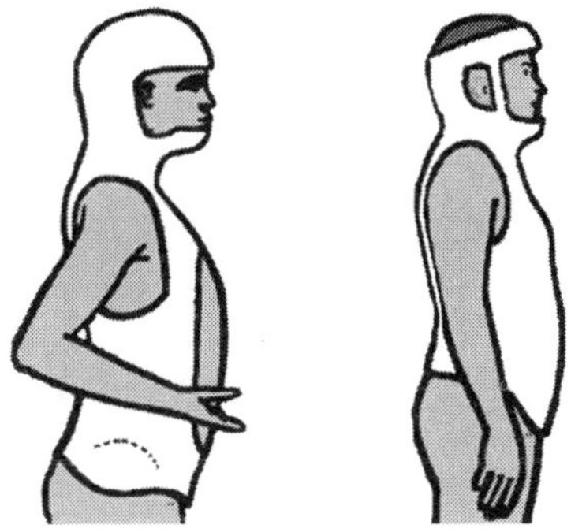

Fig. 18. Minerve plâtrée.

IV. LES CONSEILS À DONNER AU PORTEUR D'UN PLÂTRE

- Après la confection d'un plâtre, des explications et des conseils doivent être donnés au patient. Cette étape d'information et d'éducation du patient – ou de ses parents lorsqu'il s'agit d'un enfant – constitue la première étape de la surveillance. Une fiche-conseils les résumant peut être remise et expliquée.
- La surveillance consiste à s'assurer qu'immédiatement après la confection du plâtre et pendant toute la durée de l'immobilisation par plâtre ces conseils soient respectés. Il serait souhaitable que tout porteur d'un plâtre soit revu 48 heures après sa confection par celui qui l'a réalisé pour le surveiller.
- Les conseils sont les suivants :
  - Dire au patient qu'il va devoir s'habituer à l'attelle ou au plâtre.
  - Dire au patient que l'œdème dû à la blessure peut entraîner une impression d'être « serré » dans le plâtre ou l'attelle pendant les 48 à 72 premières heures. S'il s'agit d'une attelle, en fonction de l'œdème, le patient peut desserrer la bande qui la maintient jusqu'à ce que cela soit plus confortable, mais sans quitter l'attelle.
    - Une fois que le gonflement initial a diminué, l'attelle appropriée ou le plâtre lui permettra généralement de poursuivre ses activités quotidiennes avec un minimum d'inconvénients.
    - Il est très important de faire diminuer l'œdème : cela fera diminuer la douleur et favorisera la guérison.
    - Pas de vêtements roulés à la racine du membre au-dessus du plâtre qui pourraient faire garrot.
    - Surélever le membre immobilisé, surtout dans les premiers jours après le traumatisme ou l'acte opératoire, au-dessus du niveau du cœur :
      - au membre supérieur : debout, maintien par une écharpe de façon à ce que le poignet soit plus haut que le coude par rapport à l'horizontale, main surélevée sur un coussin lors du décubitus (Fig. 19) ;

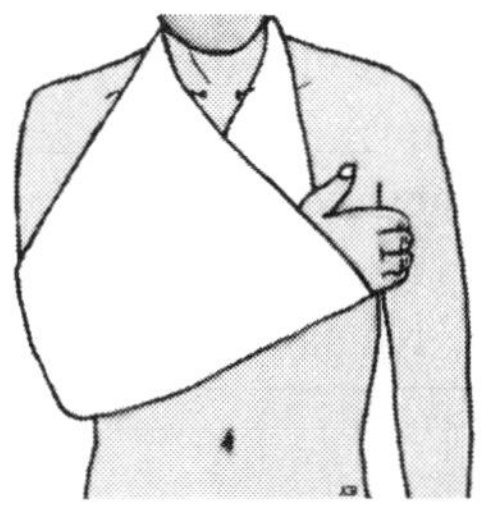

Fig. 19. Surélever le plâtre du membre supérieur.

– au membre inférieur : le plus souvent dans la journée, être assis avec le talon reposant sur une chaise afin que la cheville soit surélevée par rapport au genou ; la nuit, surélever les pieds du lit de cinq à dix cm (Fig. 20).

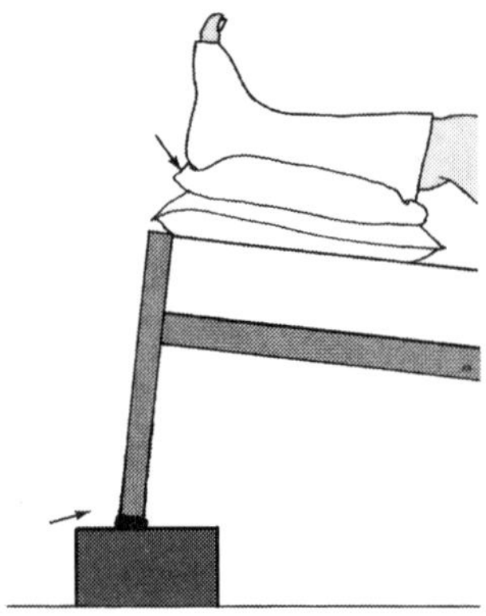

Fig. 20. Surélever le plâtre du membre inférieur.

- Faire souvent des exercices – surtout au membre inférieur – de contractions isométriques sous plâtre, des mobilisations des articulations sus- et sous-jacentes laissées libres par l'immobilisation, surtout au niveau des articulations des doigts et des orteils (Fig. 21).

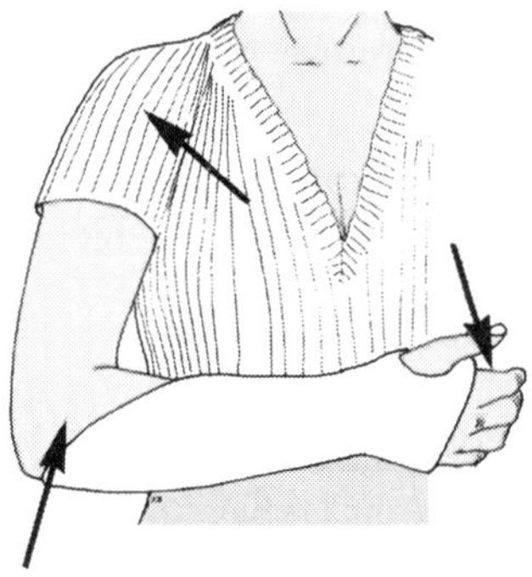

Fig. 21. Mouvements actifs avec plâtre.

- Glacer : appliquer de la glace placée dans un sac plastique qui doit épouser le plâtre ou l'attelle au niveau de la blessure sur une grande longueur et non le toucher en un seul point.

➤ **Dire au patient qu'il doit prendre soin de l'attelle ou du plâtre et utiliser son bon sens. Il présente une blessure grave et il doit protéger son plâtre des dégradations afin qu'il puisse protéger sa blessure pendant qu'elle guérit. Il faudra :**

- garder le plâtre sec : Ne pas mouiller le plâtre même s'il s'agit d'une immobilisation en résine. L'humidité affaiblit le plâtre et le rembourrage humide sur la peau peut causer une irritation. Utilisez deux couches de plastique ou acheter des sacs spéciaux imperméables à l'eau pour le garder au sec pendant qu'il se douche ou baigne. Même si le plâtre est recouvert, ne pas l'immerger ou le tenir sous l'eau courante car un simple trou d'épingle dans la couverture plastique peut aller jusqu'à détremper la blessure sous-jacente ;
- ne pas vernir le plâtre ce qui empêcherait l'évaporation naturelle et entraînerait une macération ;
- évitez la saleté, le sable, toute poudre à l'intérieur de l'immobilisation ;
- rembourrage : Ne pas le retirer de l'immobilisation ;
- recoupe du plâtre : Ne pas casser ou couper les bords du plâtre sans le demander à un médecin ;

- aspect du plâtre : Inspecter régulièrement le plâtre. S'il devient craquelé ou s'il se développe des points mous, s'il est cassé contacter rapidement un médecin (Fig. 22) ;
- taches apparaissant sur le plâtre d'autant qu'elles s'accompagnent d'odeurs nauséabondes : Elles traduisent une suppuration de la peau sous le plâtre : contacter rapidement un médecin.

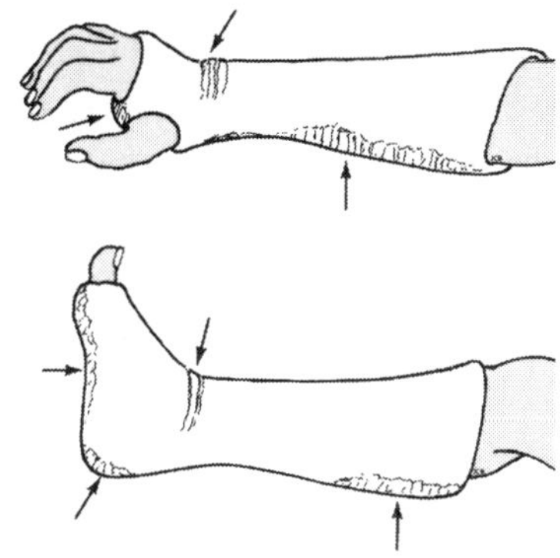

Fig. 22. Plâtre avec zones de craquelures et de faiblesses.

➤ Dire au patient à propos de la tolérance cutanée du plâtre :
  - démangeaisons : Ne pas se gratter sous le plâtre, ne pas mettre d'objets tels que des aiguilles à tricoter à l'intérieur de l'immobilisation pour gratter la peau qui démange et qui pourrait s'infecter. Ne pas appliquer dessus de poudre ou de déodorant. Si la démangeaison persiste et gêne vraiment, contacter un médecin qui pourrait prescrire un médicament de type antihistaminique ;
  - hypertrichose : Souvent constatée sous le plâtre, elle se régularisera rapidement après l'ablation définitive du plâtre ;
  - peau : Inspecter la peau autour du plâtre. Si la peau devient rouge ou à vif autour du plâtre, contacter rapidement un médecin.

➤ Dire au patient porteur d'un plâtre de marche : Ne pas marcher dessus jusqu'à ce qu'il soit complètement sec et dur. Il faut environ une heure pour les immobilisations en résines et 36 à 48 heures pour que les immobilisations en plâtre deviennent assez dures pour marcher dessus.

➤ Dire au patient porteur d'un corset : Limiter la dilatation gastrique en fractionnant sa prise alimentaire en cinq repas par jour, en supprimant les boissons gazeuses et le mâchage de chewing-gums.

➤ Dire au patient de pratiquer une auto-rééducation articulaire et musculaire : Quand un patient porte une immobilisation, il va concomitamment perdre de la force musculaire au même endroit. Il faut faire quotidiennement des exercices d'entretien de la musculature surtout au membre inférieur, par des contractions isométriques sous plâtre, des mobilisations des articulations sus- et sous-jacentes laissées libres par l'immobilisation, surtout au niveau des articulations des doigts et des orteils. Ces exercices aideront à récupérer une force musculaire normale, à conserver une mobilité des articulations et préviendront ainsi leur raideur.

➤ Dire au patient que dès qu'il (elle) est pubère, il devra IMPÉRATIVEMENT suivre un traitement anticoagulant quotidien préventif de la phlébite pour tout plâtre de membre inférieur que l'appui soit autorisé ou non ou de corset pour fracture du rachis. Comme de façon habituelle avec ce traitement anticoagulant, il devra réaliser une prise de sang deux fois par semaine pour contrôler la bonne tolérance sanguine et consulter son médecin traitant immédiatement avec les résultats de cette prise de sang. Ce traitement ne doit pas être interrompu sans avis médical.

➤ Dire au patient que pour le suivi du traitement par plâtre, il devra IMPÉRATIVEMENT se présenter aux consultations de suivi qui comportent un contrôle radiologique de face et de profil du segment immobilisé ; ces rendez-vous sont prescrits de façon systématique le plus souvent à J2, J8, J21, J45, puis selon le cas tous les mois.

- Dire au patient qu'il y a une interdiction de conduite d'un véhicule avec une immobilisation plâtrée (conduite risquée, responsabilité engagée et non-prise en charge par les assurances, etc.).
- Dire au patient à propos de l'ablation du plâtre, qu'il ne doit jamais l'enlever par lui-même : il existe un risque de couper la peau ou d'empêcher la consolidation normale de la blessure car un os fracturé a besoin de plusieurs semaines à plusieurs mois pour se ressouder. Même si la douleur habituellement s'arrête bien avant que l'os soit assez solide pour supporter les contraintes physiques de la vie quotidienne, l'immobilisation devra être portée jusqu'à ce que l'os soit complètement consolidé et puisse supporter ces contraintes.

V. DIRE, EXPLIQUER, ÉCRIRE LES SIGNES D'ALARMES AU PORTEUR D'UN PLÂTRE

- Dire au patient qu'il doit consulter rapidement un médecin en cas d'une détérioration du plâtre.
- Expliquer que le gonflement (l'œdème) peut entraîner beaucoup de pression sous le plâtre et que ceci peut aboutir à des problèmes très graves (Figs. 5 ; 23 ; 24).

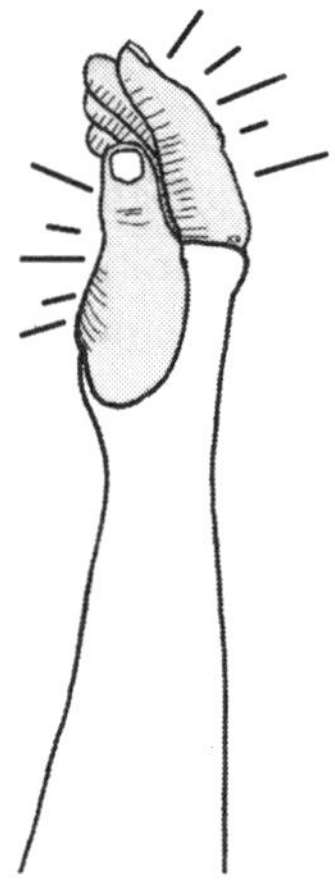

Fig. 23. Plâtre et œdème des doigts seul.

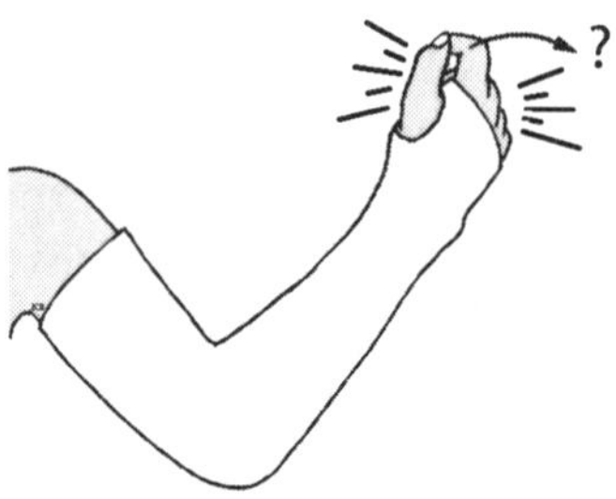

Fig. 24. Plâtre et souffrance artériolaire: douleur, paresthésies, paralysie, pâleur, doigts glacés.

- Enseigner des éléments d'auto-surveillance mais également des éléments de surveillance par l'entourage et pendant les visites de contrôle : Un plâtre qui va bien « ne fait pas mal » ; en revanche si le plâtre serre, si le membre est douloureux, engourdi, froid ou décoloré il faut IMMÉDIATEMENT contacter un médecin.
- Dire au patient que cela correspond aux situations suivantes :
  - aucun médicament ne calme la douleur du membre ;

- la douleur ne fait qu'augmenter ;
- le patient a l'impression que l'attelle ou le plâtre sont trop étroits ;
- il existe une sensation de brûlure ou de picotements ou de trop de pression sur la peau ;
- il existe un engourdissement ou des picotements dans la main dans les doigts ou dans le pied dans les orteils ;
- il existe une perte de la possibilité de bouger activement les orteils ou les doigts ;
- les orteils ou les doigts sont décolorés ou blancs ou froids voire glacés ;
- il est apparu une ou plusieurs taches sur le plâtre et une odeur nauséabonde ;
- le patient a de la fièvre, des douleurs respiratoires, crache du sang ;
- le patient porteur de corset présente une intolérance gastrique, des nausées voire des vomissements.

VI. LES COMPLICATIONS LOCORÉGIONALES DES PLÂTRES : LE SYNDROME COMPARTIMENTAL

- Elles sont liées à l'affection causale, mais le plâtre les aggrave et peut les masquer.
- Le syndrome compartimental :
  - son apparition peut être retardée par rapport à l'accident de quelques heures à quelques jours ;
  - la cyanose des extrémités liée à la compression veineuse en est le premier signe ;
  - le mécanisme du syndrome compartimental est une augmentation de la pression dans les compartiments musculaires inextensibles du fait du plâtre inextensible (Fig. 3), de l'œdème et de l'hématome post-traumatiques, entraînant une ischémie artériolaire ; ceci conduit à l'ischémie nerveuse et à la nécrose musculaire suivie de rétraction tendineuse.
- Les signes cliniques et les symptômes sont liés à l'ischémie tissulaire et n'ont rien de spécifiques :
  - des douleurs spontanées très intenses avec sensation de tension, hors de proportion avec le traumatisme ;
  - des douleurs à la palpation des masses musculaires tendues, examen difficile avec un plâtre ;
  - des douleurs à la contraction volontaire mais surtout à la mise en tension passive des muscles concernés par des manœuvres d'étirement ;

    Exemple à la jambe : la douleur à l'extension passive des orteils peut traduire un syndrome du compartiment postérieur profond tandis qu'une douleur à la flexion passive des orteils traduit un syndrome du compartiment antérieur ;
  - les paresthésies et l'hypoesthésie dans un territoire cutané distal traduisent la souffrance ischémique du nerf qui traverse le compartiment concerné ; une anesthésie ou une paralysie des extrémités peut apparaître.
- L'identification des muscles à la manœuvre d'étirement douloureux et du nerf atteint permettent de localiser précisément le compartiment en état d'hyperpression. Sur un même segment de membre, un ou plusieurs compartiments peuvent être concernés.

> + ATTENTION : Les pouls distaux sont normalement présents. En cas d'absence des pouls, il faut suspecter une lésion vasculaire, elle-même responsable d'un syndrome compartimental par ischémie.

- Le traitement est une urgence avant six heures car les phénomènes deviennent ensuite irréversibles si la compression dure plus longtemps.

- Dès le diagnostic évoqué, le plâtre doit être immédiatement ouvert largement voire enlevé, ce qui met en évidence la tension des compartiments musculaires augmentés de volume (Fig 25). Si la régression des symptômes n'est pas rapidement obtenue dans les trois ou quatre heures le diagnostic est très vraisemblable et un traitement chirurgical s'impose.

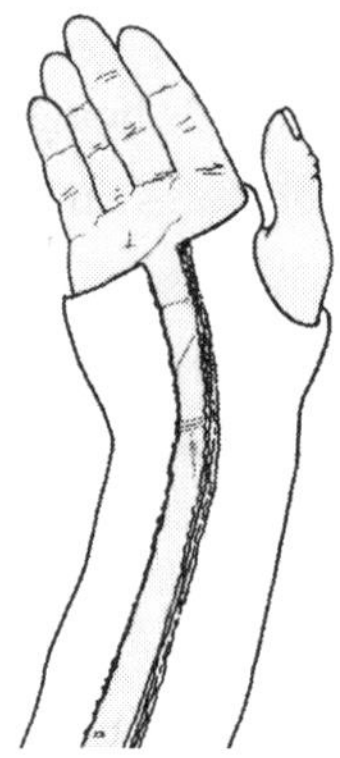

Fig. 25. Fente d'un plâtre pour lever une compression.

- La mesure des pressions à l'intérieur des compartiments confirme le diagnostic mais ne doit pas retarder le traitement (la pression tissulaire est pathologique quand elle devient supérieure à 30 mmHg).
- La fasciotomie est le geste salvateur de décompression, seul capable d'éviter les séquelles. La peau est laissée ouverte et ne sera refermée qu'après quelques jours et la fonte de l'œdème.
- Si le traitement est tardif, la nécrose musculaire est irréversible, à l'origine de rétractions tendineuses et de déformations :
  - au membre supérieur : flexion du poignet, hyper-extension des métacarpo-phalangiennes et flexion des phalanges par rétraction des fléchisseurs des doigts à l'avant-bras réalisent le syndrome de Volkmann correspondant à la séquelle de l'évolution défavorable (Fig. 26) ;
  - au membre inférieur : griffe des orteils par rétraction des muscles fléchisseurs à la jambe.
- Les moyens de prévention correspondent à une suppression des causes externes : réalisation seulement d'une gouttière après un traumatisme – c'est un risque, presque une faute de mettre un plâtre circulaire d'emblée ; ne pas réaliser une immobilisation brachio-anté-brachio-palmaire dont l'angle de flexion du coude est supérieur à 90° ; pas de marques dans le plâtre ou de striction due à une bande de plâtre dans un pli de flexion ; pas de manche roulée à la racine du membre ; surélever le membre pour faciliter le retour veineux et ne pas amorcer le cercle vicieux de l'hyperpression sous plâtre.

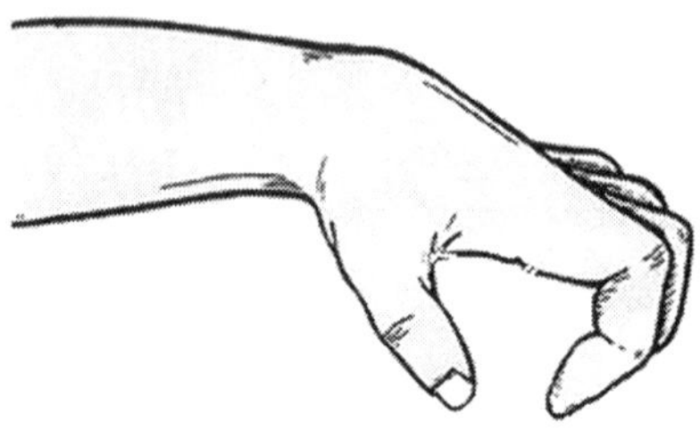

Fig. 26. Griffe de Volkmann.

VII. LES COMPLICATIONS LIÉES À UN DÉFAUT DU PLÂTRE : LES COMPRESSIONS LOCALES

A. Surveillance des complications cutanées et infectieuses

1. Les escarres

- La nécrose cutanée succédant à une irritation cutanée ou à des phlyctènes peut être due à une compression permanente prolongée, à des frictions répétées par exemple par un plâtre de marche mal ajusté ou qui l'est devenu. De plus cette plaie cutanée peut s'infecter. Une douleur, un fébricule, des ganglions proximaux, une odeur nauséabonde au niveau du plâtre, des taches notamment au coude ou au talon peuvent signaler une escarre sous plâtre infectée au niveau d'une saillie osseuse.
- Le traitement au minimum nécessite de réaliser le découpage d'une « fenêtre » dans le plâtre pour des soins locaux. On refermera la fenêtre pour éviter l'hyperpression et le cisaillement de la peau sur les berges de la fenêtre (Fig. 27).

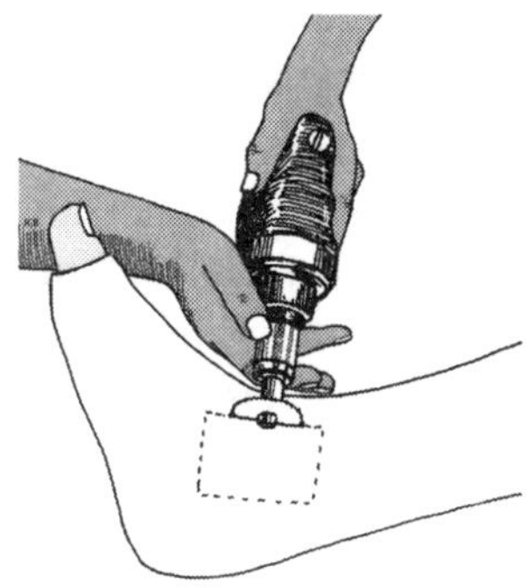

Fig. 27. Faire une fenêtre pour regarder.

- Chez les enfants se méfier et rechercher un objet qui a pu être glissé et abandonné dans le plâtre.
- Les reliefs anatomiques à protéger et à surveiller sont nombreux : les styloïdes radiale et cubitale, la tubérosité tibiale antérieure et les malléoles, les apophyses épineuses, les crêtes iliaques et le sacrum pour les plâtres pelvi-pédieux et les corsets, le menton et l'occiput pour les minerves.

2. L'arthrite

Par exemple, une entorse de la cheville avec une escarre d'immobilisation de la malléole interne peut entraîner une arthrite de la cheville.

3. L'ostéite du foyer de fracture

Le point de départ peut être une abrasion cutanée, une plaie. Il peut s'agir également d'une fracture ouverte ou d'une fracture ostéosynthésée qui peut se compliquer d'une infection de la plaie cutanée, voire d'une ostéite aiguë sur matériel d'ostéosynthèse. Une souillure du plâtre, une douleur, de la fièvre, des ganglions proximaux, une odeur nauséabonde sont des signes d'appel qui conduisent à l'ablation du plâtre et à l'examen de la cicatrice, puis à des prélèvements bactériologiques, à la mise à plat de la plaie et à l'antibiothérapie si nécessaire. Si l'infection est trop sérieuse il y a parfois changement du type d'immobilisation et passage au fixateur externe.

B. Surveillance des compressions nerveuses

- La recherche de signes de souffrance du nerf fibulaire commun, menacé dans son site autour du col de la fibula, la recherche de signes de souffrance du nerf ulnaire menacé dans son site dans la gouttière épitrochléo-olécranienne, moins fréquemment la recherche de signes de souffrance du nerf radial menacé en arrière et en dehors de la diaphyse humérale à 10 cm au-dessus du coude doivent être systématique : paresthésies, dysesthésies, douleur localisée, troubles de la sensibilité épicritique jusqu'à la vraie anesthésie, voire paralysie isolée dans le territoire du nerf fibulaire commun, du nerf ulnaire, du nerf radial respectivement.

- Le traitement consiste en l'ablation du plâtre et à en refaire un autre sans compression.

VIII. SURVEILLANCE DES COMPLICATIONS THROMBOEMBOLIQUES

- C'est essentiellement la recherche de phlébite qui peut aboutir à l'embolie pulmonaire. Le plus souvent infra-clinique, elle est fréquente malgré la prévention systématique par héparine de bas poids moléculaire en cas d'immobilisation plâtrée au membre inférieur ou par corset après fracture rachidienne.
- La phlébite sera suspectée sur la douleur du mollet sous plâtre, l'augmentation du pouls plus que ne le voudrait la température, un fébricule, un œdème sous-jacent du dos du pied, une cyanose des extrémités. Du fait du plâtre, on ne peut rechercher ni le choc rotulien, ni le signe de Homans.
- Dès qu'il existe une suspicion clinique le plâtre doit être alors coupé en bivalve, voire enlevé ; on réalise un examen clinique du mollet sans recherche du signe de Homans car il existe un risque de déplacement de la fracture. On réalise un examen écho-doppler veineux et éventuellement une phlébographie qui présente un intérêt pour certaines formes proximales de phlébites.
- Une anxiété anormale, un point douloureux thoracique, un crachat sanglant, une détresse respiratoire doivent conduire à réaliser un angioscanner en urgence à la recherche d'une embolie pulmonaire.
- Le diagnostic confirmé un traitement anticoagulant curatif est instauré immédiatement.

IX. SURVEILLANCE DE L'APPARITION DE TROUBLES GÉNÉRAUX

- Un plâtre thoraco-brachial ou un appareil plâtré de membre supérieur « coude au corps » peut provoquer une gêne respiratoire. Ce type d'immobilisation est théoriquement proscrit chez les insuffisants respiratoires, les obèses, les patients porteurs de fractures de côtes.
- Les corsets ou les plâtres pelvi-pédieux entravent la dilatation épigastrique ou abdominale postprandiale et gênent la flexion des cuisses sur le bassin. On réalise des aménagements suffisants.
- Les corsets peuvent entraîner l'apparition d'occlusions fonctionnelles avec nausées et vomissements. Ceci nécessite en urgence une aspiration gastrique par sonde que l'on laisse en place jusqu'à la disparition des symptômes.

X. SURVEILLANCE DE L'EFFICACITÉ DU PLÂTRE

- Les attelles généralement confectionnées juste après la fracture, ne procurent pas une immobilisation rigide. Quand l'œdème dû au traumatisme se résorbe et alors que les muscles s'amyotrophient, elles ne vont plus être efficace et devront être remplacées par un plâtre circulaire plus continent.
- On peut transformer l'attelle en plâtre circulaire, c'est-à-dire que l'on « circularise » l'attelle par des bandes de plâtre circulaires ; s'il n'existe pas de risques de déplacement on enlève l'attelle et l'on refait complètement l'immobilisation. De même un

plâtre circulaire qui a été fendu, une fois l'œdème disparu, sera circularisé pour le renforcer (Fig. 28).

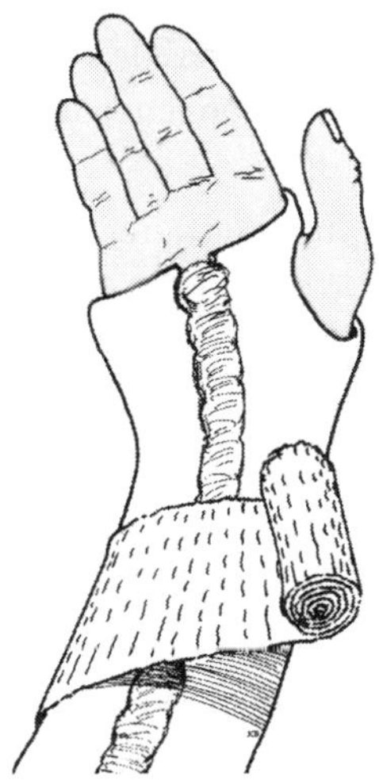

Fig. 28. Plâtre fendu puis circularisé.

- On doit s'assurer de la solidité du plâtre (cassure du plâtre en cas de marche trop précoce) et de sa solidité pour les jours à venir (Fig. 22). Il faut alors dès lors le renforcer ou le refaire.
- On doit s'assurer lors des visites de contrôle de l'efficacité du plâtre après la résorption continue de l'œdème et l'amyotrophie progressive : le membre flotte alors dans le plâtre qui devient inefficace. Pour l'apprécier on tire sur le plâtre qui descend alors trop et les doigts ou les orteils « disparaissent » (Fig. 29). De même le contrôle radiographique montrerait un espace clair trop important entre le membre et le plâtre traduisant un plâtre trop lâche.

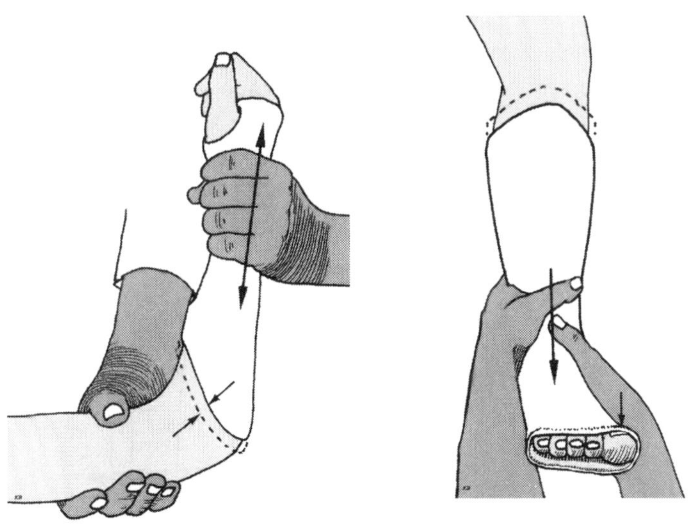

Fig. 29. Manchette et botte descendant trop.

XI. SURVEILLANCE D'UN DÉPLACEMENT SOUS PLÂTRE

- Alors que la fracture était initialement bien réduite ou alors que la luxation était réduite, elles peuvent se déplacer sous plâtre. Cela peut se traduire par l'apparition d'une douleur secondaire mais le plus souvent c'est une constatation lors du suivi régulier par radiographies de contrôle. Ce risque de déplacement existe jusqu'à la consolidation totale.

- Ce déplacement secondaire doit être dépisté avant la fin de la troisième semaine afin de pouvoir réaliser facilement une nouvelle réduction ou une ostéosynthèse.
- Les déplacements sous plâtre sont souvent favorisés par :
  - le traitement : mauvaise indication initiale ou indication limite de la méthode par plâtre (fracture instable, localisation, etc.), immobilisation de mauvaise qualité technique ;
  - le patient : mauvaise observance du traitement (appui non respecté, etc.), dégradation et fragilisation du plâtre ;
  - la dégradation de l'immobilisation : fonte de l'œdème péri-fracturaire, résorption de l'hématome péri-fracturaire, amyotrophie d'immobilisation.
- On doit s'assurer du maintien de la réduction de la fracture ou de la luxation et suivre la consolidation par des contrôles radiologiques de face et de profil du segment immobilisé de façon systématique et régulière, le plus souvent à J2, J8, J21, J45, puis selon le cas tous les mois.
- Écrire sur l'ordonnance radiographies AVEC plâtre (ne pas écrire « sous plâtre » qui peut être lu rapidement comme « sans plâtre » et aboutir à un retrait délétère).
- Après ce contrôle radiographique, la poursuite du traitement doit être adaptée selon trois options :
  - la fracture ne s'est pas déplacée ou le déplacement de la fracture reste encore acceptable : on poursuit le même traitement en améliorant l'immobilisation si elle est devenue trop lâche par « circularisation » d'une attelle ou d'un plâtre circulaire fendu, voire la réfection totale de l'immobilisation ;
  - le déplacement de la fracture n'est pas acceptable : la fracture doit être réduite à nouveau, sous anesthésie, puis immobilisée en bonne position dans un nouveau plâtre. Parfois si la déformation est mineure on peut la corriger sans anesthésie par « gypsotomie » c'est-à-dire que l'on corrige la déformation osseuse contenue par le plâtre en réaxant le plâtre : après la section circulaire subtotale du plâtre au niveau de la déformation tout en gardant une charnière plâtrée à son opposé, on corrige la déformation en faisant bailler la tranche de section du plâtre et la position de correction souhaitée étant obtenue, on la bloque par une cale ; si la radiographie de contrôle montre alors une correction satisfaisante, on referme le plâtre dans cette nouvelle position (Fig. 30) ;

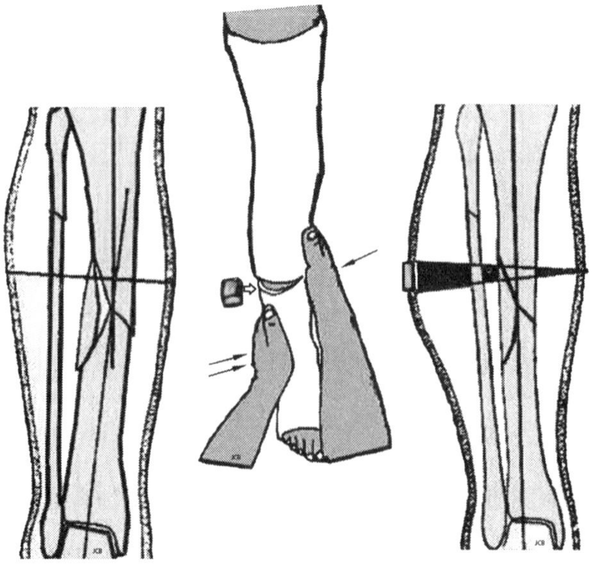

Fig. 30. Gypsotomie et correction d'un défaut de réduction.

- le déplacement de la fracture n'est pas acceptable : le traitement conservateur doit être abandonné. Un traitement chirurgical (ostéosynthèse après réduction) est généralement entrepris.

XII. SURVEILLANCE DES COMPLICATIONS OSTÉO-ARTICULAIRES

Elles surviennent plus tardivement après la pose de l'immobilisation plâtrée. Elles correspondent à :

- la raideur : Habituelle quand l'immobilisation est prolongée, surtout si la fracture est articulaire, le sujet âgé. Elle récupère normalement avec la rééducation ;
- l'ostéoporose : Elle est de non-usage. C'est un phénomène transitoire ;
- le Syndrome Douloureux Régional Complexe de type 1 (SDRC) :
    - c'est un phénomène de localisation segmentaire assez fréquent à la main et au pied. Son origine est probablement sympathique, le terrain est souvent particulier : éthylisme, diabète, psychologique (anxiété), surtout sexe féminin post-ménopausique. Il n'y a aucune relation avec l'importance du traumatisme ;
    - après l'immobilisation pour un traumatisme, il existe une douleur continue à la main ou au pied, une allodynie ou une hyperalgésie, un œdème local, une chaleur locale plus importante ou une anomalie de l'activité sudoro-motrice dans la zone douloureuse, la peau est fine et luisante ;
    - radiographiquement il existe une ostéoporose pommelée très marquée avec conservation de l'interligne articulaire ;
    - le traitement nécessite une prise en charge globale ; il associe les traitements antalgiques et la kinésithérapie après ablation du plâtre ; il est très long parfois supérieur à six mois, un an.

Synthèse

- Réaliser une immobilisation plâtrée est un acte médical ; sa surveillance obéit à des règles strictes dont le non-respect engage la responsabilité du médecin.
- Respecter les règles d'utilisation et de confection des plâtres prévient le plus grand nombre de complications.
- Expliquer clairement les consignes à respecter, notamment pour diminuer l'œdème.
- Remettre un document écrit, intelligible, lors de la confection du plâtre donnant les consignes.
- Instituer un traitement préventif des phlébites et sa surveillance pour les plâtres du membre inférieur pour toute la durée de l'immobilisation.
- Contrôler tout plâtre 24-48 heures après sa pose.
- Plâtre bien fait + Absence de complications = Pas de douleurs.
- Ne pas sous-estimer les plaintes du patient et l'inviter à consulter dans les plus brefs délais.
- Douleur, œdème et cyanose des extrémités, plus rarement pâleur et insensibilité, odeur évoquant une macération ou une infection sont des signes d'alarme.
- Toujours suspecter un syndrome compartimental, un déplacement secondaire de la fracture, une phlébite, une infection devant une douleur sous plâtre.
- Fendre immédiatement tout plâtre mal supporté ou à l'origine de douleurs. La règle d'or est d'enlever complètement le plâtre si le soulagement n'est pas immédiat pour un examen clinique complet, pour établir le diagnostic et traiter la complication.
- Pratiquer un contrôle clinique et radiologique, régulier, systématique, avec le plâtre, immédiatement après la pose et le plus souvent à J2, J8, J21, J45.

Imprimé en Italie par «La Tipografica Varese Srl» Varese